Bau und Funktionen des menschlichen Körpers

Anatomie und Physiologie des Menschen
für Hörer aller Fakultäten
und für medizinische Assistenzberufe

PROFESSOR DR. MED. DR. H. C. ERICH SCHÜTZ
PROFESSOR DR. MED. KARL E. ROTHSCHUH

15., neubearbeitete Auflage
298 z. T. mehrfarbige Abbildungen

Urban & Schwarzenberg · München-Berlin-Wien 1976

Mair/Schütz, Einführung in die Anatomie und Physiologie des Menschen 1. Auflage 1936, 2. Auflage 1946
Schütz/Rothschuh, Bau und Funktionen des menschlichen Körpers 3. Auflage 1956, 4. Auflage 1960, 5. Auflage 1963, 6./7. Auflage 1965, 8./9. Auflage 1966, 10./11. Auflage 1968 (ISBN 3-541-02641-3), 12./13. Auflage 1971 (ISBN 3-541-02642-1), 14. Auflage 1973 (ISBN 3-541-0643-X)

CIP-Kurztitelaufnahme der Deutschen Bibliothek

Schütz, Erich

Bau und Funktionen des menschlichen Körpers: Anatomie u. Physiologie d. Menschen f. Hörer aller Fak. u. f. med. Assistenzberufe / Erich Schütz; Karl E. Rothschuh.

ISBN 3-541-02645-6

NE: Rothschuh, Karl Eduard:

ISBN 3-541-02645-6

Satz und Druck von Presse-Druck- und Verlags-GmbH. Augsburg. Printed in Germany.

Vorwort

Das vorliegende Buch entstand aus langjährigen Erfahrungen im Unterricht in Anatomie und Physiologie des Menschen für Psychologen, Biologen, Sportstudenten, medizinisch-technische Assistentinnen und Krankengymnastinnen. Es wendet sich damit auch in dieser Neuauflage wiederum an den Kreis von **„Hörern aller Fakultäten"**, die durch ihr Fachgebiet auf das Studium von Bau und Funktionen des menschlichen Organismus hingewiesen werden. Für die Ausbildung zu den **medizinischen Assistenzberufen**, für Krankenschwestern, medizinisch-technische Assistentinnen, Krankengymnastinnen, Diätassistentinnen usw. sind gründliche Kenntnisse der Anatomie und Physiologie erforderlich, diesem Bedürfnis wurde besonders Rechnung getragen. Da für diese Berufe die Kenntnis der lateinischen Bezeichnungen unentbehrlich ist, wurden diese stets neben den deutschen Bezeichnungen angegeben. **Biologen,** die neben Zoologie und Botanik ihren Schülern auch Kenntnisse des menschlichen Körpers nahebringen sollten, werden die ausreichende Grundlage dafür in diesem Buch erhalten. **Pharmazeuten** und **Biochemiker** kommen für ihr Fachgebiet nicht ohne ein Verständnis der Funktionen aus, in denen die von ihnen studierten Stoffklassen eine Rolle spielen. Der **technische Physiker** auf dem Gebiet des medizinischen Apparatebaus benötigt eine Einführung in das physiologische Geschehen, um die Wirkungsweise seiner Konstruktionen zu verstehen; für den an den Technischen Hochschulen ausgebildeten **Ingenieur** werden physiologische Erkenntnisse unter dem Gesichtspunkt einer zweckmäßigen Arbeitsgestaltung in zunehmendem Maße bedeutsam, und für den **Physiker** selbst bleiben die Sinnesorgane das Mittel, mit dessen Hilfe er die Außenwelt in ihrer Gesetzmäßigkeit erforscht. Ebenso werden die **Psychologen,** die ein Verständnis der Beziehungen zwischen Körper und Seele suchen, im anatomischen Teil die notwendigen morphologischen Grundkenntnisse und im physiologischen Teil die Wirkungsweise der nervösen Apparate dargestellt finden. **Sportstudenten** benötigen besondere Kenntnisse über den Aufbau und die Funktionen des Bewegungsapparates und die Umstellungen, die im Organismus bei körperlicher Arbeit erfolgen. Ein Rezensent hat in dankenswerter Weise darauf hingewiesen, daß das Studium dieses Buches auch für den **Medizinstudenten der ersten Semester** von Wert sein dürfte, wenn er zunächst einmal bei Beginn seines Studiums einen Überblick über die medizinisch-vorklinischen Studienfächer gewinnen will.

Mit dem naheliegenden Gedanken, bei den einzelnen Organen jeweils unmittelbar im Anschluß an die anatomische Darstellung die physiologische Betrachtung anzuschließen, haben wir uns nicht befreunden können, obwohl sich das bei manchen Organen, wie z. B. beim Herzen, beim Auge und Ohr, direkt anbietet. Es darf aber dabei nicht vergessen werden, daß manche Kapitel naturgemäß anatomisch einen außerordentlich breiten Raum einnehmen, wie z. B. die Muskeln, während die Physiologie des Muskels vergleichsweise wenig Umfang beansprucht. Beim Bewegungsapparat stellt die anatomische Darstellung (Knochen, Gelenke, Bänder, Muskulatur) außerdem eine geschlossene Einheit dar, während die zugehörige Physiologie auf verschiedene Stellen verteilt ist (Reflexe, Willkürinnervation, extrapyramidales System, Kleinhirn usw.), die nicht ohne Nachteil aus ihrem Zusammenhang gerissen werden können. Schließlich gibt es umfangreiche Kapitel der Physiologie, die fast ganz der anatomischen Darstellung entbehren (z. B. Stoffwechsel, Energieumsatz, Ernährung). Die meisten Bücher, die die anatomische und physiologische Darstellung kombinieren, entziehen sich in der Tat diesen Schwierigkeiten dadurch, daß bei einer sehr breiten anatomischen Darstellung die Erörterung der physiologischen Funktionen stark zurücktritt und mehr als Anhang zur

Anatomie behandelt wird. Schließlich war unser entscheidender Gesichtspunkt für die Beibehaltung der bisherigen Aufteilung in einen anatomischen und einen physiologischen Teil die Tatsache, daß der Leser entweder in die anschauliche anatomische Vorstellungswelt eingeführt werden soll oder in die der funktionellen Denk- und Betrachtungsweise – ein fortgesetztes Umschalten von dem einen auf das andere kann unbefriedigend und sogar störend wirken. Das betrifft vor allem eine lehrbuchmäßige Darstellung, für eine mündliche Vorlesung liegen die Dinge anders!

Selbstverständlich war es uns bei dieser Sachlage ein besonderes Anliegen, den anatomischen und den physiologischen Teil des Buches möglichst eng aufeinander abzustimmen. Führend war dabei der Gedanke, die Anatomie mehr funktionell als deskriptiv aufzubauen. So wurde der Anschluß an die Darstellungen der physiologischen Leistungen im zweiten Teil des Buches erleichtert. Es war dabei das Ziel der Darstellung, das Wesentliche in einfacher Sprache präzise herauszuarbeiten und dadurch klare Grundvorstellungen zu erzielen. Auf knappe, klare Ausdrucksweise und anschauliche Abbildungen wurde deshalb besonderer Wert gelegt. Bei der zunehmend auf den Menschen hinweisenden biologischen Ausrichtung vieler Wissenschaftsgebiete sind Anatomie und Physiologie im Begriff, nicht mehr „Geheimwissenschaften der Medizin" zu bleiben. Die Erfahrungen haben schon längst die Sorge widerlegt, daß dadurch „Halbärzte" herangebildet würden. Wer wirklich in vertiefter Einsicht vor dem Wunder der Gestalt und dem vielfältigen lebendigen Geschehen im menschlichen Organismus gestanden hat, wird um so mehr die Grenze zwischen normalem und pathologischem Geschehen erkennen und Achtung vor den Voraussetzungen ärztlichen Handelns empfinden! Das hat nur zur Vorbedingung, daß in klarer Vorstellungswelt und anschaulichem Erkennen das Wissen um den menschlichen Körper erworben wird.

In der vorliegenden Neuauflage wurde wieder eine Reihe von Abschnitten verbessert, ergänzt oder neu bearbeitet. Auch die Zahl der Bilder konnte vermehrt werden. Um die Übersicht zu erleichtern, wurden den einzelnen Abschnitten Überschriften hinzugefügt. Durch die Gliederung des Textes in Groß- und Kleindruck wurden die für alle Leser wichtigen Teile von denjenigen Abschnitten abgehoben, die für besondere Interessenten ausführlicher dargestellt wurden. Der Anlage des Buches entsprechend wurde auf die Nennung von Autorennamen und die Beschreibung methodischer Einzelheiten weitgehend verzichtet. Von der Anwendung und Erläuterung einiger wissenschaftlicher Fachausdrücke wurde nicht abgesehen, um die Einarbeit in größere Lehrbücher und in die Literatur von Sondergebieten zu erleichtern[1]). Dem Verlag Urban & Schwarzenberg dafür zu danken, daß er sich auch die Neuauflage dieses Buches hat angelegen sein lassen, ist uns ein besonderes Bedürfnis.

Münster (Westf.), im Herbst 1975.

Erich Schütz
Karl E. Rothschuh

---

[1]) s. dazu das im gleichen Verlag erscheinende Buch: E. Schütz, Physiologie, 13./14. Auflage (1972), 15. Auflage in Bearbeitung.

Inhaltsverzeichnis

II. PHYSIOLOGIE. Von Prof. Dr. Dr. E. Schütz

I

Anatomie

Von

Prof. Dr. K. E. Rothschuh

Einleitung

Aufgaben der Anatomie: Die **Anatomie** beschäftigt sich mit dem **Aufbau**, die **Physiologie** mit den **Funktionen** des menschlichen Körpers. Dementsprechend beschreibt die Anatomie beispielsweise am Herzen den Aufbau aus den 4 Herzabteilungen, die Herzklappen, den Aufbau der Wandung usw., während die Physiologie die Arbeitsweise des Herzens, seine Zusammenziehung und Erschlaffung, seine Pumpfunktion, die Bildung und den Ablauf der Erregungsvorgänge behandelt.

Es sind also vornehmlich die Formen und Strukturen (= **Morphologie**), welche zum Lehrgebiet der Anatomie gehören, und zwar sowohl mit Hinblick auf das, was man mit bloßem Auge erkennen kann (= **makroskopische Anatomie**), als auch mit Hinblick auf die Feinstruktur, die nur bei Anwendung vergrößernder Geräte beobachtet werden kann (= **mikroskopische Anatomie** oder Histologie). In diesem Buche wird die makroskopische Anatomie im Vordergrunde stehen.

Ohne Anatomie gibt es kein Verständnis physiologischer Vorgänge. Jedenfalls sind die physiologischen Prozesse fast alle irgendwie strukturgebunden, und man kann schon aus dem anatomischen Bau vieles über die Arbeitsweise eines Organes vermuten. Aber ohne Physiologie bleibt die beschreibende Anatomie eine Summe von Einzelheiten. Erst die Kenntnis der Funktion macht begreiflich, warum ein Organ diese oder jene Teile und jene Strukturen besitzt. Ja, sie läßt vielfach schon bestimmte anatomische Strukturen erwarten, weil das Organ sonst nicht funktionsfähig wäre. So sind Anatomie und Physiologie im Grunde untrennbar, und niemand kann eine sinnvolle Anatomie ohne Physiologie und umgekehrt lehren. Die Trennung der Biologie des Menschen in einen anatomischen und physiologischen Teil hat also mehr methodische als gegenständliche Gründe, indem die Anatomie mehr durch Zergliederung und mikroskopische Untersuchung, die Physiologie mehr durch den Tierversuch und die physikalisch-chemische Untersuchung das Ziel verfolgt, den Bau und die Leistungen des Organismus und seiner Organe im einzelnen und in ihren Beziehungen zueinander zu verstehen.

Praktisch umfaßt aber die Anatomie ein bestimmtes Lehrgebiet, vor allem den makroskopischen und mikroskopischen Aufbau des Körpers und der Organe, ihre Lage, ihre formalen Eigentümlichkeiten und die Veränderungen während der Entwicklung, sodann die Lehre von der Gliederung und den Proportionen der menschlichen Gestalt.

Die Lehre von den Proportionen: Der menschliche Organismus besitzt in seiner Gestalt, wie wir glauben, Ebenmaß und Schönheit, zum mindesten hängt die Schönheit eines Körpers irgendwie auch mit seinen Proportionen zusammen. Ein Einheitsmaß für alle Lebensalter und beide Geschlechter gibt es aber nicht. Rumpflänge und Gliedmaßenlänge schwanken beträchtlich, zumal im Übergang von der Kindheit zum Erwachsenenalter. Dabei nimmt der relative Anteil des Kopfes an der Gesamtkörperlänge ab. Die Nabelhöhe, die beim Neugeborenen etwa in der Körpermitte liegt, steigt nach und nach immer höher, denn die relative Beinlänge nimmt vom Kind zum Erwachsenen beträchtlich zu (Abb. 1).

Die erwachsene Frau hat meist einen längeren Rumpf, eine breitere Hüftgegend und kürzere Gliedmaßen als der Mann. Der Mann hat durchweg eckigere, die Frau weichere Formen. Das hängt u. a. mit der vergleichsweise stärkeren Entwicklung des Knochengerüstes beim Mann und mit der Entwicklung eines stärkeren Fettpolsters in dem Unterhautgewebe der Frau zusammen. Auch die Muskeln sind beim Mann kräftiger angelegt. Aber gerade solche Eigenarten wie die Stärke des Knochenbaues, die Ausbildung der Mus-

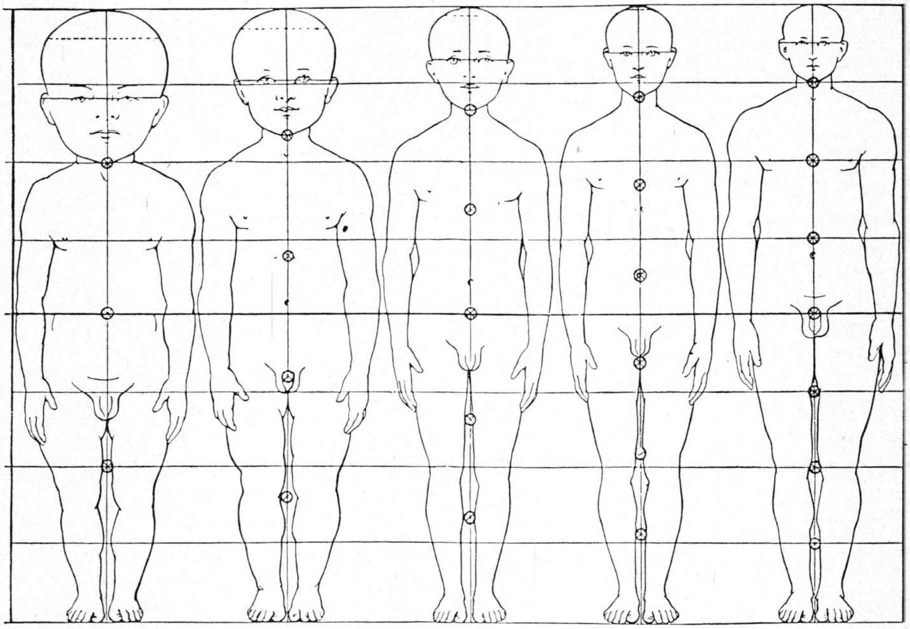

Abb. 1. Verschiebungen in den Körperproportionen im Verlaufe des Lebens. Es verändert sich u. a. der Anteil der Kopfhöhe an der Länge des Gesamtkörpers (Punkte) und die Lage der Halbierungslinie der Körperhöhe. Die Ursache liegt in einer verschiedenen Wachstumsgeschwindigkeit der Körperteile (nach *Stratz*).

kulatur und die Neigung zur Bildung eines Fettpolsters sind auch von der Konstitution eines Menschen mitgeprägt. Unter **Konstitution** verstehen wir das erbbedingte morphologische, physiologische und psychische Gesamtbild eines Menschen und trennen davon die **Kondition** als zeitlich wechselnde, körperlich-seelische Verfassung.

Bezeichnungen für die Ebenen des Körpers und die Lage der Teile (Abb. 2).

Wir brauchen zur Orientierung über den Verlauf und die Lage anatomischer Gebilde eine Benennung und gehen dabei aus von drei geraden Ebenen, die wir uns durch den menschlichen Körper gelegt denken. Die eine der beiden Ebenen verläuft von vorne nach hinten mitten durch den Körper und teilt ihn in eine rechte und linke Hälfte. Diese Ebene heißt **Pfeilnaht-** oder **Sagittalebene** nach der gleichverlaufenden, gleichnamigen Schädelnaht. Da sie in der Mitte gelegen ist, heißt sie auch **Medianebene.** Die zweite Ebene liegt senkrecht zu der ersten und teilt den Körper in eine vordere und eine hintere Hälfte. Sie verläuft parallel zur Stirn und heißt darum **Stirn-** oder **Frontalebene.** Schließlich kann man noch beliebig viele Ebenen horizontal durch den Körper legen (= **Horizontalebene).**

Weitere wichtige Bezeichnungen zur Kennzeichnung der Lage der Körperteile sind:

lateral	= seitlich	*dorsal*	= rückenwärts
medial	= der Mitte zu	*ventral*	= bauchwärts
cranial	= kopfwärts	*proximal*	= stammnahe
kaudal	= steißwärts	*distal*	= stammfern

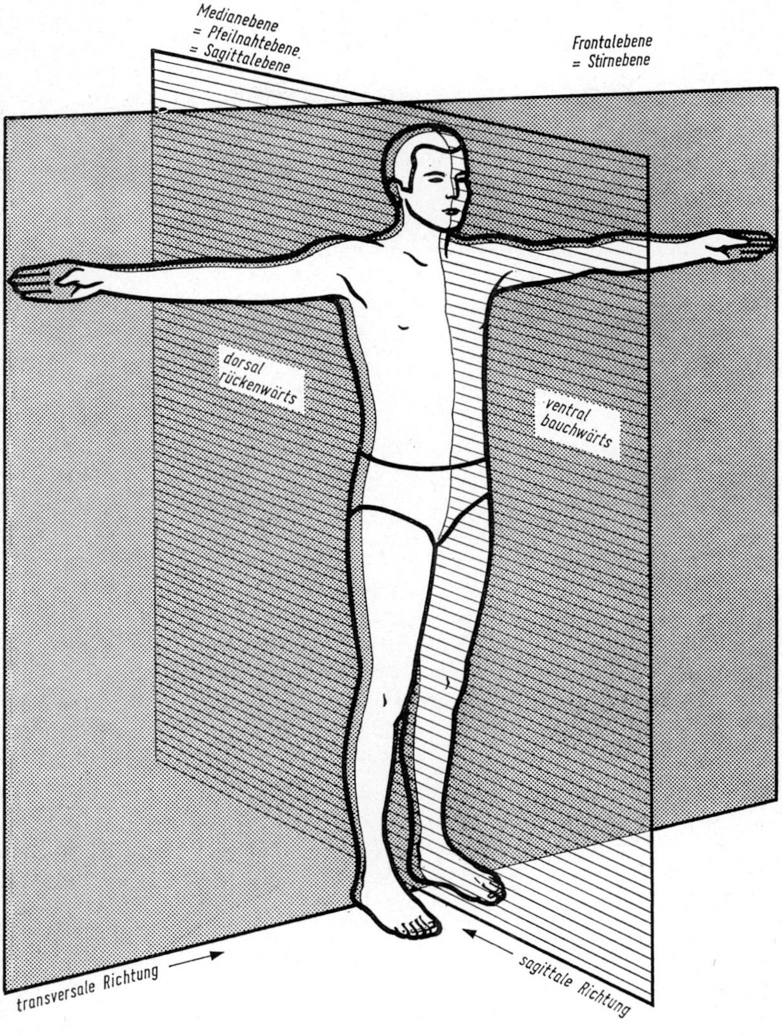

Abb. 2. Bezeichnungen für die wichtigsten Ebenen des menschlichen Körpers. Man unterscheidet 1. die den Körper quer durchsetzende Ebene (= Stirnebene, Frontalebene) und 2. die die Körpermitte von vorne nach hinten durchsetzende Ebene (= Pfeilnahtebene, Sagittalebene), dazu kommt 3. eine dem Erdboden parallel gelagerte Horizontal- oder Transversalebene.

Zellen- und Gewebe-Lehre (Histologie)

Die Zelle als Bauelement des Körpers

So wie jedes andere Lebewesen besteht auch der menschliche Organismus aus Zellen, also aus nur mikroskopisch sichtbaren kleinsten **Bauelementen.** Allen Zellen ist eine gewisse **Grundausrüstung** gemeinsam, die dem Vollzug der jeder Zelle eigenen Funktionen des Stoff- und Energiewechsels, der Atmung, der Zellteilung usw. dient. Darüber hinaus sind bei dem hoch organisierten Körper des Menschen die meisten Zellen morphologisch differenziert und mit Strukturen ausgerüstet, durch welche sie zu bestimmten Spezialleistungen wie Kontraktion, Erregungsleitung, Aufnahme von Sinnesreizen, Sekretion usw. befähigt sind. Zellen gleicher Spezialleistung liegen oft in Zellverbänden zusammen. Die einzelne Zelle ist weder für sich alleine leistungsfähig noch unabhängig bzw. individuell selbständig. Ihre Leistung hängt z. B. von dem Antransport von O_2 und Nährstoffen über die Blutbahn, also von der Tätigkeit anderer Zellverbände ab. Von ihrer eigenen Leistung aber hängen wieder andere Glieder des Körpers ab. Jede Zelle, jeder Teil ist stets Glied eines großen einheitlichen Zusammenhanges, in dessen Bauplan er etwas bedeutet. Der Organismus ist also ein Ganzes, aber dieses Ganze ist gegliedert in zahllose (ca. 60 Billionen) kleinste Bauelemente, die wir Zellen nennen. Die Größe der Zellen liegt etwa zwischen 10 und 250μ (1μ = 1/1000 mm) im Durchmesser.

An der tierischen Zelle (Abb. 3) unterscheiden wir zunächst den **Zelleib** und den **Zellkern.** Den strukturierten Anteil des Zelleibes bezeichnet man als **Protoplasma.** Die äußere Begrenzung des Zelleibes wird als **„Membran"** bezeichnet; diese ist befähigt, Bau- und Betriebsstoffe einzulassen und Schlacken abzugeben. Sie ist auch Sitz einer elektrischen Ladung. An ihrem Aufbau nehmen teils Eiweißmoleküle, teils Lipoide (fettähnliche Stoffe) teil, durch diese Strukturen können wasserlösliche bzw. fettlösliche Stoffe die Membran passieren. Die elektrische Ladung ist die Grundlage der Erregungsvorgänge, z. B. am Nerven, an der Muskelfaser. Jede Zelle besitzt einen **Zellkern** (Nucleus) von meist ovaler oder runder Form. Er ist von einer doppelschichtigen Kernmembran umgeben. Im Innern befindet sich ein Gerüst von feinen Strängen und Körnchen, die sich anfärben lassen und als Chromatin bezeichnet werden. Dieses Kerngerüst baut sich chemisch aus Kerneiweiß (= Nukleoproteiden) auf, in denen zwei wichtige Stoffe, die Desoxyribonukleinsäure und die Ribonukleinsäure, enthalten sind. Bei der Zellteilung zerlegt sich das Strukturgerüst des Zellkerns in die sogenannten **Chromosomen,** in denen die Erbanlagen verankert sind. Der Kern enthält in der Regel 1–2 **Kernkörperchen** (Nucleolus). Durch das Lichtmikroskop und vor allem durch das Elektronenmikroskop wurden im Zellplasma **(Cytoplasma)** viele Feinstrukturen nachgewiesen, von denen die wichtigsten im Schema der Abb. 3 dargestellt sind. Die **Mitochondrien** sind ovale oder längliche Körperchen, die in ihren Fächern Fermente eingelagert enthalten. Kleiner sind die **Mikrosomen** oder Ribosomen. In der Umgebung des Kerns findet man vielfach den schlauchartig ausgebildeten **Golgi-Apparat.** Außerdem treten im Protoplasma mancher Zellen stoffliche **Einschlüsse** auf, z. B. Pigmente, Eiweiße, Glykogenkörnchen, Fetttröpfchen und Sekretgranula (drüsige Absonderungsteilchen). Viele Zellen enthalten ein **endoplasmatisches Retikulum,** das sind netzförmig verbundene feinste Spalträume und Gänge, über deren Funktion noch keine völlige Klarheit besteht. Eine besondere Rolle für den Vorgang der Zellteilung spielen die **Zentriolen** oder Zentralkörperchen. So enthüllt die systematische Untersuchung der Zelle mit starker Vergrößerung und Färbemethoden eine hochorganisierte

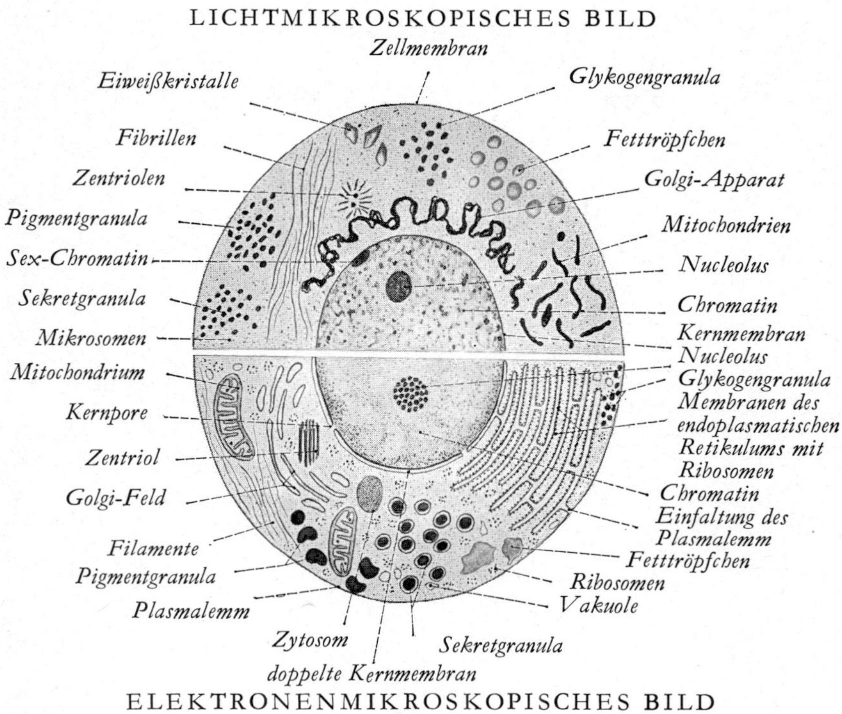

Abb. 3. Schema der tierischen Zelle nach *H. Knoche.* Die Abbildung möge zeigen, wie kompliziert sich heute die Feinstruktur der Zelle im elektronenmikroskopischen Bild darstellt. Die obere Bildhälfte zeigt die Strukturen bei etwas schwächerer Vergrößerung als die untere Bildhälfte.

Feinstruktur und eine Verteilung verschiedener Leistungen auf deutlich unterscheidbare Gebilde.

Zellteilung, Zellvermehrung

Fast jedes Lebewesen beginnt sein Dasein als Verschmelzungsprodukt zweier Zellen, und zwar der mütterlichen Eizelle und der väterlichen Samenzelle (vgl. Abb. 97). Durch fortgesetzte Teilung der Zellen entwickelt sich daraus schließlich der ganze Organismus. Ohne Zellteilung kein Wachstum, keine Entwicklung und kein Ersatz von Gewebe (Regeneration), das durch Verschleiß, Verletzung oder Erkrankung verlorengegangen ist: Die Haut z. B. bildet in der Tiefe fortgesetzt neue Zellen durch Teilung, während an der Oberfläche die älteren Zellen abgestoßen werden. In den reifen Keimdrüsen werden ebenfalls fortgesetzt neue Zellen durch Teilung gebildet. Bei dem Vorgang der normalen **Zellteilung** teilt sich die Mutterzelle in zwei Tochterzellen, wobei sich im Kern eine Serie von Veränderungen vollzieht, die insgesamt als **Mitose** bezeichnet wird (Abb. 4). Bei Beginn der Mitose wird das Chromatingerüst des Ruhekerns (Abb. 4a) in Schleifen verwandelt (b), die schließlich in eine stets gleichbleibende Zahl voneinander unabhängiger **Chromosomen** zerfallen (c). Beim Menschen beträgt ihre Zahl 46. Diese Chromosomen teilen sich dann der Länge nach jeweils in zwei Hälften. Ihre **Chromosomenhälften** ordnen sich schließlich in der Zellmitte zu der sogenannten **Äquatorialplatte** (d) an, wobei

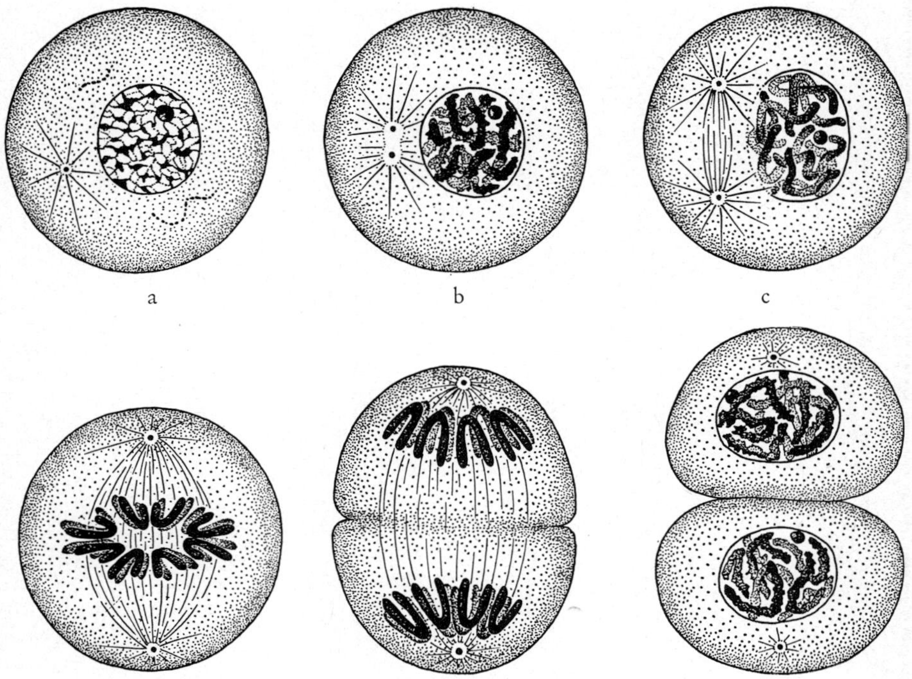

a b c

d e f

Abb. 4. Zellteilung. Erläuterung im Text

die dazugehörigen Hälften einander gegenüber liegen. Die **Zentriolen** der Mutterzelle nehmen währenddessen eine Stellung an den beiden „Polen" der Zelle ein und bilden eine spindelartige Figur. Dann wandern die Chromosomenhälften in Richtung auf die Zentriolen auseinander und formen jeweils für sich einen neuen **Tochterkern** (e). Während dieser Vorgänge schnürt sich der Plasmaleib mit der Zellmembran vom Rande her ein (f). Begegnen sich diese Einschnürungen in der Zellmitte, so zerlegt sich die Mutterzelle in ihre beiden Tochterzellen. Der Vorgang der Zellteilung ist damit abgeschlossen. Die Mutterzelle hat sich durch selbstidentische Verdoppelung vermehrt. Dadurch, daß die Chromosomen zuerst verdoppelt werden und dann jeweils die Hälfte auf die Tochterzellen verteilt wird, erhält jede von ihnen wieder 46 Chromosomen, d. h. den einfachen und vollständigen Satz an Chromosomen bzw. Erbträgern. Eine andere Art der Zellteilung mit Verringerung des Chromosomenbestandes auf die Hälfte findet bei der Bildung der Keimzellen statt. Von dieser *„Reduktionsteilung"* oder *Meiose* wird später beim Kapitel Fortpflanzung die Rede sein.

Zelle, Gewebe, Organe, Organsysteme

Zelle und Zellmilieu. Um ihre Struktur, ihre Lebensfähigkeit und Funktionsfähigkeit zu erhalten, benötigt die Zelle eine geeignete Umgebung, ein **Milieu,** welches dazu die erforderlichen Voraussetzungen bietet. Zwischen allen Zellreihen hindurch verlaufen feinste Haargefäße (Kapillaren), durch die fortwährend Blut herangebracht wird. Dieses Blut nun ist die geeignete Umgebung der Zelle, denn es enthält z. B. Wasser, gelöste Nährstoffe und Salze, ohne die eine normale Zellfunktion nicht möglich ist. Die **Salzionen** wie Na, Cl, K, Ca, PO_4 usw. sind für den Zustand des Zellprotoplasmas und der Zellmembranen sehr wichtig. Das Blut trägt auch den Sauerstoff heran, den die Zelle bei ihrer

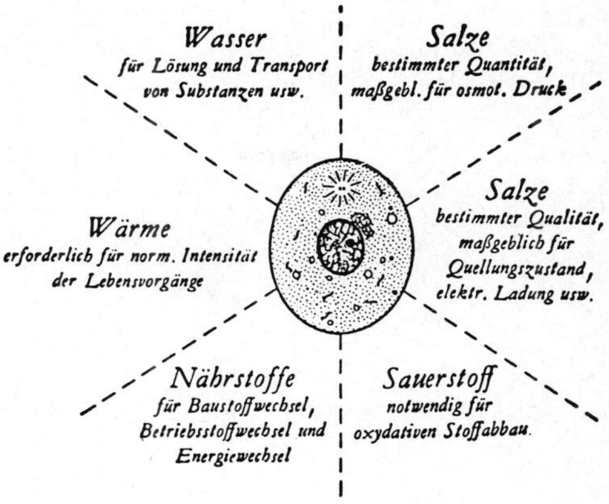

Abb. 5. Zelle und Zellmilieu. R.

Atmung verbraucht, um die Verbrennungsvorgänge im Protoplasma durchzuführen. Das Blut ist also das universelle und stets gleichwarme Milieu für sämtliche Zellen des Körpers. Ihre wichtigsten Bestandteile, ihre Eigenschaften und ihre Bedeutung sind in Abb. 5 schematisch dargestellt.

Mit dieser Grundausrüstung alleine vermögen die Zellen noch keine *spezifischen* Leistungen durchzuführen. Die meisten Zellen besitzen vielmehr für ihre Funktionen eine bestimmte **Spezialausstattung.** Auf Grund der strukturellen Differenzierung kann man bestimmte Zell- und Gewebstypen unterscheiden.

Gewebe

Als **Gewebe** bezeichnen wir Verbände gleichartig differenzierter Zellen und ihrer Abkömmlinge. Wir unterscheiden 4 **Hauptformen von Geweben:**

1. **Epithelgewebe:** Plattenepithel, kubisches Epithel, Zylinder-, Flimmer-, Drüsenepithel,
2. **Binde- und Stützgewebe:** embryonales, netzförmiges, faseriges Bindegewebe; Fettgewebe, Knorpel- und Knochengewebe,
3. **Muskelgewebe:** glatte Muskelfasern, quergestreiftes Skeletmuskelgewebe, quergestreiftes Herzmuskelgewebe,
4. **Nervengewebe:** Nervenzellen, Nervenfasern, Gliagewebe.

Die beiden ersten kann man auch als *vegetative* Gewebe (Schutzfunktion, Stützfunktion, Ernährungsfunktion, Sekretion), die beiden letztgenannten als *animale* Gewebe (Bewegung und Empfindung) zusammenfassen. Bei den meisten Epithelien reiht sich Zelle an Zelle, ohne wesentliche Zwischenräume.

Das **Epithel-** oder **Deckgewebe** kleidet äußere und innere Oberflächen des Körpers aus. Manchmal ist es einschichtig, manchmal mehrschichtig angeordnet. Je nach seiner Gestalt bezeichnet man es als **Plattenepithel** oder kubisches oder Zylinder-Epithel. Einschichtiges Plattenepithel (Abb. 6a) kleidet die Blutgefäße und die Eingeweidehöhlen aus, mehrschichtiges Plattenepithel besitzt die Haut, **Zylinderepithel** findet sich im Magendarmkanal. Die hohen Epithelien der Atemwege und des Eileiters tragen bewegliche fadenförmige „Haare“ und heißen **Flimmerepithelien** (Abb. 6c). Besonders spezifizierte Epithelzellen, die zur Bildung und Absonderung bestimmter Stoffe befähigt sind, nennt man **Drüsenepithelien.** Die vornehmlich aus Drüsenzellen aufgebauten Organe nennt man Drüsen (z. B. Speicheldrüse, Leber, Niere). Behalten die Komplexe von Drüsenzellen eine Verbindung zu Oberflächen bei, auf die sie ihre Absonderungen oder Sekrete (oft über einen Ausführungsgang) ausscheiden, so heißen sie *exkretorische* Drüsen (z. B.

Schweißdrüsen, Magendrüsen). Geben sie ihr Sekret direkt ans Blut ab, so heißen sie *inkretorische* Drüsen (z. B. Schilddrüse, Nebenniere).

Die **Bindegewebe** bestehen (mit Ausnahme des Fettgewebes) aus Zellen und der von ihnen gebildeten zwischenzelligen Grundsubstanz. Ihre Bedeutung liegt weniger in Eigenleistungen als in Hilfsleistungen, besonders durch die reiche Ausrüstung mit verschiedenen Arten der zwischen den Zellen gelegenen Grundsubstanz oder **Interzellularsubstanz.** Diese kann ungeformt, sogar flüssig (wie beim Blut) oder gallertartig wie beim Kern der Wirbelkörper, sie kann aber auch geformt sein und aus Fasern bestehen.

Das geformte Bindegewebe gliedert sich in Bindegewebe, Knorpelgewebe und Knochengewebe. Das **embryonale Bindegewebe** (Mesenchym) ist das Muttergewebe von Binde-, Fett- und Stützgewebe und von Blutzellen. Es bildet lockere netzförmige Verbände, in deren Maschenräumen sich Gewebsflüssigkeit befindet. Ihnen ähnlich ist das **retikuläre Bindegewebe** (Abb. 6e). Es bildet ebenfalls ein räumliches Fasergitter. Man findet es in den Spalten vieler Gewebe, besonders im Knochenmark, in der Milz und im Lymphgewebe, wo durch die Umwandlung von Retikulumzellen die **Blutzellen** entstehen (s. S. 73). Die Zellen des retikulären Bindegewebes sind in besonderem Maße zur Speicherung von körperfremden Stoffen und Gewebstrümmern sowie zur Aufnahme und Vernichtung von Bakterien (Phagozytose) befähigt. Aus dem retikulären Bindegewebe leiten sich die **Fettzellen** ab (Abb. 6f). Das sind Zellen, die in ihrem Zelleib eine große Menge von Fettstoffen zu speichern vermögen. Vielfach ist das Zellplasma durch einen riesigen Fetttropfen ganz an den Rand der Zelle gedrängt. Das **lockere Bindegewebe** füllt die Räume zwischen den Spezialzellen des Körpers, verbindet und begleitet die Muskelfasern, die Drüsenschläuche, die Gefäße usw. Wenn das Bindegewebe weniger Zellen und mehr Faserausläufer entwickelt, die sich dicht durchflechten, spricht man auch von dem **kollagenen** bzw. dem **faserigen und straffen Bindegewebe** (Abb. 6d); man findet es z. B. in der Haut, in den Hirnhäuten und in der Lederhaut des Auges. Vergesellschaftet mit diesem straffen Bindegewebe treten vielfach besondere elastische Fasern auf, z. B. in der Wand der großen Arterien und in den Lungenbläschen. Dann spricht man von **elastischem Bindegewebe.**

Stützgewebe

An der Bildung des Skelets nehmen Knorpel und Knochen, die beiden Hauptformen des Stützgewebes, wesentlichen Anteil. Beide Gewebe bestehen aus Zellen, die in eine Grundsubstanz eingebettet sind. Beim **Knorpel** liegen die Zellen in dieser Interzellularsubstanz einzeln oder zu zweit oder in Gruppen verstreut (Abb. 6g). Die Grundsubstanz des Knorpels ist fest, aber schneidbar, biegsam und nachgiebig, seine Oberfläche ist glatt, daher findet sich Knorpel auf fast allen Gleitflächen der echten Gelenke. Die Grundsubstanz kann dabei strukturlos (hyalin) oder faserig und elastisch sein. Im ersten Falle sprechen wir von **hyalinem** Knorpel, im zweiten Falle von **faserigem,** im dritten von **elastischem** Knorpel.

Der **Knochen** ist nach den Zähnen das härteste Gewebe des Körpers. Er ist der Hauptbestandteil des Skelets. Die Knochensubstanz ist bei den einzelnen Knochen sehr verschieden angeordnet, sie bildet hier eine sehr dichte und feste Struktur (= kompakte Substanz), dort eine lockere Struktur (= schwammige Substanz). Über diese Unterschiede wird im Abschnitt über das Skelet Näheres ausgeführt. Das **Knochengewebe** besteht aus den Knochenzellen, die in eine harte, druck- und zugfeste Grundsubstanz eingelagert sind. Von den Knochenzellen aus durchziehen dünne Ausläufer die Grundsubstanz und verbinden sich mit denen benachbarter Zellen (Abb. 6h). Bei der Bildung des Knochens ordnen sich dünne Schichten schalenförmig um feine, langgestreckte Kanäle (= Haversscher Kanal), die vielfach von kreisförmig angeordneten Knochenzellen umgeben sind. In diesem Kanal verlaufen die ernährenden Blutgefäße.

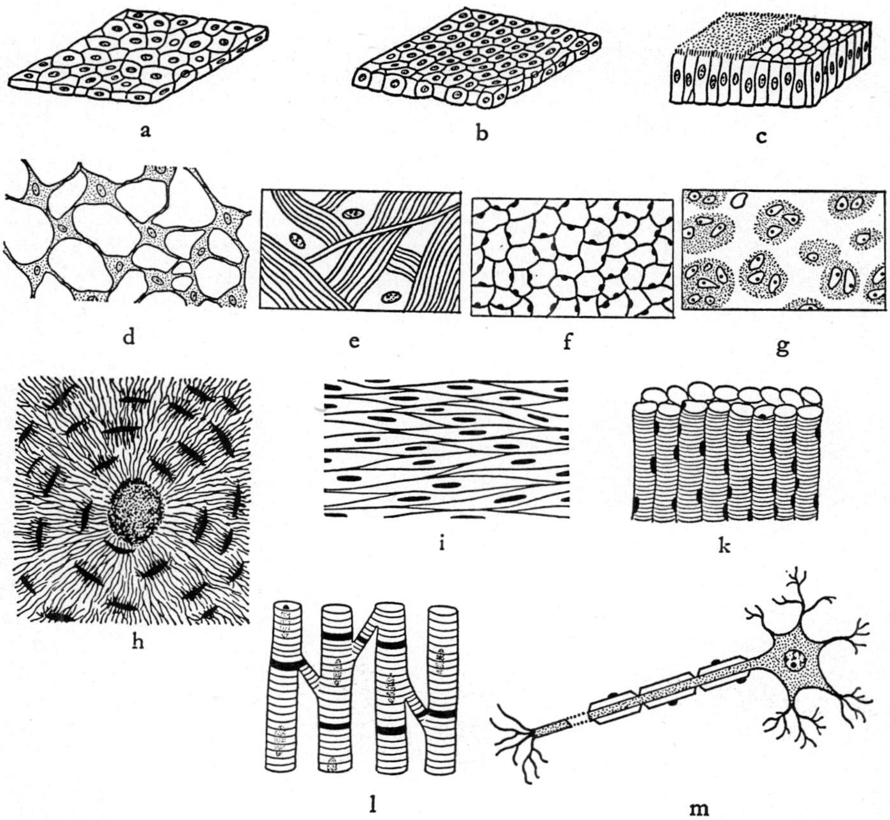

Abb. 6. Schematischer Vergleich der wichtigsten Gewebetypen des menschlichen Körpers. **Epithelgewebe:** a) einfaches Plattenepithel, b) kubisches Epithel, c) Zylinderepithel mit Flimmerhaaren. **Bindegewebe:** d) netzförmiges (retikuläres) Bindegewebe, e) faseriges Bindegewebe, f) Fettgewebe. **Stützgewebe:** g) Knorpelgewebe, h) Knochengewebe mit *Havers*schem Kanal. **Muskelgewebe:** i) glatte Muskelfasern, k) quergestreifte Skeletmuskelfasern, l) quergestreifte Herzmuskelfasern mit Anastomosen und Glanzstreifen. **Nervengewebe:** m) Ganglienzelle mit kurzen Dendriten und langem Neuriten mit Markscheide, die von den Ranvierschen Schnürringen unterbrochen wird. R.

Das **Muskelgewebe** ist als einziges Gewebe des Körpers zur Verkürzung (= Kontraktion) befähigt und dient zur Körperbewegung oder Transportleistung. Es besteht aus bis zu 15 cm langen Fasern, in deren Zellplasma, hier Sarkoplasma genannt, die fadenartigen, verkürzungsfähigen Myofibrillen eingelagert sind. Muskelgewebe kommt in dreierlei Formen vor, als *glatte Muskulatur,* als *quergestreifte Muskulatur* und als *Herzmuskulatur.* Die **glatten Muskelzellen** haben meist Spindelform; gelegentlich sind sie verzweigt (Abb. 6i). Sie lassen keine Querstreifung erkennen (daher „glatt"). Man findet sie in den Wandungen der Eingeweide, besonders im Darm, an der Blase, in der Gebärmutter und in den Blutgefäßen usw. Sie unterliegen nicht dem Einfluß des Willens. Die **Skeletmuskulatur** besteht aus **quergestreiften Muskelfasern** (Abb. 6k), die 10–100 μ dick sind und viele randständig gelegene Kerne enthalten. In ihrem undifferenzierten Sarkoplasma liegen dicht gebündelt und geordnet feinste Myofibrillen, die aus hellen und dunklen Abschnitten bestehen und dadurch der Skeletmuskelfaser ihre auffällige Querstreifung verleihen. Die ganze Faser ist von einer bindegewebigen Hülle, dem Sarkolemm, eingeschlossen. Während die Skeletmuskelfasern einzeln ohne Verbindung nebeneinander liegen, baut sich die **Herzmuskulatur** aus miteinander verwachsenen quergestreiften, zellulären Elementen (Abb. 6l) auf. Diese werden durch Zellgrenzflächen voneinander abgegrenzt, die als „Glanzstreifen" bezeichnet werden. Die Zellen schließen sich in der Längsrichtung aneinander an und sind durch häufige Querverbindungen (Anastomosen) miteinander verbunden. So entsteht ein dichtes Geflecht. Trotz der zellulären Gliederung der Herzmuskulatur verhält sich das Geflecht wie eine funktionelle Einheit, denn die Aktivierung der Fasern während der Kontraktion des Herzens überspringt diese Zellgrenzen. Die quergestreifte Muskulatur des Herzens ist dem Willen nicht unterworfen.

Das **Nervengewebe** besteht erstens aus den Nerven- oder Ganglienzellen mit ihren Ausläufern, den Nervenfasern, und zweitens aus dem Gliagewebe, welches im Nervensystem etwa dem Bindegewebe entspricht. Die **Ganglienzelle** (Abb. 6m) mit ihren Fortsätzen heißt **„Neuron".** Dies ist ein wichtiges Struktur- und Funktionselement des Nervensystems. Man unterscheidet die langen Fortsätze der Ganglienzelle, die *Neuriten,* von den kurzen Fortsätzen oder *Dendriten.* Die **Neuriten** können eine Länge bis zu 90 cm erreichen und verbinden die Nervenzellen mit oft weit entfernt gelegenen Organen, z. B. den Muskeln. Die kurzen **Dendriten** verästeln sich in der Regel nicht weit von ihrer Ganglienzelle und dienen der Verbindung der Ganglienzellen untereinander. Die Neuriten, also jene langen peripheren Fortsätze der Ganglienzellen, die wir in den Nerven zu Bündeln zusammengelagert antreffen, erhalten außerhalb des Zentralnervensystems eine Hülle, die **Markscheide,** welche den innen gelegenen **Achsenzylinder** umgibt (Abb. 6 m). Die markreichen Nervenfasern sehen wie die aus ihnen aufgebauten Nervenstränge weiß aus. Außen auf der Markscheide liegt die ganz dünne Schwannsche Scheide. Im Abstand von etwa 1 mm haben die markhaltigen Fasern ringförmige Verschmälerungen ihrer Markscheide, die „Ranvierschen Einschnürungen", welche den Nerven zu einer sehr schnellen Fortleitung von Signalen, Nachrichten oder Impulsen befähigen.

Organe und Organsysteme

Selten kommen irgendwo im Körper Zellverbände einer Art ganz für sich vor, sondern sie vereinigen sich in der Regel mit anderen Geweben zu Funktionsgemeinschaften. So findet man im Herzen Muskelgewebe, Bindegewebe, Blutgefäße und Nerven. Herz, Muskel, Leber, Magen sind daher keine Gewebe, sondern **Organe.** Sind mehrere Organe zu besonders enger Funktionsgemeinschaft zusammengefügt, so sprechen wir von Organsystemen. Die wichtigsten **Organsysteme** sind folgende:

1. Das **Knochensystem** einschließlich der Gelenke dient der Stütze, dem Schutz und der Bewegung des Körpers.
2. Das **Muskelsystem** liefert die bewegenden Kräfte.
3. Das **Herz-Kreislaufsystem** ist das Transportsystem zur Versorgung der Organe mit Nährstoffen, energetischem Material, Wasser und Sauerstoff über das Blut.
4. Der **Atmungsapparat** dient der Aufnahme des Sauerstoffs und der Abgabe der Kohlensäure.
5. Der **Verdauungsapparat** dient der Nahrungsaufnahme, ihrer Zerlegung in aufsaugbare Abbauprodukte und der Ausscheidung unbrauchbarer Bestandteile.
6. Der **Harnapparat** dient der Normalisierung der Blutzusammensetzung und sondert Stoffwechselschlacken, überschüssiges Wasser und Salze aus dem Blut aus.
7. Die **Fortpflanzungsorgane** dienen der Erzeugung von Nachkommen.
8. Das **Nervensystem** ist ein kompliziertes Steuerungssystem, welches die leistungsdienliche Zuordnung der Teilfunktionen zueinander und die Gesamtordnung der Organverrichtungen im Organismus bewirkt.

9. Das **innersekretorische System** nimmt durch die Bildung und Abgabe von chemischen Stoffen (Hormonen) an dem abgestimmten Zusammenwirken der Organe wesentlichen Anteil.
10. Das **Sinnessystem** leitet dem Nervensystem Informationen aus der Umwelt oder der Innenwelt des Körpers zu.

Pathologisches:

Organe und Zellen sind bei vielen Erkrankungen oft in charakteristischer Weise verändert oder zerstört. Zelluntergang heißt *Nekrose.* Zellschädigungen oder *Entartungen (= Degeneration)* lassen sich unter dem Mikroskop wohl erkennen und unterscheiden, z. B. beim Infarkt des Herzmuskels, der Zirrhose der Leber, der fettigen und amyloiden Entartung. Manche Gewebe können einen Defekt durch Zellneubildung oder *Regeneration* beseitigen, z. B. Knochengewebe, andere nicht, z. B. Ganglienzellen. Eine krankhafte *regellose Zellvermehrung* findet sich vor allem bei bösartigen Geschwülsten (Karzinom, Sarkom).

Das Knochensystem und die Gelenke

Lehre vom Skelet (Abb. 8 und Abb. 9)

Die Zahl der Knochen im Körper des Erwachsenen beträgt über 200. Der Form nach unterscheiden wir a) **Röhrenknochen;** das sind meist lange Knochen mit einem markhaltigen Hohlraum, z. B. Oberarmknochen, Oberschenkelknochen. b) **Platte Knochen,** z. B. Hirnschädelknochen, Beckenknochen, Schulterblatt. c) **Kurze Knochen,** z. B. Handwurzelknochen, und d) **unregelmäßig** geformte Knochen, z. B. am Gesichtsschädel. Die Knochenlehre heißt Osteologie.

Aufbau des Knochens (Abb. 7)

Der **Röhrenknochen** besteht aus dem **Schaft** (Diaphyse) und den 2 verdickten **Endstücken** (Epiphysen). Das körpernahe Endstück heißt *proximale*, das körperferne *distale* Epiphyse. Die Diaphyse ist hohl und mit **Knochenmark** ausgefüllt, die Markhöhle ist von einem Knochenmantel aus **fester Substanz** (Substantia compacta) umgeben. Nach den Epiphysen zu ist das Innere der Röhrenknochen von einem Geflecht feinster **Knochenbälkchen** von schwammiger Struktur (Substantia spongiosa) erfüllt, in deren Spalten sich wieder Knochenmark befindet. Die Anordnung oder Architektur der Knochenbälkchen verläuft entsprechend den Belastungsverhältnissen, also der Zug- und Druckbeanspruchung, sie wird bei Bedarf umgebaut. Abb. 10 zeigt die brückenähnliche Spongiosastruktur des Oberschenkelkopfes, auf dem die ganze Last des Rumpfes ruht. Die Epiphysen tragen einen knorpeligen Überzug (den Gelenkknorpel) zur gelenkigen Verbindung mit den benachbarten Skeletteilen. Außerhalb der Gelenkflächen ist der ganze Knochen von der **Knochenhaut** (Periost) überzogen. Das Periost dient der Ernährung und der nervösen Versorgung des Knochens. Vor allem aber vermag das Periost Knochen zu bilden, es hat daher am Wachstum des Knochens und an der Heilung verletzter Knochen wesentlichen Anteil.

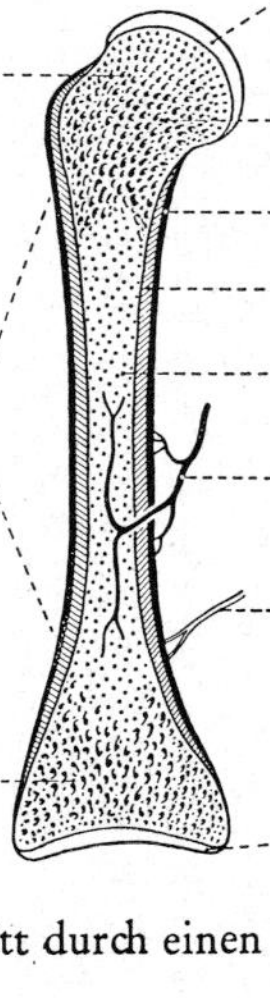

Abb. 7. Längsschnitt durch einen Röhrenknochen. Schema. R.

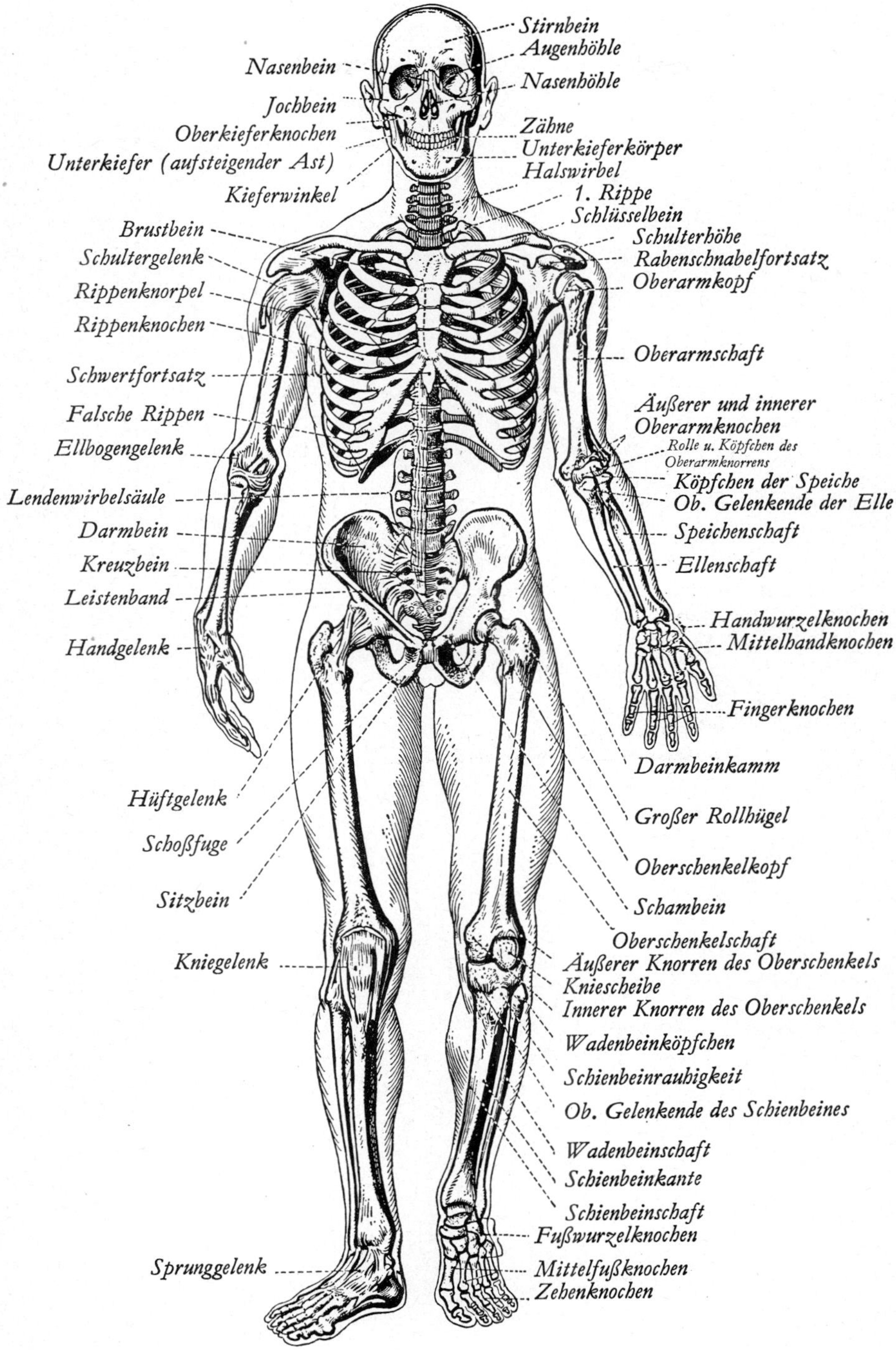

Abb. 8. Knochen, Gelenke und Bänder (Vorderansicht).

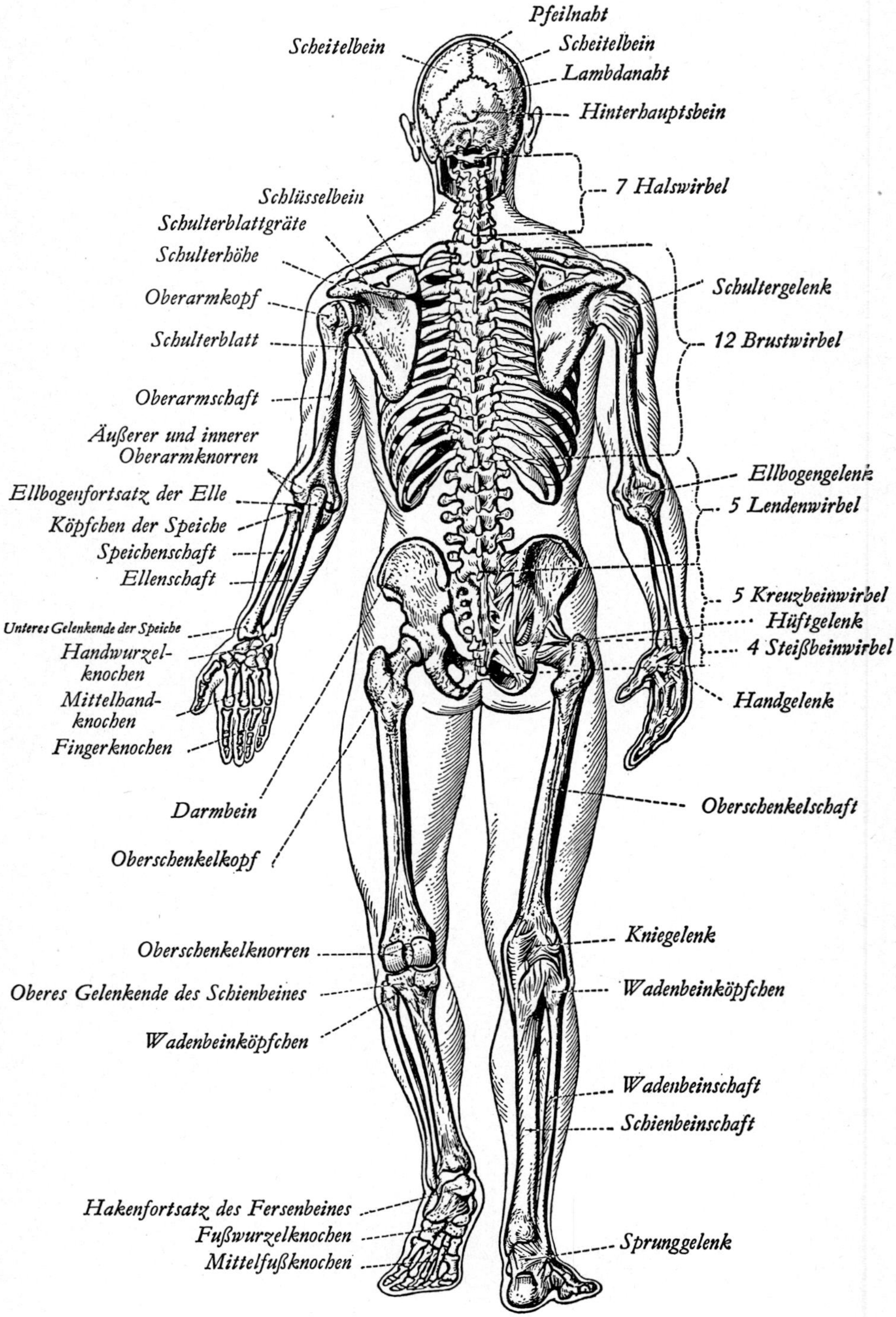

Abb. 9. Knochen, Gelenke und Bänder (Rückansicht).

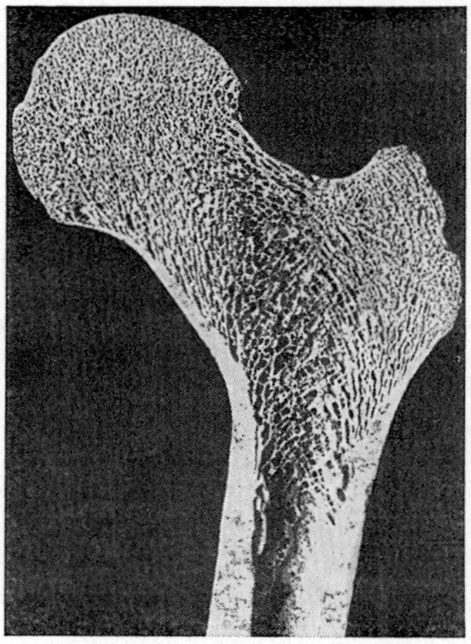

Abb. 10. Verlauf der Spongiosa-Knochenbälkchen im oberen Teil des Schenkelbeins (Femur) (nach *Zeiger*).

Die kleineren und die platten Knochen haben keine Markhöhle wie die Röhrenknochen, sondern unter einer relativ festen Außenschicht (Rinde oder Corticalis) liegt ein dichtes Maschennetz von Knochenbälkchen (z. B. im Brustbein). Das rote **Knochenmark** der jugendlichen Röhrenknochen und das zwischen der Spongiosastruktur befindliche Knochenmark sind zur Bildung von Blutkörperchen befähigt.

Der Knochen ist mit Ausnahme des Zahnbeins das härteste und festeste und zugleich ein elastisches Gewebe. Es ist wasserarm und enthält eingelagert in die Grundsubstanz Kalzium, Magnesium (als Phosphat) und andere anorganische Salze, die das gewissermaßen tote Gerüst des Knochens darstellen, während die organischen Elemente durch die Knochenzellen und die von ihnen gebildete Grundsubstanz vertreten sind. Durch *Ausglühen* kann man die organische Substanz zerstören, dann bleibt das anorganische spröde Gerüst übrig. Durch *Entkalken* mit Hilfe von Säuren kann man das anorganische Gerüst weitgehend herauslösen, dann bleibt ein biegsames, elastisches, schneidbares Gebilde von der Form des Knochens übrig. Durch Kochen kann man aus dem Knochen Leim gewinnen.

Entwicklung, Verknöcherung und Wachstum des Knochens

In der *embryonalen* **Entwicklung** des Kindes im Mutterleib wird das **Skelet** zunächst *häutig* angelegt. Es verwandelt sich dann meist in ein *knorpeliges* Gebilde, und schließlich verwandelt sich das knorpelige Skelet mit Ausnahme relativ weniger, knorpelig bleibender Teile (z. B. der Epiphysenknorpel) in ein *knöchernes* Skelet um. Diese Verknöcherung ist bei der Geburt des Menschen noch im Gange und findet auch während des späteren Wachstums der Knochen dauernd statt.

Die **Verknöcherung** (Abb. 11) der knorpeligen Skeletstücke findet erstens außen (perichondral), nämlich durch die Knorpelaußenhaut (Perichondrium) statt, dadurch entsteht eine äußere Knochenmanschette wachsender Dicke (= **Dickenwachstum**). Zweitens erfolgt die Verknöcherung auch innerhalb des Knorpels (enchondral) in den Verknöcherungszentren oder Knochenkernen. Die Diaphysen verknöchern zuerst und die Epiphysenknorpel zuletzt. In letzteren vollzieht sich vor allem beim Heranwachsenden das *Wachstum* der Knochen. Die Epiphysenknorpel bilden während des Wachstums durch lebhafte Teilung stets neues Knorpelgewebe, vor allem gegen die Diaphyse zu. Von den dort bestehenden Verknöcherungszentren, den **Knochenkernen,** der Epiphyse aus (Abb. 12) schreitet unter Auflösung des frisch gebildeten Knorpels die Verknöcherung zu den Epiphysen hin

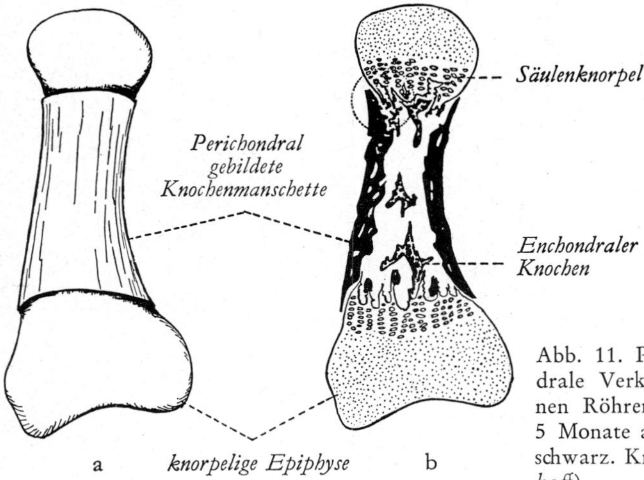

Abb. 11. Perichondrale (a) und enchondrale Verknöcherung (b) in einem kleinen Röhrenknochen des Fußes (Embryo. 5 Monate alt). Halbschematisch. Knochen schwarz. Knorpel punktiert (aus *Benninghoff*).

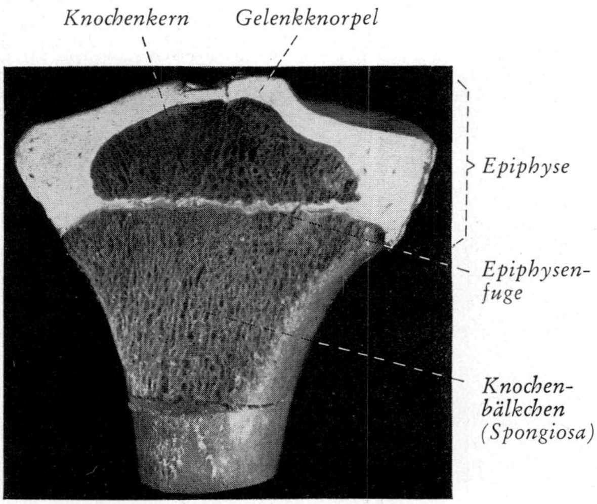

Abb. 12. Knochenkern und Epiphysenfuge im wachsenden Knochen *(Benninghoff)*.

fort. In der zunächst knorpeligen Epiphyse tritt dann außerdem noch ein eigener *Knochenkern* auf, durch den der Epiphysenknorpel in den peripheren Gelenkknorpel und in die Knorpelscheibe der **Epiphysenlinie oder -fuge** zerlegt wird (Abb. 12). Diese Knorpelplatte der Epiphysenfuge bleibt teilungsfähig bis zum Abschluß des Wachstums. Sie verursacht das **Längenwachstum** der Knochen, indem sie mit ihren neugebildeten Knorpellagen gewissermaßen die Epiphysenenden immer weiter herausschiebt. Das Dickenwachstum des Knochens erfolgt durch das Periost. Es bildet durch Anlagerung von außen immer neue Knochenschichten. Zugleich erfolgt von innen dauernd eine Auflösung des schon gebildeten Knochens von der Markhöhle bzw. der Spongiosa-Struktur her, so daß mit dem Dickenwachstum des Knochens auch der Markhöhlenraum vergrößert wird.

Pathologisches:

Bei starken mechanischen Beanspruchungen durch äußere Gewalt (seltener „spontan“) kann jeder Knochen brechen. Am meisten gefährdet sind die langen Röhrenknochen der Gliedmaßen. Knochenbruch heißt *Fraktur*. Es kann sich um einen Querbruch, Längsbruch, Einbruch oder Splitterbruch handeln. Die Bruchenden müssen vom Arzt in die richtige Lage zueinander zurückgebracht werden, denn von den Enden, und zwar dem Periost, geht die Neubildung von jugendlichem Knochengewebe aus (= Kallus), welches die Enden wieder miteinander verbindet.

Die Knochenverbindungen (Gelenke)

Die einzelnen Knochen des Skelets stehen untereinander in einer mehr oder minder beweglichen Verbindung. Wir sprechen erstens von **Haften** oder Fugen (Junctura fibrosa), das sind Verbindungen mit relativ wenig oder gar keiner Bewegungsfreiheit, wobei die Haft entweder knorpelig ist, z. B. an der Schamfuge (Abb. 13a), oder teils bindegewebig, teils knöchern, z. B. bei den Verbindungen der Schädelknochen (Abb. 13b), sein kann. Die zweite Gruppe der **echten Gelenke** umfaßt jene beweglichen Verbindungen, bei denen die zusammentreffenden Knochen durch einen Spalt voneinander getrennt bleiben, nicht verwachsen und sich nur berühren (Junctura synovialis = Articulatio). Das gewährleistet eine hohe Beweglichkeit, deren Ausmaß durch die Art der zusammenhaltenden Gelenkkapsel und die Form der zusammentretenden Gelenkflächen festgelegt wird.

Der **Aufbau des echten Gelenkes** (Abb. 14) läßt erkennen, daß mindestens zwei von Knorpel überzogene Knochenenden, **Gelenkkopf** und **Gelenkpfanne,** von der **Gelenkkapsel** überzogen und zusammengehalten werden. Zwischen ihnen bleibt der **Gelenkspalt** bestehen. Die innere Auskleidung der Gelenkkapsel, die **Gelenkinnenhaut** (Membrana synovialis), sondert eine Flüssigkeit, die Gelenkschmiere (Synovia), zum besseren Gleiten der Gelenkflächen ab. Die Gelenkkapsel besteht aus Bindegewebe, das in zwei Schichten angeordnet ist (Stratum synoviale innen, Stratum fibrosum außen). Die innere Schicht scheidet die erwähnte eiweißhaltige, durchsichtige Gelenkschmiere ab. Die Gelenkkapsel

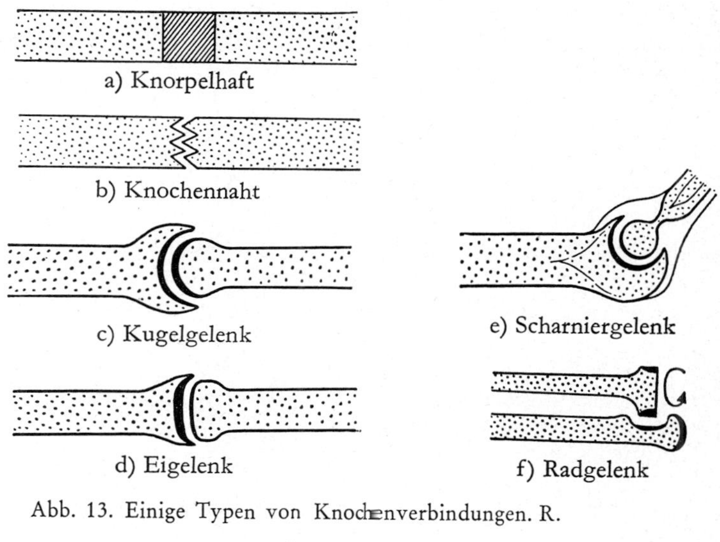

Abb. 13. Einige Typen von Knochenverbindungen. R.

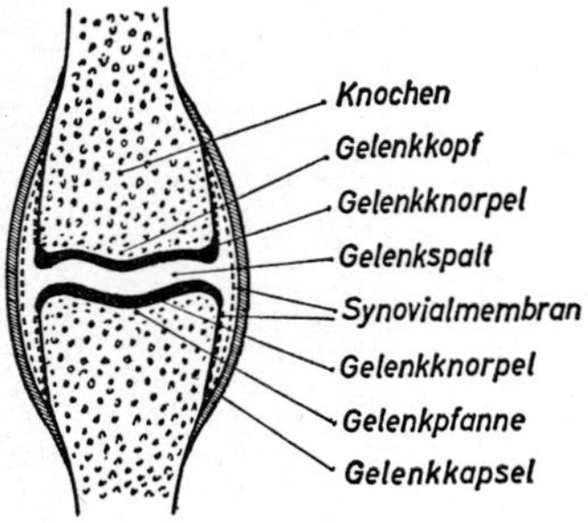

Abb. 14. Die Hauptteile eines Gelenkes. Schema. R.

ist durch **Gelenkbänder** (= Ligamenta) verstärkt. Das sind bindegewebige, oft sehr starke, sehnige und widerstandsfähige Gewebsschichten, die sich der Kapsel auflagern. Sie treten an anderen Stellen auch als Vermittler zwischen Skelet und Muskulatur auf, nämlich dort, wo die Muskeln am Skelet entspringen oder dort ansetzen. Der **Knorpelüberzug** der im Gelenk zusammentreffenden Knochenenden vermindert durch seine Glätte die auftretende Reibung. Er fängt durch seine Verformbarkeit und Elastizität stoßartige Belastungen (Springen) auf und mildert sie.

Das Ausmaß der Bewegungen in einem echten Gelenk hängt einmal von der Straffheit oder Schlaffheit der Gelenkkapsel ab. Bedeutsamer ist die Gestalt der zusammentretenden Knochenenden, meistens ist das eine Ende vertieft zur Pfanne und das andere mehr gewölbt zum Gelenkkopf. Die Gelenkkapsel wird vielfach durch Verstärkungsbänder gefestigt, besonders an beanspruchten Stellen. In manchen Fällen schränken diese Bänder den Umfang der Gelenkbewegung ein und werden zu Hemmungsbändern. Die Bewegungsbahnen im Gelenk, die von den Muskeln hervorgerufen werden, lassen sich schematisieren durch die Vorstellung, daß sich die Gelenkbewegung um eine oder mehrere als ruhend gedachte **Achsen** vollzieht.

Die Bewegungen in den Gelenken werden nach ihrem Effekt folgendermaßen unterschieden:

1) *Beugung* = Flexion 2) *Streckung* = Extension	z. B. Beugung und Streckung im Ellenbogengelenk oder Hüftgelenk
3) *Abspreizen* = Abduktion 4) *Anziehen* = Adduktion	z. B. Abspreizen oder Anziehen in den Grundgelenken der Finger oder des Beins im Hüftgelenk
5) *Drehung* = Rotation	z. B. als Außen- oder Innenrotation des Beines

Die wichtigsten **Formen echter Gelenke** sind folgende:

1. **Scharniergelenke** (z. B. Ellenbogengelenk, Kniegelenk). Sie lassen eine Bewegung nur um eine Achse zu (Abb. 13e).
2. Bei den ebenfalls einachsigen **Dreh- oder Radgelenken** (Speiche gegen Elle) dreht sich der Knochen bei seiner Bewegung um seine Längsachse (Abb. 13f).
3. Bei den **Eigelenken** (Abb. 13d) handelt es sich um zweiachsige Gelenke mit zwei Freiheitsgraden (z. B. proximales Handgelenk, Atlas-Schädel-Gelenk). Ähnlich im Aufbau ist das **Sattelgelenk** (Daumengrundgelenk).
4. Die **Kugelgelenke** (Abb. 13c) haben die größte Beweglichkeit, nämlich 3 Freiheitsgrade (z. B. Schultergelenk, Hüftgelenk), bzw. die ausgeführten Bewegungen vollziehen sich um 3 senkrecht aufeinanderstehende Achsen.

Die Form der Gelenkflächen ist von der Art der Beanspruchung nicht unabhängig. Die Bewegung wirkt auf die Gestalt der Gelenkflächen zurück. Lange nicht benutzte Gelenke verlieren ihre Beweglichkeit.

In der Nähe von Gelenken findet man vielfach **Schleimbeutel,** das sind mit Gelenkschmiere (Synovia) gefüllte Gewebsspalträume, die – kleinen Wasserkissen vergleichbar – Druckwirkungen auffangen und mildern. Man findet sie auch dort, wo Muskeln und Sehnen über Knochen reiben. Die sogenannten **Sehnenscheiden** dienen ganz gleichartigen Aufgaben. Sie sind bindegewebige flüssigkeitsgefüllte Schläuche, durch welche die Sehnen, besonders an Abbiegungsstellen und Gelenken, hindurchgeführt werden. Sie mildern die Reibung der Teile gegeneinander (Beispiel: Sehnenscheiden der Hand).

Pathologisches:

Gelenke sind trotz der kräftigen Gelenkkapsel und der Verstärkung durch Bänder bei ungewöhnlicher Beanspruchung gefährdet, z. B. beim Springen, Skilaufen, beim „Umkippen" im Fußgelenk. Tritt dabei nur eine Überdehnung der Gelenkkapsel auf, so spricht man von *Verstauchung* oder *Distorsion.* Sie geht meist mit Zerrung und Blutung im Gelenk einher. Erfolgt eine Dauerverschiebung der im Gelenk verbundenen Knochenenden (z. B. Kopf verläßt die Pfanne), so spricht man von *Verrenkung* oder *Luxation.* Damit sind nicht selten Kapsel- oder Bänderrisse mit *Erguß* im Gelenk verbunden. Die Luxation verlangt eine Wiedereinrenkung (= Reposition).

Die Knochen des Rumpfskelets

Die Wirbelsäule

Die Wirbelsäule, das zentrale Stützskelet des Rumpfes, besteht aus 32–34 Wirbeln und den dazwischengelegenen Zwischenwirbelscheiben. Auf die *7 Halswirbel* (Vertebrae cervicales) folgen *12 Brustwirbel* (Vertebrae thoracicae), *5 Lendenwirbel* (Vertebrae lumbales), dann 5 zum Kreuzbein verwachsene *Kreuzbeinwirbel* (Vertebrae sacrales) und 3–5 Wirbel des *Steißbeins* (Vertebrae coccygeae).

Die **Grundform des Wirbels** zeigt trotz der an den einzelnen Abschnitten der Wirbelsäule vorliegenden Abweichungen stets die folgenden Hauptteile (Abb. 15). Der nach vorne (ventral) gelegene **Körper** (Corpus) ist der kräftigste Teil des Wirbels, der auch die Rumpflast trägt. Von seiner nach hinten (dorsal) zeigenden Fläche entwickelt sich ringförmig der **Wirbelbogen,** der ein Loch, das **Wirbelloch,** umschließt, durch welches das Rückenmark hindurchzieht. Nach beiden Seiten geht je ein *Querfortsatz* (Processus transversus) ab, zur Rückenfläche ist ein **Dornfortsatz** (Processus spinosus) entwickelt. Nach oben sowie nach unten gehen vom Wirbelbogen **2 Gelenkfortsätze** (Processus articularis) aus. Die kopfwärts gerichteten (Processus articularis superior) dienen zur Verbindung mit dem darüber gelegenen Wirbel, die steißwärts gerichteten (Processus articularis inferior) mit dem darunter gelegenen Wirbel. Diese kleinen Gelenke heißen **Zwischenwirbelgelenke** (Articulatio intervertebralis). Diese Grundform des Wirbels wird an den einzelnen Abschnitten der Wirbelsäule abgewandelt.

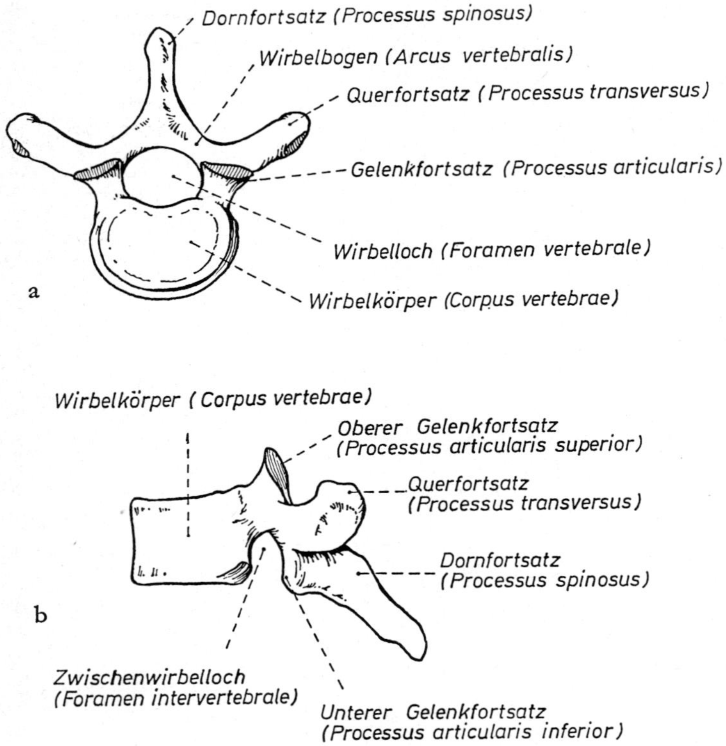

Abb. 15. Die Hauptteile eines Wirbels. Schema. a) von oben, b) von der Seite gesehen. R.

Die Abschnitte der Wirbelsäule

Die **Besonderheiten der einzelnen Wirbel** betreffen z. B. die Größe und Form des Wirbelkörpers. Sie nimmt entsprechend der Last von oben nach unten an Größe zu. An den **Halswirbeln** sind die Körper klein und von querovaler Form. Die schwach entwikkelten Querfortsätze tragen Löcher für den Durchtritt einer Arterie. Der Dornfortsatz ist gegabelt. Dem obersten Halswirbel oder **Atlas** fehlt der Wirbelkörper (Abb. 16a), er hat statt dessen einen vorderen und hinteren Bogen. Der zweite Halswirbel, der **Dreher** (Axis), hat an der Stelle des Wirbelkörpers einen kräftigen Zahn entwickelt, der dort in den inneren Raum des Atlas hineingreift, wo diesem der Körper fehlt, also vorne (Abb. 16b und 17). Der Zahn wird durch ein starkes Querband gehalten, so daß er nicht das benachbart gelegene verlängerte Rückenmark beschädigen kann. Der Atlas trägt den Schädel auf seinen nach oben zeigenden ausgehöhlten (konkaven) Gelenkflächen, in die er die beiden konvex (gewölbten) Knorren des Hinterhauptsbeins aufnimmt. Das so entstehende obere (Atlanto-occipital-)Gelenk gestattet Vorwärts- und Rückwärtsneigen des Kopfes. Das untere Gelenk ist ein Drehgelenk und erlaubt eine Kopfwendung von ca. 30° nach beiden Seiten. Der **siebente Halswirbel** (Abb. 16c) hat einen besonders langen, nicht gespaltenen Dornfortsatz (Vertebra prominens). Er ist von außen fühlbar und erlaubt dadurch eine Orientierung am lebenden Menschen durch die Haut.

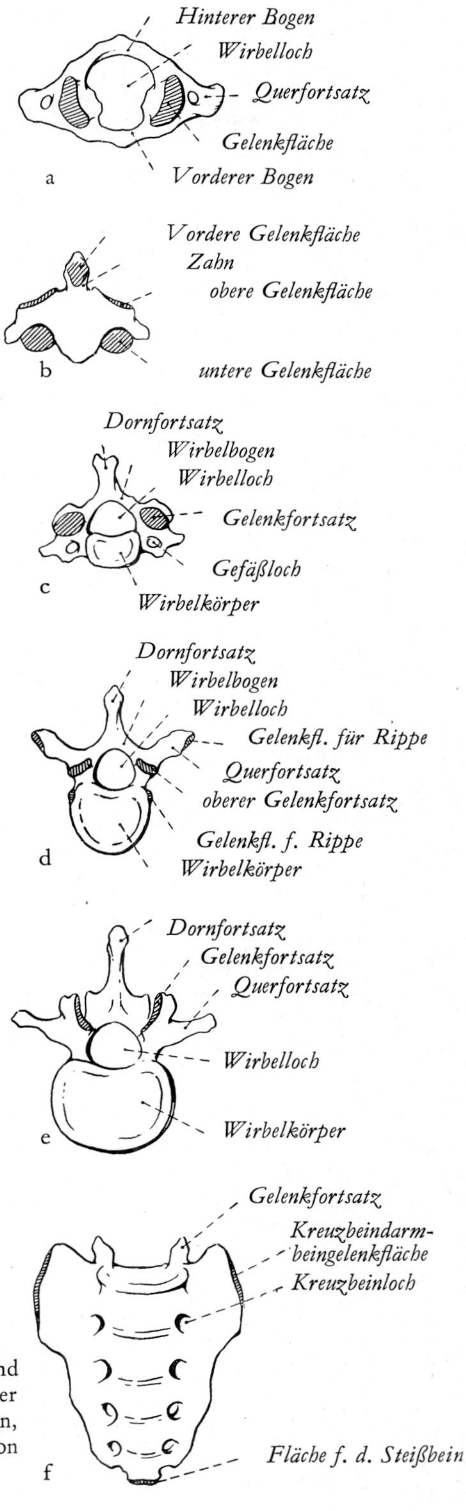

Abb. 16. Die verschiedenen Wirbeltypen und das Kreuzbein. a) Atlas von oben, b) Dreher (Axis) von vorne, c) 7. Halswirbel von oben, d) Brustwirbel von oben, e) Lendenwirbel von oben, f) Kreuzbein von vorne. R.

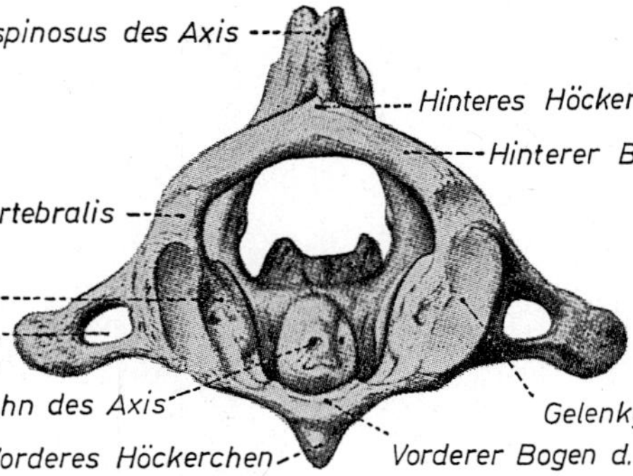

Abb. 17. Atlas und Axis von oben. Der Zahn des Axis ragt in den vorderen Teil des Wirbellochs vom Atlas hinein *(Benninghoff).*

Die **Brustwirbel** (Abb. 16d): Ihre Wirbelkörper sind etwa kartenherzförmig. Die Dornfortsätze sind lang und verlaufen schräg abwärts, so daß sie sich dachziegelförmig (Abb. 18) überlagern. Als besonderes Merkmal tragen die Brustwirbel die Anlagerungsstellen für die Rippen, und zwar jeweils am Körper für die Rippenköpfchen und am Querfortsatz für die Rippenhöckerchen (Abb. 19).

Die **Lendenwirbel** (Abb. 16e) haben entsprechend der wachsenden Belastung einen sehr massiven Wirbelkörper. Ihre Dornfortsätze stehen horizontal. Dadurch bleibt zwischen ihnen ein Spaltraum bestehen, durch den bei der Lumbalpunktion eine Nadel eingeführt werden kann. Das geschieht, um Rückenmarksflüssigkeit zur Untersuchung zu gewinnen.

Das **Kreuzbein** (Os sacrum) (Abb. 16f, 21, 22) entsteht durch Verschmelzung von 5 Kreuzbeinwirbeln; es ist etwa dreieckig, nach vorne konkav, d. h. ausgehöhlt, vertieft und nach hinten konvex, d. h. nach außen gewölbt, gestaltet. Auf der bauchseitigen (ventralen) Fläche sind die Nahtstellen der Wirbelkörper, auf der äußeren oder inneren Fläche sind die Öffnungen zum Nervenaustritt zu sehen. Die mächtig verdickten Seitenteile tragen die Gelenkflächen, an denen sich das Kreuzbein mit den beiden Darmbeinen zum Becken verbindet (Abb. 16f und 21). Die zurückgebildeten Dornfortsätze bilden auf der dorsalen Fläche einen zackig gestalteten Kamm. Der Kanal, der bei der Verschmelzung der Kreuzbeinwirbellöcher übrigbleibt, ist der Kreuzbeinkanal, eine Fortsetzung des Wirbelkanals.

An das Kreuzbein schließt sich das **Steißbein** (Os coccygis) an, welches aus 3 bis 5 verkümmerten Wirbeln, den Resten einer Schwanzwirbelsäule, besteht.

Die **Wirbelsäule als Ganzes** ist dank ihrer Gliederstruktur eine bewegliche und doch tragfähige Knochensäule. Sie hat von der Seite betrachtet eine doppelt S-förmige Krümmung (Abb. 18) und ist einer gebogenen Feder vergleichbar. Neben den Zwischenwirbelgelenken verbinden zahlreiche **Bänder** einerseits und die vorne zwischen den Wirbelkörpern gelegenen Zwischenwirbelscheiben oder **Bandscheiben** (Discus intervertebralis) aus Faserknorpel andererseits die Wirbel zu einer fest zusammenhängenden, in sich versteiften Gliederkette. Die Bandscheiben bestehen aus Faserknorpel und haben einen geschichteten Aufbau. Sie verbinden jeweils die Körper benachbarter Wirbel. Innen haben sie einen gallertartigen, in der Jugend weicheren Kern (Nucleus pulposus) und einen festeren äußeren Faserring. Bewegen sich die Wirbel gegeneinander, so verschiebt sich dieser Bandscheibenkern zur konvexen Seite. In extremen Fällen kann er herausrutschen (Bandschei-

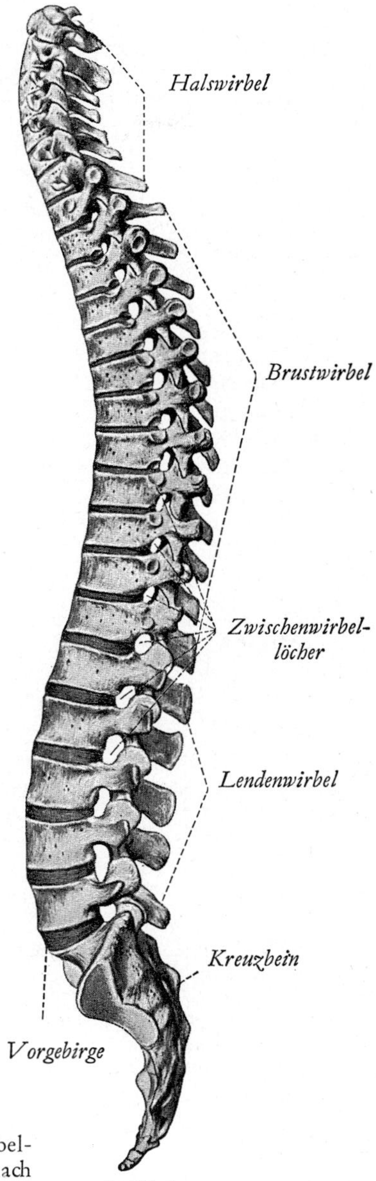

Abb. 18. Die physiologischen Krümmungen der Wirbelsäule des Erwachsenen, von der Seite gesehen (nach *Sobotta*).

benvorfall). Die Bandscheiben besitzen keine eigene Blutversorgung und altern früh. Die Gesamtheit der übereinanderliegenden Wirbellöcher bildet den **Wirbelkanal.** Dieser nimmt das Rückenmark auf. Seitlich zwischen zwei aufeinanderfolgenden Wirbeln bleibt eine Öffnung, das **Zwischenwirbelloch** (Abb. 18) zum Austritt der Rückenmarksnerven (Foramen intervertebrale). Die **Beweglichkeit** der einzelnen Wirbelsäulenabschnitte ist verschieden. Das hängt teils von der Gestalt, der Größe und dem Abstand der Dornfortsätze, teils von der Stellung der Zwischenwirbelgelenkflächen ab. Stehen sie sagittal, d. h. in einer den Körper entsprechend der Pfeilnaht durchsetzenden Ebene, wie in der Lendenwirbelsäule, so ist bei querer Lage ihrer Achsen eine gute Möglichkeit des Vorwärts- und Rückwärtsbeugens gegeben. Umgekehrt ist bei frontal (in der Stirnebene) gestellten Gelenkflächen, z. B. in der Brustwirbelsäule, die Seitwärtsbeugung begünstigt.

Die Zwischenwirbelscheiben sind dank ihres gallertartigen Kerns verformbar. Sie werden bei Biegungen der Wirbelsäule auf der konkaven Seite der Biegung zusammengedrückt und erniedrigt, auf der entgegengesetzten Seite nimmt ihre Höhe zu.

Die charakteristische doppelt S-förmige **Krümmung der Wirbelsäule** (Abb. 18) fehlt beim Neugeborenen. Sie entwickelt sich mit der aufrechten Haltung durch die funktionelle Belastung. Beim Erwachsenen sind die Halswirbelsäule und Lendenwirbelsäule nach vorne konvex bzw. nach hinten konkav, die Brustwirbelsäule und das Kreuzbein nach hinten konvex gekrümmt. Eine Vorwärtskrümmung nennen wir eine **Lordose,** eine Rückwärtskrümmung eine **Kyphose.** Die menschliche Wirbelsäule zeigt also eine gewisse physiologische Lendenlordose und in Höhe der Brustwirbelsäule eine Kyphose. Seitwärtsverkrümmungen oder **Skoliosen** sind nicht physiologisch, ebensowenig verstärkte Lordosen und Kyphosen. Die Krümmungen der Wirbelsäule erlauben, die Körperlast so nach vorne oder rückwärts zu verteilen, daß die Schwerelinie des Körpers (= Linie in Richtung der Schwerkraft durch den Schwerpunkt) an der Unterstützungsfläche des Körpers (Standfläche) auf den Fußboden trifft. Das erlaubt, trotz des relativ großen Gewichts der vor der Wirbelsäule gelegenen Brust- und Bauchorgane, im Stand das Körpergleichgewicht leicht zu halten.

Der Brustkorb und die Brusthöhle

Der **Brustkorb** (Thorax) setzt sich zusammen aus den Brustwirbeln, den Rippen und dem Brustbein (Abb. 21 und 22). Man erleichtert sich das Verständnis seines Aufbaues, wenn man ihn sich zusammengesetzt denkt aus 12 übereinandergelagerten **Wirbelrippenringen** (Abb. 19). Ein jeder von ihnen besteht aus einem Wirbel, einem Rippenpaar und einem Brustbeinabschnitt.

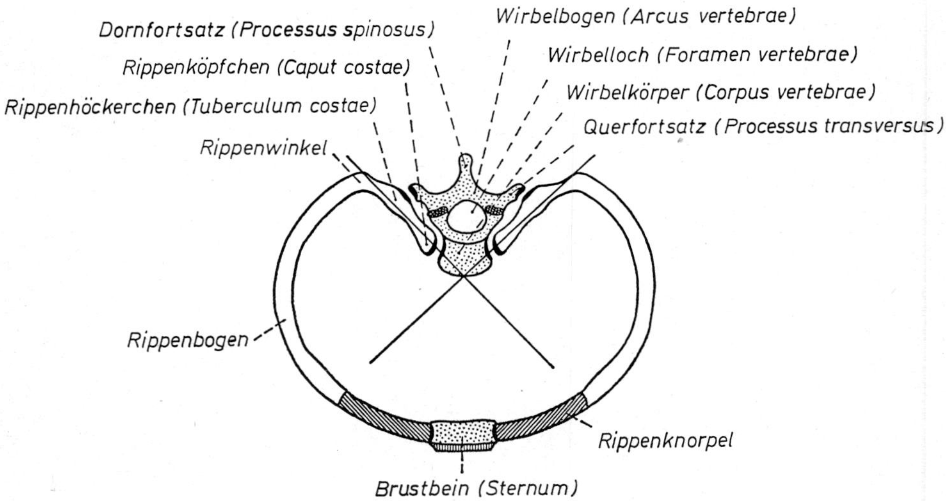

Abb. 19. Wirbelrippen-Ring. Schema. R.

Die **Rippen** beginnen dorsal mit einem *Köpfchen* (Caput costae), welches sich dem Körper des Brustwirbels seitlich anlagert. Auf den kurzen Rippenhals folgt dann das *Rippenhöckerchen* (Tuberculum costae), welches mit dem Querfortsatz gelenkig verbunden ist. Diese Verankerung der Rippe an zwei Punkten erlaubt nur ein Heben und Senken der Rippen, und zwar um eine etwa horizontale Achse, die durch beide Befestigungspunkte hindurchläuft. Nach einer Abbiegung, dem *Rippenwinkel*, beginnt der eigentliche *Körper* der Rippe, der nach vorne in den Rippenknorpel übergeht; dieser bildet die nachgiebige Verbindung zwischen den sich bei der Atmung hebenden und senkenden Rippen und dem knöchernen und wenig beweglichen Brustbein (Abb. 19).

Von den 12 Rippenpaaren erreichen nur 7 mit ihren Knorpeln direkt das Brustbein (Abb. 21), das sind die **wahren** Rippen. Die Knorpelspangen der letzten 5 Rippen (= **falsche** Rippen) erreichen nicht mehr das Brustbein, sondern lagern sich den Knorpeln der letzten unteren Rippen (8.–10. Rippe) an oder endigen frei (11. und 12. Rippe). Da die einzelnen Rippenkörper von der ersten bis zur 10. Rippe stark an Länge zunehmen und dabei immer weniger gekrümmt sind, werden die Wirbelrippenringe von oben nach unten immer weiter, d. h. der von ihnen umschlossene Raum wird größer. Daher umschließt die Gesamtheit aller übereinander angeordneten Wirbelrippenringe einen etwa kegelförmigen Raum. Die obere Thoraxöffnung ist demnach wesentlich kleiner als die untere. Der horizontale Querschnitt des Brustraumes hat wegen der vorspringenden Wirbelsäule etwa bohnenförmige Gestalt (Abb. 19). Nach vorne wird der Brustkorb durch die Platte des **Brustbeins** (Sternum) geschlossen. Es besteht aus dem *Handgriff* (Manubrium), dem *Körper* (Corpus) und dem *Schwertfortsatz* (Processus xiphoideus). Das erste Rippenpaar und die Schlüsselbeine verbinden sich mit dem Handgriff, das 2. bis 7. Rippenpaar lagern sich, beginnend am unteren Ende des Handgriffs, an die seitlichen Flächen des Brustbeinkörpers an (Abb. 21).

Brusthöhle (Abb. 20): Durch die Weichteile, welche den knöchernen Brustkorb bedecken, werden die **Rippenzwischenräume** (Interkostalräume) und die obere und untere Öffnung des Thorax verschlossen. So entsteht aus dem Brustkorb die **Brusthöhle.** Der Verschluß der Rippenzwischenräume erfolgt durch die Zwischenrippenmuskeln. Den Boden der Brusthöhle bildet das **Zwerchfell** (Diaphragma), eine dünne Muskelplatte, welche als etwa horizontal gestellte Scheidewand die Brust- und Bauchhöhle vollständig voneinander trennt (vgl. Abb. 60). Sein mittlerer Anteil ist von sehniger Beschaffenheit. Der

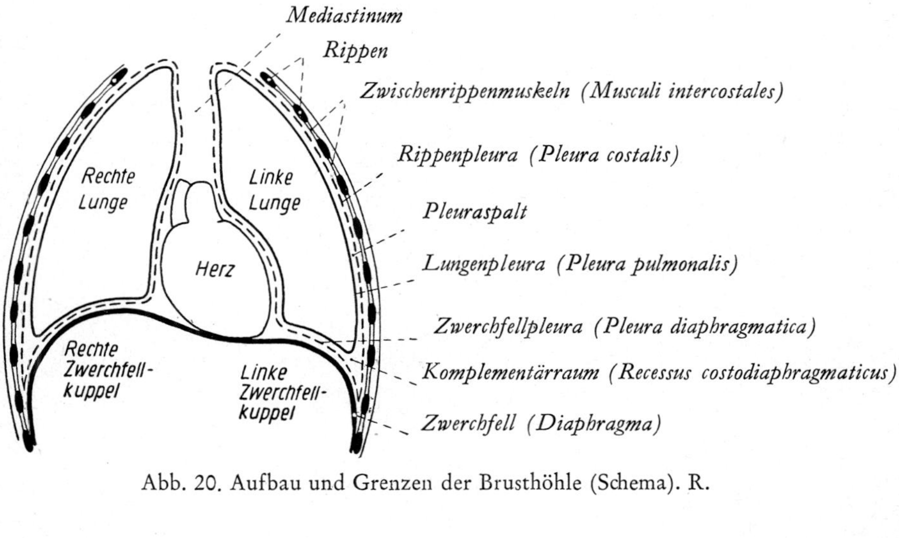

Abb. 20. Aufbau und Grenzen der Brusthöhle (Schema). R.

seitliche Anteil wird von Muskeln gebildet, er verläuft bogenförmig von oben nach unten und befestigt sich am inneren Umfang der unteren Thoraxöffnung. So erhält die Zwerchfellmuskelplatte eine gewölbte Gestalt mit 2 Kuppeln. Die linke *Zwerchfellkuppel* steht etwa in Höhe des 5., die rechte in Höhe des 4. Interkostalraumes (vgl. Abb. 22). Bei der Einatmung kontrahiert sich das Zwerchfell, es flacht sich ab und tritt tiefer. Dadurch weitet sich die Brusthöhle. Bei der Ausatmung erschlafft es und tritt in den Brustraum zurück. Nach oben wird die Thoraxöffnung durch die Halseingeweide geschlossen. So entsteht ein allseitig geschlossener Raum, **Brustraum** oder Brusthöhle genannt, der die Brustorgane aufnimmt. Dieser Raum ist überall mit einer serösen Tapete aus einschichtigem Plattenepithel, dem **Brustfell** (Pleura), ausgekleidet, welches als Rippenpleura die seitliche Thoraxwand und als Zwerchfellpleura den Boden der Brusthöhle überzieht. Zwischen der seitlichen Thoraxwand und dem sich schräg herabziehenden Zwerchfell entstehen spaltförmige, bei der Einatmung sich weitende Räume (= Komplementärräume), die ebenfalls mit Pleura ausgekleidet sind. Jede Lunge ist wieder für sich von einem *Pleurasack* umschlossen, also allseitig von einem eigenen Pleurablatt (Pleura pulmonalis) überzogen. Zwischen *Rippenpleura* und *Lungenpleura,* die eng aufeinanderliegen, bleibt nur ein dünner Spalt, der Pleuraspalt, übrig (Abb. 20). In diesen Pleuraspalt führt man die Nadel beim Anlegen des Pneumothorax ein, d. h. bei der Luftfüllung des Pleurasacks eines Lungenflügels.

Die beiden Lungenflügel erfüllen nur die seitlichen Anteile der Brusthöhle. Zwischen ihnen bleibt in der Mitte ein Raum, der **Mediastinalraum** (oder „das Mediastinum") frei. In diesem Mediastinum liegt vorne, vor den Lungenwurzeln, das Herz; das hintere Mediastinum ist die Durchgangsstätte für Speiseröhre, Blutgefäße und Nerven (vgl. Abb. 60).

Die **Brusthöhle** ist kleiner als der Brustkorb; denn das Zwerchfell grenzt durch seinen hohen Stand (Abb. 93) nur den oberen Teil des Brustkorbes als Brusthöhle ab. Die unter den Zwerchfellkuppeln gelegenen Organe liegen daher noch im Schutz des knöchernen Thorax, doch gehören sie schon der Bauchhöhle an, wie die Leber, die Milz und andere Bauchorgane.

Das knöcherne Becken

Das knöcherne Becken hat im Körper eine doppelte Rolle. Es ist einmal Boden der Bauchhöhle und knöcherner Schutz der Beckenorgane, es ist aber außerdem Befestigungsort der unteren Extremität. In der ersten Hinsicht gehört es mehr zum Rumpf, in der zweiten Hinsicht mehr zum Beinskelet.

Überblick:

Das knöcherne Becken (Abb. 21 und 22) ist ein ringförmig geschlossener Gürtel, der aus den 2 **Hüftbeinen** (Os coxae) und dem **Kreuzbein** (Os sacrum) (Abb. 16) besteht. Die Verbindung erfolgt in den Kreuzbeindarmbeingelenken. Jedes Hüftbein gliedert sich wieder in ein *Darmbein* (Os ilium), ein *Schambein* (Os pubis) und ein *Sitzbein* (Os ischii). Diese drei Knochen entstehen unabhängig voneinander, verwachsen aber später. Diese Nahtstelle liegt in der Gegend der Hüftgelenkspfanne.

Das **Darmbein** (Abb. 21) ist der größte Knochen des Hüftbeins und zeigt eine schaufelartige Gestalt, die sich nach abwärts verjüngt. Der nach oben zeigende Kamm der Darmbeinschaufel (Crista iliaca) ist vorwärts-einwärts gekrümmt und dient der Befestigung von Bauchmuskeln. Er läuft vorne und hinten in abgerundete Stachel aus, die hinten als Spina iliaca posterior und vorne als Spina iliaca anterior bezeichnet werden. Der vordere, obere Stachel ist Befestigungsort des Schneidermuskels und des Leistenbandes, der vordere, untere Stachel (Spina iliaca anterior inferior) (Abb. 21) ist Ursprungsort des geraden Oberschenkelmuskels.

Das **Schambein** (Abb. 21) hat einen oberen Ast, der zwischen der Schamfuge (Symphy-

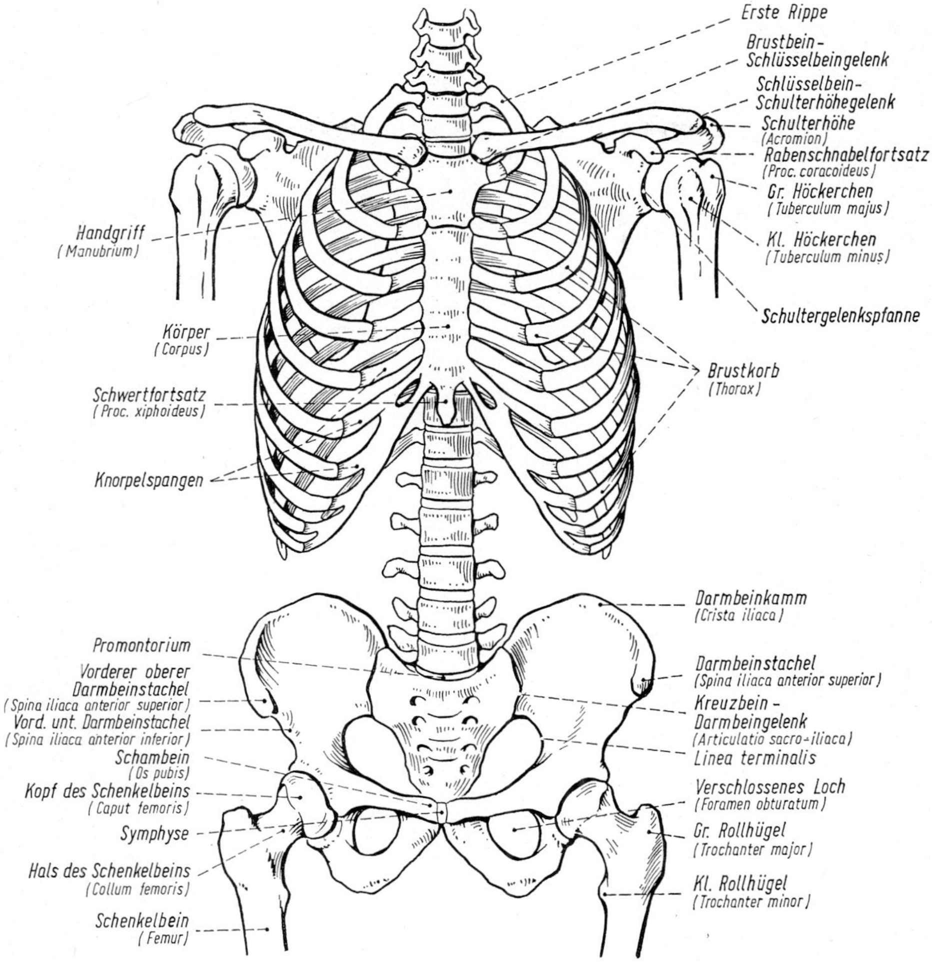

Abb. 21. Brustkorb und Becken von vorne. R.

se) und dem Darmbein verläuft, und einen absteigenden Ast, der von der Symphyse aus abwärts verläuft, um sich nach hinten unten mit dem Sitzbein zu verbinden. Die beiden absteigenden Schambeinäste bilden den nach unten offenen Schambeinwinkel. Er ist beim Mann spitzer, bei der Frau stumpfer.

Das nach hinten gelegene **Sitzbein** (Abb. 22) besitzt den kräftigen Sitzbeinknorren (Tuber ischiadicum), auf dem beim Sitzen das Körpergewicht ruht. Ganz nach hinten weist es eine spitze Knochenbildung auf, den Sitzbeinstachel (Spina ischiadica), oberhalb und unterhalb von ihm sind Knocheneinbuchtungen vorhanden. Sitzbein und Schambein zusammen umschließen nach vorn das Hüftbeinloch, eine etwa ovale Knochenlücke, die durch eine bindegewebige Membran verschlossen ist (Foramen obturatum). Dort, wo alle 3 Knochen des Hüftbeins zusammenstoßen, befindet sich eine Vertiefung, die Hüftgelenkspfanne, zur Aufnahme des Oberschenkelkopfes. Sie hat einen gewulsteten oberen Rand und am unteren Teil einen Einschnitt.

Das **Becken als Ganzes** betrachtet läßt sich in das obere **große Becken** und in das untere **kleine Becken** unterteilen. Beide gehen an einer ringförmigen Grenzlinie ineinander über.

Das kleine Becken: die Grenzlinie zwischen dem großen und dem kleinen Becken ist die *Linea terminalis.* Sie umgrenzt den Eingang in das kleine Becken, der bei der Frau mehr rundlich, beim Mann mehr kartenherzförmig ist. Der gerade Durchmesser (Conjugata vera) dieser Beckeneingangsebene wird gemessen zwischen der hinteren Fläche der Symphyse und dem Promontorium – das ist die nach vorne ins Becken vorspringende Unterkante des 5. Lendenwirbels – und beträgt etwa 11 cm. Der größte quere Durchmesser (Diameter transversa) beträgt etwa 13 cm. Diesen Durchgang aus dem Bauchraum muß das Kind bei der Geburt passieren. Das kleine Becken verläuft annähernd senkrecht zur Ebene des großen Beckens, wenn man sich die Schaufeln des Darmbeins mit der Eingangsebene des kleinen Beckens zu einer Art Fläche ergänzt denkt. Das kleine Becken verengert sich der Kreuzbeinwölbung folgend nach unten und vorne zum Beckenausgang, der vom hinteren Symphysenrand zur Steißbeinspitze reicht und bis auf Durchtrittswege für Darm-, Harn- und Geschlechtsorgane durch Bänder und Muskeln verschlossen wird. Das Becken steht bei aufrechter Haltung so im Raume, daß die Beckeneingangsebene gegen die Horizontale um 60–70° geneigt ist.

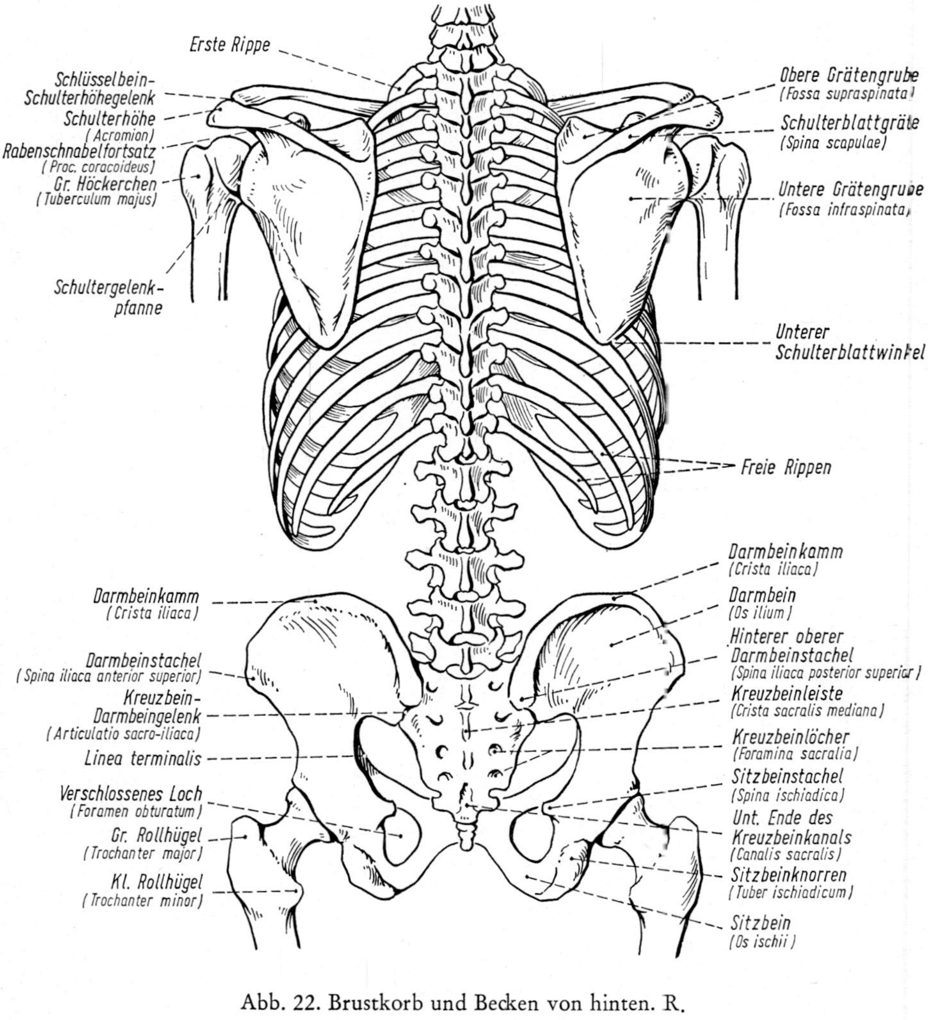

Abb. 22. Brustkorb und Becken von hinten. R.

Die **Beckenhöhle** (Abb. 89): Unter Beckenhöhle verstehen wir den Raum des kleinen Beckens zwischen der **Beckeneingangsebene** und dem **Beckenboden.** Im hinteren Teil der Beckenhöhle verläßt der Mastdarm, im vorderen Teil der Harnweg und bei der Frau die Scheide den Beckenraum. Durch zwei kräftige Bänder, das Kreuzbeinhöckerband (Ligamentum sacrotuberale) und das Kreuzbeinstachelband (Ligamentum sacrospinale) wird ein Teil der Lücken geschlossen. Zugleich entstehen zwei Löcher zum Durchtritt von Muskeln und Nerven aus der Beckenhöhle in den Oberschenkel. Eine Platte aus Muskeln und Sehnen verschließt als Beckenboden die Beckenhöhle nach unten und enthält die Öffnungen für den Durchtritt des Mastdarms einerseits, der Harnröhre und der Scheide andererseits. Im kleinen Becken liegen ganz oder zum Teil Harnblase, Harnleiter und Harnröhre, Gebärmutter, Eileiter, Eierstock und Mastdarm.

Die **Bauchhöhle** (Abb. 60): Der Bauchraum oder die Bauchhöhle beginnt unterhalb des Zwerchfells, welches ihr Dach darstellt. Sie wird nach vorne und seitlich durch die Bauchmuskulatur, nach hinten durch die Wirbelsäule und die Lendenmuskeln, nach unten durch die Schaufeln des schräg gestellten Beckens begrenzt. Ebenso wie die Brusthöhle vom Brustfell, ist die Bauchhöhle vom **Bauchfell** (Peritonaeum) ausgekleidet, das als eine glatte feuchte Auskleidung die ganze Wand überzieht (Peritonaeum parietale). Ebenso wie bei den Brustorganen sind auch die Baucheingeweide – allerdings nur zum Teil – von einem Eingeweidebauchfell (Peritonaeum viscerale) überzogen. Die Entstehung dieses Überzugs während der Embryonalentwicklung kann man sich vereinfacht so vorstellen, daß sich in den wandständigen Bauchfellüberzug des Bauchraumes die Eingeweide vorstülpen, die dabei einen vollständigen Peritonaealüberzug mitnehmen, wie Darm und Magen, oder nur teilweise davon bedeckt sind, wie Niere, Blase, Uterus, Mastdarm usw. Erstere Organe liegen intraperitonaeal, letztere retroperitonaeal oder extraperitonaeal.

Die oberen **Bauchhöhlenorgane** Leber, Milz und teilweise der Magen liegen noch im Schutz des knöchernen Brustkorbs. Die vordere Mitte des Bauchraumes wird vom Darm eingenommen, mehr hinten liegen Bauchspeicheldrüse, Niere, Nebenniere usw.

Die Knochen des Schädels und die Schädelhöhle

Betrachten wir den knöchernen Schädel von der Seite (Abb. 26), so liegt die Gliederung in den **Hirnschädel,** dessen Knochen von allen Seiten den Innenraum der *Schädelhöhle* umfassen, und in den **Gesichtsschädel** mit seinen zahlreichen nach vorne und abwärts gelagerten Gesichtsknochen nahe.

Hirnschädel. Überblick

Der Hirnschädel besteht aus dem **Stirnbein** (Os frontale), dem **Scheitelbein** (Os parietale), dem **Schläfenbein** (Os temporale), dem **Hinterhauptsbein** (Os occipitale) und dem **Keilbein** oder Wespenbein (Os sphenoidale). Schläfenbein und Scheitelbein sind paarig, die übrigen unpaarig vorhanden. Die Knochen des Hirnschädels sind so zusammengefügt, daß sie einen länglichen eiförmigen Raum umfassen. Der obere Teil dieser Knochenkapsel wird als **Schädeldach** oder Schädelkalotte, der untere Teil, auf dem das Gehirn liegt, als **Schädelbasis** oder Schädelgrund bezeichnet.

Heben wir das Schädeldach ab, so erkennen wir die Gliederung des inneren Schädelbodens (Abb. 23) in eine vordere, mittlere und hintere **Schädelgrube.** Die vordere Schädelgrube, die vorwiegend vom Stirnbein, Siebbein und den kleinen Keilbeinflügeln gebildet wird, nimmt die Stirnlappen des Gehirns auf. Die mittlere Schädelgrube, in der mittleren Schädelbasis gelegen, wird vorwiegend vom Schläfenbein und vom Keilbein gebildet;

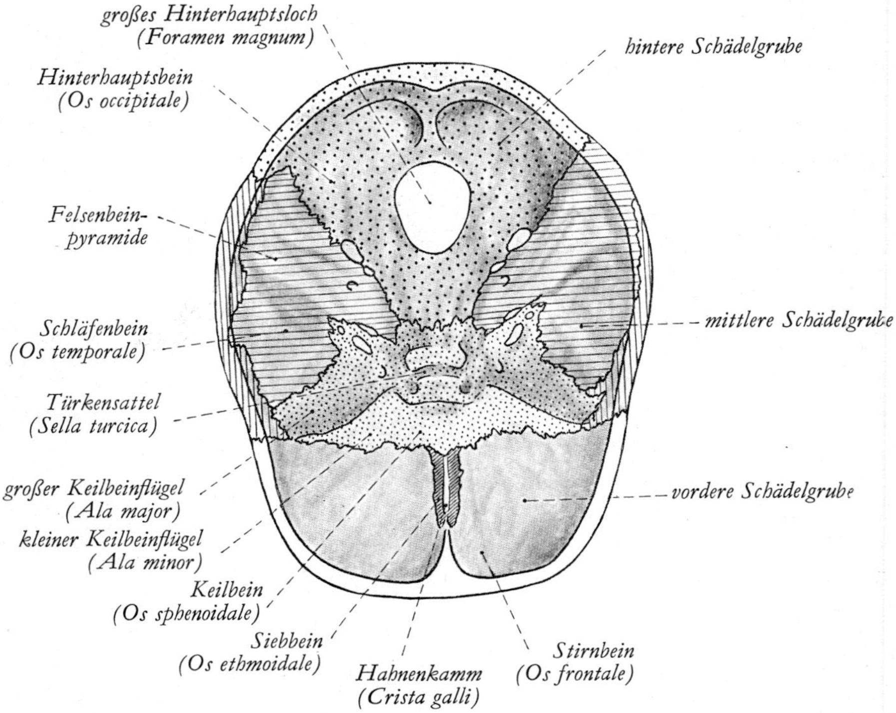

Abb. 23. Knöcherne Schädelbasis. Schema. R.

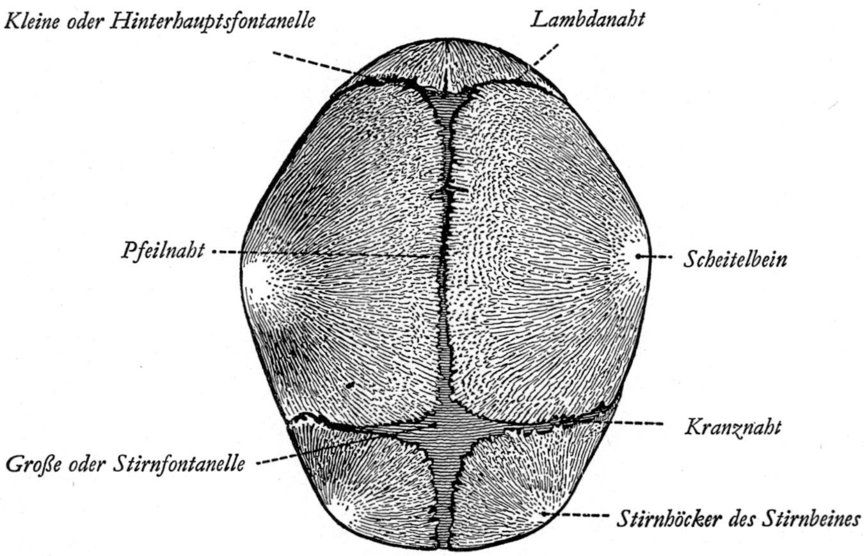

Abb. 24. Fontanellen und Nähte des Schädeldachs beim Neugeborenen. R.

sie wird nach vorne vom Keilbein, nach hinten von der Schläfenbeinpyramide begrenzt. Sie nimmt die Schläfenlappen des Gehirns auf und enthält die Austrittsstellen des 3. bis 6. Hirnnervenpaares. Die hintere Schädelgrube wird vom Hinterhauptsbein gebildet und nach vorne von der Schläfenbeinpyramide begrenzt. Sie nimmt das Kleinhirn, die Hinterhauptslappen und nach vorne die Brücke (s. Abb. 107 und 109) auf. Am Boden der hinteren Schädelgrube befindet sich das **Hinterhauptsloch,** durch welches das verlängerte Mark aus dem Schädel austritt. Ebenso treten der 7. bis 12. Hirnnerv durch die hintere Schädelgrube heraus.

Das Schädeldach des Kindes besteht etwa bis zum Ende des zweiten Jahres aus den noch unverwachsenen einzelnen Knochen, zwischen denen bindegewebig gedeckte Lücken, die **„Fontanellen“** bzw. längliche Spalten liegen. Vorne zwischen den Stirnbeinen und den Scheitelbeinen liegt die große viereckige Stirnfontanelle, zwischen den Scheitelbeinen und dem Hinterhauptsbein liegt die kleine dreieckige oder Hinterhauptsfontanelle (Abb. 24). Beim Erwachsenenschädel sind die Fontanellen und Spalten geschlossen, die hinterbleibenden Spuren nennt man **Schädelnähte.** Die *Pfeilnaht* oder Sagittalnaht läuft mitten über das Schädeldach von vorne nach hinten und geht dort in die *Lambdanaht* zwischen den Scheitelbeinen und dem Hinterhauptsbein über. Zwischen Stirnbein und Scheitelbein verläuft die *Kranznaht* (Abb. 24, 26). Die *Schuppennaht* grenzt das Schläfenbein vom Scheitelbein ab.

Die einzelnen Knochen des Hirnschädels

Das **Stirnbein** (Abb. 23, 25), beim Erwachsenen unpaarig, hat einen fast senkrecht stehenden Stirnteil und einen durch rechtwinklige Abknickung nach hinten gebildeten, horizontalen Teil, der das Dach der Augenhöhle bildet. Der in der Mitte (medial) gelegene Nasenfortsatz verbindet sich mit dem Nasenbein und dem Oberkiefer. Hinter dem Nasenfortsatz liegen beiderseits der Mitte, in der Wand des Stirnbeins, die Stirnhöhlen (Sinus frontalis). Durch seine beiden lateralen Fortsätze verbindet sich das Stirnbein mit den Jochbeinen (Jochbeinfortsatz).

Das **Hinterhauptbein** (Abb. 23, 26) ist unpaarig, es bildet die hintere Schädelgrube. Es umschließt das Hinterhauptsloch und verbindet sich nach vorne zur Mitte mit dem Körper des Keilbeins. Die untere Außenfläche trägt zwei knorrige Gelenkflächen für den Atlas.

Die beiden **Scheitelbeine** (Abb. 24, 25, 26) bilden die seitlichen oberen Wandungen der Schädelkapsel; sie sind als Schuppe ausgebildet. In der Schuppennaht stößt beiderseits das Scheitelbein mit der Schuppe des Schläfenbeins zusammen.

Das **Schläfenbein** (Abb. 23, 26) bildet mit dem Felsenbein einen Teil der Schädelbasis und mit der Schuppe und dem hinter dem Ohr gelegenen **Warzenfortsatz** (Processus mastoideus) einen Teil der Schädelaußenwand. Nach vorne verläuft die Knochenleiste des Jochbeinfortsatzes. Unter ihm liegt der Eingang zum Gehör. Das Felsenbein (Pyramis) hat die Form einer liegenden Pyramide und zieht von außen zur Mitte auf den Keilbeinkörper zu, wobei es die mittlere und die hintere Schädelgrube trennt. In ihm befindet sich neben dem Gehörorgan der Gleichgewichtsapparat mit den Bogengängen. Der Warzenfortsatz ist von zahlreichen Hohlräumen durchsetzt, die mit dem Mittelohr in Verbindung stehen. Die Unterfläche der Pyramide hat eine Grube mit der Gelenkfläche für den Gelenkfortsatz des Unterkiefers.

Das **Keilbein** (Abb. 23, 25, 26) oder Wespenbein ist ein sehr komplizierter Knochen, dessen Verständnis durch den Vergleich mit einer fliegenden Wespe erleichtert wird. Er hat in der Mitte einen würfelförmigen Körper. Dieser ist innen hohl (Keilbeinhöhle). Auf seiner Mitte befindet sich eine Vertiefung, der Türkensattel (Sella turcica). Er dient zur Aufnahme der Hirnanhangsdrüse oder Hypophyse. Seitlich sind dem Körper nach vorne die kleinen Keilbeinflügel (Ala minor), nach hinten die großen Keilbeinflügel (Ala major) angelagert. Die kleinen Flügel nehmen an der Bildung der hinteren Augenhöhlenwand teil und besitzen eine Öffnung für den Durchtritt der Sehnerven. Die großen Flügel bilden einen Teil der mittleren Schädelgrube, der vorderen seitlichen Schädelwand und der Augenhöhlenwandung (Abb. 23, 25). Sie besitzen ferner Öffnungen zum Durchtritt von Nerven und Arterien. Die Beine der fliegenden Wespe werden vertreten durch die Gaumenflügelfortsätze (Processus pterygoideus), welche von den großen Keilbeinflügeln nach abwärts ziehen.

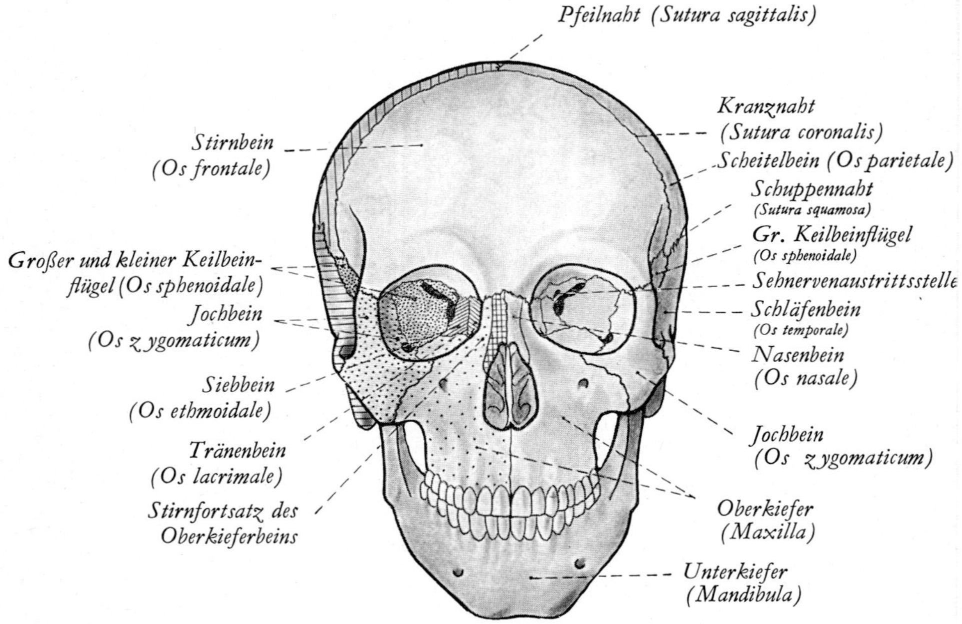

Abb. 25. Schädel von vorne. R.

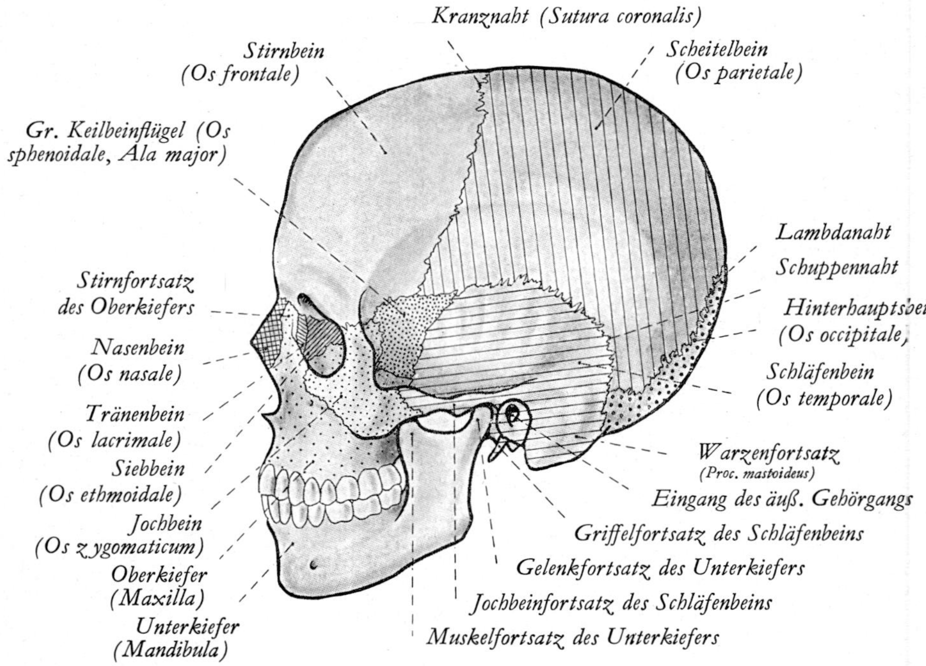

Abb. 26. Schädel von der Seite. R.

Gesichtsschädel. Überblick

Der **Gesichtsschädel** (Abb. 25) besteht aus einer ganzen Schar kleiner und größerer Knochen, die sich um den mittleren Hauptteil des Gesichtsschädels, das **Oberkieferbein** (Maxilla) (Abb. 25, 26) gruppieren. Sein Mittelstück (Körper) hat nach oben einen Fortsatz zum Stirnbein, nach den Seiten zum Jochbein (Os zygomaticum). Nach hinten lehnt es sich fest an die Gaumenflügelfortsätze des Keilbeins an. Nach vorne trägt der bogenförmig gestaltete Zahnfortsatz die Fächer zur Aufnahme der Oberkieferzahnreihe. In seiner inneren Biegung liegt eine horizontal gestellte Knochenplatte, die als Teil des Gaumens das Dach der vorderen Mundhöhle bildet. Oben biegt ein Anteil der Maxilla senkrecht nach hinten ab und bildet den vorderen Boden der Augenhöhle. Im Mittelstück der Maxilla bleibt eine birnenförmige Öffnung übrig, die den knöchernen Eingang zur Nase umrahmt. Der Körper des Oberkieferbeines ist weitgehend hohl und enthält beiderseits die **Kieferhöhle** (Sinus maxillaris).

An das mittlere Gesichtsskelet der Maxilla lagern sich an die *Tränenbeine* (Os lacrimale), die *Nasenbeine* (Os nasale), die *Jochbeine* (Os zygomaticum), das *Gaumenbein* (Os palatinum), das *Siebbein* (Os ethmoidale) und das *Pflugscharbein* (Vomer). Diese Knochen sind teilweise bei der Betrachtung des Schädelskelets von außen sichtbar; teilweise liegen sie verborgen in der Tiefe.

Nach unten wird das Gesichtsskelet durch den **Unterkiefer** (Mandibula) vervollständigt. Er besitzt die Form eines Hufeisens, hat vorne den Körper und seitlich je einen aufsteigenden Ast (Abb. 26). Der Körper trägt oben den Zahnfortsatz mit den Fächern für die untere Zahnreihe. Der aufsteigende Ast gabelt sich in zwei Fortsätze, in den hinteren Gelenkfortsatz (Processus condylaris), der in die entsprechende Pfanne des Schläfenbeins eingreift (Kiefergelenk, Kaugelenk) und in den vorderen Muskelfortsatz (Processus coronoideus), an dem der Schläfenmuskel bei der Kaubewegung zieht.

Die einzelnen Knochen des Gesichtsschädels

Das kleine **Tränenbein** (Abb. 25, 26) liegt an der vorderen inneren Region der Augenhöhle. Hier beginnt auch der knöcherne Tränennasengang. Das **Nasenbein** liegt beiderseits der Mittellinie vor dem Stirnbein. Es deckt den oberen vorderen Teil der Nasenhöhle und bildet den obersten knöchernen Teil des Nasenrückens. Das **Gaumenbein** ergänzt das knöcherne, horizontal gestellte Dach der Mundhöhle bzw. den Boden der Nasenhöhle nach hinten. Auf diesem Boden erhebt sich etwa in der Mitte das senkrecht gestellte Pflugscharbein (Vomer). Es bildet den hinteren knöchernen Teil der Nasenscheidewand. Das **Jochbein** bildet mit seinen 3 Fortsätzen die Brücke zu den Jochbeinfortsätzen des Stirn-, Oberkiefer- und Schläfenbeins.

Das von außen nicht sichtbare **Siebbein** (Abb. 23, 25, 26) liegt zwischen den Augenhöhlen und ist an der Bildung der inneren Nase beteiligt. Es nimmt mit seiner median gestellten Mittelplatte (Lamina perpendicularis) teil an der Bildung der oberen Nasenscheidewand. Zur Seite anschließend folgt dann das von lufterfüllten Räumen durchsetzte Siebbeinlabyrinth. Dessen laterale Belegung bildet eine außerordentlich dünne Knochenplatte, die die innere nasenseitige Augenhöhlenwand aufbaut. Das Siebbein nimmt ferner nach oben mit seiner siebartig durchbohrten, horizontal gestellten Platte Anteil an der Bildung der Mitte der vorderen Schädelgrube und ist zugleich mittleres Dach der Nasenhöhle. Es wölbt ferner von der Seitenwandung aus in den Nasenraum zwei muschelartig geformte Gebilde, die obere und mittlere Nasenmuschel vor. Die unteren Muscheln sind selbständige Knochen.

An der Wandung der etwa kegelförmig gestalteten knöchernen **Augenhöhle** (Orbita) haben also folgende Knochen Anteil: hinten der kleine Keilbeinflügel, oben das Stirnbein, medial die Siebbeinplatte, weiter vorn das Tränenbein, seitlich hinten der große Keilbeinflügel, seitlich vorne das Jochbein, unten das Oberkieferbein und das Jochbein (Abb. 25, 26).

Die **knöcherne Nasenhöhle** (Abb. 27) wird oben gedeckt von der Siebbeinplatte, durch welche die Nervenfasern des Riechorgans zum Gehirn ziehen, ferner vom Körper

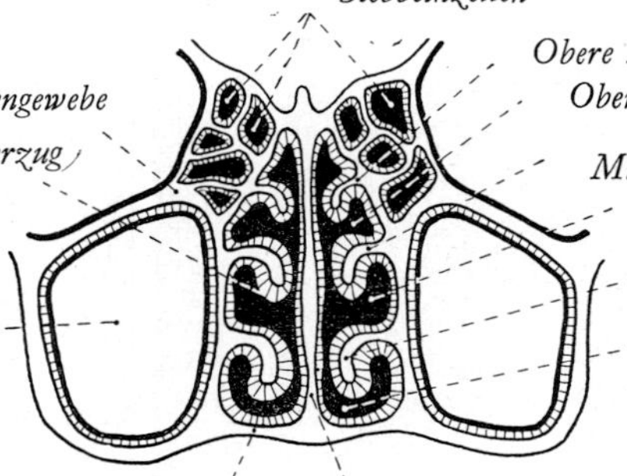

Abb. 27. Aufbau der Nasenhöhle. Frontaler Schnitt. Schema. R.

des Keilbeins und des Hinterhauptsbeins. Am Aufbau der Seitenwand sind vor allem das seitliche Siebbein und das Oberkieferbein beteiligt. Von den Seitenwänden wölben sich die Muscheln in den Nasenraum vor. Auf dem breiten Boden des Nasenraumes erhebt sich die Nasenscheidewand, welche den Nasenraum in eine rechte und linke Hälfte teilt. An ihrer Bildung beteiligen sich oben die Mittelplatte des Siebbeins, hinten das Pflugscharbein. Den vorderen Teil nimmt eine Knorpelplatte ein.

Die schon erwähnten **Hohlräume** verschiedener Schädelknochen stehen vielfach mit dem Nasenraum in Verbindung. Sie heißen daher **Nasennebenhöhlen,** z. B. die *Stirnhöhlen* (Sinus frontalis), die *Kieferhöhlen* (Sinus maxillaris). Ihre Zugänge liegen unter der mittleren Muschel. Oben medial liegt die *Keilbeinhöhle* (Sinus sphenoidalis) (Abb. 65) und lateral oben liegen die *Siebbeinzellen* (Cellulae ethmoidales).

Pathologisches:

Bei großer, spitzer oder stumpfer Gewalteinwirkung auf den Schädel können *Brüche* der Schädelknochen eintreten. Solche Brüche können sich auf einzelne, gerade betroffene Knochen beziehen oder auch mehrere Knochen in Mitleidenschaft ziehen, z. B. bei Autounfällen. Beim *Schädelbasisbruch* sind die Knochen des Schädelgrundes betroffen. Hier befinden sich wegen der Öffnungen für Nerven und Blutgefäße vergleichsweise schwache Stellen. Nervenzerreißungen und schwere Blutungen sind beim Schädelbasisbruch daher nicht selten.

Das Gliedmaßenskelet

Die Knochen der oberen Gliedmaßen

Die Arme sind ebenso wie die Beine durch einen Knochengürtel mit dem Rumpf verbunden, oben ist es der **Schultergürtel** (Abb. 8, 9, 21, 22), bestehend aus den beiden Schulterblättern und Schlüsselbeinen, und unten ist es der Beckengürtel. Der Schultergürtel bleibt im Gegensatz zum Becken hinten offen und erlaubt damit die weiträumigeren Bewegungen der oberen Extremitäten.

Das leicht S-förmig gebogene **Schlüsselbein** (Clavicula) verbindet das Schulterblatt (Scapula) mit dem Brustbein (Abb. 21). Beide Enden tragen Gelenkflächen. Das Brustbein-Schlüsselbeingelenk erlaubt ausgiebige Bewegungen in allen Richtungen. Zwischen den beiden gut tastbaren Gelenken liegt eine von außen gut sichtbare Grube (Drosselgrube). Die Verbindung mit dem Schulterblatt erfolgt in dem Schulterhöhe-Schlüsselbeingelenk (Abb. 21), welches eine fast ebene Gelenkfläche besitzt, aber durch eine straffe Kapsel relativ wenig Bewegungsfreiheit hat.

Das **Schulterblatt** (Scapula) ist eine etwa dreieckig gestaltete Knochenplatte, auf deren Hinterfläche sich die kräftige *Schulterblattgräte* (Spina scapulae) erhebt (Abb. 22 und 28a). Diese läuft in die *Schulterhöhe* (Acromion) aus, welche sich mit dem Schlüsselbein verbindet. Durch den Verlauf der Schulterblattgräte entstehen eine oberhalb von ihr gelegene *obere Grätengrube* (Fossa supraspinata) und eine unterhalb gelegene *untere Grätengrube* (Fossa infraspinata) (Abb. 28a). Die vordere Fläche des Schulterblatts ist konkav gekrümmt entsprechend der Wölbung des Brustkorbs. Das Schulterblatt läuft an seiner seitlichen Ecke in eine Anschwellung aus, in welche die flach vertiefte Pfanne des Schultergelenks eingelassen ist. Oben vorne entspringt nahe dieser Pfanne der *Rabenschnabelfortsatz* (Processus coracoideus). Er ist hakenförmig nach vorne gekrümmt (Abb. 21, 28b). Acromion und Proc. coracoideus sind durch ein kräftiges Band verbunden, welches das Schultergelenk überdacht.

Anschließend an das Schulterblatt folgt das knöcherne **Armskelet** (Abb. 28). Es besteht aus Oberarmknochen (Humerus), Elle (Ulna), Speiche (Radius), Handwurzel (Carpus), Mittelhand (Metacarpus) und Fingern (Ossa digitorum manus).

Der **Oberarmknochen** (Humerus) ist ein Röhrenknochen. Das stammnahe (proximale) Ende trägt den **Oberarmkopf** (Caput humeri), eine halbkugelige, überknorpelte Verdikkung. Um diesen herum verläuft eine ringförmige, flache Furche, der **anatomische Hals.** Es folgen zwei kräftige **Höckerchen,** wovon das größere (Tuberculum majus) nach seitlich außen gerichtet ist, während das kleinere (Tuberculum minus) mehr nach vorne und innen schaut. Beide sind wichtige Ansatzstellen von Muskeln, vor allem für diejenigen, die an der Außenrotation und Innenrotation beteiligt sind (s. S. 62). Zwischen diesen Höckerchen liegt eine Rinne für die Sehne des langen Bicepskopfes. Die Verjüngung des Oberarmbeins unterhalb der beiden Höckerchen wird als **chirurgischer Hals** bezeichnet. Das distale Ende des Humerus ist zur Entwicklung der Ellenbogengelenkflächen als **Humerusknorren** kräftig aufgetrieben (= Condylus humeri) und trägt beiderseits außen je einen Hökker (Epicondylus medialis und Epicondylus lateralis), die den Unterarmmuskeln zum Ursprung dienen (Abb. 28a). Die überknorpelte Gelenkfläche trägt medial eine *garnrollenähnliche Bildung* (Trochlea humeri) zur Verbindung mit der Elle und besitzt nach außen zur Daumenseite ein *halbkugeliges Köpfchen* zur Verbindung mit der Speiche (Abb. 28b, 29). Oberhalb dieser Gelenkflächen liegen vorne zwei kleine Grübchen. Auf der Rückseite befindet sich eine tiefe *Grube* zur Aufnahme des Ellenhakens (Fossa olecrani).

Das **Unterarmskelet** (Abb. 28) besteht aus 2 Knochen, der Speiche (Radius) und der Elle (Ulna). Zwischen ihnen bleibt ein Raum, der von einer sehnigen Membran (Membrana antebrachii) gedeckt wird. Bei der Speiche ist das distale, bei der Elle das proximale

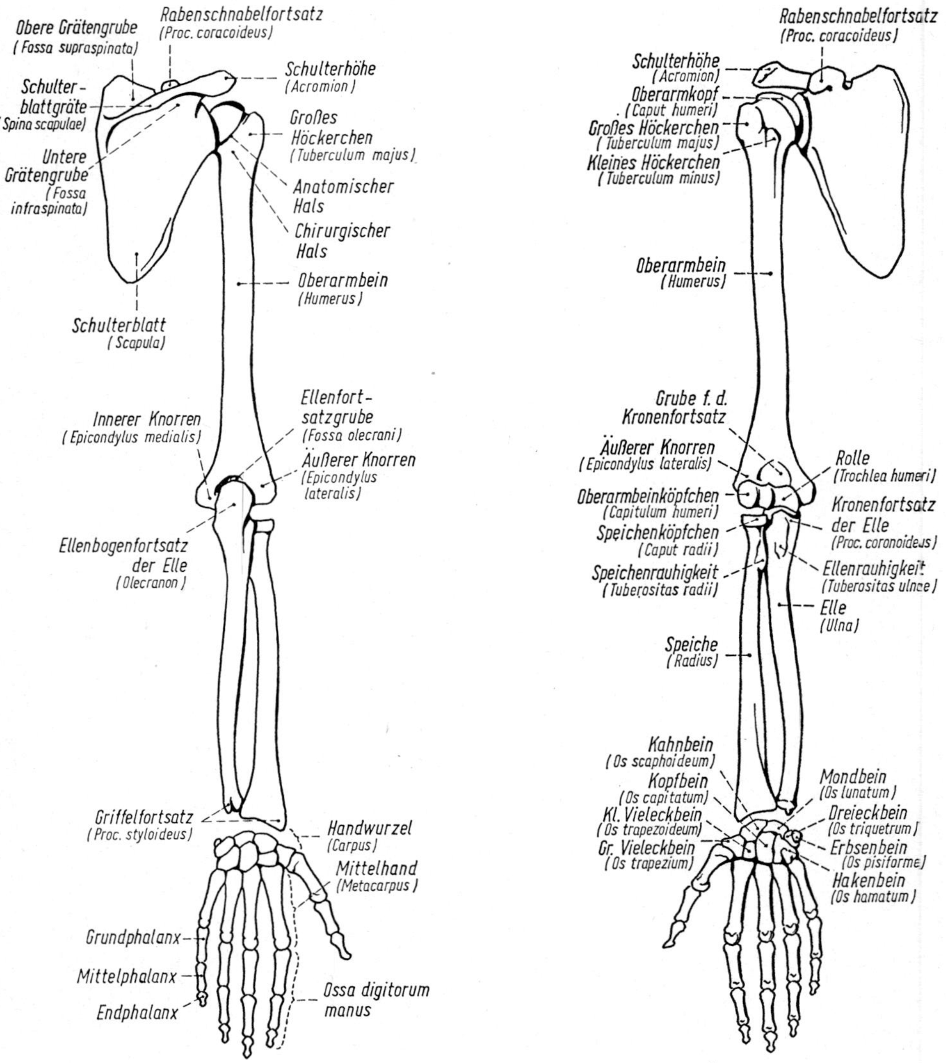

Abb. 28. Die Knochen der rechten oberen Gliedmaßen a) von hinten, b) von vorne. R.

Ende stark verdickt. Die **Elle** entwickelt proximal einen kräftigen, halbmondförmig ausgehöhlten Haken, dessen vorderer Vorsprung als *Kronenfortsatz* (Processus coronoideus) und dessen hinterer hakenförmiger Vorsprung als *Ellenbogenfortsatz* (Olecranon) bezeichnet wird. Nahe dem Kronenfortsatz liegt eine Rauhigkeit für den Ansatz des M. brachialis. Das distale verjüngte Ende der Elle läuft an der Kleinfingerseite in einen kleinen *Griffelfortsatz* (Proc. styloideus ulnae) aus (Abb. 28a).

Die **Speiche** hat an ihrem proximalen, verjüngten Ende ein *Köpfchen* (Caput radii) mit 2 Gelenkflächen, nämlich mit einer schüsselförmigen, flachen Grube für das Köpfchen des Humerus und einer kreisförmig gekrümmten Gelenkfläche, die wie die Felge eines Rades auf einer Gegenfläche der Elle abrollen kann (Abb. 13f, 28, 29). Auf eine Verjüngung folgt eine höckerige *Rauhigkeit* (Tuberositas radii) zum Ansatz für den Bicepsmuskel. Zur Hand ist das Radiusende kräftig verdickt. Es trägt die eiförmige Gelenkfläche für die Handwurzel und hat an der Daumenseite ebenfalls einen *Griffelfortsatz* (Proc. styloideus).

Die Knochen der **Handwurzel** (Carpus), im ganzen 7 echte **Handwurzelknochen** und zusätzlich (als Sesambein) das **Erbsenbein,** sind in 2 Reihen angeordnet. In der proximalen Reihe folgen vom Daumen ab gezählt: *Kahnbein, Mondbein* und *Dreieckbein* (= Os scaphoideum manus, Os lunatum, Os triquetrum), in der distalen ebenfalls vom Daumen gezählt das *große Vieleckbein,* das *kleine Vieleckbein,* das *Kopfbein* und das *Hakenbein* (= Os trapezium, Os trapezoideum, Os capitatum, Os hamatum). Das *Erbsenbein* (Os pisiforme) liegt dem Dreieckbein auf. Das Kahnbein und das Hakenbein sind im unteren Teil der Hohlhand von außen gut tastbar. (Merkvers: Das Kahnbein fährt im Mondenschein dreieckig um das Erbsenbein, vieleckig groß, vieleckig klein, das Köpfchen muß beim Haken sein) (Abb. 28a, b).

Die **Mittelhand** (Metacarpus) besteht aus 5 Mittelhand- oder *Metakarpalknochen,* welche proximal eine unregelmäßige Gestalt und distal gut tastbare kopfförmige Rundungen zur Verbindung mit den Grundgliedern der Finger haben.

Die **Finger** (Digiti) bestehen mit Ausnahme des Daumens aus je 3 Gliedern (Phalangen): *Grund-, Mittel-* und *Endphalangen* (Abb. 28a). Zwischen den Phalangen sind rollenförmige Gelenkflächen vorhanden.

Die Gelenke der oberen Gliedmaßen

Im **Schultergelenk** verbindet sich die relativ flache Pfanne des Schulterblattes mit dem großen Humeruskopf. Dieses Kugelgelenk ist das beweglichste Gelenk des Körpers; denn die Gelenkkapsel ist weit und die Bänder sind schwach. Die Sicherung und Führung des Gelenkes erfolgt durch viele Muskeln. Die Ursprungssehne des langen Bicepskopfes zieht durch das Gelenk hindurch.

Die **Bewegungen** im Schultergelenk bestehen 1. im *Anziehen* und *seitwärts Abspreizen* des Armes (= Adduktion und Abduktion) um eine von vorne nach hinten (sagittal) verlaufende Achse, 2. im *Heben* nach vorne und *Senken* nach abwärts-rückwärts um eine in der Stirnebene (frontal) verlaufende Achse und 3. in der *Kreiselung* (Rotation) nach auswärts oder einwärts um eine durch den Oberarmschaft verlaufende Längsachse. Das Seitwärtsheben des Armes ist im Schultergelenk selbst nur bis zur Horizontale möglich (Anstoßen am Schulterdach). Die weitere Erhebung des Armes erfolgt durch ein Kippen des Schulterblattes, dessen untere Spitze durch den Zug des M. serratus anterior nach außen geführt wird.

Im **Ellenbogengelenk** sind 3 Gelenke in dem Raum der gleichen Kapsel zusammengefaßt, das Oberarm-Ellenbogengelenk (mit Rolle und Hohlkehle), das Oberarm-Speichengelenk (ein „behindertes" Kugelgelenk) und das Speichen-Ellengelenk (Abb. 29). Die Bewegung im **Oberarm-Ellengelenk** erfolgt starr und zwangsläufig um e i n e Achse. Es ist ein reines Scharniergelenk. In ihm finden Beugung und Streckung statt. Die Streckung findet ihr anatomisch bedingtes Ende, wenn das Olecranon in seiner Grube Widerstand findet. Das **Oberarm-Speichengelenk** ist anatomisch ein Kugelgelenk, vermag aber nur Beugung und Kreiselung mitzumachen. Das **Speichen-Ellengelenk** ist ein Radgelenk. In ihm vermag sich der überknorpelte proximale Speichenteller mit seiner Außenfläche gegen die feststehende Elle zu drehen (Abb. 13f). Dabei wird der Speichenteller von einem ringförmigen Band (Lig. anulare radii) geführt. Wir nennen diese Bewegungen im Speichen-Ellengelenk Pronation und Supination. Bei der **Pronation** dreht sich die Speiche nach einwärts über die Elle, so daß der Daumen nach innen, der Handrücken nach oben bzw. die Handfläche nach unten zu liegen kommen. Dabei überkreuzt die Speiche die Elle. Bei der **Supination** stehen Elle und Speiche parallel, der Daumen dreht sich nach außen, die Handfläche zeigt nach oben.

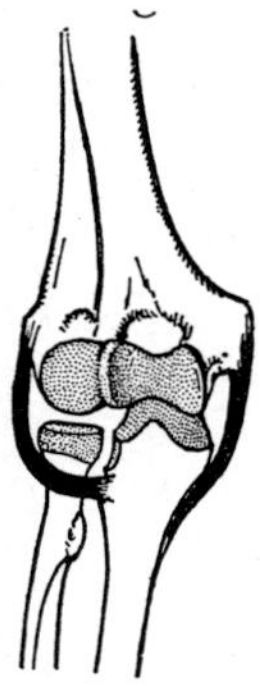

Abb. 29. Ellenbogengelenk.

Im proximalen Handgelenk, einem zweiachsigen Gelenk, verbindet sich die eiförmige Pfanne des Radius mit der proximalen Reihe der Handwurzelknochen, die Elle ist am Aufbau dieses Gelenks nicht beteiligt. Dieser Aufbau ermöglicht zunächst eine handflächenwärts (volar) gerichtete *Beugung* und eine handrückenwärts gerichtete (dorsale) *Streckung* um eine quergestellte Achse. Um die dazu senkrecht stehende dorsopalmare Achse erfolgt die daumenwärts gerichtete *Radialabduktion* und eine kleinfingerwärts gerichtete *Ulnarabduktion.* Innerhalb des distalen Handgelenks, also zwischen den beiden Reihen der Handwurzelknochen, ist die Beweglichkeit gering.

Das **Handwurzel-Mittelhandgelenk** hat beim Daumen die Gestalt eines Sattelgelenks. Es erlaubt Bewegungen um 2 Achsen, nämlich Adduktion und Abduktion bezogen auf den 2. Finger, und Opposition und Reposition bezogen auf den Kleinfingerballen. Diese freie Beweglichkeit des Daumens trägt Entscheidendes zur Greiffunktion der menschlichen Hand bei. In den entsprechenden Gelenken zwischen den distalen Handwurzelknochen und den Mittelhandknochen der anderen vier Finger besteht nur eine geringe Beweglichkeit.

Die **Grundgelenke** der Finger (Handknöchel) verhalten sich wie Kugelgelenke, denn man kann z. B. den gestreckten Zeigefinger fast kreisen lassen. Die gestreckten Finger können in ihnen stark gespreizt werden, die gebeugten Finger aber weniger, dank der Bewegungshemmung durch die seitlichen Gelenkbänder. In den **Fingergelenken** sind fast ausschließlich Beugungen und Streckungen, also Bewegungen um eine Achse möglich (reine Scharniergelenke).

Die Knochen der unteren Gliedmaßen

Das knöcherne Beinskelet (Abb. 30) des Oberschenkels besteht aus dem Schenkelbein (Femur), das des Unterschenkels aus dem Schienbein (Tibia) und dem Wadenbein (Fibula), das des Fußskelets aus den Fußwurzelknochen (Tarsus), dem Mittelfuß (Metatarsus) und den Zehen (Ossa digitorum pedis).

Der **Oberschenkelknochen** (Abb. 30a, b) ist der längste und kräftigste Röhrenknochen des ganzen Skelets. Das proximale Ende, der **Oberschenkelkopf,** ist zu einer fast vollständigen Kugel aufgetrieben (Caput femoris) und besitzt auf seiner Gelenkfläche unterhalb der Mitte eine kleine Grube, in der ein Band ansetzt, welches Kopf und Pfanne verbindet. Die auf den Kopf folgende Verjüngung ist der **Schenkelhals** (Collum femoris). Darauf folgen entsprechend zu den oberen Gliedmaßen zwei kräftige Knochenvorsprünge, der große **Rollhügel** (Trochanter major) nach oben außen und der kleine Rollhügel (Trochanter minor) nach hinten innen (Abb. 30). Am großen Rollhügel biegt der Femurschaft unter einem Winkel von 120–130° nach unten ab. Die beiden Trochanteren dienen zum Ansatz starker Muskelzüge, ebenso die zwischen ihnen verlaufende Knochenleiste (Crista

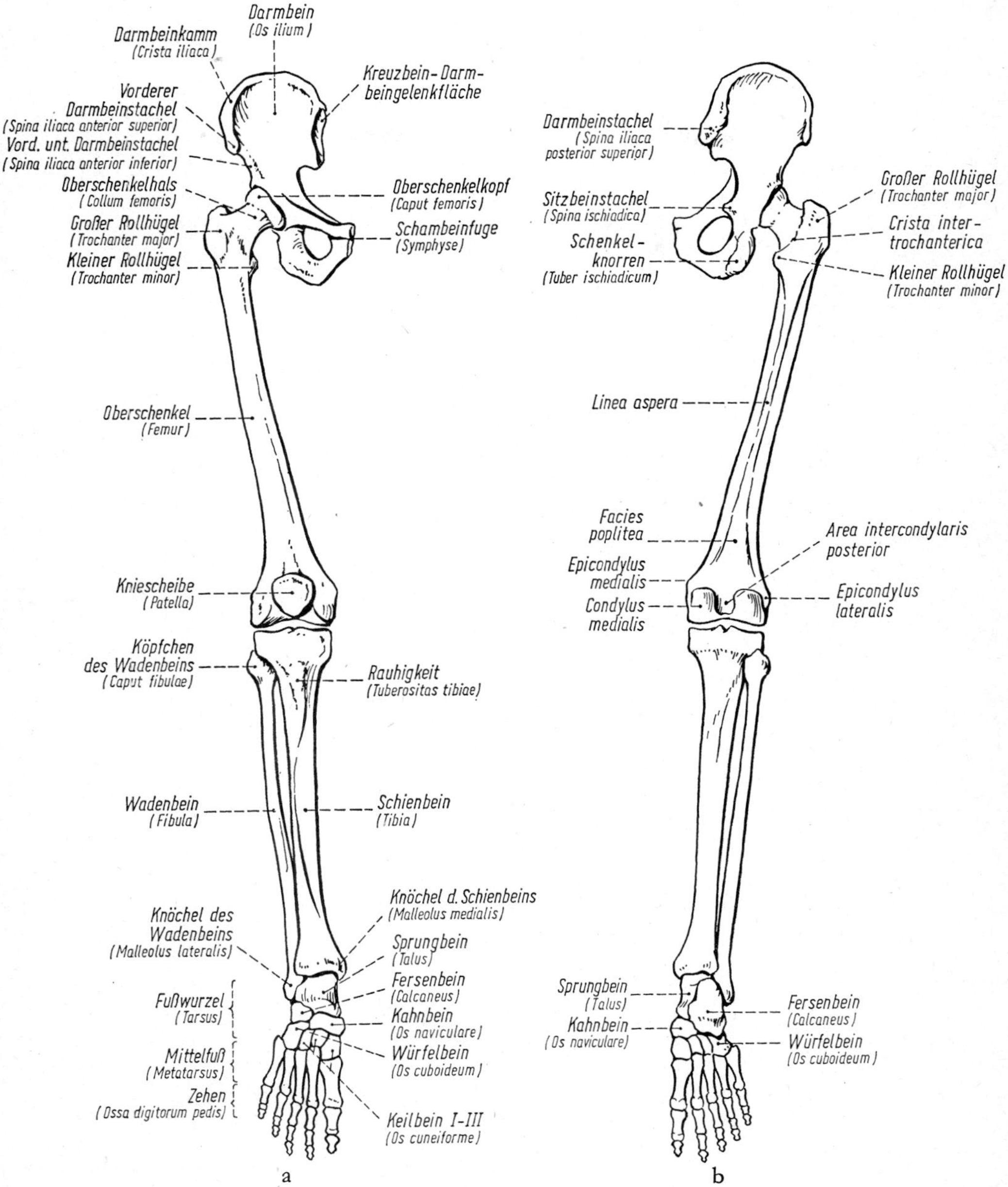

Abb. 30. Die Knochen der rechten unteren Gliedmaßen a) von vorne, b) von hinten. R.

intertrochanterica). Auch die auf der Rückseite des Schaftes längs verlaufende erhabene Leiste (Linea aspera, Abb. 30b) dient der Verankerung von Muskelzügen, besonders der Abduktoren, die das abgespreizte Bein zur Mitte herabziehen. Das untere Femurende ist zu zwei kräftigen **Knorren** (Condylus medialis innen, Condylus lateralis außen) aufgetrieben. Zwischen beiden liegt eine Grube, so daß die beiden Kondylen zusammen eine rollenartige Form erhalten. Über diese Rollen wird die Last des Rumpfes auf den Unterschenkel übertragen. Vor der Fläche des Kniegelenks liegt, schützend eingelagert in die Sehne des vierköpfigen Oberschenkelmuskels, die runde **Kniescheibe** (Patella). Ihre knorpelige Rückseite läuft auf der Kniescheibenrinne des Femur.

Der **Unterschenkel** besteht ebenso wie der Unterarm aus 2 Knochen, aus dem lateralen Wadenbein und dem medialen Schienbein. Das **Schienbein** (Tibia) ist bei weitem kräftiger entwickelt als das Wadenbein. Es steht allein mit dem Femur in gelenkiger Verbindung und trägt daher das ganze Gewicht des Rumpfes. Deshalb ist sein oberes Ende kolbig aufgetrieben. Auf seiner Gelenkfläche trägt es die beiden flachen, überknorpelten Schienbeinteller. In der Mitte zwischen den beiden Tellern erhebt sich ein zackiges **Doppelhöckerchen** (Tuberculum intercondylare). Unterhalb der Gelenkfläche (Abb. 30a) hat die Tibia eine grobe **Rauhigkeit** (Tuberositas tibiae) zum Ansatz des vierköpfigen Kniestreckers (M. quadriceps femoris). Der Schaft der Tibia verjüngt sich nach abwärts, er ist im Querschnitt etwa dreieckig. Die vordere **Schienbeinkante** liegt gut fühlbar direkt unter der Haut. Das Schienbein ist durch seinen Knochenhautüberzug sehr schmerzempfindlich, z. B. bei Stoß. Das untere distale Schienbeinende ist ein wenig verbreitert und trägt nach medial, also an der Innenseite des Unterschenkels einen kräftigen Fortsatz, den **inneren Knöchel** (Malleolus medialis). Der **äußere Knöchel** (Malleolus lateralis) ist das verdickte untere Ende des **Wadenbeins,** welches sich dem Schienbein außen anlagert und mit ihm die Zange des oberen Sprunggelenkes bildet (Abb. 33). Das Wadenbein (Fibula) ist sehr viel schwächer als das Schienbein. Es hat ja auch nicht die Rumpflast zu tragen, denn es ist mit seinem oberen Ende nicht am Kniegelenk beteiligt, sondern lagert sich der Tibia außen an (Abb. 30b). Zwischen Schienbein und Wadenbein befindet sich ein Spaltraum, der von der Membrana interossea, einer sehnenartigen Gewebsplatte, gedeckt wird.

Das **knöcherne Fußgerüst** besteht aus einem vielgliedrigen Gerüst von 26 einzelnen Knochen, die sich in Fußwurzel, Mittelfuß und Zehen gliedern (Abb. 30, 31, 34).

Die **Fußwurzel** (Tarsus) besteht aus folgenden 7 Knochen: Sprungbein (Talus), Fersenbein (Calcaneus), Kahnbein (Os naviculare), 3 Keilbeinen (Os cuneiforme) und dem Würfelbein (Os cuboideum). Merkvers: „Springt die Ferse in den Kahn, kriegt sie dreimal Keile von dem Würfelbeine". Der oberste Knochen, das **Sprungbein** (Talus), faßt in die Zange der Tibia hinein und ist ein Teil des oberen Sprunggelenkes. Das Sprungbein lastet auf dem größeren **Fersenbein** (Calcaneus), das im Stand hinten die Last des Körpers auf den Boden überträgt. An dem nach hinten ausladenden Teil des Calcaneus setzt sich von oben die Achillessehne an. Nach vorne zu lagert dem Fersenbein an der lateralen Kleinzehenseite das etwa viereckige **Würfelbein** (Os cuboideum) vor (Abb. 31). Auf der inneren medialen Großzehenseite des Fußes liegt vor dem Sprungbein das **Kahnbein** (Os naviculare) und vor diesem wiederum die Reihe der **3 Keilbeine.** Sie sind keilförmig gebaut, mit der scharfen Kante nach abwärts und tragen dadurch zum Aufbau des Quergewölbes des Fußes bei. Jedes Keilbein verbindet sich mit je einem **Mittelfußknochen** (Os metatarsale), und zwar mit I, II und III, gerechnet vom inneren Fußrand, während IV und V mit dem Würfelbein verbunden sind. Mit seiner Auftreibung springt das proximale Ende des Metatarsale V unter der Haut des äußeren Fußrandes gut tastbar vor und erleichtert die Orientierung. Die distalen Enden der Mittelfußknochen sind ähnlich wie an der Hand köpfchenartig aufgetrieben. An den relativ klein bleibenden **Zehen** unterscheidet man wiederum *Grundphalanx, Mittelphalanx* und *Endphalanx.* Die Großzehe (Hallux) besitzt nur Grund- und Endphalanx (Abb. 31).

Die Knochen der Fußwurzel sind durch viele kräftige **Bänder** miteinander verbunden. Ebenso hat der Vorderfuß relativ viele und starke Bandstützen; denn der Fuß stellt eine **Bogenkonstruktion** dar. Das Körpergewicht lastet nämlich nicht mit der ganzen Sohlenfläche auf dem Boden, sondern ruht auf 3 Unterstützungspunkten, hinten auf dem Fersenbeinhöcker und vorne auf dem Groß- bzw. Kleinzehenballen. Hier liegen die Köpfchen des inneren Metatarsale I bzw. des äußeren Metatarsale V. Ferner besteht an der Innenkante des Fußes ein stark gehobenes *Längsgewölbe.* Es senkt sich von dem erhöht gelagerten Sprungbein abwärts über das Kahnbein und die Keilbeine zum Vorderfuß herab,

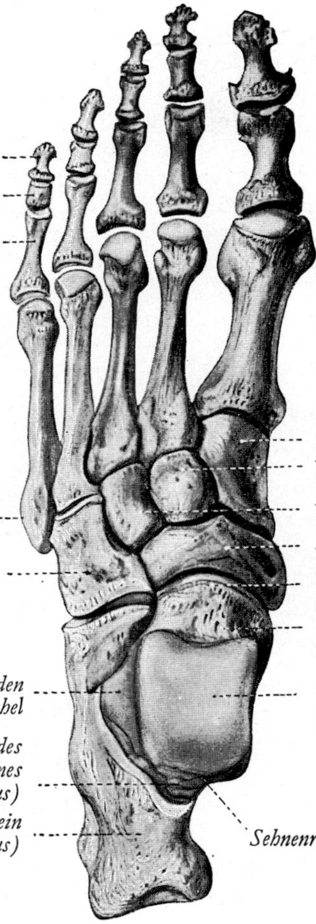

Abb. 31. Knochenskelet des linken Fußes von oben gesehen *(Benninghoff)*.

so daß der mediale Fußrand normalerweise den Boden nicht berührt. Außerdem gibt es ein *Quergewölbe* zwischen den distalen Köpfchen des I. und V. Mittelfußknochens. Zu dieser Wölbung trägt die Form der Keilbeine wesentlich bei. Sinkt das vordere Quergewölbe ein, so entsteht der *Spreizfuß*. Wenn die Senkung mehr das Längsgewölbe betrifft, dann spricht man vom Plattfuß oder *Senkfuß*.

Die Gelenke der unteren Gliedmaßen

Das **Hüftgelenk** (Abb. 8, 30a): Der Kopf des Femurs ragt tief in die mehr als halbkugelig ausgehöhlte Schale der Hüftgelenkspfanne hinein. Wir sprechen daher von einem **Nußgelenk.** Die Rumpflast wird dabei von dem besonders kräftig entwickelten Pfannendach auf den Femurkopf übertragen. Der Zusammenhalt von Kopf und Pfanne ist z. T. Folge der Luftdruckverhältnisse, z. T. verstärkt durch Bänder, von denen das runde **Kopfband** (Ligamentum capitis femoris) Kopf und Pfanne verbindet. Jede Vergrößerung des Gelenkinnenraumes, z. B. durch Ziehen des Kopfes aus der Pfanne, ruft einen starken Unterdruck hervor, der allein zum Festhalten des Kopfes im Hüftgelenk ausreichen würde.

Außerdem ist die relativ ausgedehnte Gelenkkapsel durch **kräftige Bänder** verstärkt (Abb. 8), die vom Darmbein, Schambein und Sitzbein zur Kapsel ziehen (Ligamentum iliofemorale, L. pubofemorale und L. ischiofemorale).

Das Hüftgelenk ist als **dreiachsiges Kugelgelenk** theoretisch zu den ausgiebigsten Bewegungen in allen Richtungen befähigt. Wir unterscheiden am Hüftgelenk Beugung und Streckung (Flexion und Extension) um eine frontale Achse, Abziehen und Anziehen (Abduktion und Adduktion) um eine sagittale Achse und endlich die Rollung (= Rotation) bzw. Kreiselung um eine längs durch den Oberschenkelschaft verlaufende Achse. Die theoretisch zu erwartenden Bewegungsmöglichkeiten sind praktisch nicht völlig vorhanden, denn die Streckung und Überstreckung im Hüftgelenk mit Führen des Beines nach hinten geht z. B. nur bis 13°, weil dann die Kapselbänder eine weitere Bewegung verhindern. Allerdings kann man durch eine verstärkte Beckenneigung nach vorne bei gleichzeitiger Hohlrückenbildung die Streckung weiter steigern. Die Beugung ist sehr ausgiebig möglich. Die Abduktionsbewegung (Grätsche) ist ausgiebiger als die Adduktion, denn auch hier sind Bänder mit im Spiele. Die Auswärtsrollung ist stärker als die Einwärtsrollung.

Das **Kniegelenk** (Abb. 32) ist in seiner Gestalt recht verwickelt. An seiner Bildung nehmen nur Femur und Tibia Anteil. Die sehr ungleiche Gestalt der stark gewölbten Gelenkflächen an den Oberschenkelknorren, Femurknorren und den flachen Gelenkgruben der Tibia verlangt einen Ausgleich. Ihm dienen 2 etwa halbmondförmig gebogene, keilartig verdickte Knorpelscheiben (Meniskus), deren Öffnungen zur Mitte einander zugewendet sind und die vorne durch ein besonderes Querband zusammengehalten werden. Der innere Meniskus ist mit der Gelenkkapsel und dem medialen Verbindungsband verwachsen, der äußere dagegen nicht. Durch die Menisken wird die Gelenkpfanne vertieft. Innerhalb des Kniegelenks ziehen die hinteren **Kreuzbänder** von den Femurknorren herab zu den Schienbeintellern. Sie verfestigen den Zusammenhalt der Knochen und sichern das Kniegelenk, besonders bei der Beugung. In die ziemlich straffe Gelenkkapsel ist vorne die **Kniescheibe** (Patella) eingelassen, die ihrerseits wieder in die kraftübertragende Sehne des vierköpfigen Oberschenkelmuskels eingeschaltet ist.

Das Kniegelenk ist in erster Linie ein **Scharniergelenk;** in ihm ist eine ausgiebige Beugung um die Querachse möglich. Die Streckung im Kniegelenk führt nur so weit, daß Ober- und Unterschenkel eine Gerade bilden. Die weitere Streckung wird durch die *Seitenbänder,* die *Kreuzbänder* und die Spannung der hinteren Kapselwand verhindert. Diese Feststellungsmöglichkeit des gestreckten Kniegelenks ist äußerst wichtig für den Stand. Neben Beugung und Streckung ist noch eine gewisse Kreiselung im Kniegelenk möglich.

Am Fuß unterscheiden wir zwei **Sprunggelenke** (Abb. 33), erstens das obere Sprunggelenk zwischen der Klammer der Unterschenkelknochen mit ihren Knöcheln (Malleolen) und dem Sprungbein, zweitens das untere Sprunggelenk zwischen dem Sprungbein und dem Fersenbein bzw. Kahnbein.

Das **obere Sprunggelenk** (Abb. 33) ist ein Scharniergelenk mit quer gelagerter Achse (Abb. 34a). In ihm wird die Hebung des Fußrückens (= Dorsalextension) und die Senkung, eine Beugebewegung (Plantarflexion) ausgeführt. Die Gelenkkapsel des oberen Sprunggelenks umfaßt nur den Raum zwischen den beiden Knöcheln. Sie ist besonders seitlich durch Bänder sehr verstärkt, die das Umkippen des Fußes gegen den Unterschenkel hemmen. Bau und Festigkeit des Gelenkes sind auf die starken und wechselnden Belastungen des Stehens, Gehens, Laufens und Springens eingerichtet. Das **untere Sprunggelenk** (Abb. 33, 34b) wird durch die gelenkigen Verbindungen des Sprungbeins mit dem darunter liegenden Fersenbein und dem nach vorn liegenden Kahnbein gebildet. In diesem Gelenk vollführen wir die Auswärtskantung des Fußes mit Senken des medialen und Heben des lateralen Fußrandes (Abduktion und Pronation) und die Einwärtskantung mit Heben des medialen und Senken des lateralen Fußrandes (Adduktion und Supina-

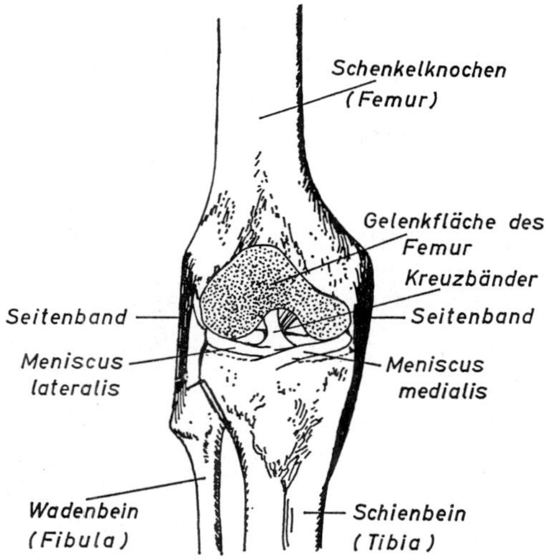

Abb. 32. Rechtes Kniegelenk von vorne.

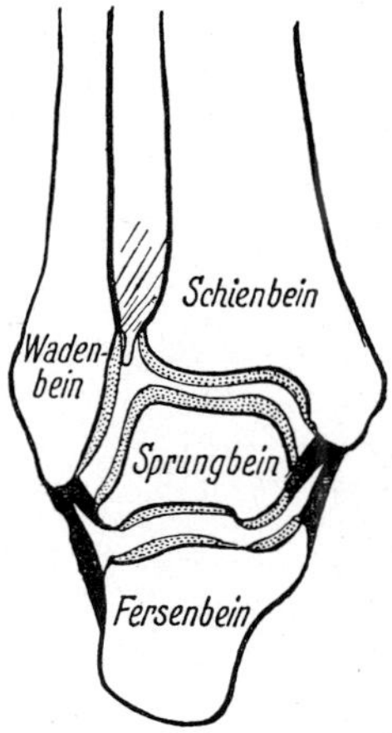

Abb. 33. Schnitt durch die Sprunggelenke des linken Fußes von hinten (nach *Mair*).

tion). Der Fuß dreht sich dabei um das Sprungbein. Sehr kräftige Bänder verstärken die Gelenkkapseln. Die Abbildung 34 zeigt die Lage der Achsen.

Die **übrigen Gelenke** des Fußes sind relativ straff und treten an Bedeutung zurück, besonders die zwischen den vorderen Fußwurzelknochen befindlichen und die zwischen ihnen und den proximalen Enden der Mittelfußknochen gelegenen Gelenke. Die Zehengrundgelenke sind Kugelgelenke, die Mittel- und Endgelenke der Zehen stellen Scharniergelenke dar. Trotz der wenig ausgiebigen Bewegungsmöglichkeiten der Zehen sind sie für das Stehen und Gehen (Abstoßen) sehr wesentlich.

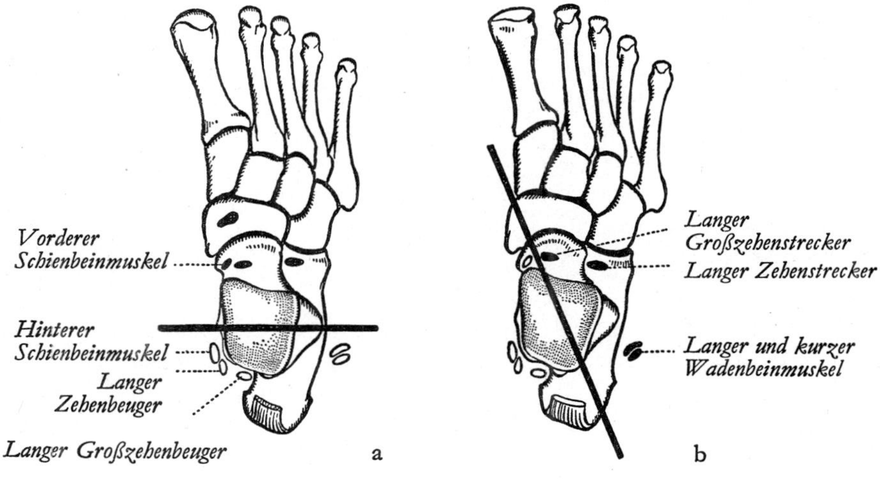

Abb. 34. Lage der Achsen und Muskelansatzstellen a) für das obere Sprunggelenk, b) für das untere Sprunggelenk (nach *Mollier*).

Der Muskelapparat

Allgemeines über die bewegenden Kräfte und die die Bewegung bestimmenden Momente

Vorbemerkungen: Während durch das Skelet mehr die Proportionen und die Gesamtgestalt des Menschen bestimmt werden, ist die Entwicklung und Verteilung des Muskelapparates bedeutsam für das Oberflächenrelief des Körpers. Nicht umsonst haben große Bildhauer oder Maler wie Michelangelo, Leonardo da Vinci, Dürer u. a. ihre bekannten Muskelstudien gemacht. Die Plastiker der griechischen Antike haben die Muskelkonturen oft sehr sichtbar gestaltet, nicht nur die Wölbung des Biceps und von anderen, jedermann bekannten Muskeln, sondern auch den großen Brustmuskel, den geraden Bauchmuskel, den großen Gesäßmuskel, den vierköpfigen Oberschenkelmuskel, die Wadenmuskeln und ihre oberflächlich liegenden Sehnen genau wiedergegeben. Auch die Verformung des Muskelreliefs, die bei Beugung, Streckung und verschiedenen Haltungen des Körpers auftritt und oft nur durch das stärkere Sichabzeichnen einer kontrahierten Muskelgruppe bedingt ist, wurde von den Künstlern mancher Epoche genau studiert (Abb. 35).

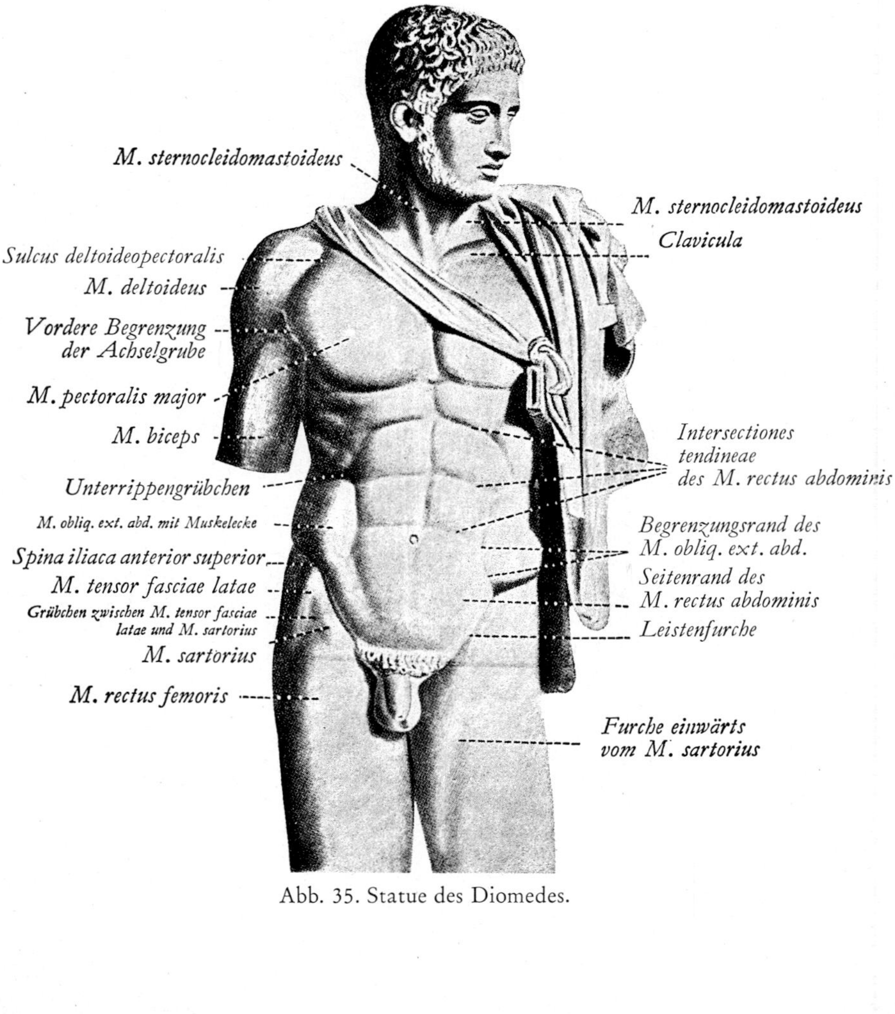

Abb. 35. Statue des Diomedes.

Aus einem anderen Gesichtspunkt interessiert der Muskelapparat den Sportstudenten und *Sportlehrer.* Er will wissen, wo die Muskeln liegen, die an bestimmten Bewegungen und Leistungen maßgeblich beteiligt sind. Daraus begreift er, an welchen Stellen der Schmerz des Muskelkaters bei Überbeanspruchung auftritt, und es ergibt sich, welche Muskelgruppe vor oder nach bestimmten Leistungen bevorzugt massiert werden muß. Die *Krankengymnastin* wiederum muß genau den Verlauf der Muskelzüge kennen, die sie zu behandeln hat. Darüber hinaus lernt sie daraus verstehen, daß der Ausfall bestimmter Muskelgruppen zwangsläufig gewisse Bewegungsformen unmöglich macht. Den *Psychologen* interessiert besonders die Verteilung der mimischen Muskeln, also jene, die Lachen und Weinen, Stirnrunzeln und dgl. bewirken. Dem *Tänzer,* der eine maximale Beherrschung seines Bewegungsapparates anstrebt, wird es ebenfalls Gewinn bringen, wenn er etwas muskelanatomisches Wissen besitzt. An einer näheren Kenntnis der menschlichen Muskulatur haben also allerlei Berufsgruppen ein besonderes Interesse. Durch die Gliederung in „Übersichten" und „einzelne Muskeln" ist dem verschieden großen Interesse Rechnung getragen worden.

Aufbau der quergestreiften Muskelfaser und des Skeletmuskels (Abb. 36)

Was wir als „Muskeln" bezeichnen, stellt eine Summe zahlreicher feinster **Muskelfasern** von 10–100μ (1μ = 1/1000 mm) Dicke dar, die durch Bindegewebe zu Fasergruppen und Faserbündeln vereinigt sind (Abb. 6k). Die Skeletmuskelfasern besitzen eine *Querstreifung.* Diese beruht auf der eigentümlichen Folge von Strukturschichten, die als Z–I–A–I–Z (Z = Z-Streifen; I und A = I-Abschnitt und A-Abschnitt) bezeichnet werden. Diese Schichtenfolge ist auch den *Myofibrillen* (Abb. 36a) zu eigen, den fadenartigen kontraktilen Elementen der Muskelfasern. Die äußerste Hülle der Muskelfaser ist das *Sarkolemm;* unter ihm liegt noch eine zweite dünne Grenzschicht, die *Plasmamembran,* die unmittelbar das Plasma der Faser überzieht. Zwischen den Muskelfasern verlaufen die Blutgefäße und die **Bindegewebsfasern,** welche die Muskelfasern zu Gruppen und Bündeln vereinigen. Mehrere Bündel werden wieder zu Strängen (Abb. 36b, c), mehrere Stränge zum Muskel zusammengefaßt. Den ganzen Muskel (Abb. 36c, d) überzieht eine gemeinsame Bindegewebshülle, die **Faszie.** Der dicke, fleischige Teil des Muskels, der **Muskelbauch,** verjüngt sich in der Regel an den Enden und geht dabei in seine **Endsehnen** über. Diese vermitteln zwischen dem Knochen und der kontraktilen, d. h. verkürzungsfähigen Faser. Sehnen bestehen aus parallelfaserigem Bindegewebe, Faszien aus netzartig angeordnetem Bindegewebe. Die meisten Muskeln gehen in runde Sehnen über. Mitunter läuft der Muskel auch

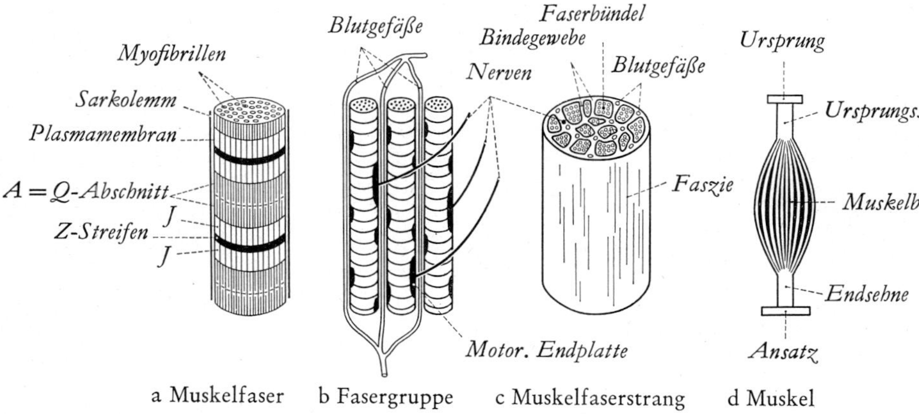

Abb. 36. Die Organisation des Skeletmuskels. R. Von links nach rechts: a) quergestreifte Muskelfasern, stark vergrößert. b) Fasergruppe mit Blutgefäßen, motorischen Nervenfasern und motorischen Endplatten. c) Faserbündel, vom Bindegewebe und durch die Faszie zusammengehalten. Schwächer vergrößert. d) Muskel mit Sehnen, verkleinert.

in eine sehnige Platte (Aponeurose) aus. Nur die Muskelfasern allein sind verkürzungsfähig. Daher hängt die Muskelkraft von der Zahl der sich kontrahierenden Fasern ab. Sie wächst deshalb mit der Dicke oder dem Querschnitt des Muskels, genauer mit seinem „physiologischen Querschnitt" an.

Ursprung und Ansatz: Der Muskel ist dank der Verkürzungsfähigkeit seiner Fasern befähigt, bei seiner Kontraktion die Skeletteile einander zu nähern, zwischen die er ausgespannt oder an denen er angeheftet ist. Diese **Anheftung** geschieht in der Regel sehnig unter Vermittlung der Knochenhaut. Die relativ unbeweglichere Anheftungsstelle nennt man den **Ursprung,** die relativ beweglichere den **Ansatz.** In der Regel wird der Knochen, an dem der Muskel ansetzt, an den Skeletteil herangezogen, von dem der Muskel entspringt. Durchweg ist natürlich der stammnähere (proximale) Befestigungspunkt unbeweglicher als der stammferne (distale), daher liegt der Ansatz meist distal. Anatomisch sind Ursprung und Ansatz zwar durch Übereinkommen festgelegt. Aber funktionell gesehen liegt keine absolute Konstanz vor. Denn man kann z. B. den Rumpf gegen die festgestellten Beine beugen oder in Rückenlage die Beine gegen den Rumpf heben. Dabei wechseln die bewegten Teile, und Ursprung und Ansatz vertauschen funktionell ihren Ort.

Grundzüge der Muskelmechanik

Anordnung und Wirkung: Die Betätigung einer bewegenden Muskelkraft hat natürlich nur Sinn, wenn der Muskel zwischen beweglichen Teilen angeordnet ist. Das ist am Skelet der Fall, wo die Knochen in gelenkigen Verbindungen gegeneinander bewegt werden können. Ferner sind die Muskelindividuen um die Gelenke so gruppiert, daß sie gleichsinnig, d. h. als *Synergisten* oder gegensinnig, d. h. als *Antagonisten* wirken können, also z. B. als Beuger und Strecker, Abzieher und Anzieher usw. Selbstverständlich müssen die Beuger erschlaffen in dem Zeitpunkt, in dem die Strecker mit der Verkürzung beginnen. Je nach seiner Hauptwirkung auf ein Gelenk wird ein Muskel etwa als Beuger (Flexor) oder Strecker (Extensor) benannt, aber die Benennung schließt nicht aus, daß er u. U. auch noch andere Leistungen vollziehen kann. Man vergleiche dazu die Abbildungen 47, 50, 51, welche die Hauptzugrichtungen einiger Muskeln verdeutlichen.

Grundsätzlich bedeutet **Kontraktion** nichts anderes als Aktivierung des Muskels mit der Tendenz zur *Spannungsentwicklung.* Ob eine Verkürzung eintritt, hängt von den Bedingungen der Wirksamkeit ab. Denn vielfach können sich die sich kontrahierenden Muskeln gar nicht verkürzen, wie die Kaumuskeln, wenn die Zahnreihen fest aufeinanderliegen; die Kontraktion entwickelt dann nur Spannung und steigert den Kaudruck, mit dem die Zahnreihen aufeinandergepreßt werden. In anderen Fällen bewirkt die Kontraktion nur die Feststellung eines Gelenkes, also eine Verfestigung der Knochenkette in einer bestimmten Stellung. Hebe ich den ausgestreckten Arm im Schultergelenk, so kann ich durch eine gleichzeitige Kontraktion der Beuger und Strecker das Ellenbogengelenk versteifen. Diese Funktion des Feststellens durch **Anspannung ohne Verkürzung** und ohne Weggewinn nennen wir die **Haltefunktion des Muskels.** Sie beruht also auf der Fähigkeit der Muskelfaser, sich anzuspannen ohne sich zu verkürzen. Kontraktion kann sich demnach in Spannungsgewinn ohne Verkürzung oder in Verkürzung mit wechselnder Anspannung äußern. Die Anspannung des sich kontrahierenden Muskels äußert sich auch darin, daß er sich um so härter anfühlt, je größer der Widerstand ist, gegen den er sich zusammenzieht.

Die Knochen als Hebel: Der Muskel entwickelt also **Kraft** im Sinne der Physik. An jeder Kraft, auch bei der vom Muskel entwickelten Kraft, unterscheiden wir a) den Angriffspunkt, das ist der Ort des Muskelansatzes am Knochen, b) die Zugrichtung, c) die Intensität oder Stärke der Zugkraft und d) die Zeitdauer ihres Wirkens. Diese Kraft führt dadurch zu Körper- und Gliederbewegungen, daß sie an den starren Knochen wie

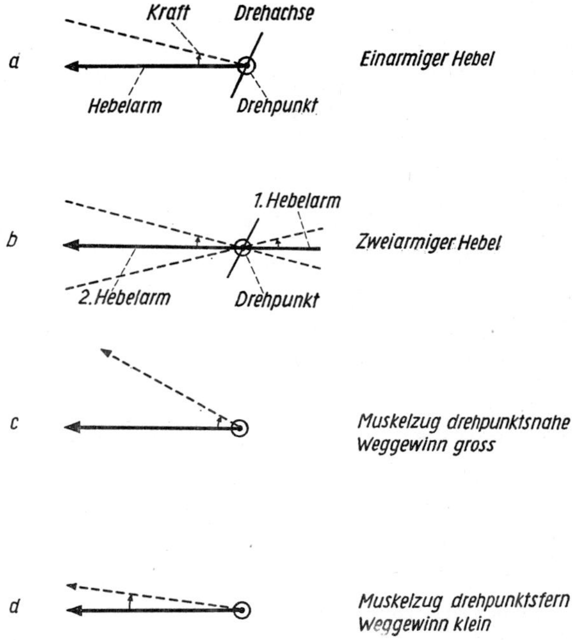

Abb. 37. Einarmiger Hebel (a) und zweiarmiger Hebel (b). Darstellung der Auswirkung eines drehpunktnahen (c) oder drehpunktfernen Kraftangriffs (d). R.

an **Hebeln** angreift und dabei diese Hebel um ihren Drehpunkt bewegt (Abb. 37). Der *einarmige* Hebel hat nur einen Drehpunkt und einen Hebelarm, der *zweiarmige* Hebel hat einen Drehpunkt und zwei Hebelarme (Abb. 37a und b). Auf das Skelet übertragen entsprechen die Knochen den Hebelarmen, und das Gelenk entspricht dem *Drehpunkt.* Hat ein Muskel bei einem zweiarmigen Knochenhebel seinen Ansatz vor dem Drehpunkt, so ist die Bewegungsrichtung des Knochens genau umgekehrt, als wenn er hinter dem Drehpunkt angreift (z. B. Biceps als Beuger und Triceps als Strecker im Ellenbogengelenk, Abb. 37b). Eine solche entgegengesetzte (antagonistische) Bewegung wird am *einarmigen Hebel* dadurch hervorgerufen, daß verschiedene Muskeln zwar auf der gleichen Seite des Drehpunktes ansetzen, aber in verschiedener Richtung ziehen (z. B. Beuger und Strecker des Handgelenkes, Abb. 38A, B).

Ein weiteres Konstruktionsprinzip des Bewegungsapparates besteht darin, den Weggewinn und Kraftaufwand bei einer Bewegung sparsam und zugleich möglichst wirkungsvoll zu gestalten. Auch das ist eine Sache der Hebelmechanik. Ein Muskel bestimmter Dicke und Länge sei einmal so am Skelet befestigt, daß er *nahe* dem Gelenk (Drehpunkt) *angreift,* und einmal so, daß er *ferne angreift.* Im ersteren Falle wird die gleiche Verkürzungsgröße relativ viel Weg gewinnen, aber relativ wenig Kraft erzeugen. Im zweiten Falle wird sie relativ wenig Weg gewinnen, aber relativ viel Kraft entwickeln (Abb. 37c, d und 38C, D). Die geleistete Arbeit, also das Produkt aus Kraft × Weg (mkg), wäre dieselbe.

Grundsätzlich bevorzugt der Körper an bewegungsintensiven Gelenken stets die *gelenknahe Lage* des Ansatzes. Das ist günstig zur Erzielung umfangreicher Bewegungs-

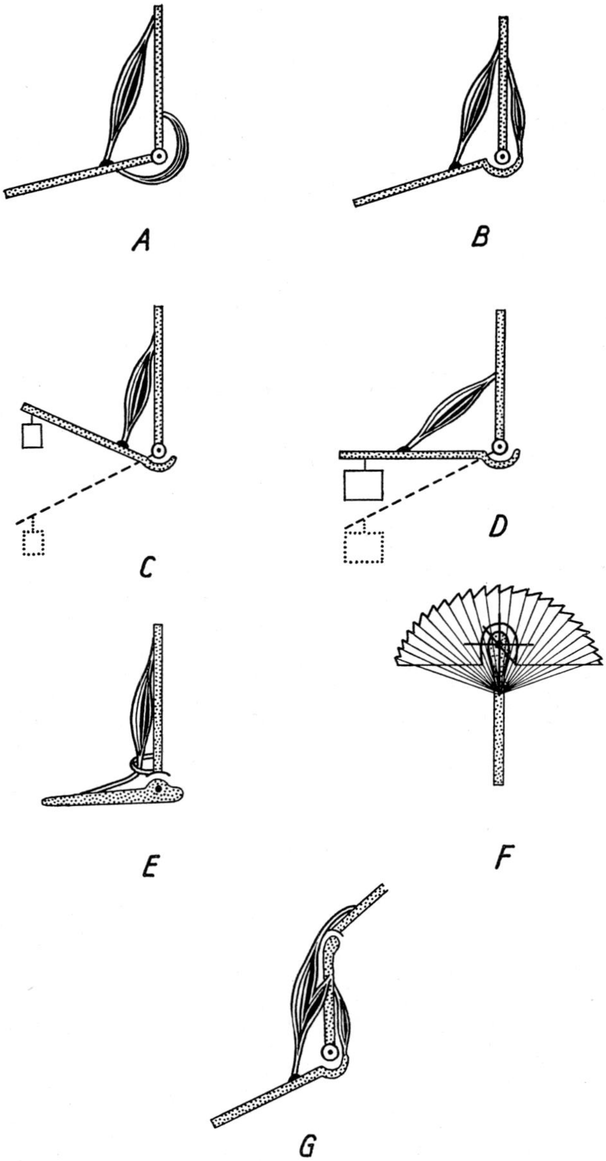

Abb. 38. Prinzipien der Muskelanordnung am Skelet. A. Angriff von Agonist (Beuger) und Antagonist (Strecker am gleichen Hebelarm, B. auf verschiedenen Seiten vom Drehpunkt an zwei Hebelarmen, C. und D. drehpunktnaher Angriff der Muskelkraft ist weggünstig und kraftungünstig, drehpunktferner Angriff ist wegungünstig und kraftgünstig. E. Umlenkung der Zugrichtung. F. Verwendung der fächerartigen Anordnung vermehrt die möglichen Zugrichtungen. Bei G. zweigelenkiger Beuger mit einem langen und einem kurzen Kopf, dazu eingelenkiger Strecker. R.

strecken durch den bewegten Knochen *(wegbegünstigend)*, sei es auch auf Kosten der Kraft *(kraftungünstig)*; denn die Kraft kann durch Verdickung der Muskelmasse erhöht werden, während die Strecken festliegen. Aber noch ein weiteres Moment kommt hinzu: Würde ein Muskel gelenkferne ansetzen, so würden seine Massen bei der Kontraktion, z. B. auf der Beugeseite, den Bewegungsspielraum beengen, etwa in der Ellenbeuge, in der Kniekehle. Das ist stets vermieden (vgl. z. B. Abb. 39 und 40).

Ökonomie der Anordnung: Das Problem einer zweckmäßigen **Verteilung der Muskelmassen** läßt sich auch noch anders lösen, indem wie an der Hand und am Fuß die *Kraftbäuche* der Muskeln weit weg von den Gelenken, z. B. am Unterarm und Unterschenkel liegen, während nur ihre sehnigen Übertragungsseile mit ihrem geringen Raumbedarf das Bewegungsfeld der Gelenke passieren. Dabei ist vielfach eine **Umlenkung der Zugrichtung** erforderlich. Das geschieht so, daß die Sehne entweder um einen vorspringenden Knochen herumgeführt wird, oder daß sie unter einer kräftigen Bandschlaufe hindurchzieht, welche ihr eine veränderte Richtung gibt (Abb. 38E).

Der Ökonomie der Muskelmechanik dient ferner die Verwendung **zweigelenkiger Muskeln.** Wir verstehen darunter Muskeln, die nicht nur ein Gelenk überspannen, wie die eingelenkigen Muskeln, sondern über zwei Gelenke hinwegziehen, also zwischen Ursprung und Ansatz zwei Drehpunkte besitzen (Abb. 38G). Der **eingelenkige Muskel** kann nur in einem Gelenk bewegen, der zweigelenkige Muskel aber in zweien. Dabei muß er durchaus nicht immer in beiden zugleich bewegen, sondern es besteht die Möglichkeit, eines der beiden Gelenke festzustellen. Vielfach hat ein und derselbe Muskel einen kurzen eingelenkigen und einen langen zweigelenkigen Anteil oder Kopf (Abb. 38G). Das Prinzip der zweigelenkigen Muskeln erhöht jedenfalls die Vielseitigkeit der möglichen Bewegungseffekte. Natürlich wachsen damit auch die Ansprüche an die nervöse Steuerung dieser Mechanik.

Ein weiteres ökonomisches Bauprinzip ist die Verwendung **fächerförmiger Muskelkörper,** z. B. bei Kugelgelenken. Dabei hat jede Strahlrichtung des Fächers eine eigene Zug- und Bewegungskomponente. Die von oben kommenden können z. B. heben, die vorderen können vorziehen und die hinteren zurückziehen (Abb. 38F). Der Bewegungseffekt hängt dabei von der Lage der sich spannenden Muskelzüge zu den Drehachsen eines Gelenkes ab.

Spezielle Muskellehre

Die Muskeln des Rumpfes

Übersicht (Abb. 39 und 40)

Entsprechend ihren Haltungs- und Bewegungsaufgaben haben die Rumpfmuskeln die Aufgabe, die Wirbelsäule einerseits als Achsenskelet des Rumpfes zu **verfestigen** (= Haltefunktion) und sie andererseits in allen Abschnitten zu bewegen, d. h. nach vorne zu **beugen,** nach hinten zu **strecken,** nach den Seiten zu **neigen** oder in sich zu **drehen.** Außerdem dienen sie, wie vorne gezeigt, der Umwandung der Eingeweidehöhlen. Die Strecker der Wirbelsäule, also die Aufrichter des Rumpfes, müssen natürlich hinten liegen (Rükkenmuskeln), während die Rumpfbeuger vorne liegen und vornehmlich durch die Bauchmuskeln vertreten sind. Die Muskeln des Rückens und des Bauches dienen außerdem zwei völlig verschiedenen Funktionen. Ein Teil dieser Muskeln, meist der oberflächlich gelegene Anteil, hat zwar am Rumpf seinen Ursprung, zieht aber von da zu den Gliedmaßen. Der andere, oft tiefer gelegene Anteil bleibt sowohl mit den Ursprüngen wie mit den Ansätzen im Bereich des Rumpfes. Er dient der Verfestigung und Bewegung des Rumpfes und heißt die **Eigenmuskulatur** des Rumpfes. Die zu den Gliedmaßen ziehenden Muskeln heißen auch **Gliedmaßenmuskeln.** Sie werden erst später behandelt.

Eigenmuskulatur des Rückens (Abb. 41 und 42): Beiderseits der Wirbelsäule liegt als erster Teil der **Eigenmuskulatur des Rückens,** ganz **medial** und tief, ein kräftiger Muskelstrang, an dem sich kleinere Abschnitte und Muskelzüge unterscheiden lassen, erstens solche, die zwischen den Dornfortsätzen verlaufen, zweitens solche, die zwischen den Querfortsätzen ausgespannt sind, drittens diejenigen, die von den Querfortsätzen zu den Dornfortsätzen ziehen und oben durch Züge ergänzt werden, die im Nacken von den Querfortsätzen der Halswirbelsäule zum Hinterhauptsbein laufen. Dieser mittlere Strang beschränkt also seine Leistung ganz auf kurze Abschnitte der Wirbelsäule (Abb. 41 links).

Seitlich davon liegt ein weiterer Muskelstrang, der durchweg aus längeren Zügen besteht. Diese überbrücken mehr oder minder lange Strecken zwischen Becken, Wirbelsäule und Kopf. Ihr Ursprung liegt auf dem Kreuzbein und am Darmbeinkamm. Im Lendenteil beginnen sie sich aufzufächern und ziehen dann in sich gabelnden Muskelzügen zu den Querfortsätzen der Wirbel und den hinteren Anteilen der Rippen (Abb. 41 rechts).

Diese beiden Muskelgruppen, der mediale und laterale Strang, wirken als Rückenstrecker und werden als **Musculus erector spinae** zusammengefaßt. Sie wirken mit bei der Regelung der Wirbelsäulenkrümmung und bei der Aufrechterhaltung des Gleichgewichtes. An der Seitwärtsbeugung sind die seitlichen Muskelzüge am stärksten beteiligt. Bei einseitiger Lähmung des ganzen Musculus erector spinae kommt es zum Überwiegen des Zugs auf der gesunden Seite und daher zur konvexen Verbiegung der Wirbelsäule zur gelähmten Seite, also zur Skoliose (s. S. 24). Die Rückenmuskeln zur Gliedmaßenbewegung werden später behandelt.

Eigenmuskulatur des Bauches und der Brust (Abb. 43): Die Eigenmuskulatur der Brust besteht vor allem in den **Zwischenrippenmuskeln,** die die Spalträume zwischen den Rippen verschließen und durch Heben und Senken der Rippen die Ein- und Ausatmung unterstützen.

Die **Bauchwand** setzt sich aus Muskelzügen bzw. Muskelplatten zusammen, die die vordere und seitliche Wand des Bauches fast bis zur Wirbelsäule umfassen und zwischen dem

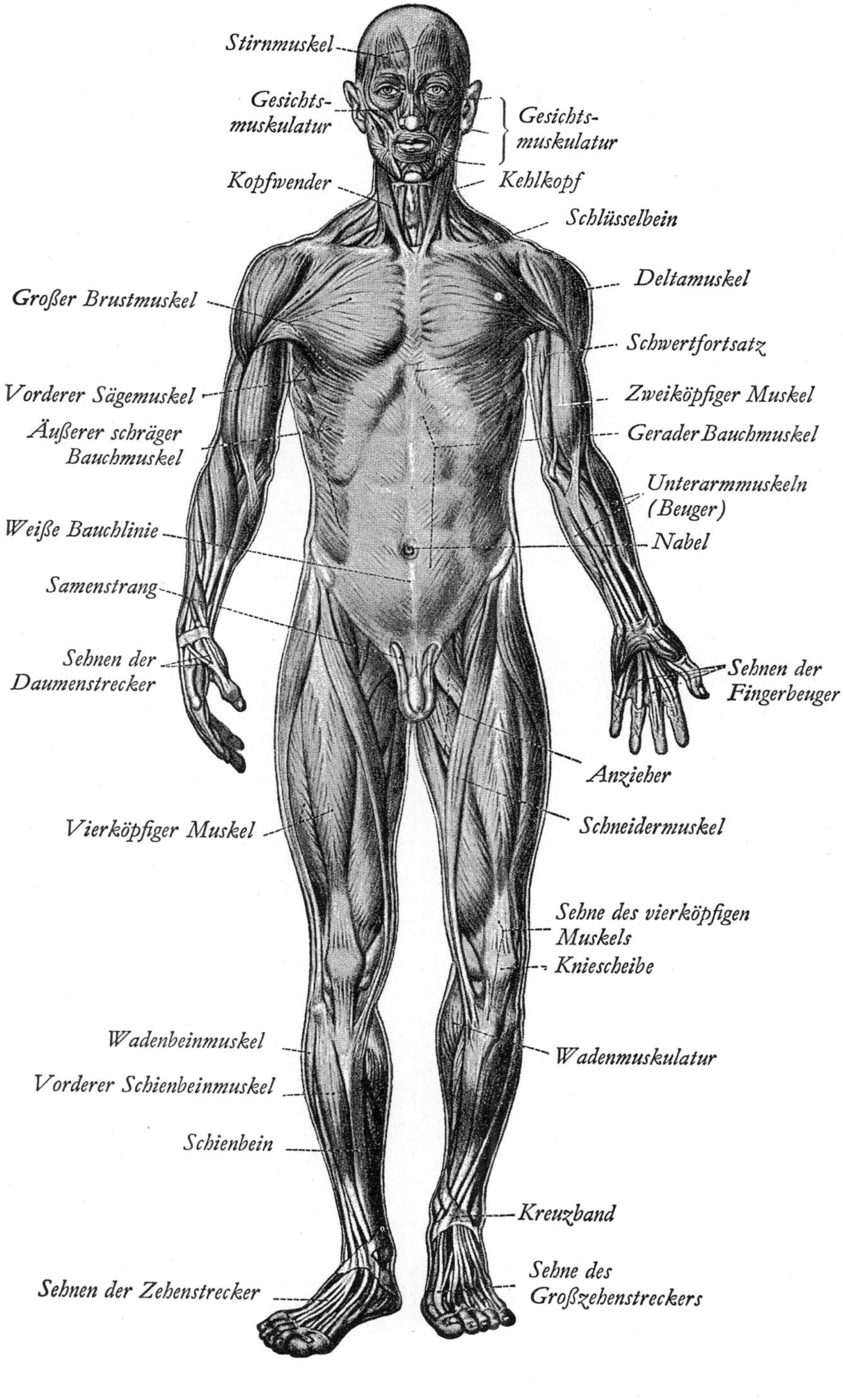

Abb. 39. Muskelsystem. Überblick. Vorderansicht.

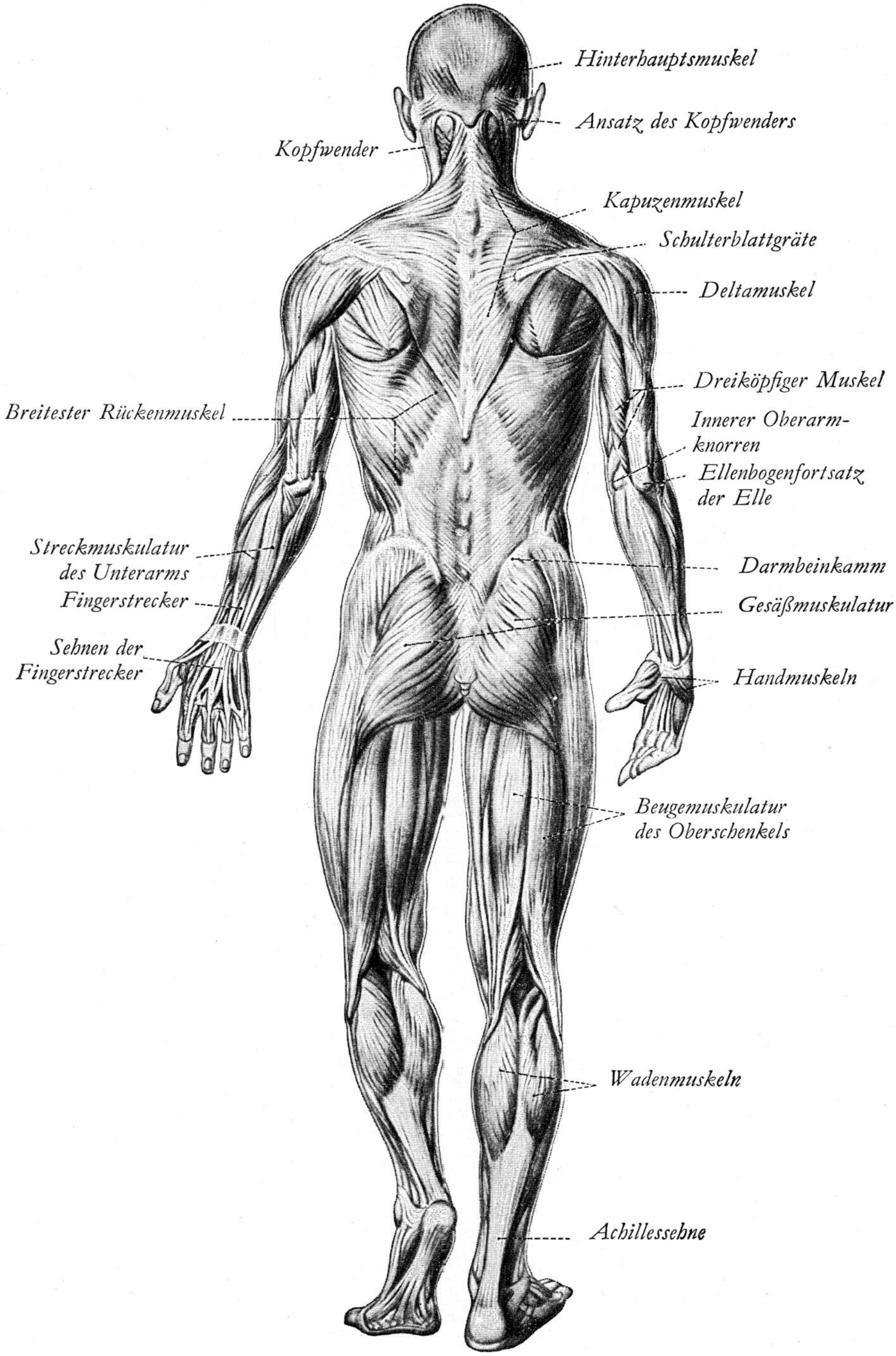

Abb. 40. Muskelsystem. Überblick. Rückenansicht.

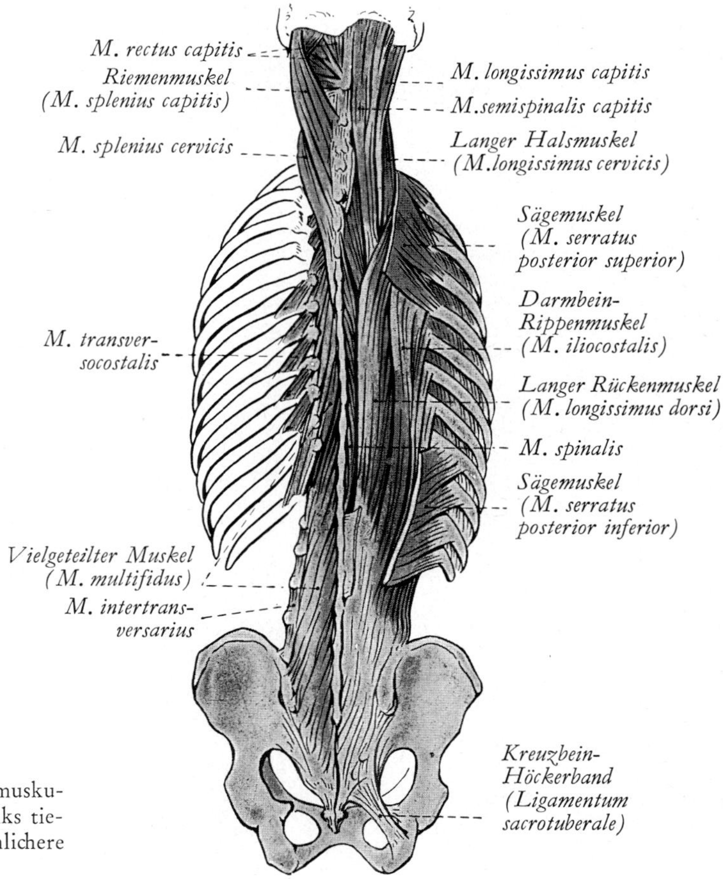

Abb. 41. Die Eigenmuskulatur des Rückens, links tiefe, rechts oberflächlichere Schicht. R.

Becken einerseits und den unteren Abschnitten des Brustkorbes andererseits ausgespannt sind. Eine Verkürzung dieser Muskeln kann durch den Zug an den Rippen Beugebewegungen der Wirbelsäule hervorrufen, z. B. beim Vorwärtsneigen und Seitwärtsneigen.

Diese Muskelplatten sind eng mit zwei kräftigen **Sehnenplatten** verbunden, von denen die eine vorne den geraden Bauchmuskel umscheidet und die andere als Lendenmuskelfaszie den Erector trunci umfaßt. Zwischen diesen beiden symmetrisch gelagerten und antagonistisch wirkenden geraden Muskelzügen spannen sich die Platten der schräg verlaufenden Bauchmuskeln und des queren, ganz innen gelegenen Bauchmuskels aus. Der **gerade Bauchmuskel** (Abb. 43), vorne beiderseits einer weißen sehnigen Mittellinie verlaufend, hat die Aufgabe, den Rumpf nach vorne zu neigen. Beim Zurückneigen des Rumpfes im Sitzen regeln wir mit ihm das Ausmaß der Neigung. Seitenneigung bewirken besonders die **schrägen Bauchmuskeln,** die die ganze Bauchwand durch sich kreuzende Muskelzüge vergurten. An der *Bauchpresse,* d. h. der Erhöhung des Bauchhöhleninnendruckes durch Verengerung der Muskelwandung, sind sämtliche Bauchmuskeln beteiligt. Die vordere untere Bauchwand hat beiderseits eine schwache Stelle in der *Leistengegend* (= Bruchpforte). Vom oberen Darmbeinstachel zieht ein kräftiges Band zum Tuberculum pubicum neben der Schamfuge, das **Leistenband.** Unter ihm ziehen die großen Schenkelgefäße und ein Muskel zum Oberschenkel. An dieser Stelle können sich Eingeweide aus der Bauchhöhle unter Mitnahme des Peritonaeums vordrängen und als *„Bruch"* (Schenkelbruch) heraustreten. Oberhalb des Leistenbandes treten durch den Leistenkanal bei der Frau das runde Mutterband, beim Mann der Samenstrang. Auch an dieser Stelle können Baucheingeweide vortreten (= Leistenbruch).

Die einzelnen Muskeln des Rumpfes

Mediale Gruppe der Eigenmuskulatur des Rückens (Abb. 41 links): Die Zwischendornmuskeln (Mm. interspinales) verbinden je 2 benachbarte Dornfortsätze; die Dornmuskeln (Mm. spinales) verbinden nicht benachbarte Dornfortsätze. Die Zwischenquerfortsatzmuskeln (Mm. intertransversarii) liegen zwischen den Querfortsätzen und verspannen die Wirbel. Der vielgeteilte Muskel (M. multifidus) unten und seine Fortsetzung nach oben, der Halbdornmuskel (M. semispinalis), ziehen von den Querfortsätzen zu den Dornfortsätzen.

Laterale Gruppe der Eigenmuskulatur (M. erector spinae) des Rückens (Abb. 41 rechts): Der längste Rückenmuskel (M. longissimus) entspringt in der Tiefe von den Bändern zwischen Kreuzbein und Darmbeinschaufel sowie von der Crista iliaca und setzt mit den sich gabelnden Zügen an den Querfortsätzen der Lenden- und Brustwirbel und an den Rippen an. Er setzt sich als M. longissimus cervicis in die Halsregion fort. Der Darmbeinrippenmuskel (M. iliocostalis) hat die gleichen Ursprünge wie der Longissimus, verläuft aber mehr seitlich davon und setzt an den Rip-

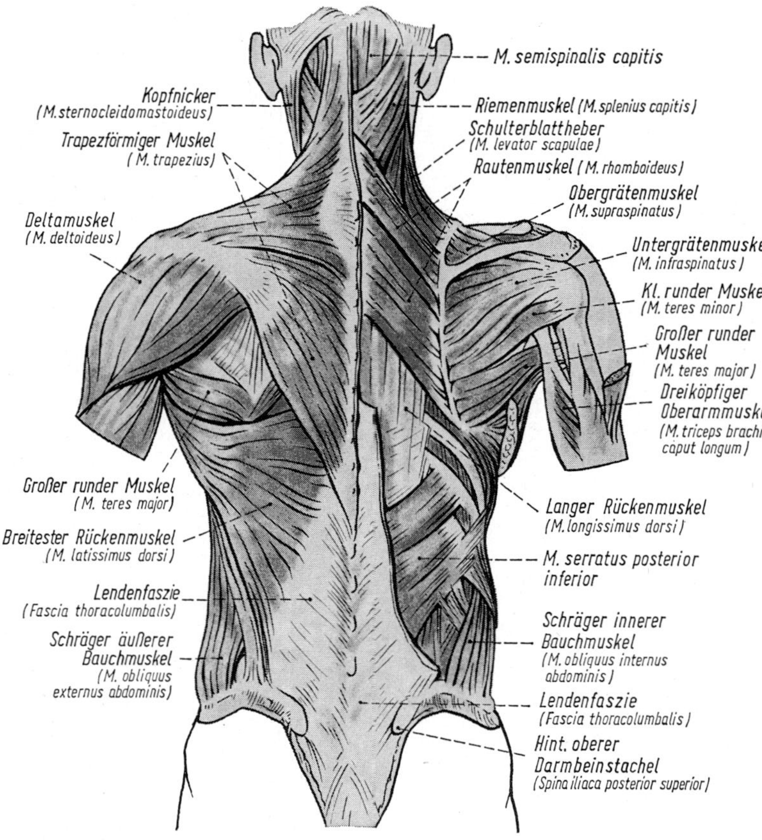

Abb. 42. Die Gliedmaßenmuskulatur des Rückens, tiefere Schicht rechts, oberflächliche Schicht links vom Beschauer. R.

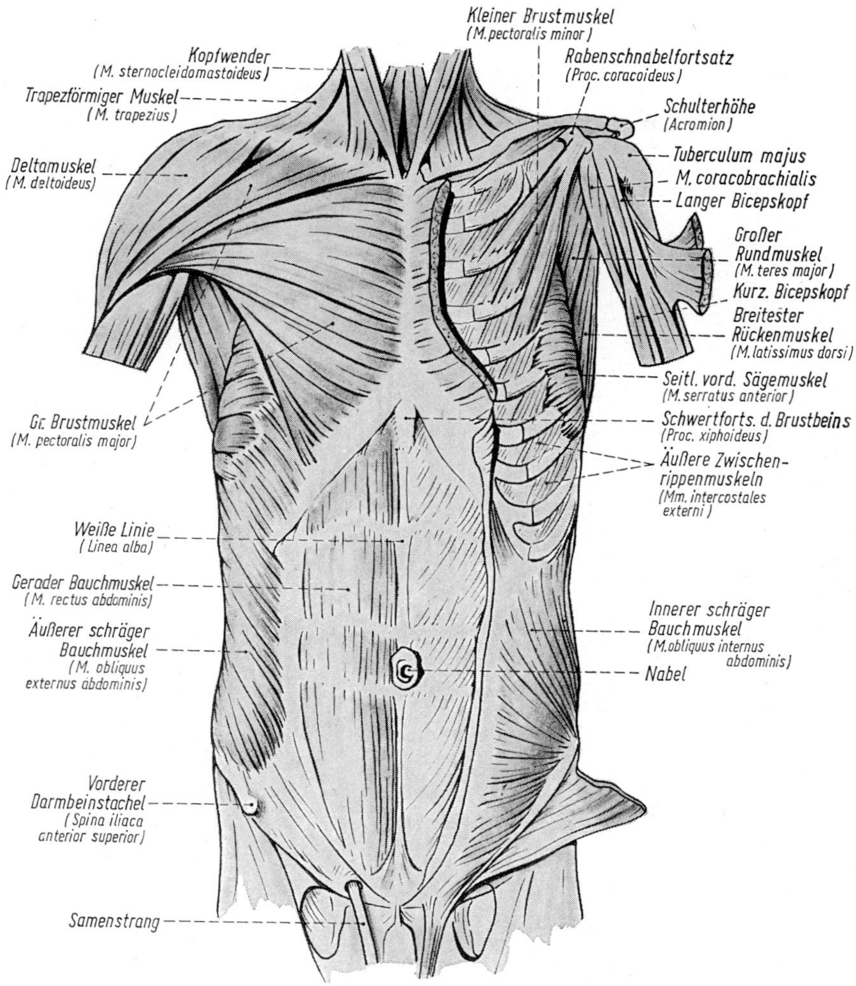

Abb. 43. Tiefe Schicht (rechts) und oberflächliche Schicht (links) der Brust- und Bauchmuskulatur. R.

penwinkeln an. Im Halsteil deckt der Riemenmuskel (M. splenius) als plattes, zwischen den Dornfortsätzen und der seitlichen hinteren Schädelregion ausgespanntes Muskelband den M. semispinalis und die tieferen Halsmuskeln. Die Funktion der Muskeln wurde oben erörtert, ebenso der M. serratus anterior.

Als Gegenstück zur Nackenmuskulatur finden wir auf der vorderen Seite einige bemerkenswerte Halsmuskeln. Vor der Halswirbelsäule liegen der M. longus colli bzw. M. longus capitis. Die Treppenmuskeln oder Scalenusmuskeln ziehen von den Querfortsätzen der Halswirbelsäule zu den oberen Rippen und wirken als Rippenhalter und Hilfsmuskeln der Einatmung.

Die **Bauchmuskeln** (Abb. 43): Der gerade Bauchmuskel (M. rectus abdominis) verbindet als beiderseits der Mitte ausgespanntes Band das Becken (Schambein) nahe der Symphyse mit dem Thorax (Proc. xiphoideus, untere Rippenknorpel). Beide Züge sind in der Mitte durch die sehnige weiße Linie (Linea alba) getrennt und durch Schaltsehnen (Intersectiones tendineae) unterteilt. Der ganze Muskel ist völlig von 2 sehnigen Blättern eingescheidet (= Rektusscheide). Der äußere schräge Bauchmuskel (M. obliquus externus abdominis) verläuft von hinten oben (von der Außenfläche der unteren Rippen) nach unten vorn. Er geht in das vordere Blatt der Rektusscheide über bzw. zur Crista iliaca. Der innere schräge Bauchmuskel (M. obliquus internus abdominis) verläuft von hinten unten nach oben vorn. Er entspringt von der Fascia thoracolumbalis (Abb. 42) sowie von der Crista iliaca, inseriert am unteren Thoraxrand und strahlt in die vordere und hintere Rektusscheide ein. Der ganz innen gelegene quere Bauchmuskel (M. transversus abdominis) hat rein queren Verlauf. Er entspringt vom tiefen Blatt der Fascia thoracolumbalis und den Innenflächen der letzten Rippen und vom Darmbeinkamm, umzieht bogenförmig den Bauchraum und geht unter Bildung eines sehnigen Blattes in die Rektusscheide über. Die Funktionen der Bauchmuskeln wurden schon besprochen.

Die Muskeln des Schultergürtels und des Armes

Übersicht (Abb. 42, 43, 45, 46, 47)

Muskeln für das Schultergelenk: Der Rumpf besitzt nicht nur die oben besprochene Eigenmuskulatur, sondern außerdem eine mehr oberflächlich liegende Muskelschicht zur Befestigung und Bewegung des Schultergürtels. Diese Muskelgruppen ziehen vom Rumpf entweder an das Schulterblatt oder an den Oberarm heran (Abb. 42, 47).

Eine erste Gruppe befestigt, hebt oder senkt das Schulterblatt, so der **trapezförmige Muskel** (M. trapezius) und der **Schulterblattheber** (M. levator scapulae), oder zieht es zur Wirbelsäule heran. Wieder andere Muskeln, wie der **vordere Sägemuskel** (M. serratus anterior), drehen es bei der Hebung des Armes über die Horizontale nach auswärts (Abb. 43, 47).

Eine zweite Gruppe von Muskeln, wie der **breiteste Rückenmuskel** (M. latissimus dorsi) und der **große runde Muskel** (M. teres major), zieht von unten her an das Tuberculum minus des Oberarms. Sie vermögen den erhobenen Arm herunterzuziehen, den hängenden Arm zu adduzieren und wegen des Ansatzes am vorne gelegenen Tuberculum minus den Oberarm nach einwärts zu drehen (Innenrotation).

Eine dritte Gruppe zieht von der oberen und unteren Grätengrube zum Oberarmkopf und zum Tuberculum majus. Sie rollen den Arm nach auswärts und helfen beim Abziehen, also Seitwärtsheben des Armes. Der wichtigste Seitwärtsheber (Abduktor) ist der **Deltamuskel** (Abb. 44), der mit drei Anteilen, vorne vom Schlüsselbein, oben vom Acromion, hinten von der Schultergräte kommend, das Schultergelenk fächerförmig und wie eine Kappe überwölbt und etwa auf der Mitte des Humerus ansetzt.

Nicht nur vom Rücken, sondern auch von der Brustseite her ziehen kräftige Muskelgruppen an den Arm, davon ist der **große Brustmuskel** (M. pectoralis major) (Abb. 43) besonders wichtig. Er setzt an einer Leiste unterhalb des Tuberculum majus an und zieht den hängenden Arm an den Rumpf heran. Er zieht ferner den seitlich erhobenen Arm nach vorne und den senkrecht erhobenen Arm nach abwärts. Der unter ihm liegende **kleine Brustmuskel** (Abb. 43 rechts) kommt von der 3.–5. Rippe, inseriert am Rabenschnabelfortsatz und zieht das Schulterblatt nach vorne. Der große Brustmuskel bildet die Hauptmasse der vorderen Achselfalte. Der breiteste Rückenmuskel (M. latissimus dorsi) (Abb. 42, 47) erzeugt mit dem großen runden Muskel die hintere Achselfalte. So ist der Schultergürtel von oben und unten, von hinten und vorne in Muskelzüge eingeschlossen, die vom Rumpf entspringen, zum Schulterblatt und zum Oberarm ziehen und die im Schultergelenk möglichen vielfältigen Bewegungsarten ausführen.

Muskeln für das Ellenbogengelenk: Für dieses Gelenk liegen die Beuger vorne und die Strecker hinten. Die Beugung bewirken der **zweiköpfige Armmuskel** (M. biceps) (Abb. 44, 47), welcher gelenknahe an der Speiche ansetzt, und der **innere Oberarmmuskel** (M. brachialis), der gelenknahe an die Elle heranzieht. Der Biceps tritt bei der Kontraktion (z. B. Gewichtheben) fast kugelig vor. Seine Sehne ist in der Ellenbeuge gut zu tasten. Antagonist dieser vorderen Beugergruppe ist der auf der Rückseite des Oberarms gelegene **dreiköpfige Oberarmmuskel** (M. triceps). Die kräftige Endsehne zieht zum Olecranon

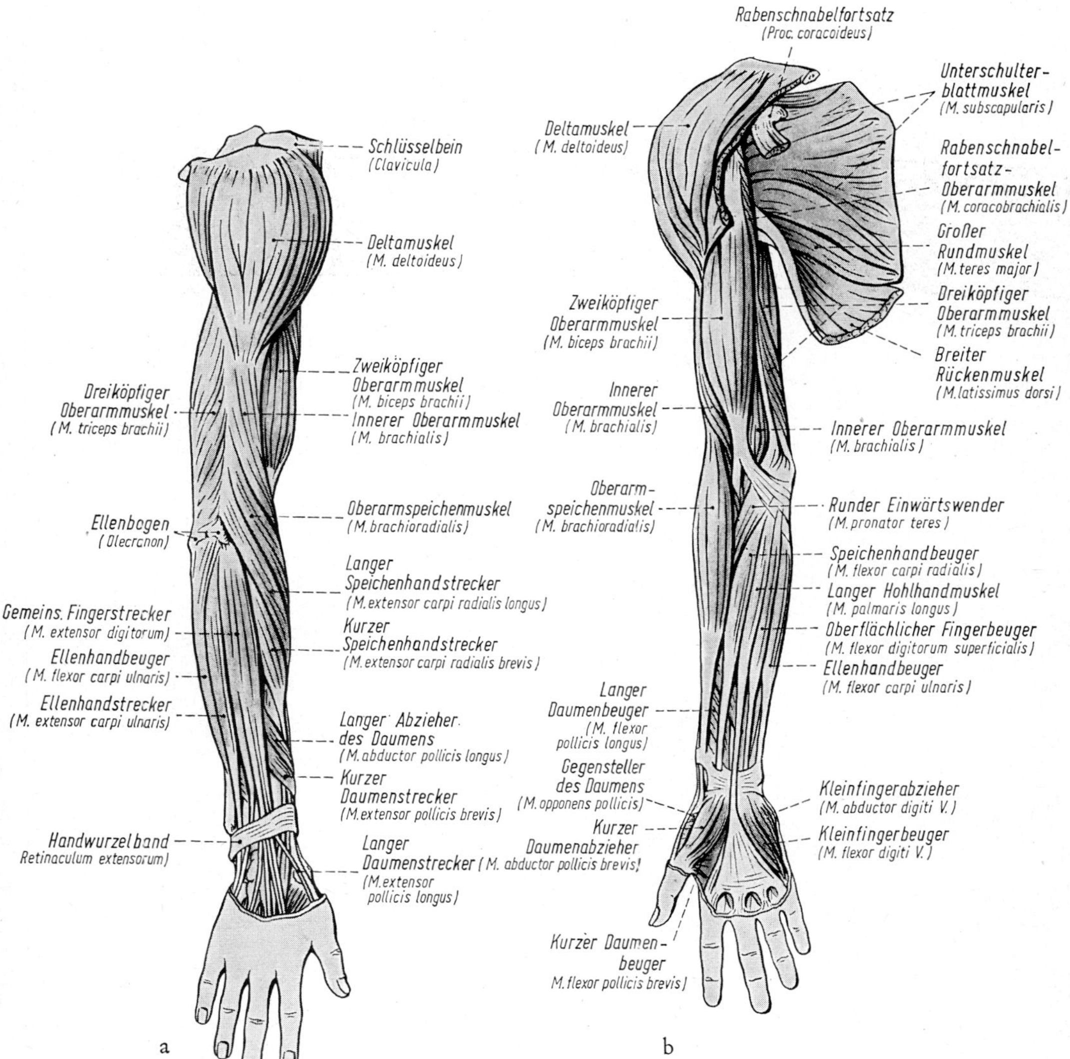

Abb. 44. Muskulatur der oberen Gliedmaßen a) Streckseite, b) Beugeseite. R.

und streckt im Ellenbogengelenk (Abb. 44a). Der Triceps zieht am kurzen Arm eines zweiarmigen Hebels, kraftbenachteiligt, aber wegbegünstigt. Er zieht z. B. beim Hammerschlag den Vorderarm herab.

Neben den genannten Oberarmmuskeln unterstützen noch alle jene Muskeln die Bewegungen im Ellenbogengelenk, die zwischen dem unteren Oberarmende und dem Unterarm verlaufen, besonders der **Oberarmspeichenmuskel** (M. brachioradialis). Er bildet die Kontur des Unterarmes auf der Daumenseite, entspringt seitlich unten vom Oberarmknochen und zieht zum Griffelfortsatz des Radius (Abb. 44b).

Die Muskeln zur **Pronation** (s. S. 58 und Abb. 45a) drehen die Speiche im Ellenspeichengelenk so, daß aus der Parallelstellung der beiden Unterarmknochen ein gekreuzter Verlauf der Speiche zur unverändert bleibenden Stellung der Elle entsteht (s. S. 58). Es muß also die Speiche zur Ellenseite herübergezogen werden. Das macht besonders der

runde Einwärtswender (M. pronator teres), der vom inneren Humerusknorren, also von der Ellenseite kommend, quer in der Ellenbeuge verlaufend zur Radiusaußenseite herüberzieht und dort ansetzt. Er begrenzt die dreieckige Grube zwischen Beugern und Streckern in der Ellenbeuge und ist dort bei der Pronationsbewegung gut tastbar. Nahe dem Handgelenk zieht der **quadratische Einwärtswender** (M. pronator quadratus) von der Elle zur Speiche und unterstützt die Pronation.

Bei der **Supination** (Abb. 45b) muß die Speiche in die Parallelstellung zur Elle zurückgeholt werden, wobei zugleich die Handfläche nach oben gedreht wird. Das macht erstens der **Auswärtswender** (M. supinator), der als Antagonist zum M. pronator teres auch von der Elle kommt, aber sich auf der Außenseite der Ellenbogenregion zur Speiche herüberbegibt, sich um sie herumwickelt und dann auf ihrer Innenseite ansetzt. Vor allem aber unterstützt der Biceps die Supination, denn er holt bei seiner Kontraktion die nach innen verdrehte Tuberositas radii wieder nach außen zurück.

Die **Muskeln für Handgelenk und Finger** (Abb. 44 u. 46) sind zahlreich und vielfältig.

Folgende Gesichtspunkte erleichtern das Verständnis ihrer Anordnung und Wirkung. Umfassen wir mit der Hohlhand von unten her den Unterarm nahe dem Ellenbogengelenk, so tasten wir an der inneren Ellenseite und an der äußeren Speichenseite je ein kräftiges Muskelpaket. Beugen wir dann das Handgelenk zur Hohlhandseite (volar), so kontrahieren sich fühlbar die auf der Ellenseite gelegenen Beuger, die großenteils vom inneren Oberarmknorren kommen und über die volare Fläche des Unterarms zur Hand ziehen. Strecken wir das Handgelenk handrückenwärts (dorsal), so kontrahieren sich die speichenseitig außen gelegenen Streckmuskeln, die vom äußeren Oberarmknorren kommend auf der dorsalen Fläche des Unterarms zum Handrücken ziehen.

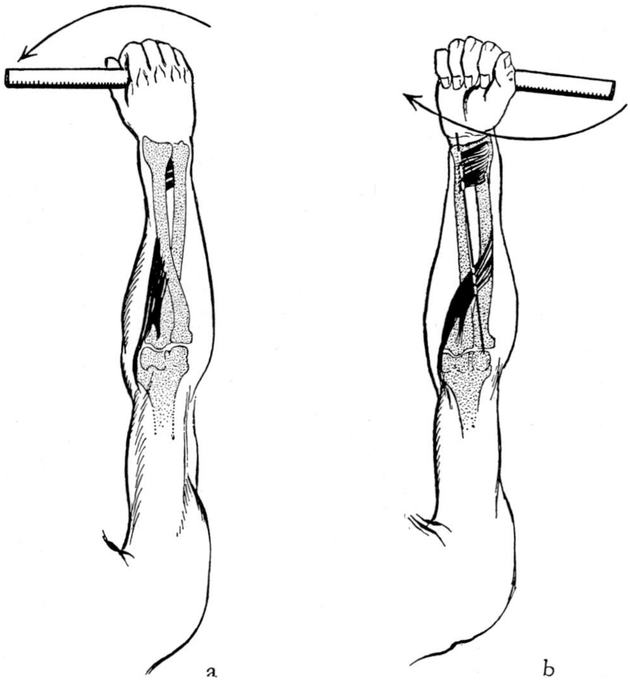

a b

Abb. 45. Pronations- (a) und Supinationsstellung (b). Die eingezeichneten Muskeln sind der M. pronator teres und der M. pronator quadratus (aus *Benninghoff*).

Von den Beugern und Streckern sind jeweils zwei zur Beugung und Streckung im Handgelenk, alle anderen für die Fingerbewegung bestimmt. Der **radiale und der ulnare Handbeuger** (volar) (Abb. 44b) bewirken zusammen die Beugung im Handgelenk (Volarflexion), der **radiale und ulnare Handstrecker** (Abb. 44a, 47) strecken im Handgelenk (man spricht auch nicht ganz genau von „Dorsalflexion"). Verkürzen sich aber der radiale Handbeuger und der radiale Handstrecker gleichzeitig, so erfolgt eine Radialabduktion im Handgelenk, aber keine Beugung oder Streckung.

Die übrigen Beuge- und Streckmuskeln des Unterarms ziehen zu den Fingern. Dabei hat der **Daumen** eine ganz eigene, vielfältige Versorgung durch Beuger, Strecker, Abzieher und Anzieher, die seine große Beweglichkeit bedingen. Von 36 Muskeln, die die Finger der Hand versorgen, ziehen allein 8 zum Daumen. An den 2. bis 4. Finger ziehen die Sehnen des **oberflächlichen** und des **tiefen Fingerbeugers** (Abb. 46). Der erstere beugt vorwiegend Grund- und Mittelgelenk der Finger, der tiefe Fingerbeuger die Endgelenke, wobei er von unten kommend durch einen Sehnenschlitz des oberflächlichen Fingerbeugers hindurchtreten muß. Auf der Außenseite des Unterarmes zieht der **gemeinsame Fingerstrecker** (Abb. 44a) zum Handrücken und wird hier mit seinen Sehnen sicht- und fühlbar. Er versorgt den 2. bis 5. Finger.

Diese langen Handmuskeln werden durch die **kurzen Handmuskeln** ergänzt, die besonders auf der Hohlhandseite liegen. Im Daumenballen liegen kurze Abzieher, Gegensteller, Beuger und Anzieher, ähnlich im Kleinfingerballen (Abb. 46). Zwischen den Fingern liegen zur Spreizung und zum Anziehen der gespreizten Finger die **Zwischenknochenmuskeln** (Mm. interossei).

Die einzelnen Muskeln des Schultergürtels und Armes

Muskeln der Schulterregion und des Rückens zur Bewegung des Schulterblattes und des Oberarms

Der **Trapez- oder Kapuzenmuskel** (M. trapezius) (Abb. 42, 47) entspringt vom Os occipitale, vom Nackenband und den Dornfortsätzen der Brustwirbel und setzt an der Spina scapulae, dem Acromion und Schlüsselbein an. Er zieht die Scapula nach medial, oben oder unten. Der **Rautenmuskel** (M. rhomboideus) (Abb. 42, 47) liegt unter dem vorigen, entspringt vom Proc. spinosus des 6. und 7. Halswirbels und 1. bis 4. Brustwirbels und zieht zum vertebralen Scapularand. Er zieht die Scapula wirbelsäulenwärts und aufwärts. Der **Schulterblattheber** (M. levator scapulae) (Abb. 41) entspringt von den Querfortsätzen des 1. bis 4. Halswirbels und zieht zur oberen inneren Ecke der Scapula. Er zieht das Schulterblatt kopfwärts. Der seitliche **Sägemuskel** (M. serratus anterior) (Abb. 39, 43) entspringt mit zehn Zacken von der Seitenfläche der 1. bis 9. Rippe und inseriert am vertebralen Scapularand. Er zieht die Scapula an den Thorax, zieht ferner ihre Spitze bei der Hebung des Arms über die Horizontale nach außen oben, so daß die Schultergelenkspfanne nach oben schaut. Der **große Brustmuskel** (M. pectoralis major) (Abb. 43) kommt vom sternalen Ende des Schlüsselbeins, von den Rippenknorpeln und der Rektusscheide. Er inseriert an der Crista tuberculi majoris des Humerus. Der untere freie Rand bildet die vordere Achselfalte. Je nach der Armlage wird der Arm brustwärts, nach oben oder unten gezogen. Er unterstützt die Innenrotation im Schultergelenk und ist wichtig beim Werfen, Stoßen, Schwimmen. Der **kleine Brustmuskel** (M. pectoralis minor) (Abb. 43) entspringt von der 3. bis 5. Rippe und inseriert am Proc. coracoideus. Er zieht die Scapula nach vorne. Der **breite Rückenmuskel** (M. latissimus dorsi) (Abb. 42, 47) entspringt von den Dornfortsätzen der ganzen Lendenwirbelsäule und der unteren Brustwirbel, ferner von der Fascia thoracolumbalis und setzt an der Crista tuberculi minoris des Humerus an. Er bedeckt den unteren seitlichen Rücken und bildet die hintere Achselfalte. Er führt den Arm nach rückwärts abwärts und dreht ihn zugleich einwärts. Wichtig beim Hang im Barren. Er preßt zusammen mit dem M. pectoralis die Oberarme an den Rumpf. Der **Deltamuskel** (M. deltoideus) (Abb. 42, 44, 47) entspringt von dem akromialen Ende des Schlüsselbeins, dem Acromion und der Schultergräte und setzt an der Tuberositas deltoidea der Humerusaußenfläche an. Der herabhängende Arm kann durch ihn vor-, seit- und rückwärts bewegt werden, der seitwärts erhobene kann nach vorne und rückwärts geführt werden. Er hebt den

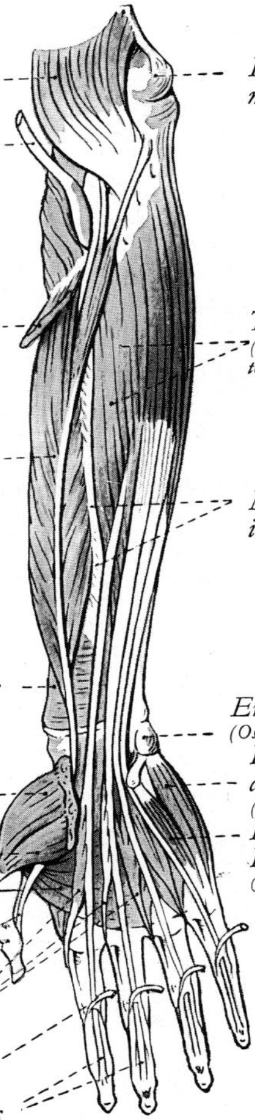

Abb. 46. Beugeseite des Unterarmes. Tiefe Schicht. R.

Arm seitlich nur bis zur Horizontalen. Der **Obergrätenmuskel** (M. supraspinatus) zieht zum Tuberculum majus und unterstützt den Deltamuskel. Der **Untergrätenmuskel** (M. infraspinatus) kommt von der unteren Grätengrube, zieht zum Tuberculum majus und ist Seitwärtsheber und Außenrotator. Der **kleine runde Schultermuskel** (M. teres minor) (Abb. 42, 47) verläuft und wirkt fast ebenso. Der **große runde Schultermuskel** (M. teres major) (Abb. 42, 47) kommt von dem unteren Schulterblattwinkel und zieht wie der breite Rückenmuskel von hinten und innen an den Oberarm (Tuberculum minus); er verstärkt den M. latissimus dorsi.

Oberarmmuskeln zur Beugung und Streckung im Ellenbogengelenk

Der **zweiköpfige Oberarmmuskel** (M. biceps) (Abb. 44) entspringt mit kurzem Kopf vom Proc. coracoideus, mit dem langen vom oberen Rand der Schultergelenkspfanne und setzt vereinigt an der Tuberositas radii an. Als zweigelenkiger Muskel hat er eine Hebewirkung auf den Humerus im Schultergelenk und ist vor allem Hauptbeuger des Ellenbogengelenkes. Der **innere Armmuskel** (M. brachialis) (Abb. 44), vom Biceps bedeckt, kommt von der unteren Vorderfläche des Humerus und zieht zur Tuberositas ulnae. Er beugt im Ellenbogengelenk. Der **dreiköpfige Oberarmmuskel** (M. triceps brachii) (Abb. 44, 47) entspringt mit einem langen Kopf unterhalb der Schultergelenkspfanne, mit den beiden kurzen Köpfen vom Humerusschaft. Die gemeinsame Sehne setzt am Olecranon an. Er streckt im Ellenbogengelenk. Der **Oberarmspeichenmuskel** (M. brachio-

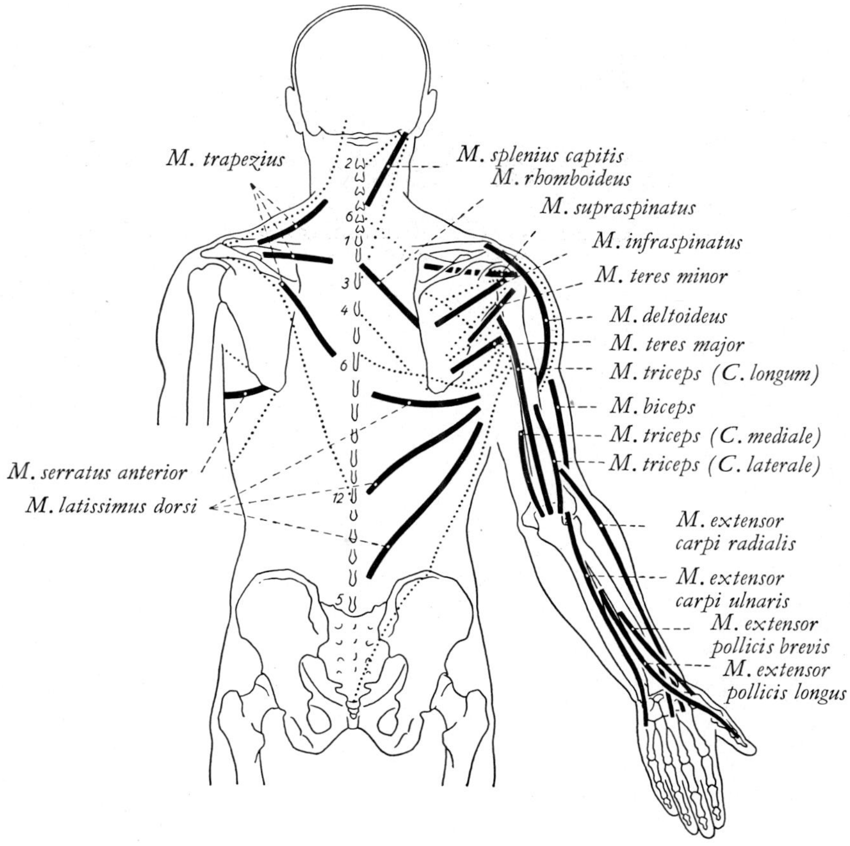

Abb. 47. Einige wichtige Muskelgruppen des Rückens, der Schulterregion und der Streckseite des Armes nach ihren Zugrichtungen dargestellt. R.

radialis) zieht vom Humerus zum Griffelfortsatz des Radius (Abb. 44b). Der M. pronator teres und M. pronator quadratus sowie der M. supinator wurden auf S. 57, 58 ausführlich erörtert (Abb. 45).

Auf der **Beugeseite des Unterarmes** verlaufen ferner der **Speichenhandbeuger** (M. flexor carpi radialis) (Abb. 44b) und **Ellenhandbeuger** (M. flexor carpi ulnaris) (Abb. 44b). Beide entspringen vom Epicondylus medialis des Humerus, aber ersterer zieht zum Metacarpale II des Zeigefingers, der zweite zum Hakenbein und Erbsenbein. Der M. flexor carpi radialis beugt im Handgelenk (Volarflexion) und unterstützt die Radialabduktion, der M. flexor carpi ulnaris macht Volarflexion und zugleich Ulnarabduktion. Der **oberflächliche Fingerbeuger** (M. flexor digitorum superficialis) (Abb. 46) entspringt vom Epicondylus medialis und läuft gespalten in die Endsehnen in der Hohlhand zu den Mittelphalangen des 2. bis 5. Fingers. Er beugt diese Finger im Mittel- und Grundgelenk. Der **tiefe Fingerbeuger** (M. flexor digitorum profundus) (Abb. 46) entspringt von der Ulna und Membrana interossea. Er läuft unter dem vorigen liegend in die Hohlhand, durchbohrt die Sehne des M. flexor superficialis und setzt an den Endphalangen des 2. bis 5. Fingers an. Er beugt in allen Fingergelenken. Von seinen Sehnen entspringen die kleinen **Regenwurmmuskeln** (Mm. lumbricales), die den in sich gestreckten Finger gegen die Hohlhand beugen.

Auf der **Streckseite des Unterarmes** (also radial und außen) ziehen vom Epicondylus radialis humeri kommend der **Ellenhandstrecker** = M. extensor carpi ulnaris (Abb. 44a) zum Metacarpale V auf dem Handrücken, der **Speichenhandstrecker** = M. extensor carpi radialis zum Metacarpale II, beide machen Dorsalflexion (genauer Dorsalextension) im Handgelenk und unterstützen die Ulnarabduktion bzw. Radialabduktion. Der **Fingerstrecker** = M. extensor digitorum (Abb. 44a) hat den gleichen Ursprung und zieht zur Dorsalseite des 2. bis 5. Fingers. Er macht Dorsalextension der Finger. Zusätzlich haben die Zeigefinger und Kleinfinger noch einen eigenen Extensor.

In der Tiefe liegen auf der Streckseite des Unterarmes als wichtige *lange* Sondermuskeln des Daumens der lange Daumenstrecker (M. extensor pollicis longus) und der lange Daumenabzieher (M. abductor pollicis longus). Von der Beugeseite zieht zum Daumen der lange Daumenbeuger (M. flexor pollicis longus). Er kommt von der Vorderfläche des Radius und beugt im Endgelenk des Daumens.

Die Vorderfläche der **Hand** ist von einer kräftigen Sehnenplatte, der Palmaraponeurose überzogen, die von einem eigenen Muskel gespannt wird (M. palmaris longus) (Abb. 44b). Der Rücken der Hand (= Dorsum) wird von der Dorsalaponeurose überzogen.

Die vielfältigen *kleinen* Muskeln der Hand sollen nur kurz beschrieben werden (Abb. 46). Der **Daumen** besitzt auf der Beugeseite, im **Daumenballen,** vier eigene kleine Muskeln, 1. einen kurzen fleischigen Abzieher (den M. abductor pollicis brevis), 2. einen kurzen Beuger (M. flexor pollicis brevis), 3. einen Muskel, der als Gegensteller des Daumens gegen die übrigen Finger, besonders den Kleinfinger wirkt (M. opponens pollicis), und 4. einen Daumenanzieher (M. adductor pollicis). Im **Kleinfingerballen** finden wir ebenso einen Abzieher (Abductor), einen Beuger (Flexor) und einen Gegenübersteller (M. opponens). Die inneren Zwischenknochenmuskeln (Mm. interossei volares) adduzieren die Finger und nähern sie einander. Die äußeren (Mm. interossei dorsales) abduzieren vom Mittelfinger, spreizen also die Finger.

Einige wichtige Gelenkbewegungen an der oberen Extremität und die dabei besonders betätigten Muskeln:

Schultergelenk:	
Arm vorwärts heben	M. deltoideus, vorderer Anteil, M. pectoralis major.
Arm rückwärts heben	M. deltoideus, hinterer Anteil, M. latissimus dorsi, M. teres major
(seitl.) Abduktion des Armes	M. deltoideus, mittlerer Anteil, M. supraspinatus.
Adduktion des Armes	M. pectoralis major. M. latissimus dorsi, M. teres major, M. pectoralis major.
Innenrotation	M. subscapularis, M. latissimus dorsi
Außenrotation	M. infraspinatus, M. teres minor
Ellenbogengelenk:	
Beugung:	M. biceps brachii, M. brachialis
Streckung:	M. triceps brachii
Pronation:	M. pronator teres, M. pronator quadratus
Supination:	M. supinator, M. biceps brachii
Handgelenk:	
Palmarflexion:	M. flexor carpi radialis u. ulnaris, M. flexor digitorum profundus und superficialis.
Dorsalextension:	M. extensor carpi radialis longus und brevis, M. extensor digitorum communis, M. extensor carpi ulnaris.
Radialabduktion:	M. flexor carpi radialis, M. extensor carpi radialis.
Ulnarabduktion:	M. flexor carpi ulnaris, M. extensor carpi ulnaris

Die Muskeln des Beckengürtels und des Beines

Übersicht (Abb. 48, 50)

Der Schultergürtel ist mehr für ausgiebige Bewegung, der Beckengürtel mehr zum Tragen und Übertragen des Rumpfgewichtes auf die Beine gebaut. So ist der Schultergürtel aus relativ locker befestigten, der Beckengürtel aus festverwachsenen Teilen gebildet. Der Drehpunkt, das Hüftgelenk, ist allseitig von einem kräftigen Muskelmantel umgeben, so daß es von außen gar nicht tastbar ist. Die seitlich fühlbaren großen Rollhügel erlauben eine gewisse Orientierung.

Die **Muskeln zur Bewegung des Hüftgelenks:** Wie wir sahen, kann man im Hüftgelenk entsprechend den 3 Achsen eines Kugelgelenkes die folgenden Bewegungen des Oberschenkels ausführen: 1. *Beugen (Flexion)* durch vorne gelegene Muskeln, *Strecken (Extension)*

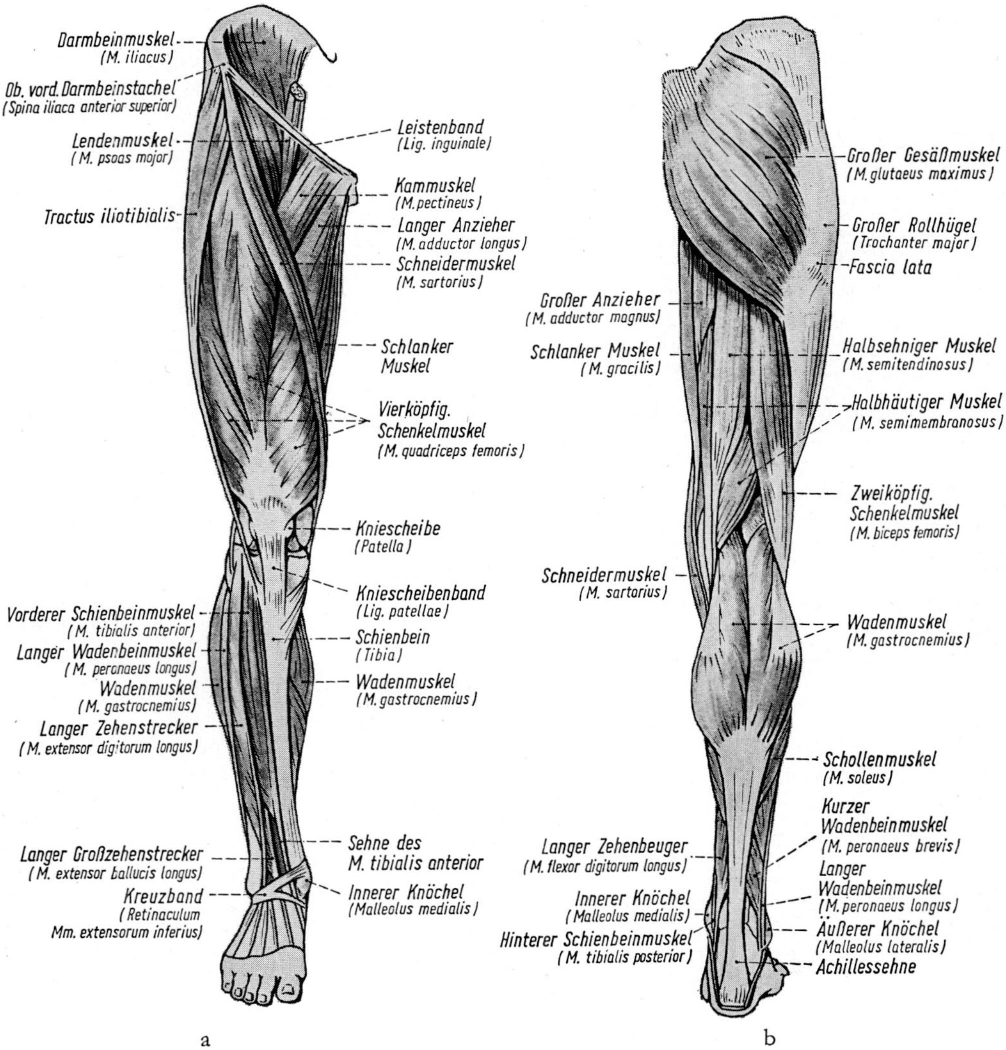

Abb. 48. Hüft- und Beinmuskulatur des rechten Beines a) von vorne, b) von hinten. R.

durch hinten liegende Muskelzüge; 2. *Adduktion* durch medial und *Abduktion* durch außen gelegene Muskeln; 3. *Rotation* oder Kreiselung um die Femurlängsachse nach außen *(Außenrollung)* oder innen *(Innenrollung)*.

Der Hauptbeuger im Hüftgelenk ist der **Lendendarmbeinmuskel** (M. iliopsoas) (Abb. 48a, 50), der von der Lendenwirbelsäule und vom Darmbein, also aus dem Innern des Beckens kommt, unter dem Leistenband durchzieht und seinen Zug auf den kleinen Rollhügel des Schenkelbeins überträgt. Er beugt in der Hüfte und verhindert das Hintenüberkippen des Rumpfes im Hüftgelenk. Sein wichtigster hinten gelegener Antagonist als Hüftgelenksstrecker ist der **große Gesäßmuskel** (M. glutaeus maximus) (Abb. 48b), er ist zugleich der mächtigste Muskel des Körpers. Er hat neben der Streckung des gebeugten Hüftgelenks dauernd dafür zu sorgen, daß wir trotz des relativ vorne gelegenen Schwerpunktes des Rumpfes nicht nach vorne herüberkippen. Er kommt hinten vom Kreuzbein, überzieht mit kräftiger Muskelplatte den Drehpunkt des Hüftgelenkes und überträgt seine Kräfte auf den Femur, und zwar auf eine rauhe Fläche unterhalb des großen Rollhügels und auf die große Schenkelbinde (Fascia lata, Abb. 48b).

Die Abduktionsbewegung erfolgt in erster Linie durch den **kleinen** und den **mittleren Gesäßmuskel.** Beide ziehen von der seitlichen Darmbeinaußenfläche zum großen Rollhügel. Der mittlere Gesäßmuskel wirkt ferner, da er fächerförmig (Abb. 38f) über den Drehpunkt des Hüftgelenkes herüberzieht, beim Zug der vorderen Partie einwärtsrollend, beim Zug der hinteren Partie auswärtsrollend. Diese Außenrollung ist außerdem die Sache der kleinen Muskeln, die unter den großen Gesäßmuskeln liegend von der Beckenhinterseite zum großen Rollhügel ziehen. Dazu rechnen u. a. der birnenförmige Muskel, die Hüftlochmuskeln und die Zwillingsmuskeln.

Die Adduktion der abduzierten Beine (z. B. Schenkeldruck, Sprung aus der Grätsche in die Schlußstellung) erfolgt durch eine ganze Anzahl von Muskeln, die wir als **Adduktorengruppe** (Abb. 48a, 51) zusammenfassen wollen. Sie liegen in dem Raum zwischen dem vorderen Beckenrand und der Innenseite des Oberschenkels. Sie entspringen vom Schambeinrand bis zum Sitzbeinhöcker und setzen an der Schenkelleiste (Linea aspera) des Femur (Abb. 30b) an. Nur der **schlanke Muskel** (M. gracilis) erreicht die obere innere Schienbeinkante (Abb. 48b).

Die Muskeln zur Bewegung des Kniegelenks: Die Scharnierbewegung im Kniegelenk erfolgt durch die auf der Vorderseite des Oberschenkels gelegenen Strecker (Extensoren) und die hinten gelegenen Beuger (Flexoren). Sie setzen alle am Unterschenkel an. Einige kommen mit kurzen Köpfen vom Oberschenkelknochen, andere auch vom Becken und überziehen dabei zwei Gelenke. Sie können dann auch in beiden Gelenken Bewegungen hervorrufen. Dabei sind die hinteren zweigelenkigen Muskeln Kniebeuger oder bei festgestelltem Kniegelenk Hüftgelenkstrecker. Die vorderen sind Kniegelenkstrecker und bei festgestelltem Kniegelenk Hüftgelenkbeuger.

Zu den vorne gelegenen Streckern gehört vor allem der **vierköpfige Schenkelmuskel** (M. quadriceps femoris) (Abb. 48a, 50), der die Hauptmasse der vorderen Oberschenkelmuskulatur ausmacht. Er wird beim Fußballspieler (Stoßen des Balles) besonders stark ausgebildet. Jedes Aufrichten aus der Kniebeuge benötigt ihn. Die hinten gelegenen Beuger gliedern sich in eine laterale Gruppe mit dem **zweiköpfigen Schenkelmuskel** (M. biceps femoris) (Ansatz außen am Wadenbeinköpfchen, Abb. 49) und eine mediale Gruppe mit dem **halbsehnigen** (= M. semitendinosus) (Abb. 48b) und dem **halbhäutigen Muskel** (= M. semimembranosus) (Abb. 48b) mit dem Ansatz auf der Innenseite unterhalb des Kniegelenkes. Beide Gruppen kommen vom Sitzbein. Das Kniegelenk wird also vornehmlich von den Oberschenkelmuskeln beherrscht. Als Kreiselungsmuskeln wirken die Beuger auf der Rückseite. Der lateral ansetzende zweiköpfige Muskel macht die Auswärtsrollung, und die medial ansetzenden halbsehnigen und halbhäutigen Muskeln machen die Innenrollung. Sowohl Hüft- als auch Oberschenkelmuskeln sind wichtig für die Körperhaltung im Stehen, besonders aber für die Balance des Beckens um eine frontale

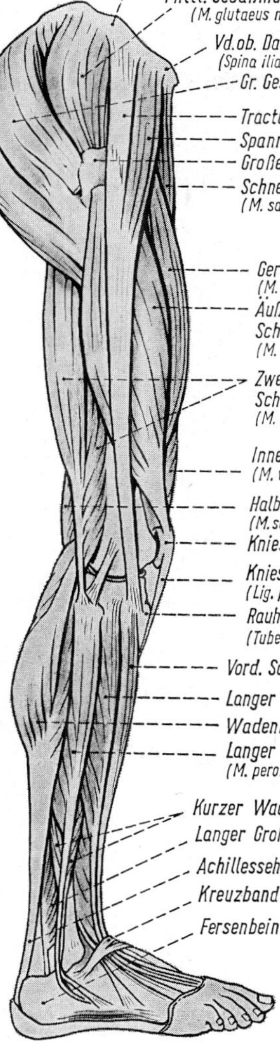

Abb. 49. Hüft- und Beinmuskulatur des rechten Beines von der Seite. R.

Achse, die man sich durch beide Hüftgelenksköpfe als Drehpunkte gelegt denken kann. Die vorne verlaufenden Muskeln stellen die Beckeneingangsebene steiler, die hinteren flacher.

Die Muskeln für die Gelenke des Fußes: Ähnlich wie am Unterarm liegen auch am Unterschenkel die Muskelbäuche für Fuß- und Zehenbewegung großenteils entfernt von ihren Ansatzpunkten. Ihre Kraft wird durch Sehnen übertragen, deren ursprüngliche Zugrichtung dabei vielfach durch Bänder (z. B. Kreuzband) oder Schlaufen abgelenkt wird. Die Muskeln des Unterschenkels gliedert man in die **vordere Streckergruppe** (Extensoren), die **hintere Beugergruppe** (Flexoren) und die **laterale oder Peronaeusgruppe.** Heben des Fußrückens im oberen Sprunggelenk heißt Dorsalextension (mitunter auch als Dorsalflexion bezeichnet), Senken heißt Plantarflexion.

Die Beugergruppe: Die Plantarflexion, z. B. beim Zehenstand, erfolgt durch die mächtigen **Wadenmuskeln** (M. gastrocnemius u. a. m.), deren Zug sich über eine gemeinsame Endsehne, die Achillessehne, auf das Fersenbein überträgt (Abb. 48b, 49). In einer tieferen

Schicht liegen hinten noch der **hintere Schienbeinmuskel** (M. tibialis posterior), der **lange Großzehenbeuger** und der **lange Zehenbeuger** (Abb. 48a, 50, 52). Sie alle ziehen mit ihren Sehnen um den inneren Knöchel herum zur Fußsohle. Der Schienbeinmuskel inseriert auf der Fußsohlenseite am Kahnbein und am ersten Keilbein. Er ist der schwächste Plantarflexor, aber der stärkste Heber des medialen Fußrandes, also ein Supinator (s. S. 42). Der Großzehenbeuger und der lange Zehenbeuger gelangen zu den Endgliedern der Zehen.

Die **Streckergruppe** auf der Unterschenkelvorderseite liegt lateral von der scharfen Tibiakante und besteht aus den drei Gegenstücken zu hinten: aus dem vorderen Schienbeinmuskel, dem langen Großzehenstrecker und dem langen Zehenstrecker. Sie ziehen mit ihren langen Sehnen unter dem Kreuzband (Ligamentum cruciatum) durch. Der **vordere Schienbeinmuskel** (M. tibialis anterior) (Abb. 48a, 49) erreicht am Fußinnenrand von oben her das 1. Keilbein und den 1. Mittelfußknochen. Der **lange Großzehenstrecker** und der **lange Zehenstrecker** (Abb. 48a) ziehen zum Rücken der Zehenendglieder. Die laterale oder Fibularisgruppe bedeckt das Wadenbein. Ihre Sehnen ziehen um den äußeren Knöchel herum, gelangen zur Fußsohle und besonders zum lateralen Fußrand. Dadurch werden sie zu Flexoren und zu Pronatoren. Der **lange Wadenbeinmuskel** (M. peronaeus longus) (Abb. 49) untergurtet dabei die Fußsohle und zieht zum inneren Fußrand. Er setzt an am 1. Keilbein und 1. Mittelfußknochen, an die zugleich von oben der vordere Schienbeinmuskel zieht. So entsteht eine Art Muskelschlinge für den Mittelfuß. Der **kurze Wadenbeinmuskel** entspringt tiefer und zieht zum 5. Mittelfußknochen am äußeren Fußrand. Er hebt ihn und proniert, senkt also zugleich den medialen Fußrand.

Die langen Muskeln des Unterschenkels für die Fußbewegung werden durch sogenannte **kurze Fußmuskeln** ergänzt, ganz ähnlich wie an der Hand. Wiederum liegt ihre Masse im wesentlichen auf der Fußsohle. Sie haben vor allem eine Spannfunktion für das Längsgewölbe des Fußes; dabei unterstützt sie eine derbe sehnige Haut, die Plantaraponeurose, die die Fußsohle vom Fersenbein bis zu den Zehen bedeckt. Die Fußsohlenmuskulatur läßt ähnlich wie an der Hand eine Vielzahl kleiner Muskelindividuen erkennen, wovon ein Teil als Abzieher, Beuger und Anzieher der Großzehe, ein anderer Teil als Abzieher und kleiner Beuger der Kleinzehe wirkt. Ein kleiner Zehenstrecker, Zwischenzehenmuskeln usw. treten hinzu. Auf dem Fußrücken gibt es noch den kurzen Großzehenstrecker und den kurzen Zehenstrecker.

Die einzelnen Muskeln der Beckenregion und des Beines

Hüftmuskeln. Der **Lendendarmbeinmuskel** (M. iliopsoas) (Abb. 48a, 50) entspringt mit 2 Anteilen vom Darmbein und 12. Brust- bis 4. Lendenwirbel und zieht zum Trochanter minor. Funktion: Beugung im Hüftgelenk. Der **viereckige Lendenmuskel** (M. quadratus lumborum) verspannt Beckenkamm und 12. Rippe, er vervollständigt die muskuläre Bauchwand hinten in der Lendenregion. Der **große Gesäßmuskel** (M. glutaeus maximus) (Abb. 48b, 50) entspringt vom Os sacrum, Lig. sacrotuberale und der Fascia thoracolumbalis und setzt an der Tuberositas glutaea des Femur sowie an der Schenkelfaszie an. Er streckt im Hüftgelenk und beteiligt sich an der Außenrotation. Der **mittlere Gesäßmuskel** (M. glutaeus medius) (Abb. 49) kommt von der Außenfläche des Os ilium und zieht fächerartig zum Trochanter major. Er ist der wichtigste Abduktor und Einwärtsroller. Der **M. tensor fasciae latae** zieht von der Spina iliaca anterior superior zur Fascia lata, einer bindegewebigen Hülle für den ganzen Oberschenkel, die seitlich besonders stark entwickelt ist (Tractus iliotibialis). Die kleinen inneren Beckenmuskeln, durchweg Außenrotatoren, bedürfen hier keiner näheren Darstellung.

Oberschenkelmuskeln. Zur **Adduktorengruppe** (Abb. 51) gehören mindestens 5 Muskeln. Von oben beginnend, zugleich an Länge zunehmend, folgen sie als M. pectineus, M. adductor brevis, M. adductor longus, M. adductor magnus und M. gracilis. Sie entspringen in einem Halbkreis vom horizontalen und absteigenden Schambeinast bis zum Tuber ischiadicum und ziehen zur Linea aspera bzw. zum Pes anserinus (M. gracilis).

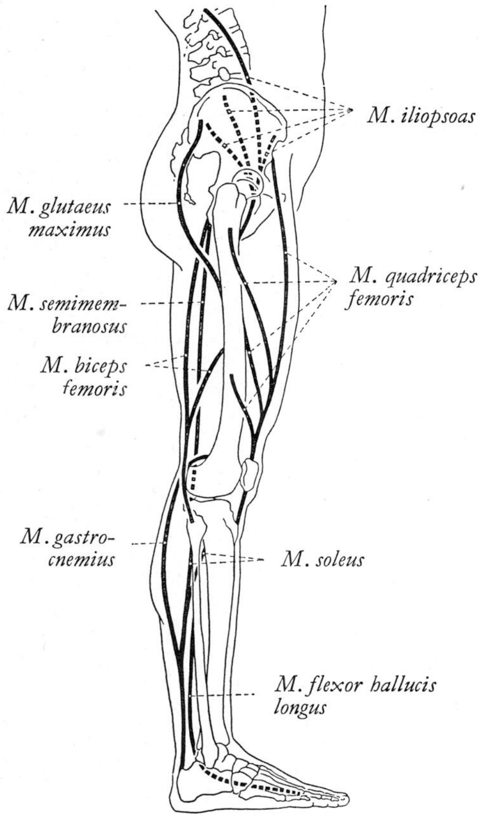

Abb. 50. Einige wichtige Muskelgruppen der Hüftregion und des Beines nach den Zugrichtungen dargestellt. R.

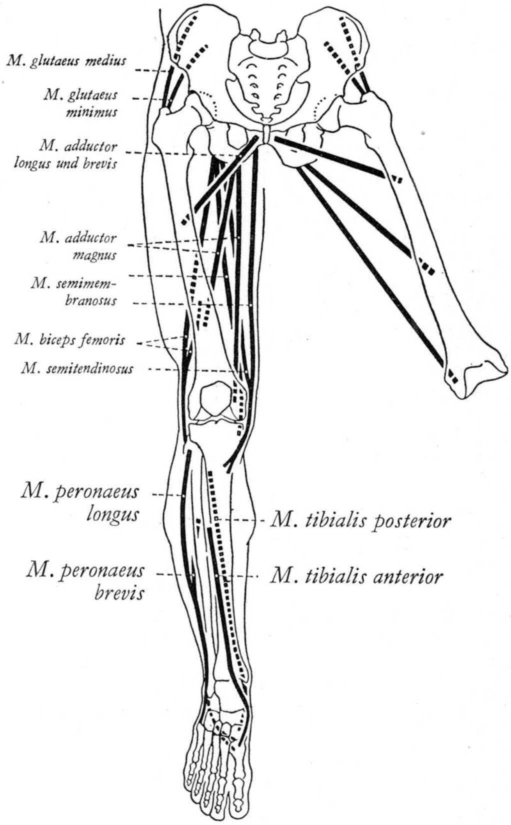

Abb. 51. Einige wichtige Muskelgruppen des Oberschenkels und des Unterschenkels nach ihren Zugrichtungen dargestellt. R.

Die mächtige **Quadricepsgruppe** (Abb. 48a, 49, 50) gliedert sich in einen langen Kopf (M. rectus femoris), der oberhalb des Hüftgelenks von der Spina iliaca anterior inferior entspringt, und in die kurzen Köpfe des M. vastus medialis, M. vastus lateralis und M. vastus intermedius. Alle zusammen entwickeln die gemeinsame Sehne, die die Patella einschließt und dann an der Tuberositas tibiae ansetzt. Funktion: Streckung im Kniegelenk; nur der Rectus vermag auch im Hüftgelenk zu beugen. Der **Schneidermuskel** (M. sartorius) (Abb. 48a) verläuft von der Spina iliaca anterior superior schräg über den ganzen Oberschenkel zur medialen Tibiakante (Pes anserinus) und beugt sowohl im Hüft- wie im Kniegelenk (Schneidersitz). Von den zweigelenkigen Flexoren auf der Hinterseite ziehen der **halbsehnige Muskel** (M. semitendinosus) (Abb. 48b, 51) und der **halbhäutige Muskel** (M. semimembranosus) (Abb. 48b, 50) vom Tuber ischiadicum zur medialen Tibiafläche unterhalb des Kniegelenks. Sie beugen im Kniegelenk und strecken das Hüftgelenk. Der ebenfalls hinten gelegene **zweiköpfige Oberschenkelmuskel** (M. biceps femoris) (Abb. 49) hat neben dem langen Kopf noch einen kurzen, der von der mittleren Partie der Linea aspera entspringt. Er zieht schräg herüber zur Außenseite des Kniegelenks und setzt am Caput fibulae an. Die auseinanderweichenden Muskelmassen der Kniegelenkbeuger bilden zwischen sich die Kniekehle, welche durch die bei der Beugung im Kniegelenk deutlich heraustretenden Sehnen vertieft wird.

Die Muskeln des Unterschenkels und Fußes. Die Muskeln des Unterschenkels gliedern sich in die **vordere Extensorengruppe**, die hintere Flexorengruppe und die seitliche Peronaeusgruppe. Zur Extensorengruppe gehören der **vordere Schienbeinmuskel** (Abb. 48a, 51) (M. tibialis anterior), der

lange Zehenstrecker (M. extensor digitorum longus) und der **lange Großzehenstrecker** (M. extensor hallucis longus). Ihre Ursprungsfläche ist neben dem medialen Tibiafeld die Membrana interossea. Ihre Ansätze wurden oben benannt. Sie nehmen alle an der Dorsalflexion des Fußes teil. Hebt man den Fußrücken, so springt auf der Vorderseite in der Fußgelenkskrümmung die dicke Sehne des M. tibialis anterior deutlich vor, seitlich folgen die Sehnen des M. extensor hallucis longus und des M. extensor digitorum longus. Die hintere **Flexorengruppe** (M. triceps surae) besteht zunächst aus dem zweiköpfigen Wadenmuskel (M. gastrocnemius) (Abb. 48b), der oberhalb des Kniegelenks von den Femurkondylen entspringt und die Kontur der Wade bestimmt. Beim Radfahren während des Herabdrückens der Pedale wird er deutlich sichtbar. Unter ihm liegt als breite Platte der **Schollenmuskel** (M. soleus) (Abb. 48b), welcher oben vom Schienbein und Wadenbein bogig entspringt (M. triceps surae). Die mächtige gemeinsame Endsehne, die Achillessehne, setzt am Calcaneus an und ist in ihrem Verlauf gut zu tasten. Die Wadenmuskeln sind nötig zum Erheben auf die Zehen, auch zum Abhebeln des Fußes beim Gehen, Laufen, Springen. Die genannten Extensoren und Flexoren wirken vorwiegend auf das obere Sprunggelenk, doch wirkt der M. triceps surae auch als Supinator.

Die **tiefe rückseitige** Unterschenkelmuskulatur mit dem **Kniekehlenmuskel** (M. popliteus), dem **langen Großzehenbeuger** (M. flexor hallucis longus), dem langen Zehenbeuger (M. flexor digitorum longus) und dem **hinteren Schienbeinmuskel** (M. tibialis posterior) (Abb. 52) unterstützt die Wadenmuskeln in der Sprungbewegung, auch verstärkt der M. tibialis posterior die Supination.

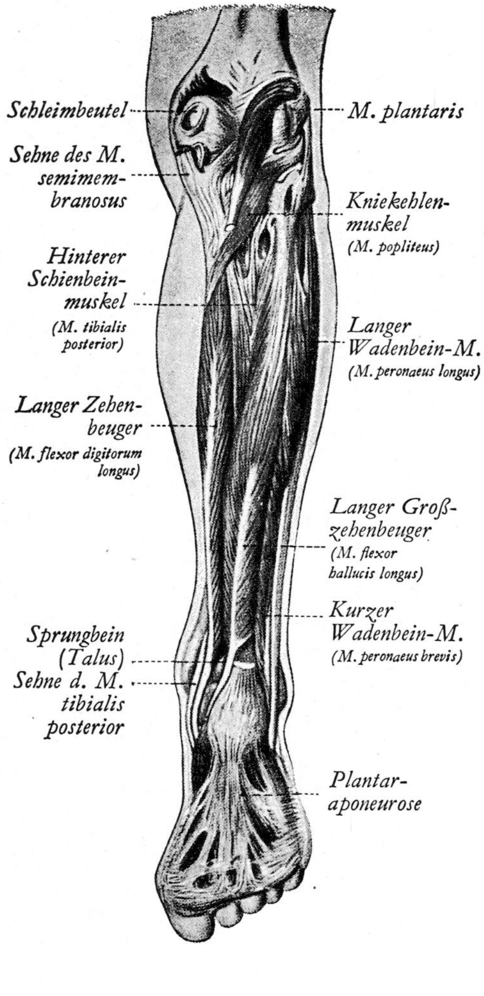

Abb. 52. Unterschenkelmuskulatur von hinten. Tiefe Schicht (aus *Benninghoff*).

Er entspringt von der Rückseite der Tibia und Fibula, zieht um den medialen Malleolus herum zum Os naviculare und zieht es seitlich aufwärts. Der M. flexor hallucis longus (Abb. 52) ist sehr kräftig und wichtig für die Abwicklung des Fußes vom Boden beim Gehen. Zur **seitlichen** Peronaeusgruppe gehört der **lange Wadenbeinmuskel** (M. peronaeus longus) (Abb. 48, 51), der vom Caput fibulae entspringt und seine Zugrichtung einmal am Malleolus lateralis und ein zweites Mal beim Untergurten der Fußsohle ändert. Er ist ein starker Pronator und sichert das Quergewölbe des Fußes. Der **kurze Wadenbeinmuskel** (M. peronaeus brevis) (Abb. 48, 51, 52) entspringt hinten lateral am Fibulaschaft und ist durch seinen Ansatz am Metatarsale V ebenfalls zum Heben des seitlichen Fußrandes (Pronation) geeignet. Die kurzen Fußmuskeln seien hier nicht noch einmal im einzelnen benannt.

Einige wichtige Gelenkbewegungen an der unteren Extremität und die dabei besonders betätigten Muskeln:

Hüftgelenk:

Bein Vorwärtsheben:	M. iliopsoas, M. rectus femoris, M. sartorius.
Bein Rückwärtsheben:	M. glutaeus maximus
seitl. Abduktion des Beines:	M. glutaeus medius, M. glutaeus minimus
Adduktion des Beines:	M. adductor longus, brevis und magnus, M. gracilis.
Innenrotation des Beines:	M. glutaeus medius und minimus
Außenrotation des Beines:	M. adductor longus und brevis, M. glutaeus maximus, medius und minimus, M. obturatorius

Kniegelenk:

Beugung:	M. biceps femoris, M. semitendinosus, M. semimembranosus, M. sartorius.
Streckung:	M. quadriceps femoris
Innenrotation:	M. semitendinosus u. semimembranosus, M. sartorius, M. gracilis.
Außenrotation:	M. biceps femoris

Sprunggelenke:

Dorsalextension:	M. tibialis anterior, M. extensor digitorum longus, M. extensor hallucis longus.
Plantarflexion:	M. gastrocnemius, M. soleus, M. flexor digitorum longus, M. flexor hallucis longus.
Pronation:	M. peronaeus longus und brevis.
Supination:	M. tibialis posterior, M. flexor hallucis longus.
Pronation:	M. peronaeus longus und brevis

Die Muskeln des Gesichtes (Abb. 53)

Die Muskulatur der Gesichtsregion dient mehreren Aufgaben, erstens der **Mimik,** d. h. der Kundgabe und Darstellung der Stimmung und Affektlage gegenüber der Umwelt durch eine bestimmte und charakteristische Spannungsverteilung in den Muskeln des Gesichtes. Zweitens dient sie dem Kauvorgang, also der Öffnung und Schließung des Mundes und der Entwicklung des Kaudrucks. Schließlich sorgt sie für die Sicherung, Schließung und Öffnung der dem Gesicht angehörigen Körperöffnungen, Mund, Auge, Ohr und wirkt mit beim Sprechen.

Rings um den Mund herum zieht der **Ringmuskel des Mundes** (M. orbicularis oris). Leichte Spannungsänderungen des Muskels bedingen die Mundhaltungen, z. B. die zusammengepreßten Lippen oder den leichtgeöffneten Mund. Ziehen sich nur die äußeren Randpartien zusammen, so wird der Mund gespitzt. Das Heben der seitlichen Mundränder und damit einen fröhlichen Ausdruck bedingt vorwiegend der **Jochbeinmuskel** (M. zygomaticus), unterstützt vom **Lachmuskel** (M. risorius), der quer an die Mundwinkel heranzieht und den Mund breitzieht. Der **Dreieckmuskel** (M. depressor anguli oris) zieht beiderseits seitlich vom Unterkiefer zu den Mundwinkeln. Er zieht diese herab und bedingt einen verdrießlichen und traurigen Mund, unterstützt durch gleichzeitige Wirkung der beiden Viereckmuskeln der Unterlippe und derjenigen der Oberlippe. Der **Kinnmuskel** (M. mentalis) schiebt die Unterlippe vor („Flunsch" der Kinder). Der **Nasenheber** (M. corrugator supercilii) erzeugt die senkrechte Hautfalten zwischen Nasenwurzel und Augenbrauen.

Den Verschluß des Auges bedingt der **Ringmuskel des Auges** (M. orbicularis oculi), der die Lider und die Ränder der Augenhöhle bedeckt und am mittleren Augenwinkel befestigt ist. Der **Stirnmuskel** (Venter frontalis des M. occipito-frontalis) erzeugt die queren (Sorgen-)Falten der Stirne. Um das Ohr herum gruppieren sich einige stark zurückgebildete Bewegungsmuskeln für die Ohrmuschel. Beim Tier bewirken sie die Einstellung der Ohren auf die Schallquelle.

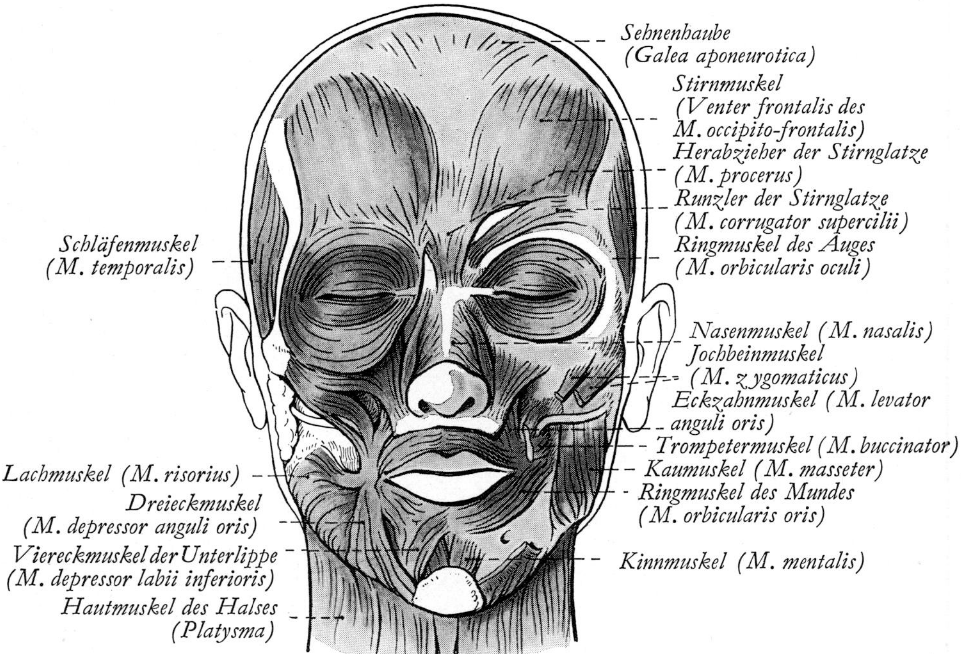

Abb. 53. Die Muskeln des Gesichtes. R.

Die mimische Bewegungsmuskulatur ist nicht an starre Führungsglieder gebunden, es fehlen die Gelenke. Ursprung und Ansatz liegen vielfach innerhalb der Haut. Obgleich es sich um quergestreifte Muskeln handelt, die willkürlich innerviert werden können, dient die Mimik in der Regel den unwillkürlichen Ausdrucksgebärden, deren Ausführung und Verstehen angeboren sind.

Durch langdauernde Affektlagen kommt es zu bleibenden Spuren, vor allem in der Haut. So entsteht aus der Mimik die Physiognomie.

Die **Kaumuskulatur** (Abb. 53) bewegt den Unterkiefer gegen das Widerlager der Oberkiefer-Gelenkpfanne (Abb. 24). Der **Schläfenmuskel** (M. temporalis) kommt vom Schläfenbein und setzt am Muskelfortsatz des Unterkiefers an. Der Kaumuskel (M. masseter) entspringt unten am Jochbein und zieht zum Kieferwinkel und zum aufsteigenden Unterkieferast. Er ist als viereckiger Wulst beim Menschen oft deutlich sichtbar. Die Muskeln des Mundbodens und die bewegenden Kräfte für das Zungenbein bleiben hier unerörtert.

Blut, Herz und Gefäßsystem

Funktionelle Gliederung: Der Einzeller, der im Süß- oder Salzwasser lebt, schwimmt gleichzeitig in einem Nährmilieu (Abb. 54), das ihm Wasser, Salze, Sauerstoff (O_2) und Nahrung durch die äußere Zellwand unmittelbar aufzunehmen erlaubt. Je mehr Zellen der Tierleib umfaßt, desto mehr wird es nötig, ein Saftlücken- oder Gefäßsystem auszubilden, durch das die benötigten Materialien von außen her an jede verbrauchende Zelle herankommen können. Bei den höheren Tieren und beim Menschen mit seinen Billionen Zellen und mit seinem Leben im Luftmilieu ist ein besonderes Gefäßsystem ausgebildet, über welches das Blut, ein nährstoff- und sauerstoffreiches wäßriges Medium, überall an die Zellen herangeführt werden kann. Das Blut muß natürlich in Bewegung und Umlauf gebracht werden, denn nur „frisches“ Blut eignet sich zur Versorgung der Gewebe, aus

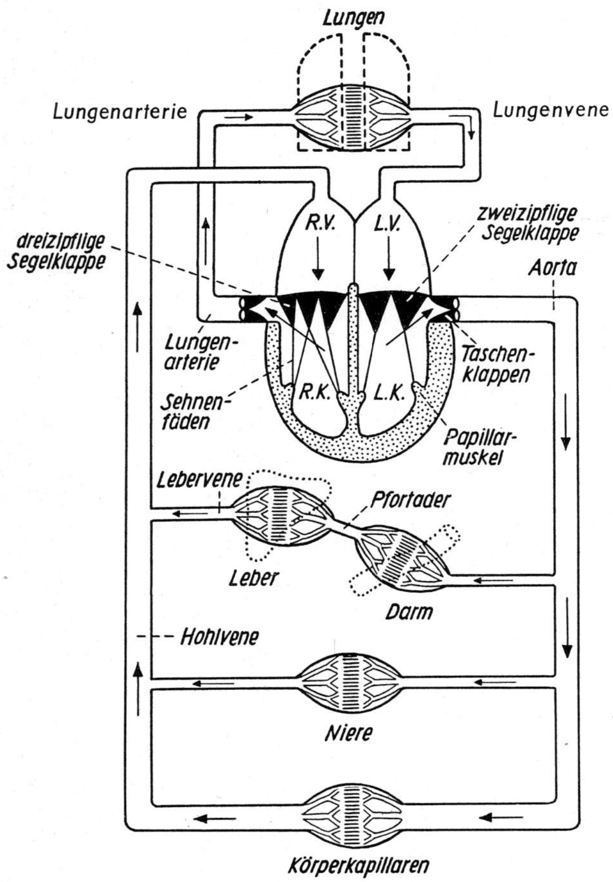

Abb. 55. Herz und Kreislauf (Schema). R.

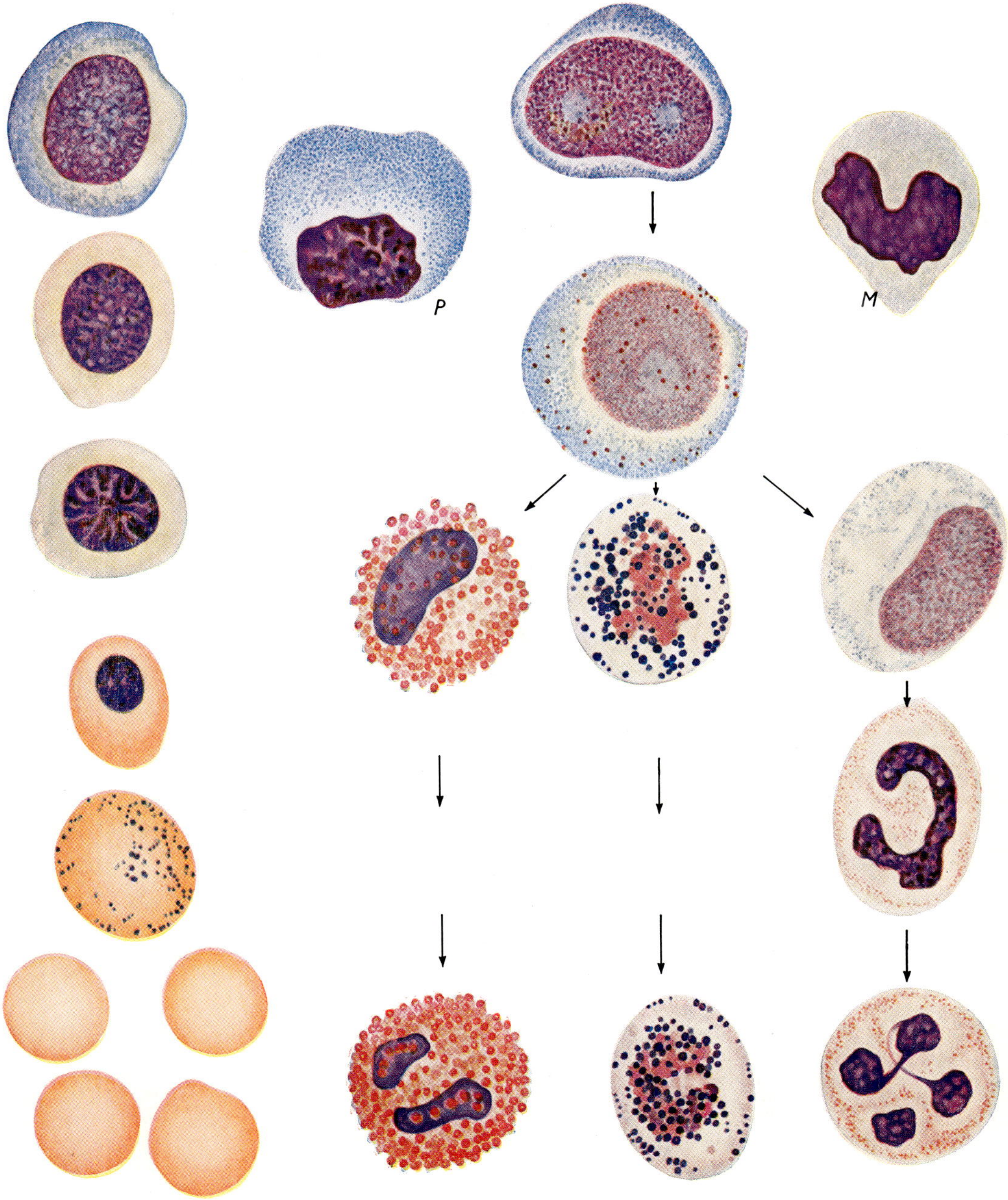

Abb. 54. Die Entwicklung der Blutzellen im Knochenmark.
Linke Reihe: Erythrozytenreihe. Von oben nach unten: Proerythroblast, Makroblast, Normoblast, Normozyt, Reticulozyt, Erythrozyten. Im Bilde rechts durch Pfeile bezeichnet die Granulozytenreihe. Von oben nach unten: Myeloblast, Promyelozyt und dann in drei verschiedenen Formenreihen (acidophil, basophil, neutrophil) weitergeführt die Myleozyten bis zu den Granulozyten des strömenden Blutes in der untersten Reihe. Bei den neutrophilen ist rechts eine Zwischenstufe der Entwicklung als „Jugendform" der segmentkernige Granulozyten dargestellt.
P = Plasmazelle. M = Monozyt (nach BENNINGHOFF).

denen es dann „verbraucht“ abfließt. „Frisches“ Blut ist Blut, welches in der Lunge mit O_2 beladen und über Verdauungsapparat und Leber mit Nährstoffen angereichert wurde. „Verbrauchtes Blut“ ist verarmt an O_2 und Nährstoffen sowie angereichert mit Kohlensäure (CO_2) und anderen Stoffwechselschlacken. Die Herzpumpe (Abb. 55, 56) setzt nun diesen ganzen Blutumlauf in Gang. Sie erzeugt die treibende Kraft für die Strömung des Blutes. Aber der Bau des Gefäßsystems bestimmt den Weg, den das Blut nehmen muß. Es fließt vom Herzen fort in die Arterien, die sich wie ein Baum fortgesetzt weiter aufzweigen. So gelangt das Blut in die Gewebe und umspült schließlich jede Zelle. Hier gibt das Blut O_2 und Nährstoffe ab, nimmt Kohlensäure und sonstige Schlackenstoffe auf und kehrt in den Venen, die sich wie die Wurzeln zum Stamm vereinigen, wieder zum Herzen zurück. Die Bezeichnung „Arterie“ und „Vene“ wird also einem Gefäß auf Grund der Richtung des in ihm strömenden Blutes zuerteilt. Die Beladung des Blutes mit O_2 erfolgt in den Lungen. So wäre der Transportweg des Blutes folgender: Das Blut wird von der linken Herzkammer in Bewegung gesetzt, durchfließt über Arterien, Kapillaren und Venen den Weg des großen Körperkreislaufs und gelangt zum rechten Vorhof. Von dort strömt es in die rechte Kammer, welche das Blut durch die Lungen und wieder zurück zum linken Vorhof treibt. Die Abb. 55 möge diesen Verlauf schematisch darstellen. Der Bau des Herzens und der Gefäßbahnen schreibt also dem Blut einen kreisförmigen Umlauf vor.

Zu den anatomischen Organen des Kreislaufs gehören demnach: 1. das „flüssige Organ“ Blut als Transportgegenstand und Transportmittel, 2. das Herz als die den Umlauf bewirkende Pumpe, 3. die Blutgefäße als vorgebildete Kanäle und Transportwege für Hin- und Rücklauf und 4. schließlich das Lymphgefäßsystem, von dem erst unten (s. S. 85) näher die Rede sein soll.

Die Lehre vom Blut heißt *Hämatologie,* die Lehre vom Herzen *Kardiologie.*

Blut und Blutbildung

In einem ununterbrochenen Strome fließt das Blut durch Herz und Gefäße. Es beschreibt dabei einen Kreisweg, denn es ist ein und dasselbe Blut (etwa 4–5 l; ca. $^1/_{13}$ des Körpergewichts), das fortgesetzt umläuft und immer wieder zum Ausgangspunkt zurückkehrt, es füllt zugleich den Innenraum des Herzens und der blutführenden Gefäße. Das Blut hat bekanntlich eine rote Farbe, die nicht seiner Flüssigkeit, sondern den in der Blutflüssigkeit treibenden roten Blutkörperchen zukommt. Das Blut ist überhaupt weit mehr eine Zellaufschwemmung oder ein in einzelne Zellen aufgelöstes Gewebe als eine Spülflüssigkeit. Denn etwa 40 Volumenprozente des Blutes bestehen aus Zellen.

Die Zellen des Blutes

In der eiweißhaltigen Blutflüssigkeit (Plasma) treiben mehrere Arten von Blutzellen (s. Tafel Abb. 54):
a) die **roten Blutkörperchen** oder **Erythrozyten,** ca. 5 Millionen pro mm^3
b) die **weißen Blutkörperchen** oder **Leukozyten,** ca. 4000–10 000 pro mm^3
c) die **Blutplättchen** oder **Thrombozyten.**

Die **roten Blutkörperchen** sind winzige, linsenförmig abgeflachte Scheibchen von ca. 7,5 μ größter Breite und ca. 2 μ Dicke ($1\ \mu = {}^1/_{1000}$ mm). Die ausgereiften Erythrozyten besitzen beim Menschen und allen Säugetieren keinen Kern. Man kann sie als kleinste Säckchen auffassen, die den *roten Blutfarbstoff* in gelöster Form enthalten. Der rote Blutfarbstoff *(Hämoglobin)* verleiht den einzelnen Erythrozyten und damit der Gesamtheit des Blutes die rote Farbe. Da ihre Zahl in mm³ bei der Frau 4,5, beim Manne etwa 5 Millionen beträgt, besitzt der Mensch demnach in 5 l Blut etwa 25 Billionen Erythrozyten. Diese sind dank ihrer Kleinheit, Elastizität und Biegsamkeit geeignet, die feinsten Haargefäße des Blutkreislaufs zu passieren. Sie sind die wichtigsten Glieder im Sauerstofftransport, ja gewissermaßen O_2-Transportschiffchen; dank ihres Hämoglobingehaltes (ca. 34%) sind sie befähigt, Sauerstoff in der Lunge zu binden, ihn mit dem Blutstrom in die Gewebe zu transportieren und dort wieder abzuladen.

Die **Bildungsstätten** der Erythrozyten sind beim jungen Embryo Leber und Milz, beim Kinde und auch beim Erwachsenen das rote Knochenmark. Die reifen Erythrozyten gehen aus kernhaltigen Vorstufen des Knochenmarks hervor. In den langen Röhrenknochen des älteren Kindes und des Erwachsenen ist das rote blutbildende Mark durch gelbes Fettmark ersetzt (s. S. 12). Die Blutbildung findet beim Erwachsenen noch vorwiegend in den Spongiosazwischenräumen des Brustbeins und der kleinen Knochen des Rumpfskelets statt. Die Lebensdauer der Erythrozyten beträgt etwa 120 Tage. Sie werden also ununterbrochen gebildet und wieder „aus dem Verkehr gezogen". Letzteres ist eine der Aufgaben, die die Milz vollzieht.

Die **weißen Blutkörperchen** (Abb. 54) oder Leukozyten sind nicht rot, sondern fast ungefärbt, weißlich und etwas größer als die Erythrozyten. Sie enthalten einen Zellkern. Sie stellen im Gegensatz zu den Erythrozyten keine einheitliche Zellart dar, sondern lassen sich, ihrer Bildungsstätte nach, in 2 oder 3 Zellsysteme gliedern:

1. in die myeloischen Leukozyten oder **Granulozyten,** die aus dem Knochenmark stammen,
2. in die **Lymphozyten,** die in den Lymphknoten, den Tonsillen und der Milz gebildet werden,
3. in die **Monozyten** (mononukleäre Leukozyten), die im Knochenmark aus blutbildenden Stammzellen entstehen, aus denen auch die Granulozyten hervorgehen.

Die myeloischen Leukozyten haben als allgemeines Charakteristikum zahlreiche Körnchen bzw. Granula, die in das Plasma eingelagert sind. Man nennt sie daher Granulozyten. Die Granula haben eine unterschiedliche Neigung, saure, neutrale oder alkalische Farbstoffe einzulagern und sich mit Eosin rot, mit neutralen Farbstoffen blaurot und mit basischen Farbstoffen blau anzufärben. Danach unterscheidet man *eosinophile, neutrophile* und *basophile* Granulozyten (Abb. 54) der myeloischen Leukozytenart. Jugendliche Granulozyten haben einen wurstförmig oder stabförmig aussehenden, stark färbbaren Kern und werden als *stabkernige* Leukozyten bezeichnet. Eine relative Vermehrung der stabkernigen Granulozyten im Blutbild mit eventuellem Auftreten von noch früheren Jugendformen bezeichnet man als Linksverschiebung des weißen Blutbildes. Sie findet sich bei Infektionskrankheiten und gewissen Blutkrankheiten. Ältere Granulozyten bekommen einen gelappten, segmentierten Kern und heißen daher *segmentkernige* Leukozyten (⌀ 12–15 µ). Die Lebensdauer dieser weißen Blutzellen beträgt etwa 13 Tage.

Die reifen Lymphozyten (Abb. 54) sind in der Mehrzahl klein, nicht viel größer als Erythrozyten (c. 9–12 µ). Daneben kommen sogenannte große Lymphozyten vor. Bei den kleinen wird der Zelleib fast ganz von dem gut färbbaren Kern eingenommen, bei den großen ist der Plasmasaum breiter. Sie werden im lymphatischen Gewebe gebildet. Die kleinen Lymphozyten haben eine besondere Bedeutung für die Abwehrvorgänge im Organismus (s. S. 75).

Die Monozyten (Abb. 54) sind die größten Leukozyten (12–20 µ Durchmesser), sie haben einen relativ breiten Kern wechselnder Gestalt. Der Plasmasaum ist ausgedehnt. Oft treten im Plasma Vakuolen auf.

Das **normale weiße Blutbild** setzt sich etwa folgendermaßen zusammen:
Neutrophile Granulozyten 50–70%, eosinophile Granulozyten 2–4%,
basophile Granulozyten 0–1%, Lymphozyten 20–40%, Monozyten 2–6%.

Mengenmäßig treten die Leukozyten also gegenüber den Erythrozyten sehr zurück, auf 1000 Erythrozyten entfallen 1–2 Leukozyten!

Die Leukozyten enthalten keinen roten Blutfarbstoff. Sie besitzen aber die besondere *Fähigkeit zur selbständigen Bewegung* nach Art der Amoeben. Sie können ihre Rolle als

Treibgut des Blutes aufgeben und seßhaft werden, Scheinfüßchen ausstrecken und aus dem Gefäßrohr herauswandern (Emigration). Sie wandern an die Stelle der Gewebsschädigung, Infektion und Entzündung und dienen der Trümmerbeseitigung und der Bakterienabwehr. Denn sie haben die Fähigkeit der Phagozytose, d. h. ein Freßvermögen, welches sich in der Aufnahme von Zerfallsprodukten, Fremdkörpern und Bakterien in den Zelleib äußert. Sie heißen daher auch Phagozyten. Eiter ist nichts anderes als eine Anhäufung von Gewebstrümmern und Leukozyten. Bei Infekten wird die Zahl der weißen Blutkörperchen erhöht *(Leukozytose)*, damit steigt die Abwehrfunktion des Körpers.

Überall im Organismus kommen sogenannte *Makrophagen* vor, denen eine besondere Phagozytosefähigkeit zukommt, besonders in der Milz, in den Lymphknoten, in der Thymusdrüse, in der Leber und im Knochenmark. Alle diese phagozytierenden Zelltypen stammen ursprünglich aus einem gemeinsamen Stammzellenspeicher des Knochenmarks. Sie bilden zunächst Monozyten, die dann aus dem Knochenmark ins Blut übergehen und sich schließlich im Gewebe zu den verschiedenen Makrophagentypen differenzieren. Die Produktion der Monozyten bzw. Makrophagen nimmt bei allen Antigen-Antikörperreaktionen zu (vgl. Physiologieteil).

Die **Blutplättchen** oder Thrombozyten sind runde, ovale oder unregelmäßig geformte *Scheibchen* von 2–4 μ Durchmesser mit einem granulierten Zellplasma. Sie stammen wohl von bestimmten Zellformen des Knochenmarks ab, den Riesenzellen (Megakaryozyten). Die *Zahl* der Thrombozyten ist hoch (etwa 200 000 bis 300 000 pro mm^3), aber nicht genau angebbar, weil die Thrombozyten sofort nach Austritt des Blutes oder Entnahme aus der Blutbahn zerfallen. Sie haben eine wesentliche Funktion bei der Blutgerinnung (s. Physiologie). Denn bei ihrem Zerfall wird ein ganzes System in Gang gesetzt, welches Thrombokinasewirkung hat. Sie sind also als *Gerinnungszellen* zu bezeichnen.

Die **Milz** (Lien, Splen) gehört zu den Kreislauforganen. Sie ist erstens ein Organ, welches mit seinen erweiterungsfähigen Spalträumen zur *Speicherung von Blut* dient und dieses Reserveblut bei Bedarf wieder entspeichern kann. Zweitens ist sie Ort der *Erythrozytenzerstörung* im Rahmen der Blutmauserung. Drittens bildet sie u. a. die *Lymphozyten* des Blutes, also eine der oben genannten Arten von Leukozyten.

Anatomisch ist die Milz etwa 12–15 cm lang und 8–10 cm breit, in der *Form* abgeplattet und abgerundet, von weicher Beschaffenheit und von braunroter bis bläulichroter *Farbe*, je nach Blutgehalt. Sie liegt entlang der 10. Rippe unter der linken Zwerchfellkuppel links der Wirbelsäule (Abb. 60). Zur Bauchhöhle zu zeigt sie eine Gefäßeintrittsstelle, die Milzpforte (Hilus lienis). Auf dem Querschnitt sieht man außen die derbe *Milzkapsel* und innen ein *Balkenwerk*, welches in Strängen das Innere durchzieht und kammert. In den Maschen befindet sich retikuläres Bindegewebe und ein ausgedehntes Blutgefäßsystem, welches anstatt der kapillaren Verbindungen offene *Maschenräume* zur *Blutspeicherung* enthält. Die Arterien sind vielfach von *Lymphknoten* (Milzknötchen) umgeben, in denen Lymphozyten gebildet werden. Die Milz ist kein lebenswichtiges Organ.

Das Herz (Cor)

Das Herz wirkt als Pumpe für den Umtrieb des Blutes, aber genau genommen nicht als eine einfache Pumpe, sondern als eine Doppelpumpe. Das bestimmt seinen Bau, insbesondere seine Gliederung in je 2 Vorhöfe und 2 Kammern (Abb. 56).

Lage: Das Herz liegt im Mediastinum, also zwischen den beiden Lungensäcken, und hat etwa die **Größe** der Faust des betreffenden Menschen (Abb. 72). Der **Form** nach ist es einem abgestumpften Kegel vergleichbar, daher unterscheiden wir eine *Herzbasis* und eine *Herzspitze* (Abb. 57). Denken wir uns eine Gerade durch die Basismitte und die

Herzspitze gelegt, so verläuft sie von rechts hinten oben nach links unten vorn. Die Herzspitze liegt also nach links gerichtet und links von der Mittellinie, etwa in der Höhe des fünften Rippenzwischenraumes. Sie erstreckt sich bis zu einer Senkrechten, die wir uns durch die Mitte des Schlüsselbeins gelegt denken können. Dort tasten wir auch den Herzspitzenstoß. Das Herz grenzt seitlich an die Lungen, deren vordere Ränder sich bis auf die Herzvorderfläche vorschieben. Die *Unterseite* des Herzens ruht auf dem sehnigen Teil des Zwerchfells und macht daher beim Ein- und Ausatmen die Lageänderungen des Zwerchfells bis zu einem gewissen Grade mit.

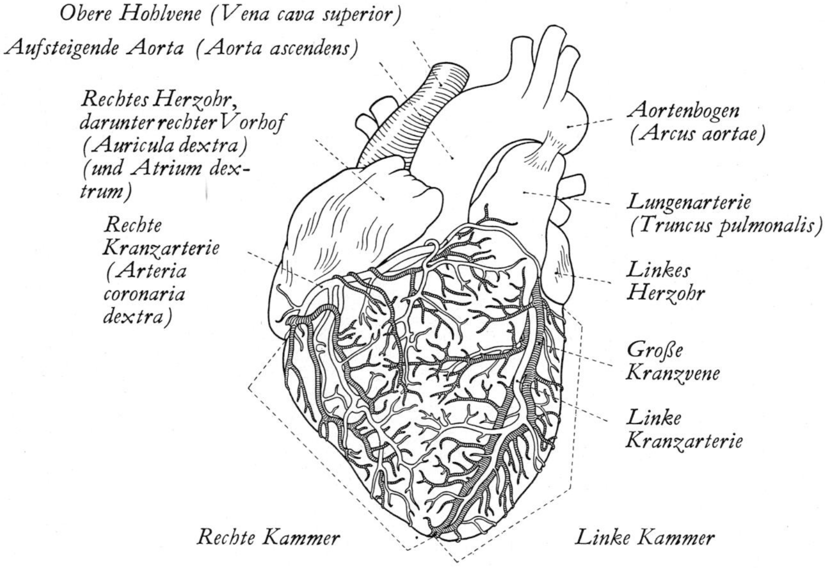

Abb. 56. Vorderansicht des Herzens mit den Kranzgefäßen. R.

Aufbau: Das Herz gliedert sich in 4 Binnenräume (Abb. 56), die von Muskelwandungen umschlossen werden. Die Herzmuskulatur besteht aus einem dichten Geflecht von Muskelfasern, die durch Seitenverbindungen (= Anastomosen) zusammenhängen und in mehreren Schichten zu einer festen Wandung zusammengefügt sind (Abb. 61). Die basiswärts gelegenen Räume, in welche die Hohlvenen bzw. Lungenvenen münden und die als Sammelräume für das zufließende Blut dienen, nennen wir **Vorhöfe** (Atrium). Die beiden spitzenwärts folgenden Räume nennen wir **Kammern** (Ventrikel). Vorhöfe und Kammern sind durch große Öffnungen breit miteinander verbunden, also einerseits rechter Vorhof und rechte Kammer, andererseits linker Vorhof und linke Kammer, so daß dadurch gewisse Einheiten entstehen, die auch als rechtes und linkes Herz bezeichnet werden (Abb. 55 und 56). Zwischen dem rechten und dem linken Herzen liegt die **Herzscheidewand** (Septum). Sie ist zwischen den Kammern kräftig und zwischen den Vorhöfen schwach entwickelt. Überhaupt sind die Wandungen der Vorhöfe als Blutaufnahmeräume relativ dünn. Die Wandungen der Kammer-Druckräume aber sind stark entwikkelt, weil sie die größere Kraft für den Blutauswurf aufzubringen haben. Deshalb ist auch wieder die linke Kammerwand viel dicker als die rechte. In diese Räume treten nun die zu- und abführenden Gefäße ein. Die **Hohlvenen** münden in den rechten Vorhof, der damit das aus dem Körper zurückkommende venöse Blut aufnimmt. Die **Lungenvenen** münden in den linken Vorhof, der aus den Lungen das frisch mit Sauerstoff angereicherte arterielle Blut erhält. Als Pumporgan hat jede Herzabteilung eine Phase der Anfüllung, in der sie leer und weit geöffnet das zulaufende Blut in sich aufnimmt. Diese Phase der Erweiterung und Füllung nennt man *Diastole*. Als zweite Phase folgt die Entleerung, in der sie diesen Blutinhalt durch Zusammenziehung (Kontraktion) wieder herauspumpt. Diese Phase nennt man *Systole*. Systole und Diastole wechseln ununterbrochen ab (s. Physiologie). Die linke Herzkammer pumpt während der Kontraktion bzw. Systole ihr Blut durch die große Körperschlagader oder **Aorta** in den arteriellen Teil des großen Körperkreislaufs, und die rechte Herzkammer pumpt ihr Blut durch die **Lungenarterie** (Truncus pulmonalis) in die Lungen hinein. Das Blut kommt also in Bewegung und wird ausgetrieben durch die Zusammenziehung der Muskelwände des Herzens.

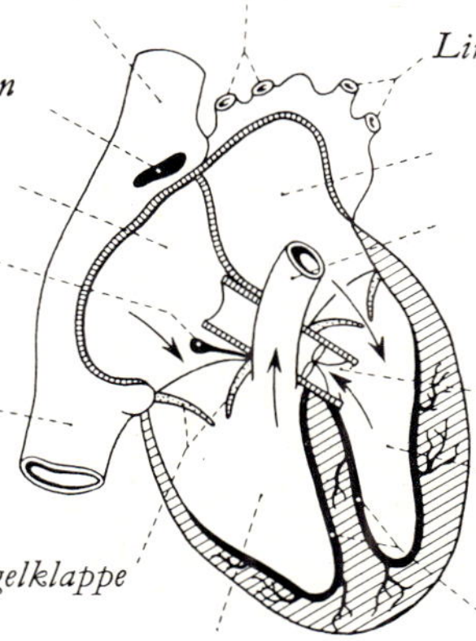

Abb. 57. Die Vorkammern, die Kammern, die großen Gefäße und das spezifische Reizleitungssystem des Herzens (Schema). R.

Das verdrängte und ausgeworfene Blut muß jetzt den richtigen Weg nehmen, es muß richtig geleitet werden. Das geschieht durch zwei Prozeßkomplexe, nämlich erstens den Aktivierungsprozeß (bzw. Erregungsvorgang), zweitens durch den mechanischen Blutauswurfsvorgang, bei dem die beiden Vorhöfe, die beiden Kammern, die Herzklappen und die blutführenden Gefäße richtig zusammenwirken müssen. Der Aktivierungsprozeß sorgt für die regelmäßige automatische Schlagfolge des Herzens. Anlaß ist ein elektrische Reize bildendes Organ an der Einmündungsstelle der großen Venen ins Herz (= Sinus), welches Sinusknoten heißt (Abb. 56).

Von hier aus breitet sich ein elektrischer Vorgang über alle Muskelfasern der Vorhöfe aus und bringt die Vorhofwandungen zur Zusammenziehung. Er erreicht dann ein Faserbündel, welches beginnend mit dem Vorhof-Kammerknoten (= Atrio-Ventrikularknoten) über einen isolierten Faserstrang die Erregungs- und Kontraktionswelle in die Kammern herableitet, und zwar über einen gemeinsamen Teil (His'sches Bündel), der sich dann in die beiden „Schenkel“ für die rechte und linke Kammer aufzweigt. Auf diese Weise werden zeitlich zuerst die Vorhöfe, dann mit kurzer Verzögerung die Kammern zur Kontraktion gebracht. Dadurch wird das Blut aus den einzelnen Herzabteilungen herausgedrückt. Das ist Sache der **Herzklappen** (Abb. 55, 58 und 59). Wir unterscheiden die Vorhof-Kammerklappen oder **Segelklappen** (Atrio-Ventrikularklappen) und die Arterienklappen oder **Taschenklappen** (Semilunarklappen). Die Segelklappen bestehen aus dünnen Lappen, die an der Wandung der Vorhofkammergrenze ringsherum angewachsen sind und mit ihren Zipfeln (rechts drei Zipfel = dreizipfelige Segelklappe = Valva tricuspidalis, links zwei Zipfel = zweizipfelige Segelklappe = Valva mitralis) in den Kammerraum hinunterhängen. Zwischen diesen Zipfeln und der Innenwand der Kammern verlaufen dünne **Sehnenfäden,** welche das Zurückschlagen der Segelklappen in den Vorhof bei der Systole verhindern. Denn diese Segelklappen werden immer dann, wenn die Zusammenziehung der Ventrikelwände beginnt, durch das in den Vorhof zurückdrängende Blut so hochgehoben und dabei aneinandergelegt, daß dieser Weg verschlossen wird (Abb. 58). Der umgekehrte Weg von den Vorhöfen in die leeren Kammern ist aber frei und durch

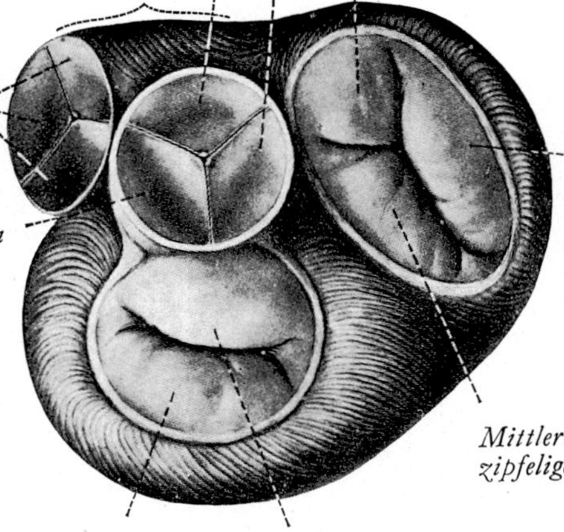

Abb. 58. Herzklappen (von oben gesehen) im geschlossenen Zustand (nach *Sobotta*).

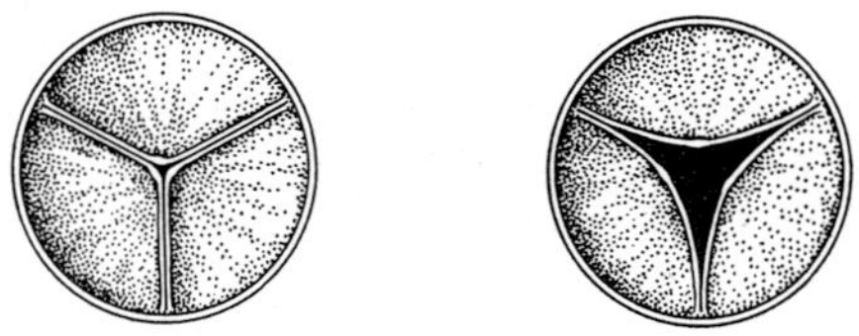

Abb. 59. Taschenklappen, geschlossen (links) und geöffnet (rechts). R.

die Segelklappen nicht behindert. Das Blut, dem der Rückweg versperrt ist, strömt bei der Zusammenziehung der Kammern aus den Öffnungen der großen Arterien heraus, dabei öffnet es die Taschenklappen. Diese bestehen aus 3 Säckchen, die mit ihrer Öffnung gefäßwärts gerichtet sind (Abb. 59). Sind sie in der Diastole mit Blut prall gefüllt, dann legen sie sich aneinander und verhindern den Rücklauf des Blutes aus den großen Gefäßen in die Herzkammern. In der Systole werden sie durch den Druck des ausströmenden Blutes an die Wand gedrückt und entleert, und damit ist der Weg für das Ausströmen des Blutes frei. Die Herzklappen gestatten also dem Blut, nur in einer, der rechtläufigen Richtung durch das Herz zu fließen. Sie haben eine „Ventilfunktion".

Die **Herzwand** besteht in allen Teilen aus 3 Schichten:
a) der dünnen Herzinnenhaut oder dem **Endokard,**
b) der kräftigen Muskelwand oder dem **Myokard,**
c) der dünnen oberflächlichen Herzaußenhaut oder dem **Epikard.**

Das gesamte Herzorgan ist außerdem noch von einem derben straffen Sack aus Bindegewebe umgeben, den man als **Herzbeutel** (Perikard) bezeichnet. Er ist mit dem Zwerchfell verwachsen. Die Ernährung des Herzens mit Blut erfolgt nicht von den Herzhöhlen aus, sondern über eigene Herzgefäße. Sie verlaufen in der Furche zwischen Vorhöfen und Kammern und verteilen sich dann in der ganzen Herzmuskulatur. Sie heißen **Herzkranzgefäße** (Coronargefäße) (Abb. 56).

Die Arterien und die Venen

Betrachtet man das Herz in seiner natürlichen Lage im Brustraum, so wird seine (ventrale) Vorderfläche vorwiegend von der rechten Kammeraußenwand eingenommen, während die linke Herzkammer vorwiegend an der Bildung des linken Herzrandes und der Herzspitze teilnimmt. Die Anfänge der großen Gefäße, nämlich der **oberen Hohlvene** (Vena cava superior), der **Aorta** und der **Lungenarterie** (Truncus pulmonalis), liegen nach ihrem Abgang vom Herzen im Mediastinalraum (Abb. 57). Dabei kreuzen sich die aus der rechten Kammer oben vorne links austretende Pulmonalarterie und die aus der linken Herzkammer mehr hinten rechts austretende Aorta. Beide sind ungefähr fingerdick und haben kräftige Wandungen (= „Druckschlauch").

Der **Wandaufbau der Arterien und Venen** ist verschieden und aus der Verschiedenheit ihrer Leistungen verständlich. Die **Aorta** und die großen von ihr abgehenden **Arterien** haben dank der Einlagerung von elastischem Bindegewebe eine hohe Elastizität. Die übrigen kleineren Arterienzweige, die sogenannten **Arteriolen,** haben anstatt der elastischen Elemente mehr Muskelfasern, die als ringförmig angeordnete Züge die mittlere Schicht der Arterienwand aufbauen. Da das Blut vom Herzen unter kräftigem Druck in die elastischen Anfangsteile des Arteriensystems gedrückt wird, werden diese bei der Systole gedehnt. Sie speichern dabei etwa die Hälfte des ausgeworfenen Blutvolumens und geben es während der Diastole der Kammern wieder ab, weil sich die Arterienwand bei sinkendem Druck wieder entspannt und auf ihren alten Umfang zurückkehrt. Zugleich bleibt dadurch der Druck in der Aorta auch während der Diastole relativ hoch (s. Physiologie). Die **Venen** haben eine dünnere und lockerere Wandung ohne sonderliche Elastizität, da in ihnen nur ein ganz geringer Druck herrscht und ein elastisches Auffangen von Druckschwankungen nicht mehr nötig ist.

Die Haargefäße oder **Kapillaren** haben einen Durchmesser von ca. 5—25 μ und eine Länge von ca. 2 mm. Auf dieser kurzen Strecke erfolgen die Austauschvorgänge für O_2, CO_2, Wasser, Salze, Nährstoffe usw. durch die Kapillarwände.

Die Aufzweigung der Blutgefäße: Verfolgt man die Querschnitte der Aorta und der sich daraus entwickelnden Arterien, Arteriolen und Kapillaren, so nehmen Querschnitt und Oberfläche des einzelnen Gefäßzweiges beständig ab, aber sämtliche Zweige zusammengenommen ergeben einen dauernd zunehmenden Gesamtquerschnitt und eine gewaltig anwachsende innere Gefäßoberfläche, die in den Kapillaren ihr Maximum erreicht. Daher ist hier der Austausch von Stoffen schnell und leicht möglich. Zudem ist die Kapillarwand hauchdünn, sie besteht aus dem inneren Endothel, auf das ein elastisches Grundhäutchen und verzweigte Umfassungszellen aufgelagert sind. Die Kapillaren können vom Blutdurchlauf ausgeschaltet werden, wenn die Muskelelemente der vorgeschalteten Arteriolen den Querschnitt verschließen.

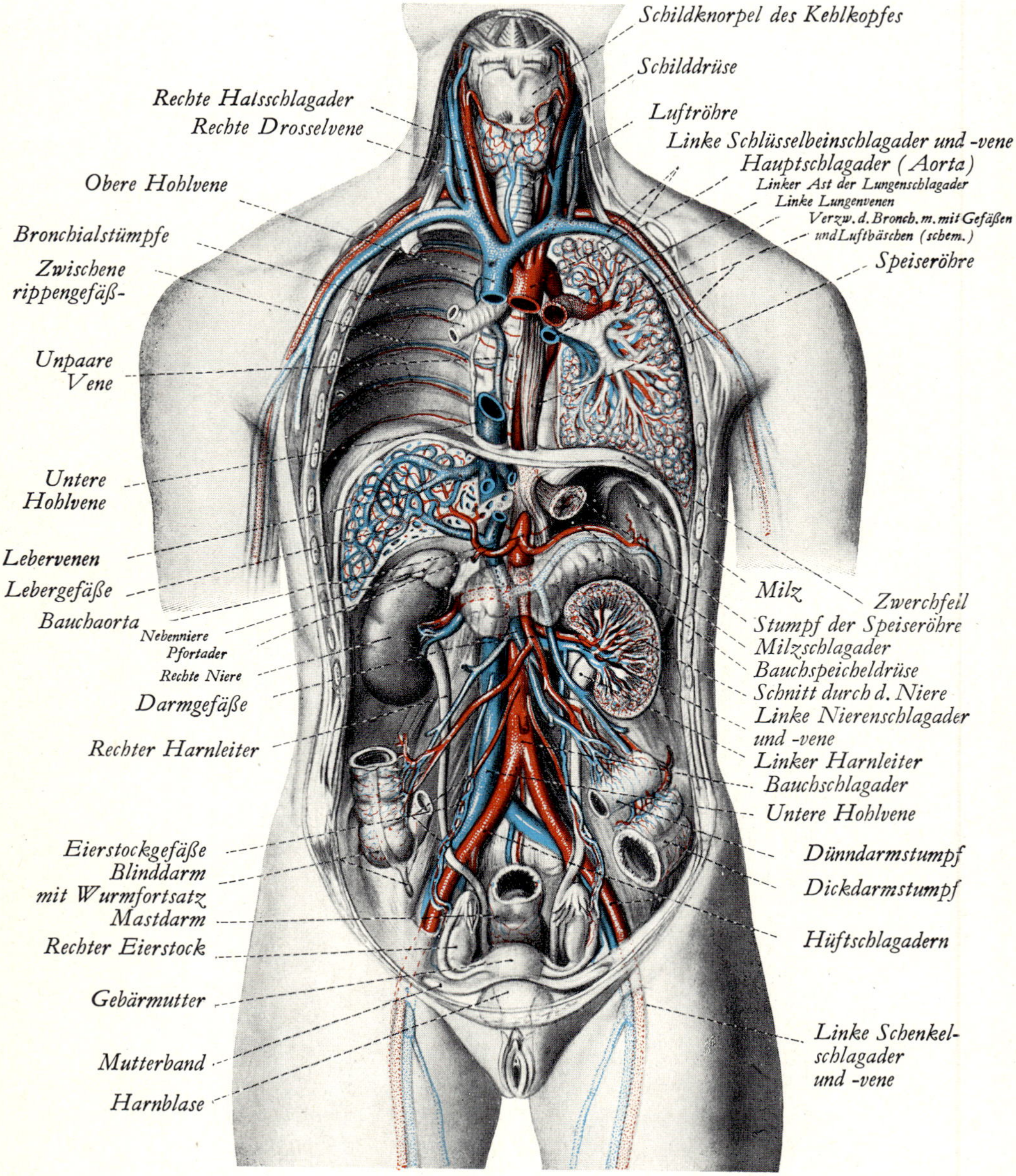

Abb. 60. Die Blutgefäße von Hals und Rumpf. Herz, rechter Lungenflügel, Magen sowie die größten Teile des Dünn- und Dickdarmes sind entfernt. Arterielles Blut rot, venöses Blut blau (nach *Spranger*).

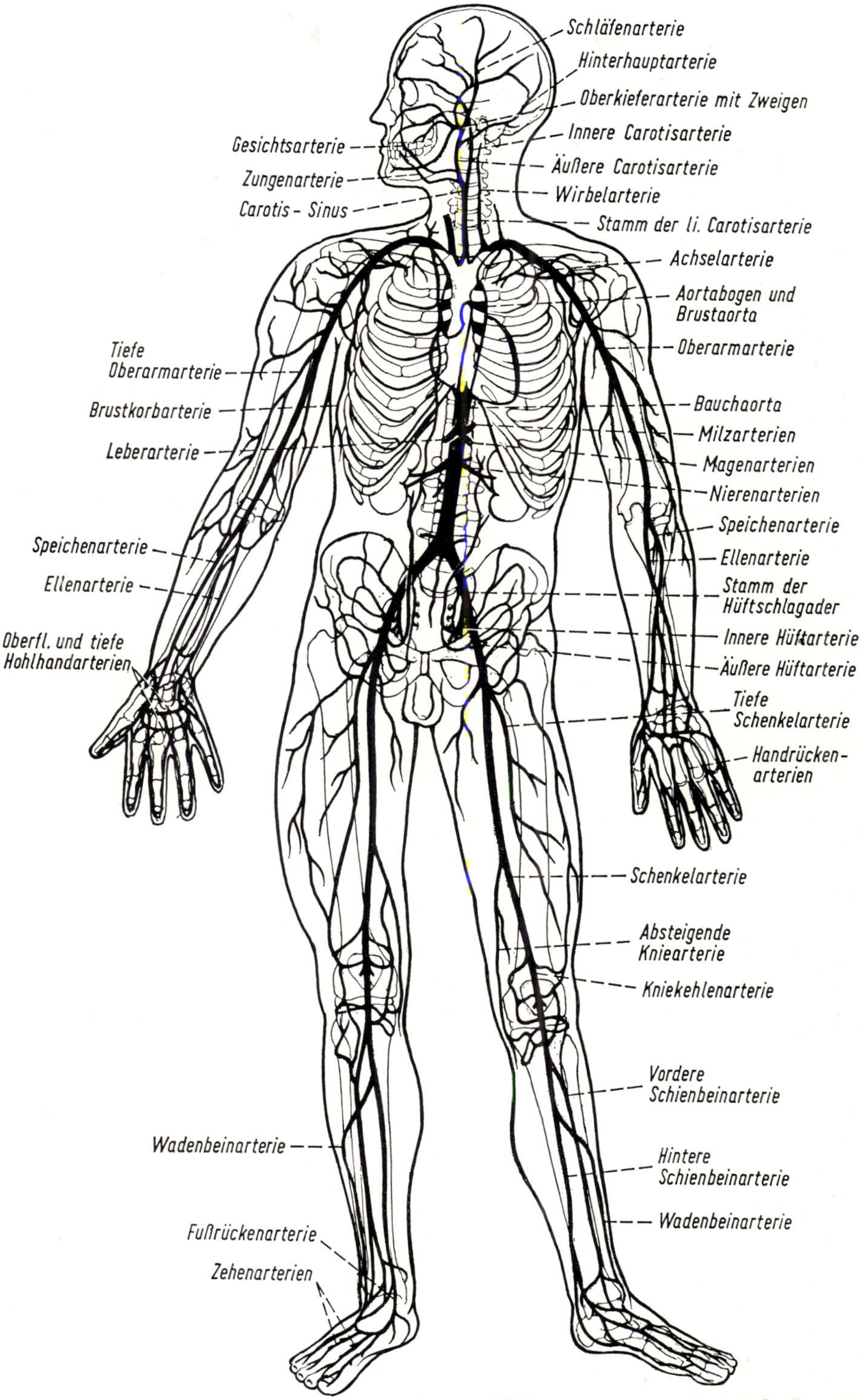

Abb. 61. Große Schlagadern (Arterien) des menschlichen Körpers (aus *Benninghoff*).

Die Verzweigung der großen Arterien und Venen erfolgt so, daß jedes Organ sein arterielles Zufluß- und sein venöses Abflußrohr bekommt. Der **Verlauf der großen Arterien** ist etwa folgender (Abb. 60 und 61): Die Aorta gibt unmittelbar nach dem Austritt aus dem Herzen zwei Kranzarterien ab, die das Herz mit arteriellem Blut versorgen. Die Aorta steigt zunächst aufwärts, biegt dann bogenförmig um, tritt in das hintere Mediastinum und verläuft hinter dem Herzen abwärts als **Brustaorta.** Sie durchbohrt das Zwerchfell und läuft dann nahe der Wirbelsäule hinten in der Bauchhöhle als **Bauchaorta** weiter. In der Gegend der unteren Lendenwirbelsäule teilt sie sich in die beiden **Hüftarterien** (Arteria iliaca communis), und diese schicken wieder ihre Zweige nach vorne und hinten in die Beckenregion und zum Oberschenkel.

Vom Aortenbogen entspringen drei kräftige Arterien, der Truncus brachiocephalicus, die linke Halsarterie (A. carotis sinistra) und die linke Schlüsselbeinarterie (A. subclavia). Der rechtsseitige Truncus brachiocephalicus teilt sich wieder in die rechte Halsarterie und die rechte Schlüsselbeinarterie. Die Schlüsselbeinarterie zieht unter Abgehen von Zweigen zum Oberarm (A. brachialis oder Oberarmarterie). In der Ellenbeuge teilt sie sich in die Ellenarterie (A. ulnaris) und die Speichenarterie (A. radialis). An der Speichenarterie pflegt man den Puls zu tasten, doch ist er grundsätzlich an allen oberflächlich liegenden Arterien des Körpers zu fühlen. Im Bauchraum gibt die Aorta Äste an alle großen Bauchorgane ab (Abb. 60 und 61), besonders kräftige Äste erhalten die Nieren. Die Oberschenkelarterie (A. femoralis) verzweigt sich unterhalb des Kniegelenkes in die vordere und hintere Schienbeinarterie (A. tibialis anterior und posterior). Diese Arterien lösen sich dann überall in ihre Kapillarnetze auf, aus denen die Venen das Blut sammeln und zum Herzen zurückführen.

Der **Verlauf der großen Venenstämme** (Abb. 60, 62) unterscheidet sich von dem der Arterien dadurch, daß ein Teil von ihnen in der Tiefe, ein anderer Teil dicht unter der Haut verläuft, besonders an den Armen und Beinen. In der mittleren Ellenbeuge trifft man eine relativ dicke Hautvene, die für die Blutentnahme und Injektion von Medikamenten besonders günstig gelegen ist (Vena mediana cubiti). An den Beinen verlaufen ebenfalls viele oberflächliche Venen. Bei disponierten Personen und bei vielem Stehen drückt die Blutsäule in diesen Venen mitunter die weichen Wandungen auseinander, erweitert sie und läßt die sog. Krampfadern entstehen. Sonst laufen die großen Venen meist parallel mit den großen Arterien. Die **untere Hohlvene** (Vena cava inferior) läuft parallel neben der Aorta im Bauchraum aufwärts, durchsetzt das Zwerchfell und gelangt von unten hinten an die Rückwand des rechten Vorhofes. Dort mündet zugleich die von oben kommende **obere Hohlvene** (Vena cava superior) ein, die das Blut des Kopfes und der Arme herzwärts leitet.

Das Pfortadergebiet: Für ein bestimmtes Organgebiet ist von seiten der Gefäßversorgung eine Sondereinrichtung getroffen, nämlich für das Darm-Lebergebiet (Abb. 55 und 62). Das Blut der unpaaren Baucheingeweide, welches aus der Milz, dem Darmgebiet und Magengebiet kommt, sammelt sich in einem Gefäßstamm, der hinter der Bauchspeicheldrüse im Oberbauch entsteht. Das ist die **Pfortader** (Vena portae). Diese Pfortader leitet das Darmblut der Leber zu und tritt an der Leberpforte (Abb. 84) in dieses Organ ein, daher der Name „Pfort"ader. In der Leber wird das aus dem Darm kommende, nährstoffreiche Blut normalisiert, d. h. es wird ihm der Überschuß an Eiweiß und Kohlenhydraten entzogen, verbrannt oder eingestapelt (Glykogen). Manche wichtigen Substanzen, wie das spezifische Bluteiweiß, werden dem durch die Leber hindurchfließenden Blut beigefügt. Das erfolgt in einer erneuten Aufzweigung des Pfortaderstammes zu dem eigenen umfangreichen Kapillargebiet der Leber (vgl. Abb. 85). Das abfließende Blut gelangt dann durch die *Lebervene* in die untere Hohlvene. So liegen in einem Zweig des Blutkreislaufs 2 Kapillargebiete hintereinandergeschaltet, das des Darmgebiets und das der Leber (Abb. 55).

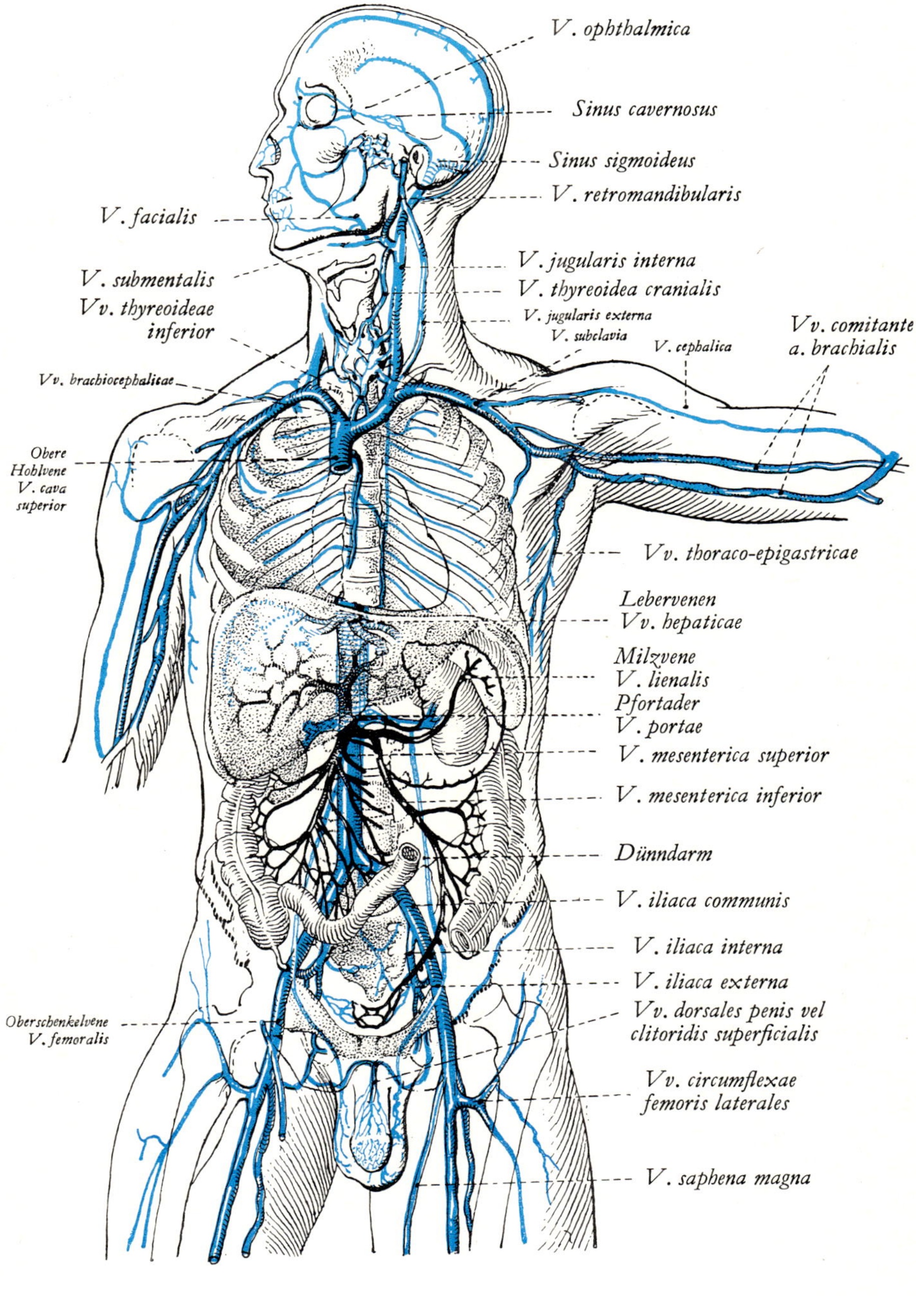

Abb. 62. Große Venen des menschlichen Körpers (aus *Benninghoff*).

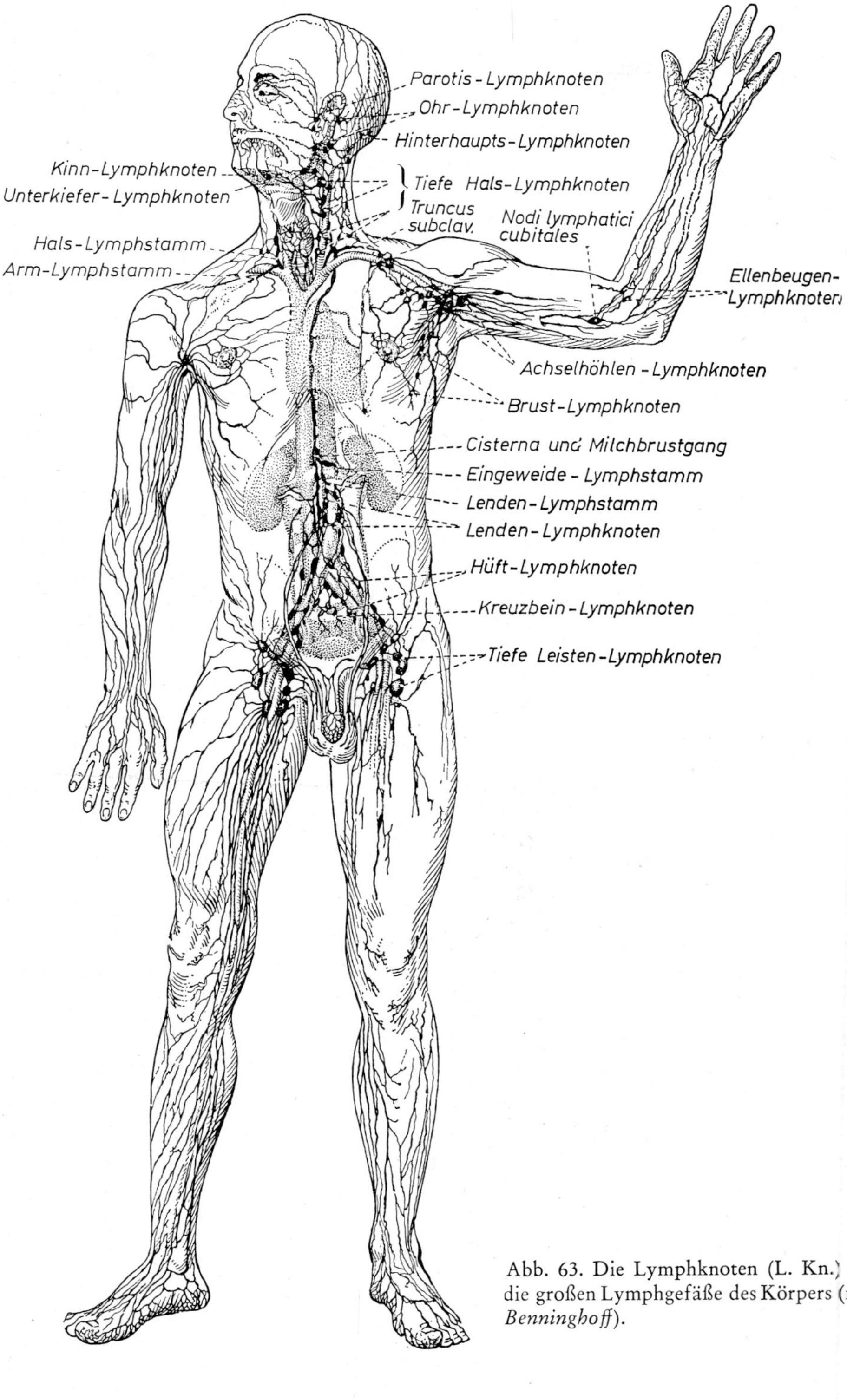

Abb. 63. Die Lymphknoten (L. Kn.) und die großen Lymphgefäße des Körpers (nach *Benninghoff*).

Das Lymphgefäßsystem (Abb. 63)

Der Organismus verfügt neben dem System der Blutgefäße noch über ein zweites Netz von flüssigkeitsführenden Röhrchen. Das sind die **Lymphgefäße** (Abb. 63), die in sich eine dem Blutplasma ähnliche Flüssigkeit, die Lymphe, enthalten. Der Ursprung dieses Systems, welches über kein eigenes Triebwerk verfügt, liegt in den Gewebsspalten, also zwischen den einzelnen Zellen. Die aus den Kapillaren in die Spalträume zwischen den Zellen austretende Blutflüssigkeit tritt zum Teil in die venösen Blutwege zurück, zum Teil gerät sie aus den Gewebsspalten in das System der Lymphgefäße. Diese beginnen als kleinste Lymphkapillaren, die sich dann zu Stämmen wachsender Größe vereinigen. Vielfach besitzen die Lymphgefäße Klappen, welche der Lymphflüssigkeit die Fortbewegung nur in einer Richtung gestatten.

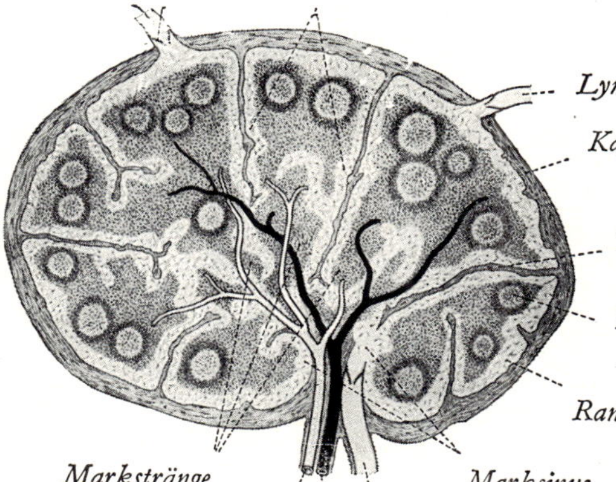

Abb. 64. Schema eines Lymphknotens.

Die Lymphgefäße (Abb. 63) der Haut haben eine bevorzugte Verlaufsrichtung zu den Leistenbeugen und Achselhöhlen. Dort passieren sie ihre *regionären Lymphknoten* und vereinigen sich dann jeweils zu einem Abflußstamm. Ebenso vereinigen sich die Lymphgefäße der Baucheingeweide, insbesondere des Darms, in einem Stamm. Dieser trifft mit jenen der unteren Körperhälfte zusammen, dabei entsteht eine Erweiterung (die Cisterna chyli) und daraus der **Milchbrustgang** (Ductus thoracicus), der als unpaarer Hauptstamm des Lymphgefäßsystems neben der Wirbelsäule aufwärts zieht. Oben verläßt er die Wirbelsäulenlage und zieht zur **linken Schlüsselbeinvene** herüber, in die er einmündet. Es besteht demnach ein unmittelbarer Zusammenhang zwischen Lymphgefäß- und Blutgefäßsystem.

Eine wesentliche Rolle im Rahmen der Leistungen des Lymphgefäßsystems fällt den sog. **Lymphknoten** oder *Lymph-„drüsen"*, kleinen normalerweise von außen nicht tastbaren Knötchen, zu. Sie sind in die Lymphbahnen als Zwischenstationen eingeschaltet und liegen oft an Stellen des Zusammentritts vieler Lymphgefäße als „regionäre", also für eine gewisse Körperregion wirksame Filter- und Reinigungsstationen. Sie schwellen bei Infekten in ihren Abflußgebieten vielfach erheblich an, z. B. die Lymphknoten der Achselhöhle bei Nagelbettentzündungen am Finger und die der Halsregion bei Entzündungen im Kopfgebiet. Die Lymphbahnen des Darmgebietes, die in die Cisterne münden, heißen **Chylusgefäße.** Sie haben eine Sonderbedeutung als Wege der Fettresorption aus dem Dünndarm. Auf diese Weise umgehen die aufgesaugten Fette den Weg durch die Leber (s. Physiologie).

Solche **Lymphknoten** (Abb. 64) haben meist mehrere Zuflüsse, die durch Klappen gesichert sind. Dort gerät die Lymphflüssigkeit in ein System zusammenhängender Spalträume, welche teils außen unter der Kapsel entlangziehen (Randsinus), teils die bindegewebigen Bälkchen ins Innere des Organs begleiten (Marksinus). Auf diesen Wegen strömt die Lymphe an einem netzförmig verteilten Gewebe (Trabekel) vorbei, dem zahllose **Lymphzellen,** mitunter zu Knoten geballt, eingelagert sind. Hier findet ein Reinigungsvorgang statt. Die Spalträume haben einen gemeinsamen Abfluß. Er liegt meist zusammen mit den Blutgefäßen am Hilus (Pforte) des Knotens. Die Blutgefäße dienen der Ernährung des Organs.

Die Milz ist ebenfalls ein lymphozytäres Organ. Sie wurde oben (S. 75) besprochen.

Der Atmungsapparat

Funktionelle Gliederung: Die Atmungsorgane dienen der Versorgung des Körpers mit Sauerstoff (O_2) und der Abgabe des Kohlendioxyds (CO_2). Die Körperdecke ist dazu ungeeignet, denn sie ist zu dick für einen nennenswerten Gasaustausch pro Minute. Da aber der menschliche Körper pro Minute durchschnittlich 300 cm^3 O_2 benötigt und nicht viel weniger CO_2 abgeben muß, so bedarf es einer Spezialausrüstung mit einer Austauschfläche, an der sich Luft und Blut nur durch eine dünne Membran getrennt begegnen, so daß der O_2 der Luft eintreten und die CO_2 des Blutes austreten kann. Dazu ist die Lunge als ein feingekammertes Organ mit einer riesigen Oberfläche von ca. 80 m^2 ausgestattet. Alle vorgeschalteten Wege, also Nase, Kehlkopf und der Baum der Luftröhrenverzweigung, dienen vorbereitenden und zuleitenden Aufgaben. Die Lage des Stimmorgans im Kehlkopf hat mit der Atmung nur insofern etwas zu tun, als der Strom der Ausatmungsluft Verwendung als Energiequelle für die Erzeugung von Stimme und Sprache findet. Wir rechnen zum Atmungsapparat:

a) die **oberen Luftwege** mit Nase und Rachen,
b) die **unteren Luftwege** mit Kehlkopf, Luftröhre und Bronchien,
c) die **alveoläre Gasaustauschfläche** mit den Lungenbläschen oder Alveolen, also die Lungen im engeren Sinn.

Die Nase

Betrachten wir einen Sagittalschnitt durch den Schädel (Abb. 65), so finden wir vorne im Bereich des Gesichtsschädels den oben gelegenen Zugang für die Luft, also die Nasenhöhle, und den unten gelegenen Zugang für die Speisen, die Mundhöhle. Beides sind Höhlungen, die sich tief in den Raum des Schädels hineinziehen und durch den Gaumen voneinander getrennt sind. Dieser gliedert die obere Nasenetage von der unteren Mundetage ab. Der Gaumen dient dabei dem Nasenraum als Boden, der Mundhöhle als Dach.

Am Aufbau der **Nasenhöhle** (Abb. 27) beteiligen sich Oberkieferbein, Siebbein, Keilbein, Nasenbein und Gaumenbein in der oben (s. S. 33) näher beschriebenen Weise. Sie hat eine relativ breite *Bodenfläche.* An dem schmaleren *Dach* sind das Stirnbein, das Siebbein und der Keilbeinkörper beteiligt. Den äußeren vorderen Zugang zum Nasenraum bilden die Nasenlöcher. Den inneren hinteren Ausgang und die Übergangszone zum oberen Rachenraum bilden die **Choanen.** Durch die in der Sagittalebene stehende **Nasenscheidewand** (Septum) wird der Raum der Nase in eine rechte und in eine linke Hälfte geteilt. Diese Scheidewand besteht vorne aus Knorpel, hinten aus Knochen (s. S. 33). Von den seitlichen Wänden des Nasenraumes springen 3 wie Muschelschalen gebogene Körper zur Mitte vor, die obere, mittlere und untere **Nasenmuschel** (Concha nasalis). Unter ihnen, also zwischen den Muscheln und der seitlichen Nasenwand, entsteht dadurch jeweils ein gestreckter Spalt, der obere, mittlere und untere **Nasengang** (Abb. 65).

Der gesamte Raum der Nasenhöhle ist mit *Schleimhaut* ausgekleidet. Unter einer Schleimhaut (Mucosa) verstehen wir die Innenauskleidung der Hohlräume des Atemapparates, des Verdauungsapparates und Urogenitalapparates, die durch ihre schleimabsondernden Drüsen stets feucht und schlüpfrig erhalten wird. Das gilt auch für die Nasenschleimhaut. Ihre hohe Feuchtigkeit hat eine mehrfache Bedeutung: erstens wird dadurch die an ihr vorbeitreibende Atemluft angefeuchtet, zweitens bleiben Staub-

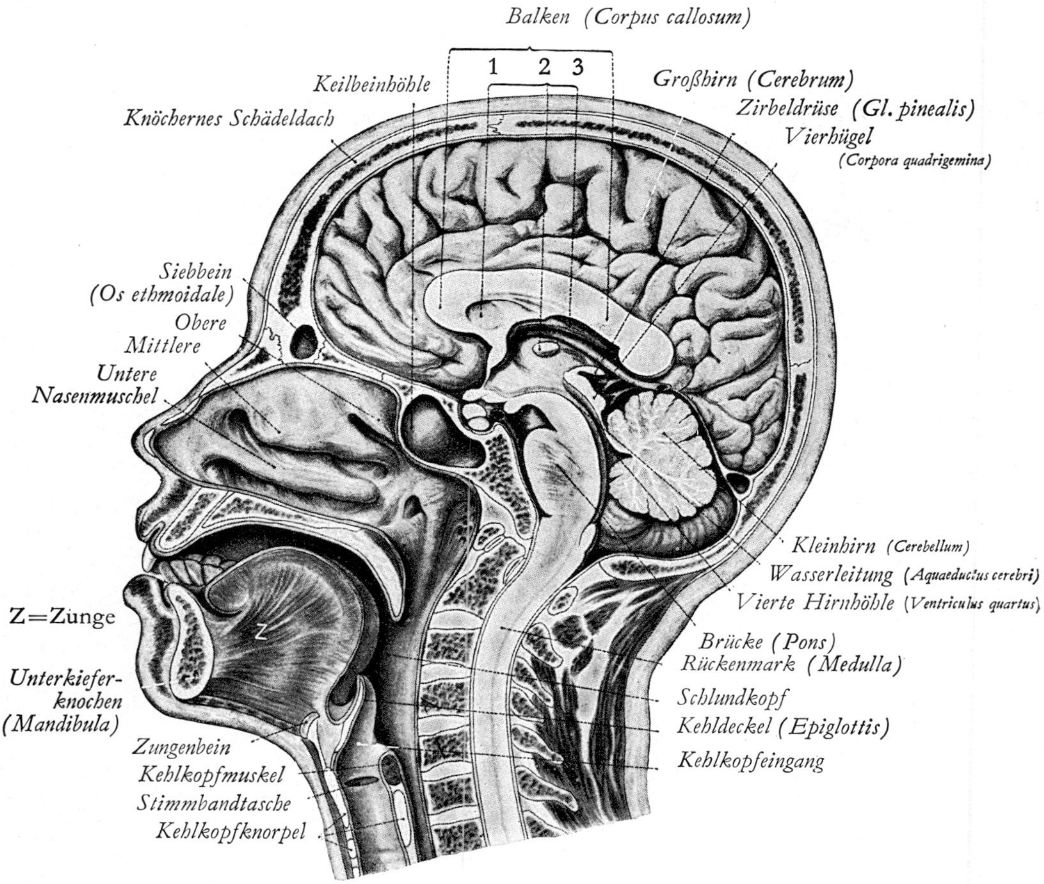

Abb. 65. Sagittalschnitt durch den Schädel (nach *Schultze-Lubosch*).
(1 = Septum pellucidum, 2 = Adhaesio interthalamica, 3 = Tela chorioidea)

teilchen und andere Fremdkörper auf ihr hängen und gelangen nicht bis zu den Alveolen, drittens trocknet trotz des dauernden warmen Luftstroms die „Nasentapete" nicht aus, denn das würde vor allem das *Riechvermögen* sehr beeinträchtigen, welches an die Funktion des Riechepithels auf den oberen Muscheln geknüpft ist. Hier sitzen die *Riechsinnesorgane* (Rezeptoren), von denen der Riechnerv ausgeht, dessen Fasern dann durch die Siebplatte des Nasendaches zum Riechhirn (Bulbus olfactorius) führen. Die Nasenschleimhaut ist ferner von dicken Venengeflechten durchzogen, daher ist sie warm, und die daran vorbeistreichende Luft wird hier vorgewärmt.

Der Nasenraum steht mit den oben (s. S. 34) beschriebenen **Nasennebenhöhlen** im Zusammenhang. Man kann sie als Ausstülpungen des Nasenraumes betrachten. Der Zugang zur **Oberkieferhöhle** liegt hinten unter der mittleren Muschel, der Zugang zur **Stirnhöhle** ebenda mehr vorne. Die **Keilbeinhöhle** hat zwischen der oberen Muschel und dem Nasendach ihre Öffnung. Die Rolle der Nebenhöhlen ist noch ungeklärt. Jedenfalls tragen sie zur Erleichterung des Schädelgewichts bei. Unter der unteren Muschel mündet der Tränenkanal.

Durch die Scheidewand, die Gestalt der Nasenmuscheln und die abwärts weisende Lage der Nasenöffnung wird der Luftstrom in dünne Schichten geteilt und zugleich so gelenkt, daß er vorwiegend durch die mittleren und unteren Nasenteile zieht. Beim Schnüffeln erreicht er stärker die Riechregion auf der oberen Muschel.

Im Bereich des hinteren Nasenausganges liegt beiderseits seitlich die untere Öffnung der **Ohrtrompete** (Tuba auditiva) (Abb. 65). Sie ist ein schlauchförmig beginnender, sich knöchern fortsetzender Gang zwischen Nasenraum und Mittelohr. Am hinteren Rachendach, am Übergang zwischen Nase und Rachen liegt die **Rachenmandel** (Tonsilla pharyngea). Sie ist eine Anhäufung von lymphatischem Gewebe, ähnlich der Gaumenmandel. Bei Kindern ist sie nicht selten zu stark entwickelt und führt dann u. U. zur Einengung der Nasenatmung (sog. Wucherungen).

Der Rachen und der Kehlkopf (Abb. 66, 67)

Der **Rachen** (Pharynx) ist das Verbindungsstück zwischen dem Nasenraum und dem Mundraum und zugleich Ort des Übergangs dieser Räume in den vorderen Luftweg und den hinteren Speiseweg (Abb. 65). Der Rachen reicht von der Schädelbasis bis zum oberen Speiseröhrenende. Der obere Teil ist der **Nasenrachen,** der mittlere der **Mundrachen,** der untere der **Kehlkopfrachen.** Durch den geöffneten Mund sieht man auf die Hinterwand des Mundrachens und das davor herabhängende weiche **Gaumensegel** (Velum palatinum). Es ist eine weiche Gewebsplatte, welche den harten Gaumen hinten vervollständigt und im **Zäpfchen** endigt. Dieses Segel vermag sich zu heben, sich an die hintere Rachenwand anzulegen und stellt dann einen dichten Abschluß zwischen Mund- und Nasenhöhle dar. Dieser Abschluß erfolgt bei jedem Schluckakt. Im unteren Rachenabschnitt findet die *Überkreuzung des Luft- und Speisewegs* statt, denn die Luft muß von oben hinten nach unten vorne zum Kehlkopfeingang strömen. Die Speise dagegen muß von oben vorne über die Zunge nach hinten unten zum Speiseröhreneingang gelangen. In die Rachenwand sind eine ganze Reihe von Muskelzügen eingelagert. Das sind besonders die *Schlundschnürer.* Sie nehmen durch eine von oben nach unten verlaufende Kontraktionswelle an der Förderung fester Bissen zum Magen Anteil.

Der **Kehlkopf** (Larynx) (Abb. 66) ist das Anfangsstück der Luftröhre und zugleich zum Stimmapparat ausgestaltet. Er ist ein recht kompliziertes Gebilde, das hier nur in den Hauptzügen beschrieben werden kann. Der Kehlkopf liegt am Halse vorne vor der Speiseröhre (Abb. 68). Die Mitte des vorspringenden Schildknorpels ist als Adamsapfel zu fühlen oder zu sehen.

Man kann den Kehlkopf auffassen als einen am Zungenbein (Os hyoideum) aufgehängten, nach oben und unten offenen **Schlauch,** in dessen Wandung eine Reihe von **Knorpeln** eingelagert ist. Sie haben z. T. die Aufgabe, den Schlauch beständig offenzuhalten und ihn gegen Deformierung zu schützen, z. B. der **Schildknorpel** und der **Ringknorpel.** Die beiden **Stellknorpel** dienen zur Befestigung der Stimmbänder und der **Kehldeckelknorpel** (Abb. 67) zum Verschluß des Kehlkopfeingangs.

Der *Schildknorpel* (Abb. 66) besteht aus 2 viereckigen Platten mit spornförmigen Fortsätzen. Die Platten stoßen vorne in einem stumpfen Winkel zusammen und schützen vorne und seitlich den ganzen Kehlkopf. Dieser ist, wie gesagt, oben durch eine Gewebsplatte am *Zungenbein* aufgehängt. Innerhalb des vom Schildknorpel umfaßten Raumes liegt dann der eigentliche Kehlkopfschlauch. In ihn ist weiterhin der kräftige *Ringknorpel* eingelagert, der einem Siegelring mit nach hinten liegender Platte gleicht. Auf dieser Ringknorpelplatte sitzen getrennt voneinander und beweglich befestigt hinten oben die beiden *Stellknorpel.* Von diesen beiden Stellknorpeln ziehen nach vorne zur Innenseite des Schildknorpels die beiden echten **Stimmbänder.** Sie bestehen aus zwei Gewebsfalten, die von den Seiten der Kehlkopfwand zur Mitte vorspringen und dort eine relativ scharfe Kante besitzen. Darüber liegen zwei Taschen, die von den zwei falschen Stimmbändern oder **Taschenfalten** überwölbt werden.

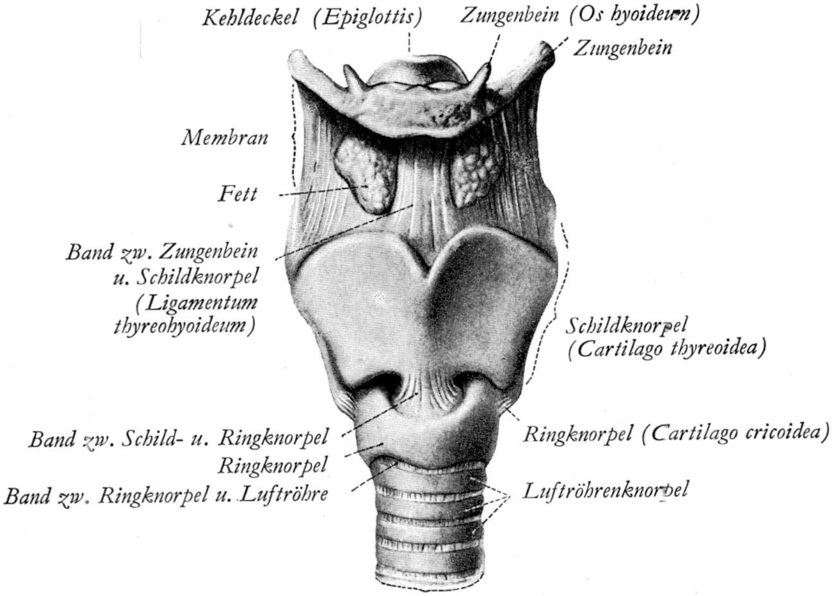

Abb. 66. Der Kehlkopf (von vorne) (aus *Sobotta*)

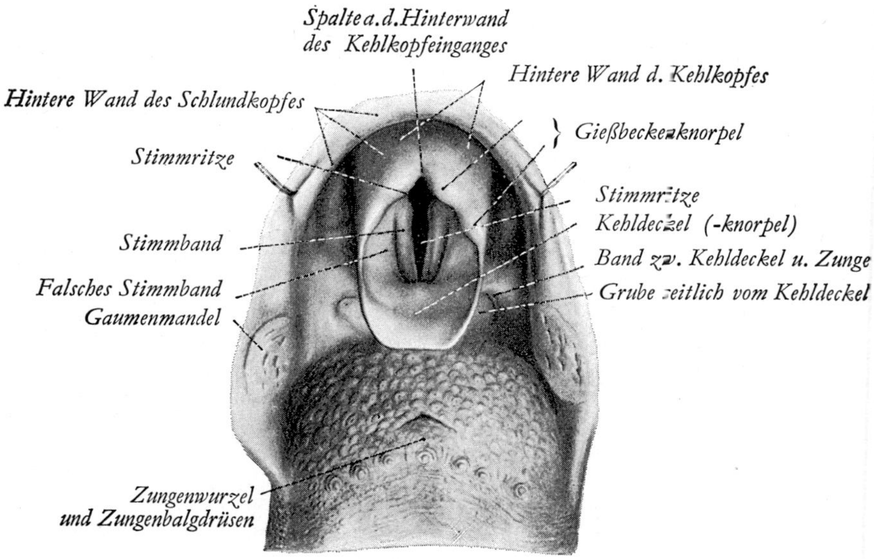

Abb. 67. Zunge und Kehlkopf (von oben) (aus *Sobotta*).

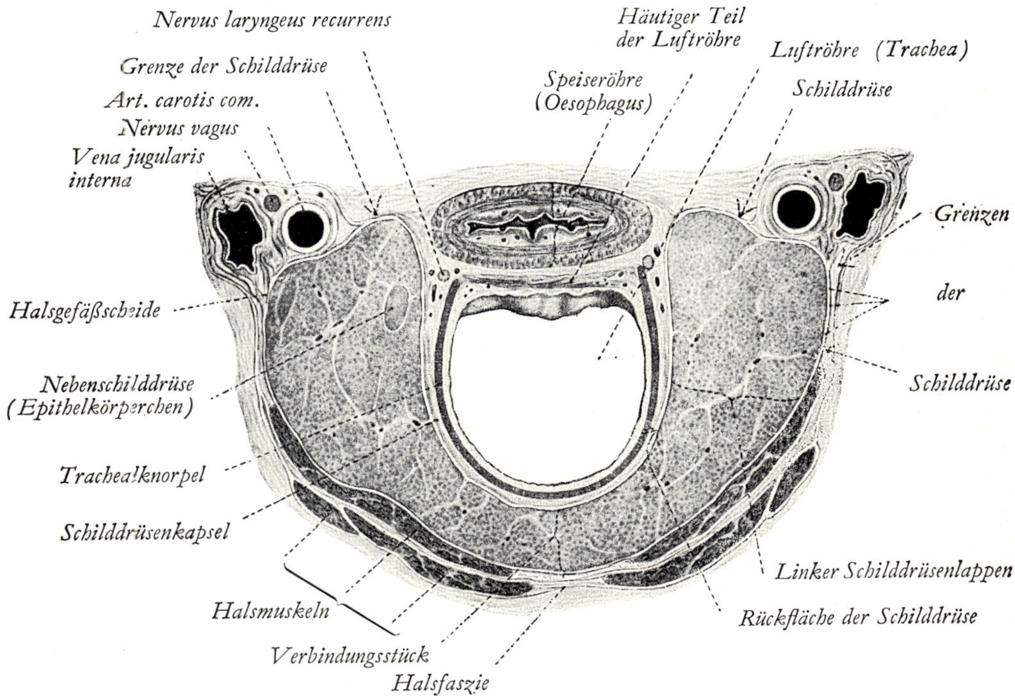

Abb. 68. Halsquerschnitt in Höhe der Schilddrüse (aus *Sobotta*).

Zwischen den beiden echten Stimmbändern bleibt ein dreieckiger, vorne engerer Spalt, die **Stimmritze**, übrig (Abb. 67). Durch diesen Spalt muß der Strom der Ein- und Ausatmungsluft passieren. Beim Einatmen weitet sich die Stimmritze, beim Ausatmen verengert sie sich. Zahlreiche Muskeln sind in die Kehlkopfwand eingelagert. Sie greifen z. B. an den Stellknorpeln an und verstellen die Spannung der Stimmbänder. Da die Länge und Spannung der Stimmbänder die Tonhöhe bedingt, welche durch ihre Schwingungen beim Luftausstrom entsteht, so liegen hier die Hilfsmittel zur *Bildung von Ton und Stimme.*

Nach oben zu kann der Kehlkopfeingang durch den **Kehldeckel** (Epiglottis) (Abb. 67) verschlossen werden. Dieser ist eine mit Schleimhaut überzogene, etwa herzförmige Knorpelplatte, welche während des Ein- und Ausatmens schräg nach hinten oben steht und so den Luftweg in den Kehlkopf freigibt. Beim Schluckakt aber kippt er nach hinten um, legt sich vor den Kehlkopfeingang und verhindert den Eintritt von Speise und Flüssigkeit in die Luftwege, also das „Verschlucken". Über den Schluckakt s. Physiologie.

Die Luftröhre und der Bronchialbaum

Die Fortsetzung der Atemwege abwärts vom Kehlkopf ist die **Luftröhre** (Trachea). In den Atemschlauch sind dort hufeisenförmig gekrümmte, nach hinten offene Knorpelspangen eingelagert. Er ist dadurch zugleich stets offengehalten (Abb. 68). Nach hinten zu schließt eine Membran, in die Bindegewebe und glatte Muskelfasern eingelagert sind, das Hufeisen ab. Die Luftröhre beginnt unter dem Ringknorpel und reicht bis zu ihrer

Gabelung in die beiden Hauptäste oder **Hauptbronchien,** bis etwa in Höhe des 5. Brustwirbels. Ihr oberer Teil liegt im Halsgebiet vor der Speiseröhre, ihr unterer Teil im oberen Mediastinum. Sie ist ausgekleidet mit Flimmerepithel.

Die Trachea ist der hohle Stamm eines sich nach unten anschließenden, vielverzweigten Baumes aus Luftröhrenästen, der daher als **Bronchialbaum** (Abb. 69) bezeichnet wird. Bei der ersten Aufzweigung (Bifurcatio tracheae) entsteht ein rechter und ein linker Hauptbronchus, also für jeden *Lungenflügel* einer. Jeder Hauptbronchus gibt dann eine Serie von Ästen ab, denen jeweils ein gewisses Versorgungsgebiet zugeordnet ist. Es entspricht etwa den einzelnen Lungenlappen (s. unten). Von diesen großen Ästen gehen, meist schräg, immer feinere Zweige ab, die schließlich in die *Endbronchien* (Bronchioli alveolares) von ca. $^1/_2$ mm Durchmesser übergehen (Abb. 70). Alle Verzweigungen des Bronchialbaumes bis auf diese Bronchioli besitzen in den Wandschlauch eingelagerte *knorpelige Ringe,* welche die Lichtung offenhalten. Die Bronchioli aber haben nur noch häutige, also knorpelfreie Wände. Die Innenflächen der Knorpelringe in den Bronchien werden von einer geschlossenen Muskellage ausgekleidet. Diese ist befähigt, den Durchmesser der Bronchien zu verengern. Die Schleimhautauskleidung der Bronchien besteht aus *Flimmerepithel* mit vielen schleimabsondernden Drüsen.

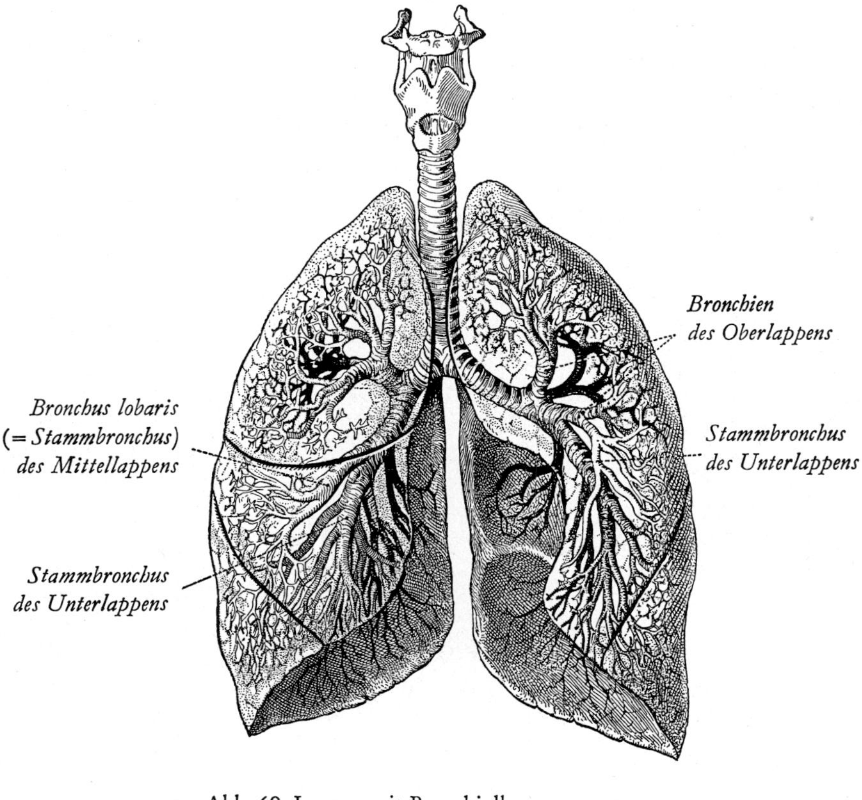

Abb. 69. Lungen mit Bronchialbaum von vorne.
Rechte Lunge mit 3 Lappen, linke Lunge mit 2 Lappen.

Die gasaustauschenden Alveolen

Die obengenannten Endbronchien teilen sich noch einmal in feinere Zweige. An diesen endlich sitzen die für den Gasaustausch maßgeblichen Teile, die Alveolen oder **Lungenbläschen** (Abb. 70, 71). Sie sind Wandausbuchtungen der Endverzweigungen. Sie haben etwa halbkugelige Gestalt und einen Durchmesser von etwa $^1/_{10}$–$^2/_{10}$ mm in der Ausatmung (Exspiration) und von $^3/_{10}$–$^5/_{10}$ mm bei der Einatmung (Inspiration). Ihre Wand besteht aus einer dünnen Membran, in die einerseits feinste Haargefäße, andererseits flache Zellen *(Alveolarepithelien)* eingelagert sind. Die Blutgefäße stammen von der *Lungenarterie* (Truncus pulmonalis), die mit ihren kapillaren Endverzweigungen die Alveolen umgibt (Abb. 70). Die Alveolen sind umsponnen von einem korbartigen Gerüst von *elastischen Fasern*, welche ihnen die Fähigkeit verleihen, dem Sog des Unterdrucks im Brustraum bei der Einatmung zu folgen und sich zu erweitern bzw. bei der Ausatmung wieder zusammenzusinken und den Innenraum zu verkleinern.

Durch ihre geringe Dicke erlaubt die Alveolarwand den Durchtritt des O_2 aus der Lungenluft in das Blut der Kapillaren und umgekehrt den Austritt der CO_2 aus dem Blut in die Lungenluft. Die Lungenarterie führt venöses Blut in die Lungen (blau in Abbildung 70). Dort nimmt es O_2 auf, wird „arterialisiert" und fließt in der Lungenvene (rot in Abbildung 70) dem linken Vorhof zu.

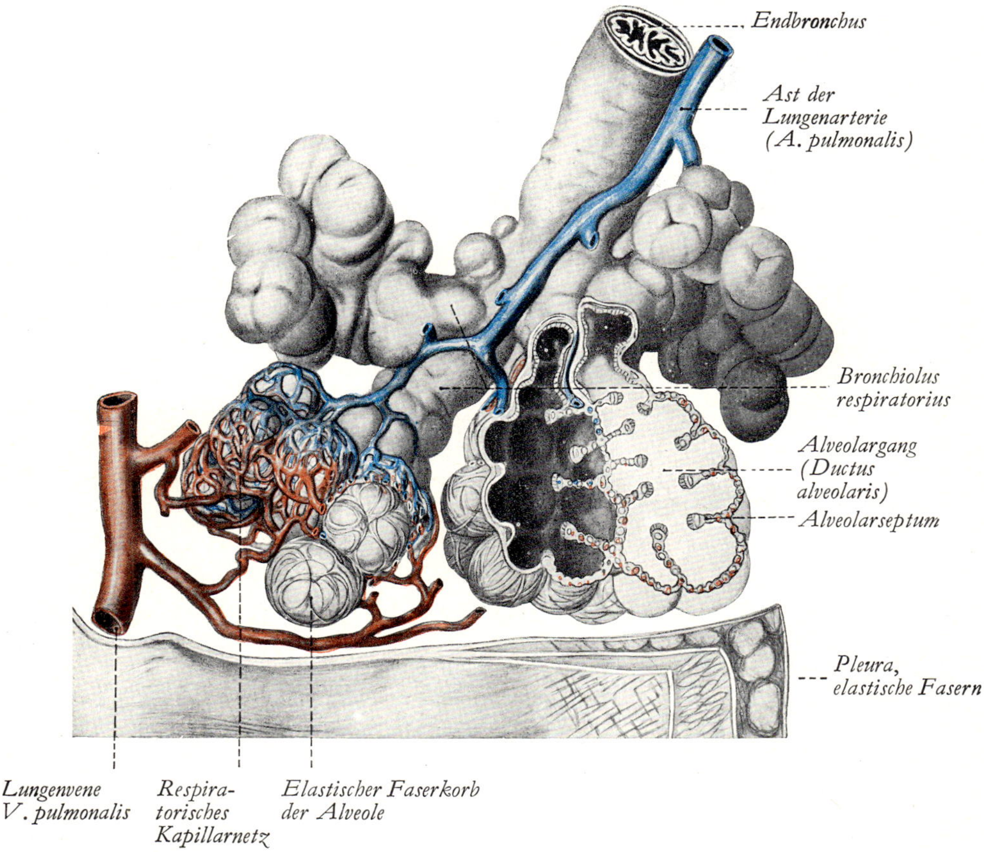

Abb. 70. Aufbau der Lunge. Arterielles Blut rot, venöses Blut blau (aus *Benninghoff*).

Die Lungen (Pulmones)

Die Lungen oder besser die beiden **Lungenflügel** füllen beiderseits die seitlichen Hälften des Brustraumes aus. Das bestimmt ihre Form. Sie haben etwa **Kegelgestalt** (Abb. 69) mit einer Eindellung auf der medialen, dem Mediastinum zuweisenden Fläche und einer ausgehöhlten Basisfläche, die auf dem Zwerchfell ruht. Die **Lungenspitzen** reichen bis zu den oberen Thoraxöffnungen. Die unteren Lungengrenzen wandern mit den Atembewegungen des Zwerchfells auf und ab. In der Mediastinalfläche der Lungen befindet sich je eine Ausbuchtung zur Aufnahme des Herzens. Sie ist links tiefer als rechts. Ferner befindet sich dort die **Lungenpforte** oder Hilus. Das ist der Ort, an dem die Bronchien in die Lungen eintreten, an dem auch jeweils ein Ast der Arteria pulmonalis eintritt und ein Ast der Vena pulmonalis heraustritt. Die Lungenflügel sind durch tiefe Einschnitte in die sogenannten Lungenlappen getrennt, rechts in drei und links in zwei. Wir sprechen von Oberlappen, Mittellappen und Unterlappen. Die **Beschaffenheit** der Lunge ist schwammig, weich und je nach dem Luftgehalt federnd. Ihre Farbe ist rosa. Jeder Lungenflügel hat einen eigenen Lungenfellüberzug (= **Pleurasack**). Beide Pleura-Lungensäcke befinden sich wiederum in dem von der Wandpleura ausgekleideten Brustraum, so daß an den Brustraumwandungen zwei Pleurablätter dicht aufeinanderliegen (Abb. 22).

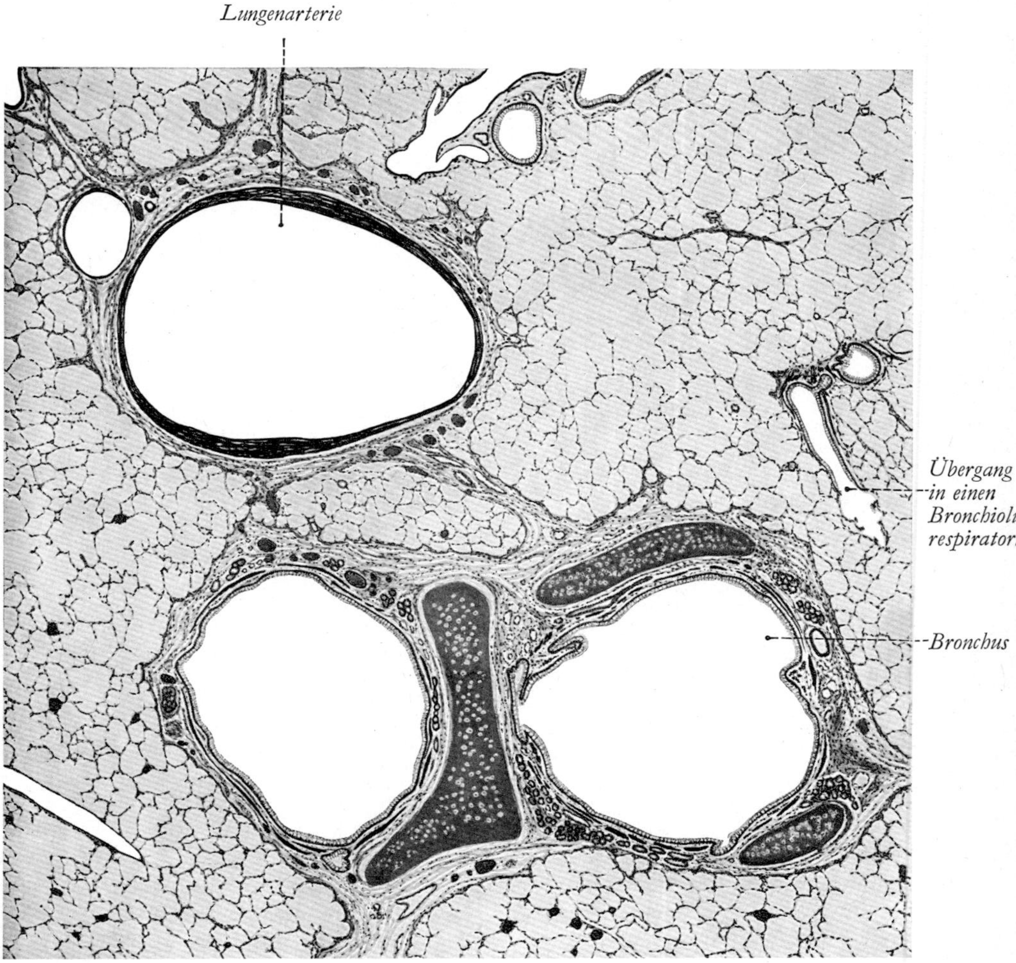

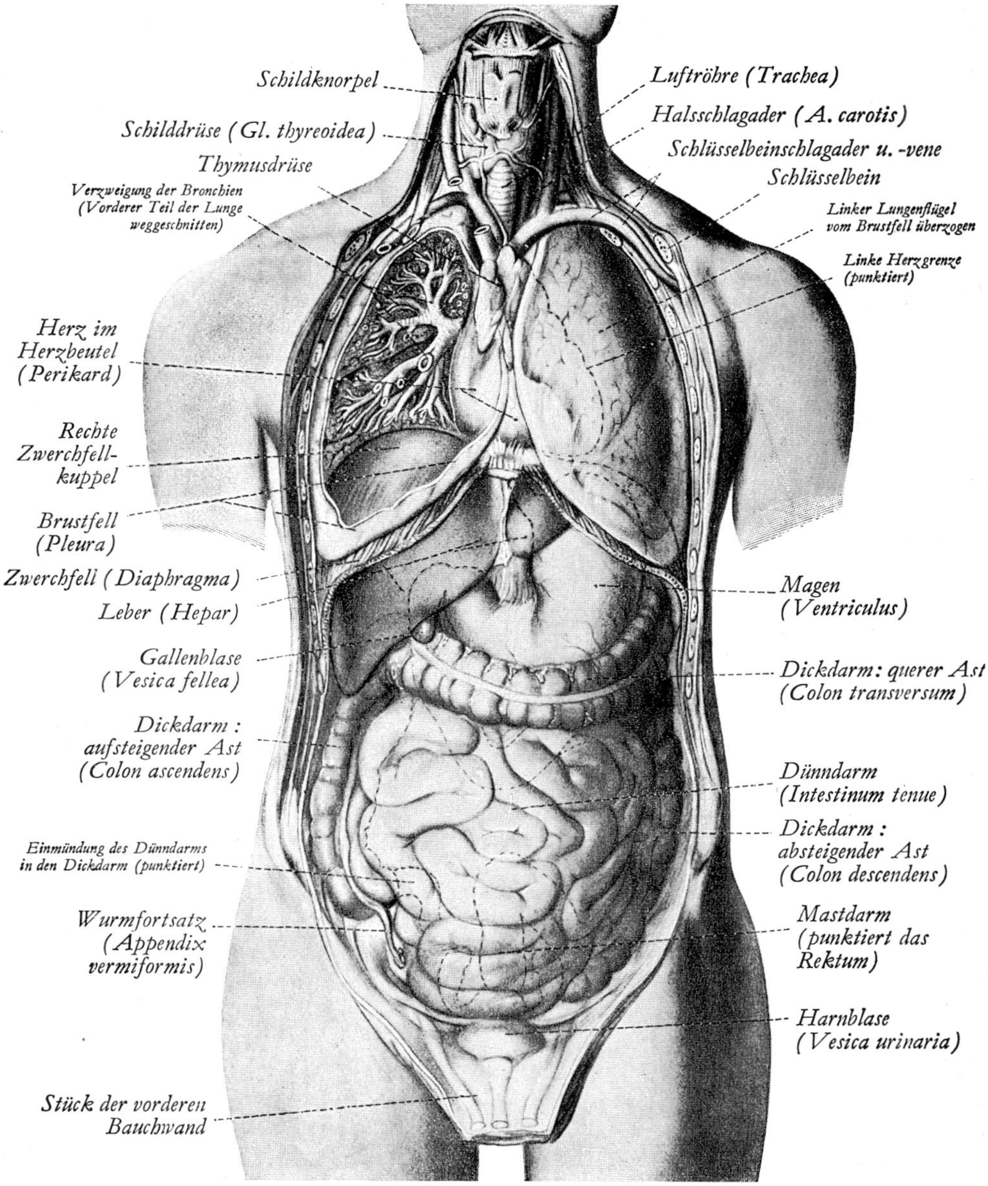

Abb. 72a. Hals-, Brust- und Baucheingeweide von vorne. Ein Teil des linken Lungenflügels und die Bauchfellschürze (Omentum majus) sind entfernt.

Abb. 71. Mikroskopisches Bild der menschlichen Lunge (12fach vergrößert). Oben eine quergeschnittene Arterie, rechts davon alveolares Gewebe, unten 2 Äste eines Bronchus nach seiner Teilung, dazwischen Knorpelgewebe *(Benninghoff)*.

Der Verdauungsapparat

Funktionelle Gliederung: Wie wir vorne sahen, bekommt jede Zelle des menschlichen Organismus über die Blutbahnen einen Anschluß an einen Zweig des Blutstromes, der O_2 und „Nährmaterial" herantransportiert, und sie entnimmt ihm, was sie braucht. Die Nährmaterialien des Blutes – bestehend aus Eiweiß, Fetten, Kohlenhydraten und deren Bausteinen, ferner aus Wasser, Salzen usw. – werden dauernd verbraucht und müssen immer wieder aufgefüllt werden, damit das Blut seine Eigenschaft als Nahrungsquelle für die arbeitende Zelle behält. Diese Auffrischung des Blutes hinsichtlich seiner erwähnten Funktionen erfolgt durch den Verdauungsapparat. Er besteht aus einem langen Schlauchsystem mit seinen Anhangsgebilden, welches den ganzen Körper vom Mund bis zum Darmausgang durchzieht. Die Nahrung, die in diesen Apparat hineinkommt, enthält die für den Körper bedeutsamen Nährstoffe in einer nicht ohne weiteres brauchbaren Form. Sie wird daher mechanisch zermahlen und so lange chemisch abgebaut, bis daraus wasserlösliche Nährmaterialien entstehen. Diese werden von der Darmwand aufgesaugt und gelangen dabei in das Blut (bzw. die Lymphe). Sie werden dann nach Aufarbeitung in der Leber in dosierter Menge dem kreisenden Blut beigefügt. Alle Teile des Verdauungsapparates dienen letztlich dieser fast ununterbrochen zu lösenden Aufgabe.

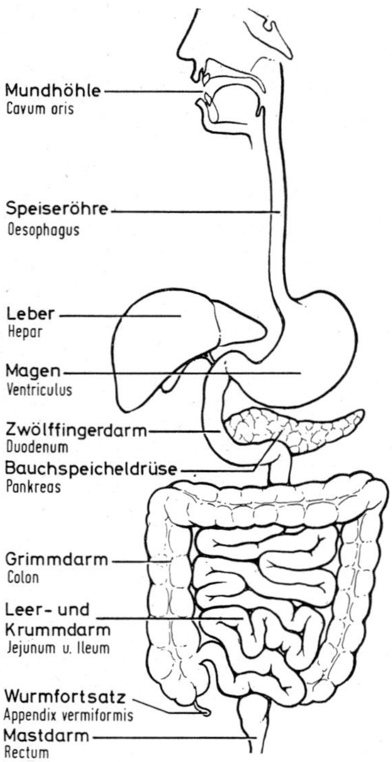

Abb. 72b. Darstellung des Verdauungsweges (Schema nach *Tittel*).

Anatomischer Überblick

Wir rechnen zum Verdauungsapparat folgende Teile (Abb. 72a, 72b):

a) **Mundhöhle** (Cavum oris),
b) **Rachen oder Schlund** (Pharynx),
c) **Speiseröhre** (Oesophagus),
d) **Magen** (Ventriculus, Gaster),
e) **Dünndarm** (Intestinum tenue), bestehend aus Zwölffingerdarm (Duodenum), Leerdarm (Jejunum) und Krummdarm (Ileum),
f) **Dickdarm** (Intestinum crassum), bestehend aus Blinddarm (Caecum), aufsteigendem, querlaufendem und absteigendem Dickdarm (Colon ascendens, Colon transversum, Colon descendens), S-förmiger Dickdarmschlinge (Colon sigmoideum),
g) **Mastdarm** (Rectum) und After (Anus),
h) **Leber** (Hepar) und **Bauchspeicheldrüse** (Pancreas).

Die Mundhöhle

Sieht man in die geöffnete **Mundhöhle** (Abb. 73), so erblickt man einen von den Zahnreihen des Unter- und Oberkiefers umschlossenen Raum, auf dessen Grunde sich die Zunge befindet. Das ist die eigentliche Mundhöhle im engeren Sinn. Zwischen den Zahnreihen und den Lippen bzw. der Wangenschleimhaut verbleibt ein spaltförmiger Raum,

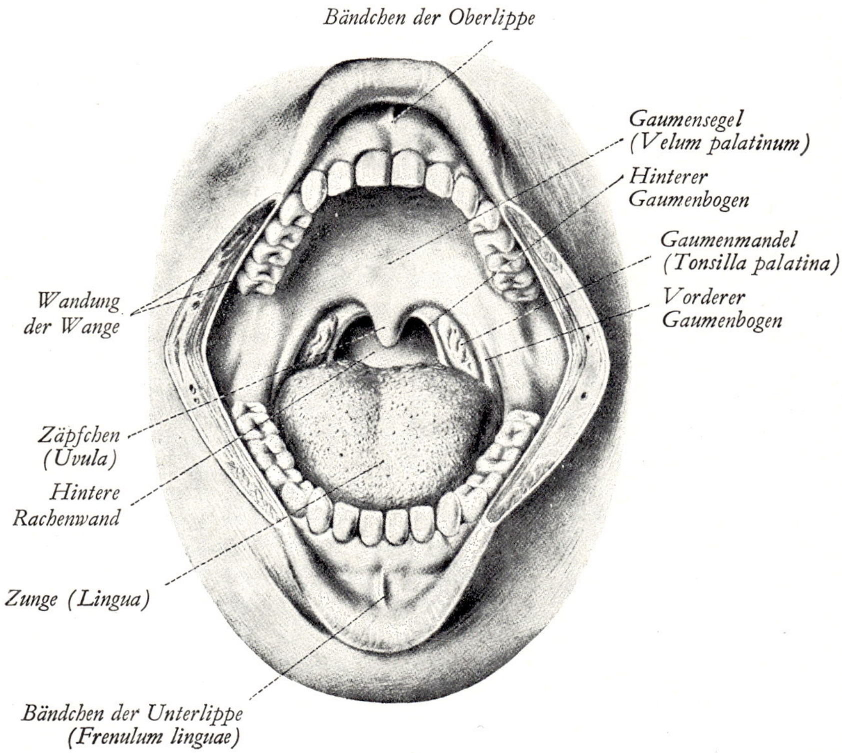

Abb. 73. Blick in die geöffnete Mundhöhle (nach *Sobotta*). Beide Mundwinkel sind durch einen Schnitt verlängert, um die Mundhöhle geöffnet zeigen zu können.

der als **Vorhof** (Vestibulum oris) bezeichnet wird. Er verläuft ringsherum um die obere und untere Zahnreihe, liegt aber noch innerhalb des Raumes der Mundhöhle (Abb. 73).

Wir erläuterten oben den Bau der Nasenhöhle an der Gliederung des Gesichtes in eine Mund- und Nasenetage, die durch den Gaumen getrennt sind (Abb. 65). Das **Dach** der Mundhöhle wird vom harten und weichen Gaumen bzw. dem Gaumensegel gebildet, welches hinten in das *Zäpfchen* ausläuft (Abb. 73). Die **Hinterwand** der Mundetage entspricht den Vorderflächen der Halswirbel, die von Bändern, Muskeln und Schleimhaut überzogen sind und den Untergrund der hinteren Rachenwand darstellen. Die **Seitenwandungen** der Mundhöhle bilden die *Wangen* bzw. *Zähne*. An dem Aufbau der Wangenwand hat ein Muskel (M. buccinator) wesentlichen Anteil, der die Seitenräume zwischen Unter- und Oberkiefer überspannt. Als **Bodenplatte** der Mundhöhle dient eine ganze Reihe kleiner Muskeln, vor allem der Unterkiefer-Zungenbeinmuskel (M. mylohyoideus).

In der Mundhöhle finden wir die Zähne, die Zunge mit ihrem Geschmacksapparat, die Speicheldrüsen und die Gaumenmandeln (Tonsilla palatina) (Abb. 73).

Die Zähne: Die knöchernen Zahnfortsätze des Ober- und Unterkiefers besitzen die in den Knochen tief eingelassenen Zahnfächer oder **Alveolen.** Die Zähne sind mit ihren Wurzeln in diese Fächer eingezapft und werden darin durch ihre **Wurzelhaut** verankert.

Der Zahn selbst (Abb. 74) besteht in der Hauptmasse aus **Zahnbein** (Dentin), welches eine dem Knochen ähnliche, aber härtere Struktur besitzt. Dieses Zahnbein umgibt einen Hohlraum, die **Pulpahöhle,** welche das **Zahnmark** (Pulpa) enthält und nach der Zahnwurzel hin einen **Wurzelkanal** besitzt. Hier treten Gefäße und Nerven in den Zahn hinein. Der aus dem Zahnfach herausragende Teil des Zahnes gliedert sich in Hals und Krone. Als **Zahnkrone** bezeichnen wir den frei aus dem Zahnfleisch herausragenden Anteil, der von dem besonders harten **Zahnschmelz** (Enamelum) überzogen ist. Als

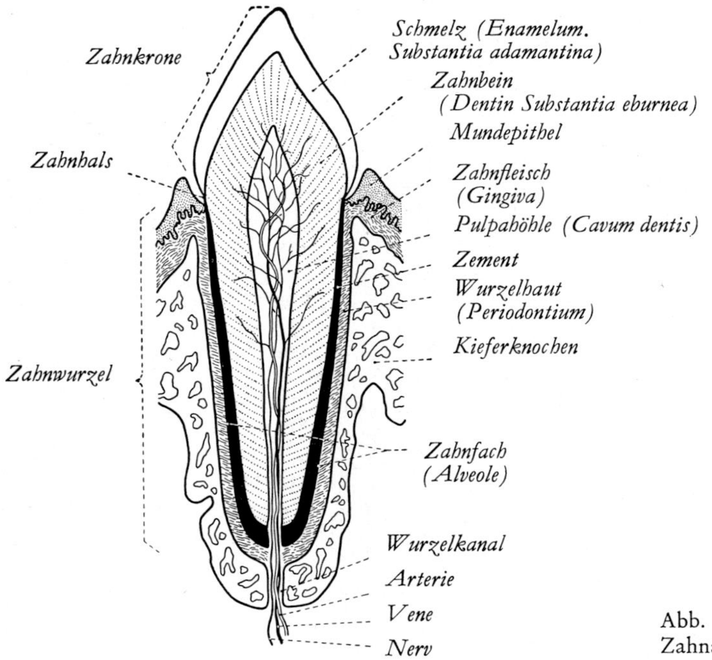

Abb. 74. Schema des Zahnaufbaues. R.

Zahnhals bezeichnen wir den Übergangsteil, der noch vom Zahnfleisch bedeckt ist. Der in dem Zahnfach steckende Zahnanteil, die **Wurzel**, hat einen dünnen Überzug von knochenartigem **Zement** (Cementum); zwischen der Zahnwurzel und der Alveole befindet sich die **Wurzelhaut** (Periodontium), die den Zahn in der Alveole mit einer gewissen federnden Elastizität verankert.

Das **Gebiß** des Erwachsenen umfaßt 32 Zähne. Es sind von der Mitte nach der Seite gezählt insgesamt in jedem Kiefer 8, nämlich **2 Schneidezähne, 1 Eckzahn,** 2 kleinere **Vormahlzähne** (Prämolarzähne), 3 größere **Mahlzähne** (Molarzähne).

Zur kurzen Verständigung dient die folgende Zahnformel:

$$\frac{3\,2\,1\,2\,|\,2\,1\,2\,3 \text{ Oberkiefer}}{3\,2\,1\,2\,|\,2\,1\,2\,3 \text{ Unterkiefer}}$$

Die Vormahlzähne haben meist *eine* Wurzel, die Mahlzähne haben im Oberkiefer *drei,* im Unterkiefer *zwei* Wurzeln.

Das kindliche Gebiß, das **Milchgebiß,** bricht etwa vom 6. Monat ab durch und ist mit 20 Zähnen um das zweite Lebensjahr vollständig. Ihm fehlen die großen Backenzähne.

Die bleibenden Zähne brechen vom 6. bis 15. Jahre durch, nachdem sie durch ihr Wachstum die Zähne des Milchgebisses herausgedrückt haben.

Die dritten Molaren (Weisheitszähne) brechen oft erst spät durch.

Zunge: Die Zunge ist ein *Muskelorgan,* welches mit Schleimhaut überzogen ist. Dank dieser Muskulatur ist sie sehr beweglich und dient u. a. dazu, die Bissen zwischen die Zahnreihen zu schieben, sie zu formen und nach beendeter Zerkleinerung und Durchspeichelung rachenwärts zu befördern. Bei geschlossener Mundhöhle liegt sie dem Gaumen an und füllt die Mundhöhle weitgehend aus. Wird die Zunge zurückgezogen, so entsteht dabei ein Sog, z. B. beim Trinken des Säuglings.

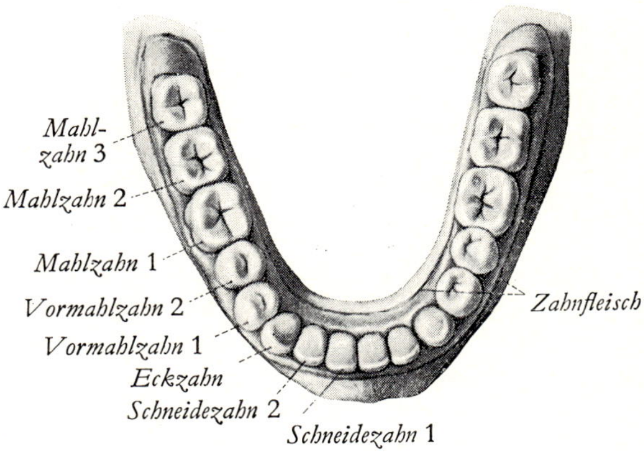

Abb. 75. Das Gebiß des Unterkiefers beim Erwachsenen.

Man unterscheidet an der Zunge die vorne gelegene **Zungenspitze,** ferner den Zungenrücken und den Zungengrund (Abb. 73). Die derbe Schleimhaut des **Zungenrückens** ist aufgerauht und trägt zahlreiche kleinere und größere Erhebungen, die **Papillen.** An der Grenze von Zungenrücken und Zungengrund sind 7–12 große, umwallte Papillen etwa V-förmig angeordnet. In den Wallgräben dieser und anderer Papillen liegen die **Geschmacksknospen,** also die Sinnesorgane des Schmeckorgans. Am **Zungengrund** wird die Oberfläche höckerig und trägt zahlreiche Lymphdrüsen, die hier als Zungenbalgdrüsen bezeichnet werden.

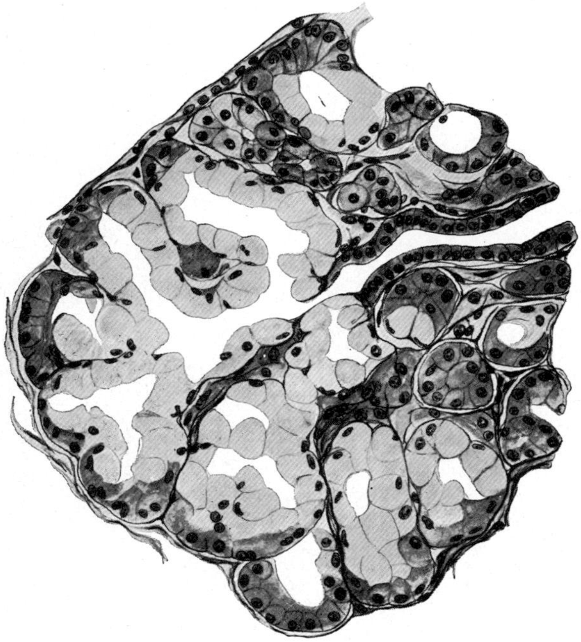

Abb. 76. Schnitt durch die Unterzungendrüse mit hellen mukösen und dunklen serösen Zellen. Rechts Ausführungsgang.

An der Unterfläche der Zungenspitze zieht das **Zungenbändchen** zum Boden der Mundhöhle (Abb. 73). Beiderseits davon liegen die feinen Öffnungen der Ausführungsgänge der Unterzungen- und Unterkieferdrüsen.

Die **Speicheldrüsen:** In der Mundhöhle erfolgt nicht nur die mechanische Zerkleinerung der Speisen, sondern auch ihre erste chemische Beeinflussung durch den Verdauungssaft der Speicheldrüsen, also den Speichel. Diese Speicheldrüsen bestehen beiderseits aus der Ohrspeicheldrüse (Glandula parotis), der Unterkieferdrüse (Glandula submandibularis) und der Unterzungendrüse (Glandula sublingualis) (Abb. 77).

Die größte von ihnen, die **Ohrspeicheldrüse,** liegt vor dem Ohr, außen auf dem Kaumuskel und dem Unterkieferast. Sie ergießt ihr Sekret durch einen *Ausführungsgang* (Ductus parotideus) (Abb. 77), der über den Kaumuskelrand ziehend die Wange durchbohrt und gegenüber dem zweiten oberen Molarzahn in den seitlichen Vorhof der Mundhöhle einmündet. Die **Unterkieferdrüse** liegt unter dem Mundhöhlenboden und ist der Innenfläche des Unterkiefers angelagert. Ihr langer Ausführungsgang mündet vorne unten auf einer warzenförmigen Erhebung der Papille seitlich des Zungenbändchens in die Mundhöhle. Ebenda mündet eine Schar kleiner Drüsen, die **als Unterzungendrüsen** zusammengefaßt werden (Abb. 77). Die Drüsen bestehen aus absondernden *Epithelzellen,* die ihr Sekret in ein verzweigtes Gangsystem ergießen, das sich schließlich zu einem Stamm, dem Ausführungsgang, vereinigt. Eine größere Zahl absondernder Endstücke ist durch Bindegewebe zu Läppchen zusammengefaßt. Abb. 76 zeigt die Unterzungendrüse bei starker Vergrößerung. Man erkennt die hellen mukösen und die dunklen serösen Speicheldrüsenzellen. Die mukösen Drüsen sondern eine dickflüssige schleimhaltige Flüssigkeit ab, die serösen Drüsen aber eine dünnflüssige, fermenthaltige Flüssigkeit.

Blickt man in die geöffnete Mundhöhle, so sieht man an der Grenze zwischen Mundhöhle und Rachen rechts und links eine dreiseitige Nische (Abb. 73). Darin liegt die **Gaumenmandel** (Tonsilla palatina), eine Anhäufung von Lymphgewebe. Sie gehört (mit der Rachenmandel und den Zungenbalgdrüsen) zum *lymphatischen Rachenring,* der eine Schutz- und Abwehreinrichtung am Eingang des Verdauungsschlauches darstellt.

Die erwähnte Nische wird von jeweils zwei Schleimhautfalten oder **Gaumenbögen** (Abb. 73) gebildet, die vom Gaumensegel abwärts ziehen. Die beiden hinteren Gaumenbögen und das Gaumensegel umrahmen die **Rachenenge,** die den Zugang zum Rachen bildet. Dieser wurde schon oben beim Atemapparat besprochen.

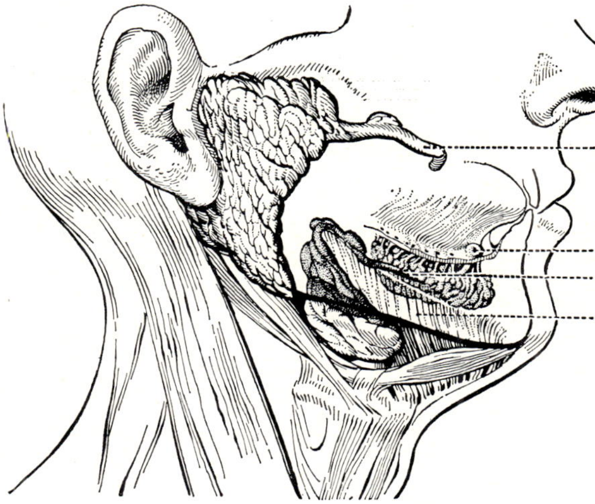

Abb. 77. Lage der großen Speicheldrüsen (nach *Benninghoff*).

Die Speiseröhre und der Magen

Im unteren Rachenraum hinter dem Kehlkopfeingang befindet sich der Zugang zur **Speiseröhre** (Oesophagus). Diese ist ein etwa 23–24 cm langer Schlauch (Abb. 65, 68), der hinter der Luftröhre, dann durch das hintere Mediastinum abwärts zieht, das Zwerchfell durchbohrt und in der Höhe des 11. Brustwirbels am Magenmund (Ostium cardiacum oder Cardia) endet. Wie der gesamte Verdauungsschlauch hat der Oesophagusschlauch von innen nach außen folgenden **Schichtenaufbau** seiner Wandung: zunächst die *Schleimhaut* (Tunica mucosa), dann die *Unterschleimhaut* (Tunica submucosa), sodann die *Muskulatur,* bestehend aus einer inneren ringförmig verlaufenden und einer äußeren längs (longitudinal) verlaufenden Schicht (Tunica muscularis), und endlich eine bindegewebige *Hülle* (Tunica adventitia). Die inneren Wandungen des Speiseröhrenschlauches liegen normalerweise aufeinander. Sie weichen jedoch auseinander, wenn von oben her ein Bissen in den Speiseröhrenmund hineingelangt und durch die Muskelschichten der Wand abwärts geschoben wird (vgl. Physiologie).

Der Magen (Ventriculus, Gaster): An der Eintrittsstelle der Speiseröhre in den Magen (Abb. 79) befindet sich der **Magenmund** (Ostium cardiacum). Daran schließt sich eine sackartige Erweiterung des Verdauungsschlauches, der eigentliche Magen, an. Der Magen dient als ein Speisereservoir variabler Fassungskraft. Zugleich wird hier ein wesentlicher Teil der chemischen Verdauung vollzogen. Das leisten die **Fermente** des von den Drüsen der Wand abgegebenen Magensaftes. Sie zerlegen die chemischen Bestandteile des Speisebreies.

Sind die Verdauungsaufgaben des Magens abgeschlossen, so wird er ganz langsam in kleinen Portionen entleert. Das geschieht durch die Wandmuskulatur, die den Speisebrei zum Magenausgang, zum **Pförtner** (Pylorus) verschiebt.

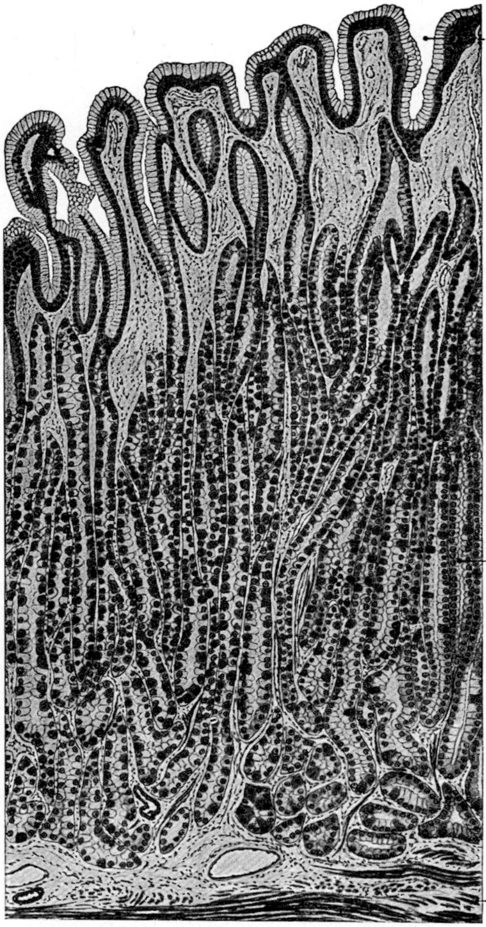

Abb. 78. Magendrüsen des Menschen. Vergr. 80×.

Die **Gestalt** des Magensackes ist äußerst veränderlich und hängt von den Füllungsverhältnissen ab. Im Stehen hat er etwa Hakenform und sein tiefster Punkt liegt etwas unterhalb des Nabels. Auf den **Magenmund** (Cardia) folgt zunächst eine blindsackartige Erweiterung, der **Magengrund** (Fundus ventriculi). Er liegt unter der linken Zwerchfellkuppel. Nach abwärts verjüngt sich der Magen und geht in den Körper (Corpus ventriculi) über. Daran schließt sich der **Pförtnerteil** (Pars pylorica) an. Ein pylorusnaher Abschnitt, **Antrum** genannt, kann durch eine Falte vorübergehend gegen den übrigen Magenraum abgeschlossen werden. Dank seiner Gestalt und Aufhängung besitzt der Magen eine nach unten gerichtete, *große* konvexe *Krümmung* und eine nach oben weisende, *kleine* konkave *Krümmung* (Curvatur) (Abb. 79).

Die **Schleimhautauskleidung** der inneren Magenoberfläche zeigt im leeren Zustand zahlreiche längsverlaufende Falten, die bei der Füllung verstreichen können. In der Schleimhaut findet man erstens schleimbildende Drüsenzellen, zweitens die aus langen Drüsenschläuchen bestehenden und den Magensaft absondernden eigentlichen **Magendrüsen** (Abb. 78). Diese treten in zwei Formen auf, den Hauptzellen und den Belegzellen.

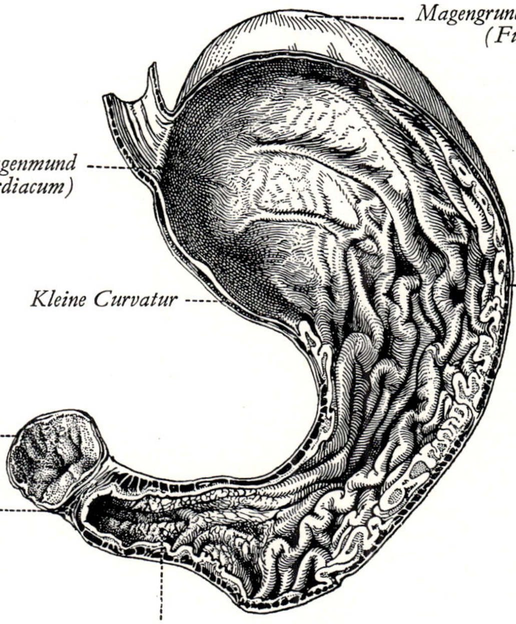

Abb. 79. Magen, aufgeschnitten.

Im Fundus bestehen sie aus den *Hauptzellen,* die das Eiweiß spaltende Pepsinogen bilden, und aus den *Belegzellen,* die durch Chlorabsonderung zur Bildung der Magensalzsäure beitragen. Die Pylorusdrüsen sondern ein zähflüssiges Sekret ab. Auf die Schleimhaut folgt nach außen die Muskelschicht. Durch ihre Betätigung, besonders durch die vom Magenmund abwärts wandernden Einschnürungszonen der *Ringmuskulatur,* entstehen die sogenannten *peristaltischen Wellen.* Nach außen folgt dann der Überzug mit dem Bauchfell oder *Peritonaeum,* der schon oben erwähnten serösen Haut, welche dank ihrer Glätte den Baucheingeweiden bei ihren Bewegungen gegeneinander ein leichtes Gleiten ermöglicht. Der Pylorusteil des Magens endet am **Pförtner** (Pylorus), einem verstärkten Ringmuskel (M. sphincter pylori), der den Abschluß gegen den Dünndarm darstellt (Abb. 79). Die Blätter des Bauchfells, welche vorne und hinten den Magen überziehen, ziehen nach unten in einem langen Doppelblatt herunter und bedecken als **Bauchfellschürze** die Schlingen des Dünndarms (in Abb. 72 entfernt).

Der Darm

Der Dünndarm (Intestinum tenue): Der Darmkanal des Menschen gliedert sich in den oberen *Dünndarm* (Intestinum tenue) und den unteren *Dickdarm* (Intestinum crassum). Die Grenze liegt an einer Stelle, die als *Bauhinsche Klappe* (Valva ileocaecalis) bezeichnet wird. Der Dünndarm hat allein für sich beim Lebenden eine Länge von etwa 4–5 m, der Dickdarm von etwa 1,5 m. Diese außerordentliche Längenausdehnung vergrößert die innere *Oberfläche* des Darmes erheblich, bereitet aber seiner Unterbringung und Einordnung in den begrenzten Bauchraum gewisse Schwierigkeiten. Sie werden dadurch beseitigt, daß der

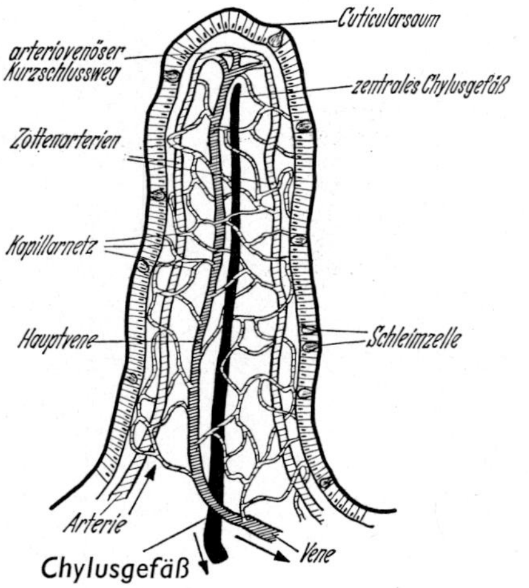

Abb. 80. Funktionelle Anatomie einer Darmzotte. R.

Dünndarm in den äußersten Rand des *Gekröses (Mesenterium),* eines Bauchfelldoppelblattes, aufgenommen wurde. Dieses Gekröse ist an der Hinterwand der Bauchhöhle befestigt und auf 15–17 cm Länge gerafft. Es hängt beinahe wie ein „Faltenrock" mit einem ca. 5 m langen unteren Saum in den Bauchraum hinein und nimmt in den unteren Umschlag den Schlauch des Dünndarms auf.

Der Dünndarm ist der Ort des endgültigen Nahrungsabbaus und der Aufsaugung. Dazu ist seine Länge vorteilhaft, außerdem wird die innere Oberfläche noch einmal sehr stark dadurch vergrößert, daß die Schleimhaut in Falten gelegt wird. Man bezeichnet sie als *Kerckringsche Falten.* Sie sind im oberen Dünndarm besonders stark entwickelt. Dazu kommt noch eine dritte Vergrößerung der Oberfläche, indem sich auf der gesamten Schleimhaut und ihren Falten warzenförmige Erhebungen, die *Darmzotten* befinden (Abb. 80). Diese etwa 4 Millionen Zotten von 0,3–1 mm Höhe sind die Organe der Resorption, also der Nährstoffaufnahme in Blut und Lymphe. Die Gesamtoberfläche des Dünndarms wird auf ca. 4 m^2 geschätzt. Die innere Dünndarmauskleidung besteht aus einer drüsenreichen Schleimhaut, welche den Darmsaft absondert. Der **Wandaufbau** läßt folgende Schichten erkennen: Schleimhaut, Unterschleimhaut, Ringmuskelschicht, Längsmuskelschicht, Bindegewebe, Peritonaeum.

Der Dünndarm gliedert sich in drei Teile, den Zwölffingerdarm, den Leerdarm und den Krummdarm. Der erste Dünndarmabschnitt, der **Zwölffingerdarm** (Duodenum), beginnt am Pförtner, also im rechten Oberbauch, und hat die Gestalt eines nach links offenen Hufeisens. In seiner Ausbuchtung liegt der Kopf der **Bauchspeicheldrüse** (Pankreas). Diese Drüse ist langgestreckt, von graurötlicher Farbe. Sie liegt im Oberbauch quer zwischen Duodenum und Milzpforte und ist auf ihrer ventralen Seite vom Bauchfell überzogen. Schon makroskopisch ist ihre Gliederung in Läppchen zu erkennen. Den ganzen Drüsenkörper durchzieht ein langer Gang, der *Ausführungsgang* für den Pankreassaft (Ductus pancreaticus). Er mündet auf der *Vaterschen Papille* im Duodenum. Am gleichen Ort mündet der Ausführungsgang für die Galle. Die Bauchspeicheldrüse sondert den Bauchspeichel (Succus pancreaticus) ab. Dieser dient der Zerlegung des Speisebreis im Darm und stammt aus den drüsigen Epithelien des Organs (Abb. 81), die den Speicheldrüsen ähnlich sind. Neben diesem Drüsengewebe gibt es im Pankreas noch auffallende (im Bild hellere) Zellgruppen, die sogenannten *Langerhans*schen Inseln. Sie haben keinen Ausführungsgang und bilden das Hormon Insulin (s. S. 116). Das Duodenum ist mit seiner Rückfläche an der hinteren Bauchwand befestigt und vom Peritonaeum überzogen.

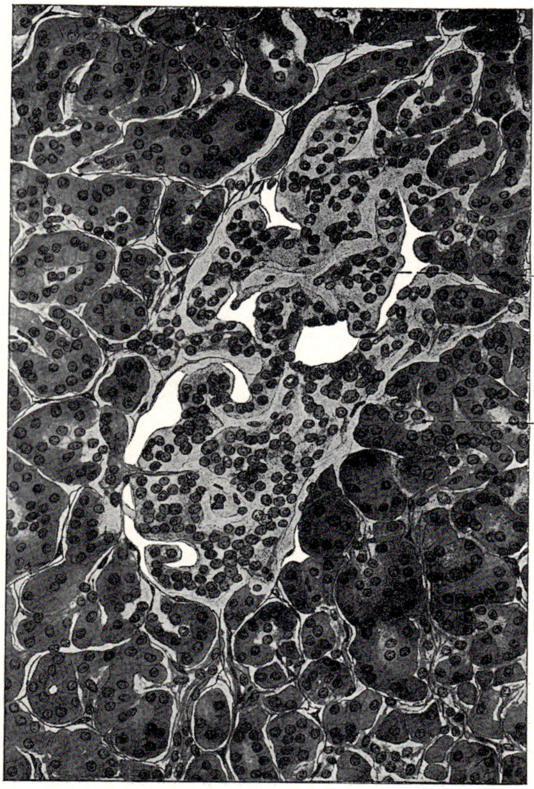

Abb. 81. Schnitt durch das menschliche Pankreas mit *Langerhans*scher Insel. Endstück des Pankreas mit Schaltstück und zentroazinären Zellen. In den Drüsenzellen Zymogenkörnchen.

Mit einem Knick (Flexura duodenojejunalis) geht der Zwölffingerdarm in Höhe des 2. Lendenwirbels in den **Leerdarm** (Jejunum) über, der ebenso wie der folgende **Krummdarm** (Ileum) am Gekröse aufgehängt ist. Eine scharfe Grenze zwischen Jejunum und Ileum besteht nicht, doch hat das Jejunum mehr Kerckringsche Falten.

Der Dickdarm (Intestinum crassum): An der **Bauhinschen Klappe** oder Valva ileocaecalis (Abb. 82) im rechten Unterbauch geht der Dünndarm in den Dickdarm über. Der Dickdarm unterscheidet sich vom Dünndarm durch den Mangel an Zotten, ferner durch seine größere Weite sowie seine *bandartigen Wandverstärkungen,* die Taenien, und durch seine *Ausbuchtungen,* die Haustren, die durch halbmondförmige Querfalten voneinander abgegrenzt werden. Bei den Taenien (Taenia) handelt es sich um bandartige Züge von Längsmuskulatur, die von außen deutlich sichtbar über die ganze Länge des Dickdarms ziehen (Abb. 72).

Den ersten Teil des Dickdarms bildet ein abwärts gerichteter, blind endigender Sack (Abb. 82), der **Blinddarm** (Caecum): Er trägt an seinem unteren Ende einen wurmförmig gestalteten Anhang, den **Wurmfortsatz** (Appendix vermiformis). Er ist das verkümmerte Ende des Blinddarms und findet sich außer beim Menschen nur beim Affen. Beim Menschen ist er zum lymphatischen Organ geworden. Der Wurmfortsatz neigt zur Entzündung (Appendicitis) und Vereiterung. Er muß oft operativ entfernt werden. Ein lebenswichtiges Gebilde ist er nicht.

Vom rechten Unterbauch steigt der erste **ansteigende Dickdarmteil** zur Leberunterfläche auf (Colon ascendens) und geht dort mit einem scharfen Knick in den **querverlaufenden**

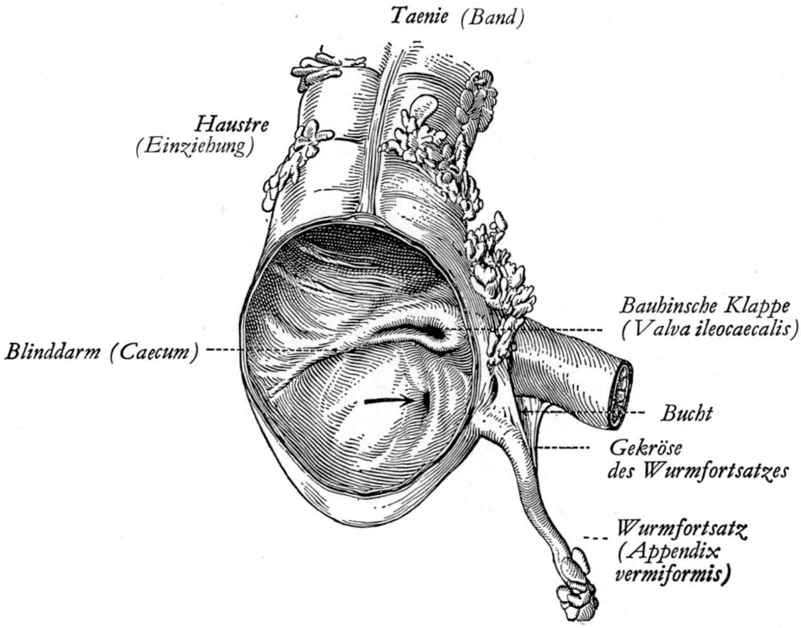

Abb. 82. Blinddarm und Wurmfortsatz. Der Pfeil zeigt in die Mündung des Wurmfortsatzes (aus *Benninghoff*).

Teil (Colon transversum) über. Er ruht auf dem Kissen der Dünndarmschlingen und ist an einem Peritonaealblatt beweglich aufgehängt (Mesocolon transversum). Im linken Oberbauch in der Milzgegend geht das Colon in einem spitzwinkligen Knick in seinen **abwärts verlaufenden Teil** (Colon descendens) über. Dieser liegt ebenso wie der aufsteigende Ast retroperitonaeal. In der Grube der linken Darmbeinschaufel erfolgt der Übergang in die **S-förmige Schlinge** (Colon sigmoideum). Dieser etwas beweglichere Teil geht in Höhe des zweiten Sacralwirbels in den letzten Darmabschnitt, den **Mastdarm** (Rectum), über. Er zieht in der Höhlung des Kreuzbeins, also ganz hinten im kleinen Becken, abwärts und findet sein Ende in der **Afteröffnung** (Anus). Der obere Mastdarmteil hat die Möglichkeit zur Erweiterung und heißt *Ampulla recti.* Etwas oberhalb des Afters am Ende der Schleimhaut liegen polsterartige Venenknäuel in der Wandung, die normalerweise im Dienste eines dichten Verschlusses stehen. Ihre krankhafte Erweiterung nennt man Hämorrhoiden. Der Verschluß der Afteröffnung erfolgt durch einen doppelten *Ringmuskel,* den M. sphincter ani (Abb. 89).

Die Leber (Abb. 84, 85)

Lage und Gestalt: Im rechten Oberbauch, im Schutze des knöchernen Brustkorbes und vorwiegend unter der rechten Zwerchfellkuppel, liegt die Leber (Hepar), die größte Drüse des menschlichen Körpers. Sie hat ein Gewicht von etwa 1000–2000 g und ist von rötlich-brauner Farbe und relativ fester Beschaffenheit. Die obere *Zwerchfellfläche* der Leber ist konvex nach oben gekrümmt, hinten zur Wirbelsäule befindet sich eine Befestigungszone. Die *konkave Unterfläche* ruht auf einem Kissen von Eingeweiden (Niere, Magen, Colon). Die Leber gliedert sich nach ihrer Lage in einen rechten großen und einen

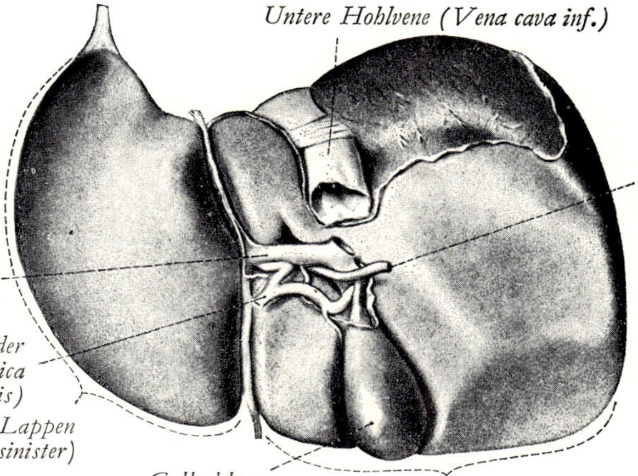

Abb. 83. Leber. Unterseite mit Leberpforte und Gallenblase von hinten (nach *Sobotta*).

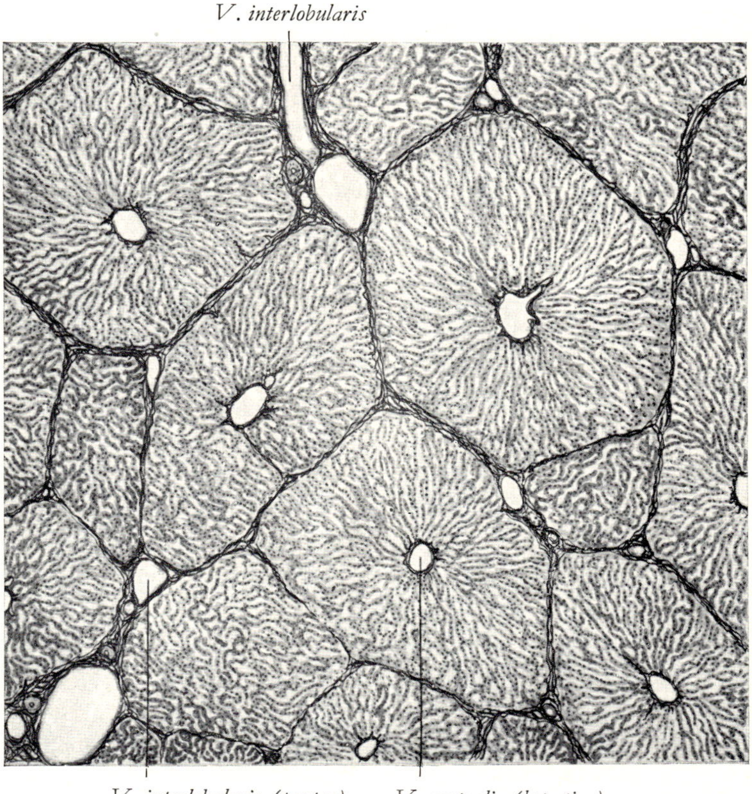

Abb. 84. Deutliche Läppchenzeichnung der Leber des Schweines (Azanfärbung, Vergrößerung 40fach) (nach *Bargmann*, Histologie und mikroskopische Anatomie des Menschen, 6. Aufl. Georg Thieme Verlag, Stuttgart 1967).

linken kleineren **Lappen.** Die Grenze wird markiert durch ein Bauchfelldoppelblatt, welches von der Zwerchfellunterfläche herunterzieht. Auf der Leberunterseite ist eine querverlaufende Nische, die **Leberpforte** (Hilus), zu sehen. Dort treten die Pfortader und die Leberarterie ein und der Ausführungsgang der Lebergalle aus (Abb. 83).

Das System der **Gallenausführungsgänge** besteht zunächst aus dem **Lebergallengang** (Ductus hepaticus communis), in dem die Galle bis zu einer Aufzweigung geführt wird. Von hier gelangt sie entweder auf dem Wege des **Blasenganges** (Ductus cysticus) zur Gallenblase (Abb. 83) oder über einen **galleabführenden Gang** (Ductus choledochus) zum Zwölffingerdarm. Die **Gallenblase** ist ein birnenförmiger Sack, der der Ansammlung, Eindickung und Speicherung der Galle dient. Sie hat eine Schicht aus glatten Muskelfasern und kann bei Bedarf ihren Inhalt entleeren.

Der komplizierte **Feinbau der Leber** (Abb. 84, 85) kann hier nur gestreift werden. Wie oben erwähnt, gelangt das in die Leber eintretende Pfortaderblut dort in eine neue kapillare Aufzweigung. Das Pfortaderblut wird in dünnen Rinnsalen an der Oberfläche der Leberzellstränge entlang geleitet, nicht zur Ernährung der Leber – das geschieht durch die Leberarterie –, sondern zur Sichtung und Bearbeitung des aus dem Darmgebiet kommenden nährstoffreichen Blutes und zum Austausch aufzunehmender und abzugebender Bestandteile. Die im Hilus eintretenden **Pfortaderblutgefäße** werden über vielfache Verzweigungen in ein Bindegewebsgerüst geführt, welches die 1–2 mm langen Leberläppchen ringsum umgibt. Von dort ziehen die **Kapillaren** radiär zur Läppchenmitte, wobei ihr Blut an den Leberzellbalken entlangfließt. In der Läppchenmitte befindet sich ein zentrales Sammelrohr, die *Zentralvene* (Abb. 84, 85), welche das von allen Seiten

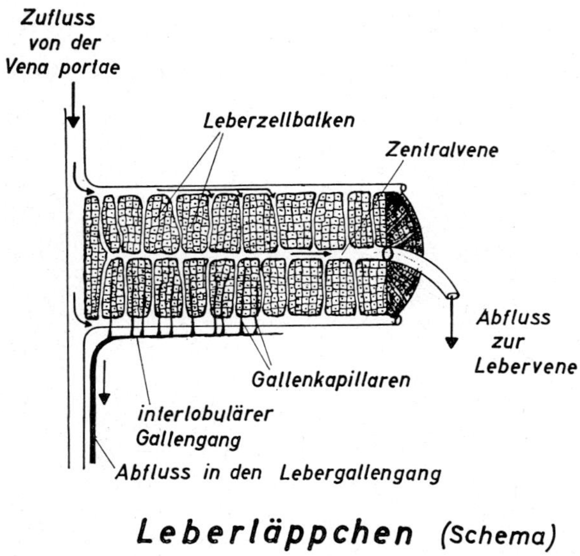

Abb. 85. Feinbau der Leber (Schema). R.

zufließende Pfortaderblut ableitet, und zwar zu den Zweigen, Ästen und dem Stamm der *Lebervene.* Von dort gelangt es in die untere Hohlvene. Die Leber hat als weitere Aufgabe die *Erzeugung der Galle.* Das erfolgt in bestimmten Leberzellen, die zwischen sich feinste zwischenzellige Kanälchen *(Gallenkapillaren),* die Anfänge des Galle ausscheidenden Gangsystems besitzen. Über Sammelröhrchen (Gallengänge) wachsender Größenordnung münden sie schließlich in den großen abführenden Gallengang (Ductus choledochus).

Die Harnorgane

Funktionelle Gliederung: Die Nieren haben die Aufgabe, überschüssiges Wasser und überschüssige Salze, die mit der Nahrung aufgenommen wurden, aus dem Blute zu entfernen. Ebenso sorgen sie für die Ausscheidung jener Stoffwechselabbauprodukte, mit denen der Körper nichts mehr anfangen kann, das sind z. B. die Endprodukte des Eiweißabbaus wie Harnstoff und Harnsäure. Diese Leistung kann die Niere nur dadurch vollziehen, daß sie über einen sehr großen Zweig des Gefäßsystems beständig eine große Blutmenge erhält und diese laufend auf ihre Zusammensetzung kontrolliert. Ferner braucht sie Spezialeinrichtungen, in denen der Austritt von Wasser und gelösten Stoffen aus dem Blute schnell vonstatten geht. Das ist der **Harnknäuelapparat** (Glomerulusapparat). Hierauf folgen Einrichtungen für die Feinkontrolle der einzelnen Harnbestandteile, in denen durch Einsaugung von Stoffen oder zusätzliche Absonderung die richtige Einstellung normaler Werte für viele wichtige Blutbestandteile durchgeführt wird. Das ist der **Harnkanälchenapparat** (Tubulusapparat). Daran an schließt ein System von Ausführungsgängen und Schläuchen, durch das der gebildete Harn abfließen kann.

Dementsprechend gliedern sich die Harnorgane in:

a) die Nieren als harnbereitende Organe,

b) Harnleiter, Harnblase und Harnröhre als harnableitende Organe.

Die Nieren (Abb. 86, 87)

Lage und Gestalt: Der Mensch besitzt zwei Nieren (Ren). Sie liegen unterhalb des Zwerchfells beiderseits der Wirbelsäule in der Lendenregion (Abb. 60) der unteren Bauchwand an. Ihr unterer Rand steht etwas oberhalb des Darmbeinkamms. Man charakterisiert ihre Gestalt als bohnenförmig. Die konvexe Krümmung liegt nach lateral, die konkave Aushöhlung nach medial. Die Länge der einzelnen Niere beträgt etwa 10–12 cm, ihr Querdurchmesser ca. 5–6 cm, ihr Gewicht ca. 150–200 g. Ihre hintere Fläche liegt auf dem M. quadratus lumborum. In der Konkavität befindet sich die Ein- und Austrittsstelle für die Gefäße und Nerven, die **Nierenpforte** (Hilus renalis). Auf dem oberen Nierenpol befindet sich jeweils eine kleine Drüse, die **Nebenniere.**

Anatomischer Aufbau

Die Niere ist außen von einer derben *bindegewebigen Kapsel* überzogen und steckt dann als Ganzes in einem Fettlager, welches als *Nierenfettkapsel* bezeichnet wird. Auf einem Längsschnitt durch die Niere (Abb. 86) kann man mit bloßem Auge die Gliederung in eine äußere **Rindenschicht** und innere **Markschicht** erkennen. Die Rinde erscheint feingekörnt und im frischen Zustand wie mit feinen Blutpünktchen bedeckt. Das Mark bildet hiluswärts fingerförmige Vorwölbungen, die sogenannten **Markpyramiden,** die eine feine Längsstreifung erkennen lassen. Die Spitze dieser Pyramiden nennt man Nierenpapillen. Auf ihnen befinden sich feinste Öffnungen, aus denen der fertige Harn austritt. Jede Pyramide ist von einem trichterförmig erweiterten „Schlauchfingerling", dem **Nierenkelch,** überzogen. Jeder von ihnen führt seinen Harn in einen größeren Raum, der als

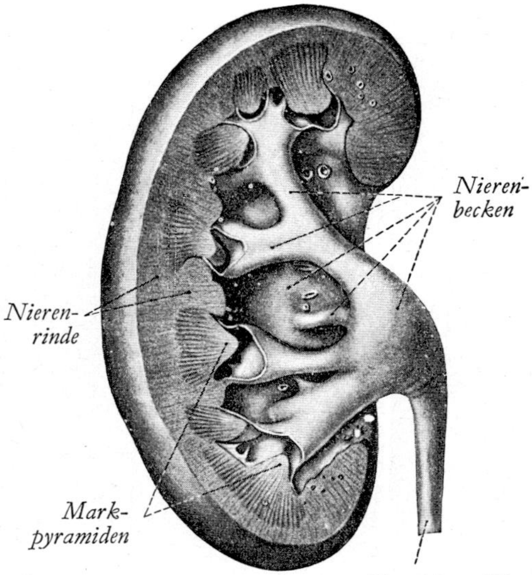

Abb. 86. Längsschnitt durch die Niere (aus *Sobotta*).

Nierenbecken bezeichnet wird. Aus ihm heraus führt der **Harnleiter** (Ureter) als gemeinsamer Ableitungsweg den aus den Kelchen abfließenden Harn zur Blase.

Betrachten wir nun den **Feinbau der Niere** (Abb. 87), so gehen wir am besten vom Gefäßsystem aus. Die eintretende Nierenarterie, ein großer Seitenast der Aorta, verzweigt sich im Hilusgebiet baumartig. Ihre Äste verlaufen radiär bis zur Markrindengrenze, dort biegen sie um und schicken dann zur Rinde viele Zweige herauf. Davon gehen ähnlich wie an einer Traube allseits kleine Zweige (= Arteriola afferens) ab, die jeweils in ein arterielles **Kapillarknäuel** (Glomerulus) münden. Dieses ist ein entscheidender Baubestandteil der Niere, denn hier wird durch die Kraft des Blutdrucks aus dem arteriellen Blut eine blutähnliche Flüssigkeit abgepreßt, die jedoch zellfrei und eiweißfrei ist. Dieses

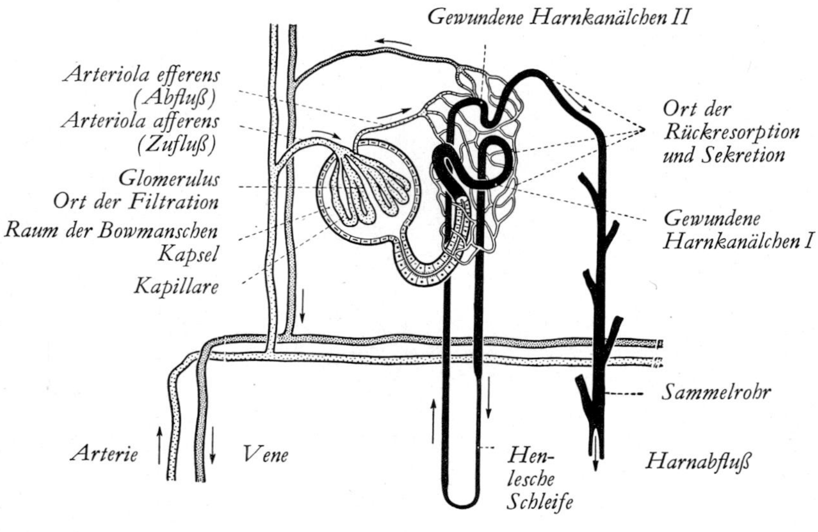

Abb. 87. Schema des funktionellen Feinbaus der Niere. R.

Ultrafiltrat gelangt nach dem Durchtritt durch die Wände der Glomerulusgefäße in einen spaltförmigen Kapselraum, die sogenannte **Bowmansche Kapsel** (Abb. 87). Aus dieser geht ein **Harnkanälchen** (Tubulus) ab und bildet den Abflußweg der abgesonderten Harnflüssigkeit. Aus dem Glomerulusgefäßknäuel geht ein abführendes Blutgefäß (= Arteriola efferens) heraus, welches im Kaliber etwas dünner ist als das zuführende, da die abfließende Blutmenge kleiner ist als die zufließende. Das aus der Bowmanschen Kapsel abgehende Harnkanälchen hat zuerst ein stark gewundenes Stück, dann die bis ins Nierenmark hinunterreichende Henlesche Schleife, dann erneut ein gewundenes Stück und geht dann in die **Sammelröhrchen** von größerem Kaliber über, die zu kleinen Gängen vereinigt auf die Spitze der Nierenpapillen münden. In diesem komplizierten System von Harnkanälchen erfolgt die endgültige Fertigstellung des Harns. Ein schwach vergrößertes Bild der Nierenrinde zeigt Abb. 88. Der Harn gelangt auf dem beschriebenen Wege über die Nierenkelche in das Nierenbecken. Wir bezeichnen die funktionelle Betriebseinheit von einem Glomerulus und seinem Tubulusapparat als »Nephron«.

In den Nieren findet man an jeder Stelle des Glomerulus, an der die Arteriola afferens einmündet und die Arteriola efferens abgeht, eine elliptisch geformte winzige Epithelplatte, die **Macula densa.** Sie ist aus relativ hohen Zellen aufgebaut, deren Zellkerne deutlich erkennbare

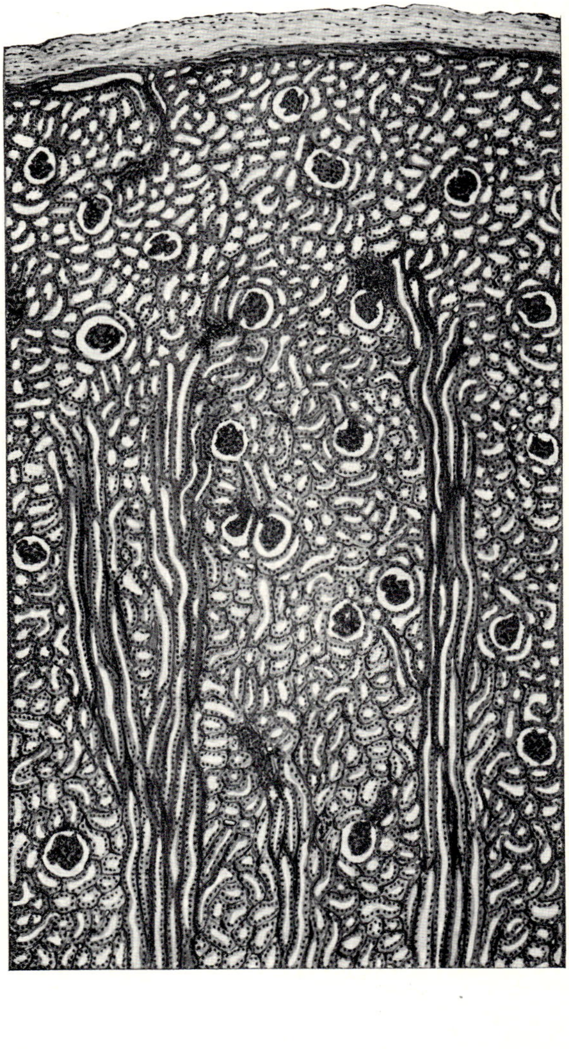

Abb. 88. Senkrechter Durchschnitt durch die Rinde einer menschlichen Niere. (Hämatoxylin-Eosin-Färbung, Vergrößerung etwa 30-fach) (nach *Bargmann*, Histologie und mikroskopische Anatomie des Menschen, 6. Aufl. Georg Thieme Verlag, Stuttgart 1967).

Kernkörperchen besitzen. Ferner liegen in der Wand der zuführenden Arteriole epithelartige Zellen, genannt **Polkissen,** mit starker Körnereinlagerung. Man nimmt an, daß dort eine blutdrucksteigernde Substanz gebildet wird, die über die Macula densa ihre Wirkung entfaltet.

Harnleiter, Harnblase, Harnröhre

Das Nierenbecken ist kein Sammel-, sondern ein Passageort. Der Harn gelangt aus ihm sogleich in den **Harnleiter** oder Ureter, einen schmalen Verbindungsschlauch zwischen Nierenbecken und Harnblase. Dieser ist innen mit Schleimhaut ausgekleidet und besitzt in der Wandung zahlreiche glatte Muskelfasern. Er zieht, bedeckt vom Bauchfell (retroperitonaeal), abwärts zum kleinen Becken und gelangt von hinten her zum Grund der Harnblase, in die er schlitzartig einmündet. Dadurch wird ein Zurücktreten des Harns aus der Blase in den Harnleiter verhindert. Der Harn wird durch die peristaltischen Kontraktionswellen des Harnleiters vom Nierenbecken zur Blase transportiert. Der Austritt der Flüssigkeit in die Blase erfolgt dabei rhythmisch.

Die **Harnblase** (Vesica urinaria) selbst ist ein von Schleimhaut ausgekleideter muskulöser Sack (glatte Muskelfasern). Sie liegt vorne im kleinen Becken unmittelbar hinter dem Schambein (Abb. 89). Bei starker Füllung kann sie bis ins große Becken emporsteigen. Ihre Wand ist also nachgiebig. An ihrem hinteren unteren Grunde liegen beim Manne die Samenblasen. Etwas tiefer liegt die Austrittsstelle der männlichen **Harnröhre** (Urethra). Diese zieht an der Blasenunterseite entlang nach vorne und durchläuft dann, unter der Schoßfuge herkommend, das *männliche Glied,* auf dessen Spitze sie endet (Abb. 93). Bei der Frau liegt der Abgang der Harnröhre mehr vorne. Sie zieht am Hinterrand der Symphyse herab und liegt dabei als 3–5 cm langer Gang in der *Vorderwand der Scheide.* Sie mündet hier in einem längs verlaufenden Schlitz im Vorhof der Scheide (Abb. 89). Zwischen der Harnblase und dem Mastdarm liegt bei der Frau die Gebärmutter. Nur der obere Teil der Harnblase ist vom *Bauchfell* bedeckt.

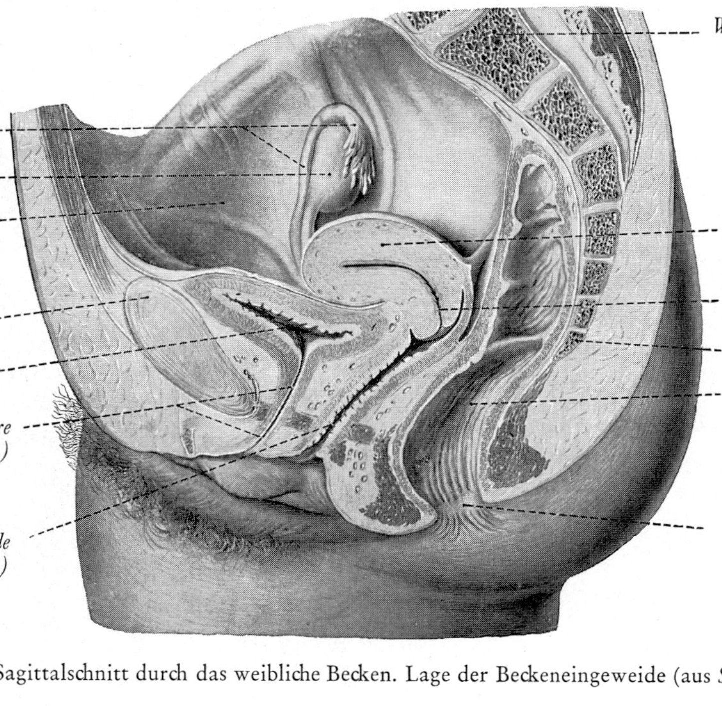

Abb. 89. Sagittalschnitt durch das weibliche Becken. Lage der Beckeneingeweide (aus *Sobotta*).

Die innersekretorischen Organe

Begriff: Es gibt eine Reihe von *drüsigen Organen*, die *keine Ausführungsgänge* haben und ihr Sekret nicht nach außen absondern. Vielmehr geben sie ihre Absonderung direkt in das Blut, welches die Drüse durchfließt, ab. Man spricht deshalb anstatt von Exkreten von *Inkreten* und von inkretorischen oder innersekretorischen Organen. Diese drüsigen Organe sondern Stoffe hoher Wirksamkeit, die sogenannten *Hormone*, ab, die mit der Blutbahn im ganzen Körper eine diffuse Verteilung erfahren. Trotzdem ist die Wirkung durchweg auf bestimmte Orte besonderer Empfänglichkeit beschränkt. Durch die Hormone kommen langdauernde gezielte Fernwirkungen zustande (vgl. den Physiologieteil).

Wir finden die *Hormondrüsen*, wie man sie kurz nennen kann, an vielen Stellen des Körpers (s. Abb. 91). Es sind oft kleine unscheinbare Organe, deren Leistung erst relativ spät aufgeklärt werden konnte. Ein Teil von ihnen sind Aussprossungen des Verdauungsrohres, z. B. Schilddrüse, Nebenschilddrüse, Thymusdrüse und das Inselorgan der Bauchspeicheldrüse. In anderen Fällen sind bestimmte Zellgruppen eines Organsystems als hormonbildende Zellen spezifiziert und wirken im Rahmen der Funktionen des betreffenden Organsystems. Das ist der Fall bei den Keimdrüsen. Aber jede Einteilung stößt auf Schwierigkeiten.

Anatomie und Lage der innersekretorischen Drüsen: Vorne vor dem Kehlkopf liegt die relativ große **Schilddrüse** (Glandula thyreoidea). Sie hat einen rechten und einen linken Lappen und ein verbindendes Zwischenstück (vgl. Abb. 68). Die gesunde Drüse ist durch die Haut nicht tastbar. Sie besteht aus zahlreichen *Läppchen*. Die mikroskopische Beobachtung zeigt, daß die Drüsenepithelien vielfach *bläschenartige Hohlräume* (Follikel) umgeben (Abb. 90). Im Innern der Bläschen befindet sich das Kolloid, eine jodhaltige hormonhaltige zähflüssige Substanz, die als Reservesubstanz für das Schilddrüseninkret aufzufassen ist. Die Abgabe des Hormons erfolgt über ein dichtes Kapillarnetz, welches die Follikel außen umgibt. Eine Schilddrüsenvergrößerung nennt man *Kropf*. Dieser kann einen erheblichen Umfang annehmen und dabei einen Druck auf die Halsorgane (z. B.

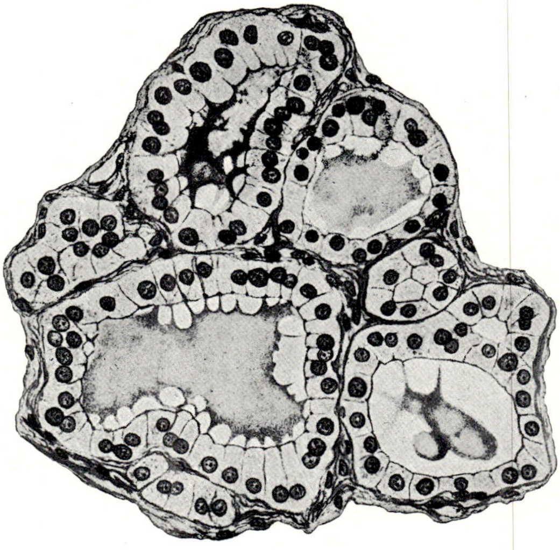

Abb. 90. Schilddrüsenbläschen. 28jähriger Mann (nach *Watzka*).

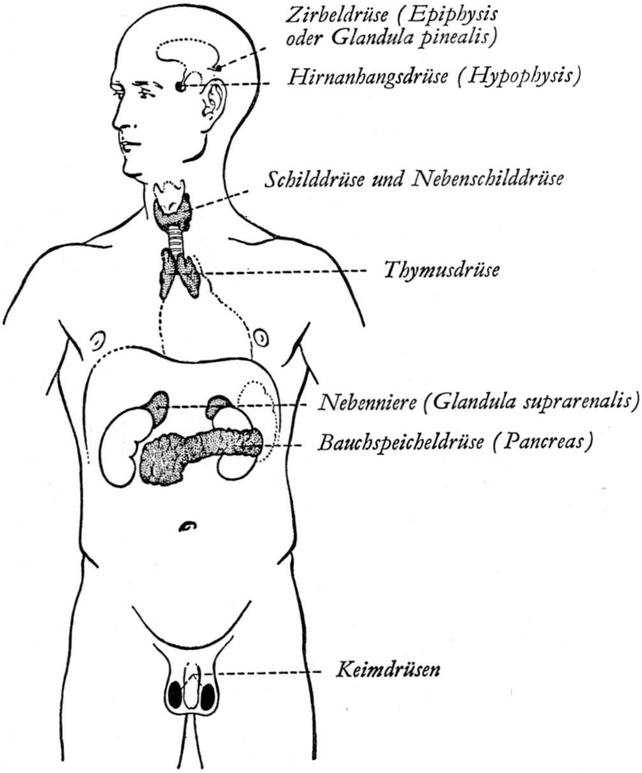

Abb. 91. Lage der innersekretorischen Drüsen.

die Luftröhre) ausüben. Eine vergrößerte Schilddrüse kann sowohl mit einer vermehrten wie mit einer herabgesetzten Bildung von Schilddrüsenhormon einhergehen.

Die **Nebenschilddrüsen** oder Epithelkörperchen (Glandulae parathyreoideae) sind 4 kleine, etwa linsengroße Körperchen von drüsiger Epithelstruktur. Jeweils zwei davon liegen auf der Rückseite der Schilddrüse, oben und unten (vgl. Abb. 68). Ihr Hormon, das *Parathormon,* regelt den Kalziumgehalt des Blutes. Unterfunktion erzeugt *Tetanie* (Krampferscheinungen).

Die **Nebenniere** (Glandula suprarenalis) liegt jeweils auf dem oberen Nierenpol. Sie ist ein kleines, ca. 10 g schweres Organ (vgl. Abb. 60). Sie besteht aus dem Mark und der Rinde.

Die umfangreiche gelbliche *Nebennieren-Rinde* besteht aus 3 Zellschichten (Abb. 92). Von außen nach innen folgen sich die Knäuelschicht, die Strangzellenschicht und die Netzzellenschicht. Die Rindenzellen bilden mehrere, neuerdings näher erforschte und für die Heilkunde sehr wertvolle Hormone, davon wirken die *Mineralokortikoide* auf den Salzbestand des Blutes und der Zellen und begünstigen entzündliche Reaktionen. Die *Glukokortikoide* wirken entzündungswidrig und beeinflussen den Kohlenhydrathaushalt. Die Rinde ist absolut lebenswichtig, ihr Ausfall führt zum Tode.

Das *Nebennieren-Mark* enthält neben Ganglienzellen die in Ballen angeordneten Markzellen. Man nennt sie wegen ihrer Färbbarkeit mit Chromsalzen chromaffine Zellen. Das Mark bildet das *Adrenalin.* Sowohl Rinden- als auch Markhormone spielen für die Anpassungsvorgänge im menschlichen Körper eine wesentliche Rolle.

Die **Thymusdrüse** (Bries) (Abb. 91) ist nur in der Kindheit stark entwickelt und liegt dann im vorderen Mediastinum vor dem Herzbeutel. Mit zunehmendem Alter wird das

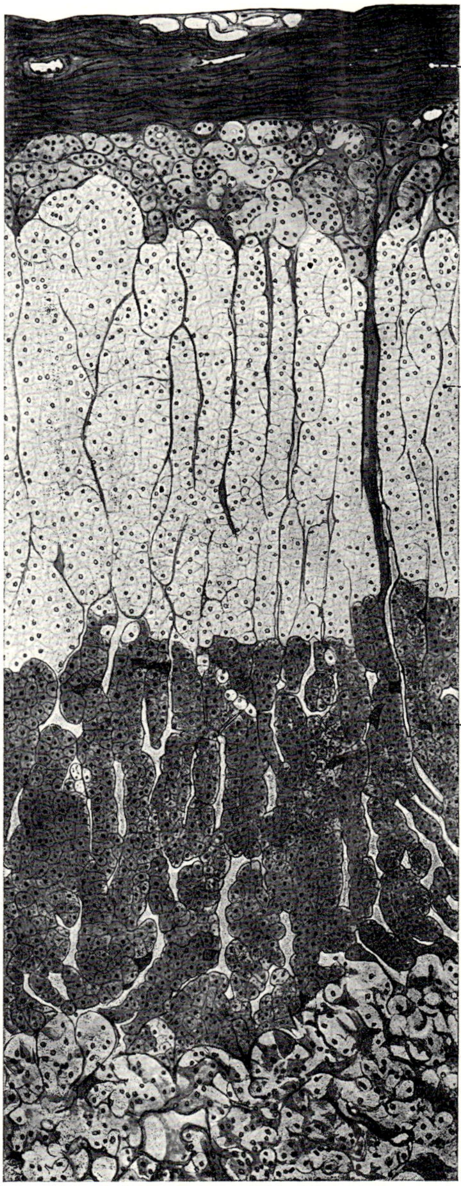

Abb. 92. Nebenniere. Mensch.

Gewebe zurückgebildet und durch Fettgewebe ersetzt. Ihrer Zellstruktur nach ist die Thymusdrüse ein lymphatisches Organ. Ihre innersekretorische Rolle (Wachstum) ist unsicher.

Die **Zirbeldrüse** oder Epiphysis ist ein haselnußgroßes Organ und liegt im Gehirn in der Region der Vierhügelplatte (Abb. 65). Sie scheint etwas mit der Reifung der Geschlechtsmerkmale zu tun zu haben.

Die **Hirnanhangsdrüse** oder Hypophysis steht ihrer Bedeutung nach an der Spitze aller innersekretorischen Drüsen, obwohl sie nur etwa bohnengroß ist und 0,5 bis 1 g wiegt. Sie liegt auf dem Körper des Keilbeins auf der Schädelbasis, und zwar im Türkensattel (Abb. 25). Durch einen Stiel (Hypophysenstiel) steht sie mit dem *Hypothalamus,* einem Teil des Zwischenhirns, in Verbindung. Ihrem anatomischen Aufbau nach besteht sie aus dem drüsigen *Vorderlappen* (= Adenohypophyse), einer Zwischenzone, dem sog. *Mittellappen,* und dem aus nervösem Gewebe aufgebauten *Hinterlappen* (= Neurohypophyse). Das Zwischenhirn und die Hypophyse sind Teile eines eng zusammenwirkenden Hypophysenzwischenhirnsystems. Der Vorderlappen gibt eine große Zahl von Hormonen ab, die vielfach wieder die Funktion anderer Hormondrüsen steuern, z. B. der Nebennieren, der Keimdrüsen, der Inselzellen.

Die **Bauchspeicheldrüse** (Pankreas) ist, wie (s. S. 104 f.) gesagt, in der Hauptsache eine exkretorische Drüse, deren Exkret, der Pankreassaft, durch den Ausführungsgang in das Duodenum ergossen wird. Aber es gibt außerdem im Pankreas besondere inselförmig verteilte Zellgruppen von etwa 1/2 mm Durchmesser, die *Langerhansschen Inseln* (Abb. 80). Diese innersekretorischen Zellen bilden das für den Zuckerhaushalt wichtige *Insulin.* Eine weitere Gruppe von innersekretorisch wirksamen Zellen sondert ein entgegengesetzt wirksames Hormon, das *Glukagon* ab. Eine unzureichende Bildung von Insulin ist die Hauptursache der Zuckerkrankheit, des Diabetes mellitus. Er besteht in einer Störung bei der Verwertung der Zuckerstoffe (Kohlenhydrate).

Die **Keimdrüsen** des Mannes und der Frau sind ebenfalls teils exkretorische, teils inkretorische Drüsen. Ihr Bau wird später genauer zu behandeln sein (s. S. 117).

Die Fortpflanzungsorgane

Anatomischer Überblick

Männliche Organe:

Hoden (Testis)
Nebenhoden (Epididymis)
Samenleiter (Ductus deferens)
Glied (Penis)
Schwellkörper (Corpus cavernosum)
Eichel (Glans penis)
Hodensack (Scrotum)
Vorsteherdrüse (Prostata)
Cowpersche Drüsen

Weibliche Organe:

Eierstock (Ovarium)
Eizellen (Oozyten)
Eileiter (Tuba uterina)
Eileitertrichter (Infundibulum)
Gebärmutter (Uterus)
mit Hals (Cervix uteri) und
Muttermund (Portio vaginalis uteri)
Große und kleine Schamlippen
(Labia majores et minores)
Bartholinsche Drüsen
Kitzler (Clitoris)
Brust (Mamma)

Funktionelle Gliederung: Die Erzeugung von Nachkommen ist eine Aufgabe, die in der Organisation aller Lebensformen sehr nachdrücklich verankert ist, denn die Kontinuität des Lebendigen hängt davon ab. Bei allen höheren Organismen ist die Erzeugung von Nachkommen an das Zusammenwirken der beiden Geschlechter gebunden, wobei dem männlichen und dem weiblichen Partner verschiedene Aufgaben zufallen.

Die Entstehung eines jungen Menschenkeimes setzt die Begegnung und Verschmelzung der männlichen und weiblichen Geschlechtszellen, also der Samenzellen und Eizellen, voraus. Es bedarf demnach zunächst einer Bildungsstätte für den Samen im männlichen Körper, das ist der Hoden, und für das Ei im weiblichen Körper, das ist der Eierstock. Dann bedarf es aller jener Einrichtungen, welche die Begegnung lebender Samenzellen und Eier ermöglichen und begünstigen, also der samenabführenden Wege und des samenübertragenden Organs beim Mann (Samenleiter, Harnröhre, Glied) und der eileitenden Wege und samenaufnehmenden Organe bei der Frau (Eileiter, Scheide). Drittens bedarf es bei der Frau jenes Organes, welches das befruchtete Ei aufnehmen und ihm einen Ort gesicherten Wachstums verbürgen kann. Das ist die Gebärmutter oder der Uterus.

Die männlichen Geschlechtsorgane (Abb. 93)

Hoden: Der Ort der Samenbildung ist der paarig angelegte **Hoden** (Testis), ein ovales, etwa taubeneigroßes, seitlich abgeplattetes Organ, welches von einer kräftigen bindegewebigen Haut umschlossen ist. Das in Läppchen gegliederte Innere ist erfüllt von den stark geschlängelten *Samenkanälchen,* in denen die *Samen* gebildet werden. In ihren Zwischenräumen befindet sich lockeres Bindegewebe mit großen Zellnestern (Leydigsche *Zwischenzellen),* die wahrscheinlich das männliche Keimdrüsenhormon erzeugen.

Die **Samenfäden** oder Spermien sind außerordentlich kleine Zellen (Abb. 97). Sie besitzen einen elliptischen Kopf, einen kurzen Hals und einen langen Schwanz, durch dessen

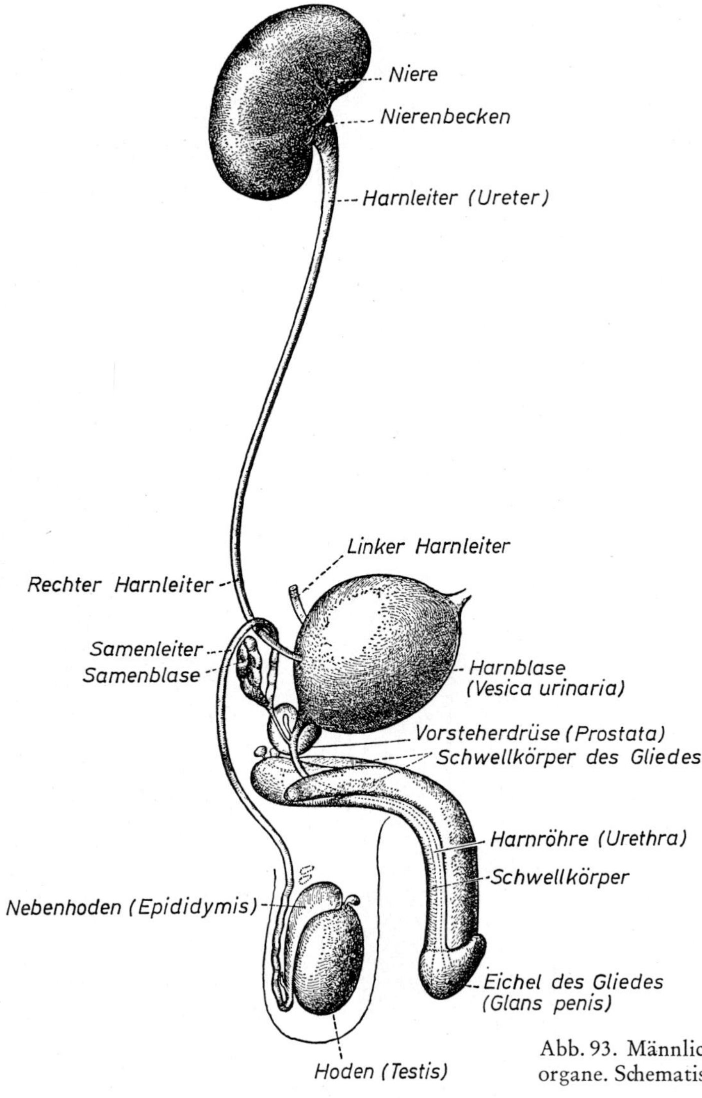

Abb. 93. Männliche Harn- und Geschlechtsorgane. Schematisch (nach *Sobotta*).

schlängelnde Bewegung der Samenfaden sich fortbewegen kann. Die Samenkanälchen münden mit ihren Ausführungsgängen in den Kopf des **Nebenhodens** (Epididymis). Dieser liegt dem Hoden unmittelbar benachbart. Er ist ein geknäultes, geschlängeltes Gangsystem und dient als Samenspeicher, der dann schließlich in den **Samenleiter** (Ductus deferens) übergeht. Dieser ist mit einer kräftigen Muskelwand ausgerüstet und vermag den Sameninhalt fortzubewegen.

Hoden, Nebenhoden und Samenleiter befinden sich im **Hodensack** (Scrotum). Der Hoden liegt beim Embryo, also im Mutterleib, anfänglich zu beiden Seiten der Wirbelsäule im Bauchraum, wandert dann aber mit seinem Samenleiter durch den Leistenkanal abwärts und gelangt dabei in den außerhalb der Leibeshöhle liegenden Hodensack. Dadurch erklärt es sich, daß der Samenleiter des Mannes vom Hoden herkommend im **Samenstrang** aufwärts zieht und erst durch den Leistenkanal wieder in die Leibeshöhle gelangt.

Ableitende Samenwege: Der vom Nebenhoden kommende Samenleiter begibt sich in Begleitung von Blutgefäßen und Nerven, innerhalb des sog. **Samenstranges** gelegen, beiderseits durch den Leistenkanal in den Bauchraum bzw. in die Beckenhöhle und zieht den Harnleiter kreuzend zur hinteren Blasenwand. Dort vereinigt sich der Samenleiter mit dem Ausführungsgang der *Samenblasen* (Vesiculae seminales) (Abb. 93). Sie sind aber keine Samenspeicherräume, sondern Drüsen.

Die samenableitenden Wege durchsetzen dann schräg die *Vorsteherdrüse* oder Prostata und münden in den durch die Vorsteherdrüse ziehenden Teil der Harnröhre, und zwar auf dem Samenhügel. Die Vorsteherdrüse ist eine Drüse von der Form und Größe einer Eßkastanie. Sie umschließt die aus der Blase austretende Harnröhre, dabei weist ihre Spitze abwärts. Sie sondert das alkalische Prostatasekret ab und ist durchsetzt mit glatten Muskelfasern, welche das Sekret während des Samenauswurfs in die Harnröhre herausdrücken und dem Samen beimischen. Der weitere Weg des Samens ist identisch mit der Harnröhre und verläuft durch das männliche Glied (Penis).

Das männliche **Glied** ist durch die Einlagerung der Harnröhre sowohl der Weg für die Ableitung des Harns als auch zugleich Organ der Begattung. Dazu ist das Glied mit Schwellkörpern ausgestattet, die dehnbare Maschenhohlräume zur Blutaufnahme in sich enthalten. Diese füllen sich dadurch, daß die Arterien der Schwellkörper sich erweitern, während gleichzeitig der venöse Abfluß weitgehend gedrosselt ist. Dadurch wird das Glied vergrößert und steif. In seinem Schaft befinden sich 3 Schwellkörper, von denen die zwei paarigen *Rutenschwellkörper* (Corpus cavernosum penis) auf der Innenseite der Schambeine beiderseits der Symphyse entspringen. Der mittlere *Harnröhrenschwellkörper* besitzt an seinem hinteren Ende eine Anschwellung, die Harnröhrenzwiebel (Bulbus penis), und vorne eine zweite Verdickung, die *Eichel* (Glans penis). Durch die Harnröhrenzwiebel treten die beiden Ausführungsgänge der *Cowperschen Drüsen* (Glandula bulbourethralis) in die Harnröhre ein. Das Glied ist mit einer dünnen verschieblichen Haut überzogen, die vorne ein Doppelblatt entwickelt, welches als *Vorhaut* (Praeputium) die Eichel bedeckt bzw. zurückgezogen werden kann und nach unten mit Hilfe des Vorhautbändchens (Frenulum praeputii) befestigt ist. Bei der Begattung (Coitus) wird das versteifte männliche Glied in die Scheide der Frau eingeführt. Auf dem Höhepunkt der Vereinigung erfolgt die Samenergießung (= Ejakulation). Dabei wird der Samen aus dem Nebenhoden in die Harnröhre gedrückt und verläßt den Penis an der Mündung der Harnröhre inmitten der Eichel. Die ausgestoßene Samenmenge von ca. 2–5 cm^3 gelangt in die Scheide, und die Samenfäden beginnen aufwärts zur Gebärmutter zu wandern.

Die weiblichen Geschlechtsorgane (Abb. 94)

Der Eierstock: Die Bildung der weiblichen Keimzellen, der Eizellen, erfolgt in den paarig angelegten **Eierstöcken** (Ovarium). Das sind kleine Organe von der Form und Größe einer kleinen Pflaume, welche der seitlichen Wandung des kleinen Beckens anliegen (Abb. 88). Die Oberfläche des Ovars ist beim Kinde glatt, bei der Frau höckrig. In seinem Innern werden innerhalb der Follikelbläschen die Geschlechts- bzw. *Eizellen* gebildet. Sie durchlaufen hier eine Entwicklung von ihrem unreifen Stadium als *Primärfollikel* bis zum vollständig ausgebildeten Graafschen Follikel. Der Primärfollikel enthält die Eizelle, umgeben von einschichtigem Follikelepithel. Daraus entsteht beim allmählichen Heranreifen und unter Bildung eines flüssigkeitserfüllten Raumes schließlich das 1 – 2 cm im Durchmesser messende sprungreife, d. h. vor dem Platzen stehende *Graafsche Follikel-Bläschen.* Im Hohlraum dieses Bläschens liegt der Wand eng angelagert die Eizelle, sie ist bis 200 μ groß, nimmt aber vom Follikel nur einen ganz kleinen Raum ein. In jedem Monat

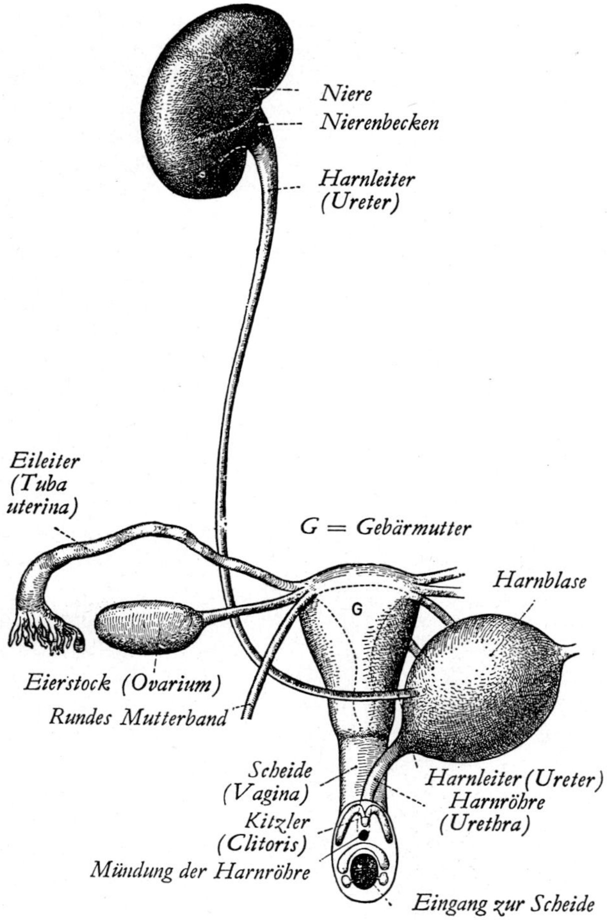

Abb. 94. Weibliche Harn- und Geschlechtsorgane. Schematisch (aus *Sobotta*).

reift bei der erwachsenen Frau, beginnend mit dem Einsatz der regelmäßigen allmonatlichen Regelblutung (Menstruation) ein solcher Graafscher Follikel (Abb. 95, 100) im Eierstock heran. Dabei kommt er, immer größer werdend (vgl. Abb. 95), dicht unter die Oberfläche des Eierstockgewebes zu liegen. Diese wird vorgewölbt und schließlich platzt er, etwa am 14. Tag der 28tägigen Periode, und Follikelflüssigkeit und Eizelle treten heraus. Man bezeichnet diesen Vorgang als *„Ovulation"*.

Eileiter und Gebärmutter: Der an den Eierstock sich anschließende **Eileiter** (Tuba uterina) ist ein Muskelschlauch von 14 – 20 cm Länge. Er besitzt seitlich eine frei in die Bauchhöhle mündende Öffnung. Hier ist die Tube trichterförmig erweitert und läuft in lappige Fortsätze aus (Fimbriae), von denen mindestens einer dem Eierstock unmittelbar aufliegt. Von dem **Tubentrichter** aus zieht der sich verengende Schlauch zur Mitte zu, durchbohrt die seitliche Wand der Gebärmutter und mündet in den Innenraum der Gebärmutter ein (Abb. 95). Eine trichternahe Erweiterung, die **Ampulle,** zeigt eine in hohe Falten gelegte Schleimhaut. Das aus dem platzenden Follikel freiwerdende Ei wird vom Eileitertrichter aufgenommen und gerät in diese Ampulle, wo es einige Zeit verbleiben kann. Die innere Epithelauskleidung des Eileiters besteht aus *Flimmerepithel* und *Drüsenepithel.* Der gebärmutterwärts gerichtete Schlag der Flimmerepithelien und der

Sekretstrom transportieren dann das Ei langsam zur Gebärmutter. Die Begegnung der Eizelle mit den aufwärts wandernden Samenzellen, also die eigentliche Befruchtung, erfolgt in der Mehrzahl der Fälle im Eileiter.

Die **Gebärmutter** (Uterus) ist ein etwa birnenförmiges, 7–9 cm langes Organ. Es liegt im kleinen Becken zwischen Blase und Mastdarm (Abb. 88). Es besteht aus dem **Körper** mit dem Gebärmuttergrund (Fundus uteri) und dem **Hals** (Cervix uteri), dessen unteres Ende sich als **Muttermund** in die Scheide vorstülpt und öffnet (Portio vaginalis) (Abb. 94). Die gesamte Gebärmutter ist von einem etwa dreieckigen **Spaltraum** durchsetzt, der im Fundusteil am weitesten ist. In die oberen Dreieck-Ecken münden von beiden Seiten die Eileiter ein. Die untere Ecke ist zu einem Kanal (Cervixkanal) ausgezogen, der den Halsteil der Gebärmutter bis zum äußeren **Muttermund** (Abb. 95) durchsetzt.

Die **Wandung** der Gebärmutter baut sich von außen nach innen auf 1. aus dem Bauchfellüberzug (= Perimetrium = Tunica serosa), 2. aus der einige cm dicken Muskelwand, die aus glatten Muskelfasern besteht (= Myometrium = Tunica muscularis), und 3. aus der inneren Schleimhautauskleidung der Gebärmutterhöhle (= Endometrium = Tunica mucosa). Die Gebärmutter ist das Organ, in welchem ein befruchtetes Ei die Vorbedingungen zu seiner Einbettung findet, in dem also aus dem Keim der Embryo heranwächst. An diese Aufgabe ist die Gebärmutter in besonderer Weise angepaßt.

Der **monatliche Zyklus der Gebärmutterschleimhaut:** Die Schleimhautauskleidung macht regelmäßig eine Reihe von Veränderungen durch, die unter dem Einfluß von Hormonen des Eierstocks erfolgen. Alle Monate, in einem etwa 28tägigen Abstand, ereignet sich bei der geschlechtsreifen Frau eine einige Tage anhaltende *Regelblutung (Menstruation).* Diese beruht auf einer Abstoßung der Gebärmutterschleimhaut, die immer dann eintritt, wenn das aus dem Eierstock ausgetretene Ei nicht befruchtet worden ist. Kurze Zeit nach dieser Abstoßung beginnt ein neuer *Aufbau der Schleimhaut*, der etwa bis zu 14 Tagen nach der Menstruation fortdauert (Proliferationsphase) und unter dem Einfluß des im Eierstockfollikel gebildeten Follikelhormons erfolgt. Die Schleimhaut erreicht dabei fast das Vierfache ihrer Ausgangshöhe. Zwischen dem 15.–26. Tag kommt es zu einer starken Auflockerung der Schleimhaut mit lebhafter Vermehrung der Drüsenelemente und verstärkter Sekretion (Sekretionsphase). In diesem Zustand ist der Uterus zur Aufnahme eines Eies vorbereitet. Tritt keine *Befruchtung* ein, so wird das Ei der betreffenden Periode mit der Uterusschleimhaut im Verlauf der am 28. Tag einsetzenden Menstruation ausgestoßen. Bei erfolgter Befruchtung bleibt die Menstruation aus. Die Gebärmutter liegt normalerweise mit ihrem Grund (Abb. 88) etwas nach vorne geneigt (Anteversio), ferner ist sie am Halsteil etwas nach vorne abgebogen (Anteflexio). Ihr Körper wird vom Bauchfell überzogen, der Halsteil dagegen nicht. Im Verlauf der Schwangerschaft kann die Uterusmuskulatur auf das 20fache zunehmen, während in der Uterushöhle der Embryo heranwächst. Die hormonale Steuerung des Menstruationszyklus wird im Physiologieteil im einzelnen dargestellt.

Die Scheide und die äußeren Geschlechtsorgane: Die **Scheide** (Vagina) ist ein bindegewebig-muskulärer Schlauch, der schräg von unten nach oben unter der Symphyse und unter der Harnröhre aufwärts zieht und an seinem inneren oberen Ende, dem Scheidengewölbe, den Muttermund des Gebärmutterhalses umschließt (Abb. 95). Am Eingang der Scheide liegt, auf beiden Seiten von den *kleinen Schamlippen* (Labia minora) umschlossen, der *Vorhof* der Scheide (Vestibulum vaginae). Die Grenze bildet bei Jungfrauen das *Jungfernhäutchen* (Hymen). Das ist ein dünnwandiges Häutchen, welches in der Mitte nur eine kleinfingerdicke Öffnung besitzt. Beide Schamlippen laufen bauchwärts in zwei kleine Falten aus, die sich in der Mitte an der Stelle des *Kitzlers* (Clitoris) treffen. Dieser ist ein echter Schwellkörper und das Gegenstück zum Penisschwellkörper. Auf den kleinen Schamlippen münden die Ausführungsgänge der Bartholinschen Drüsen. Die *großen Schamlippen* sind zwei mit Fettgewebe gefüllte Hautfalten, die den Eingang zur Scheide mehr oder minder verschließen.

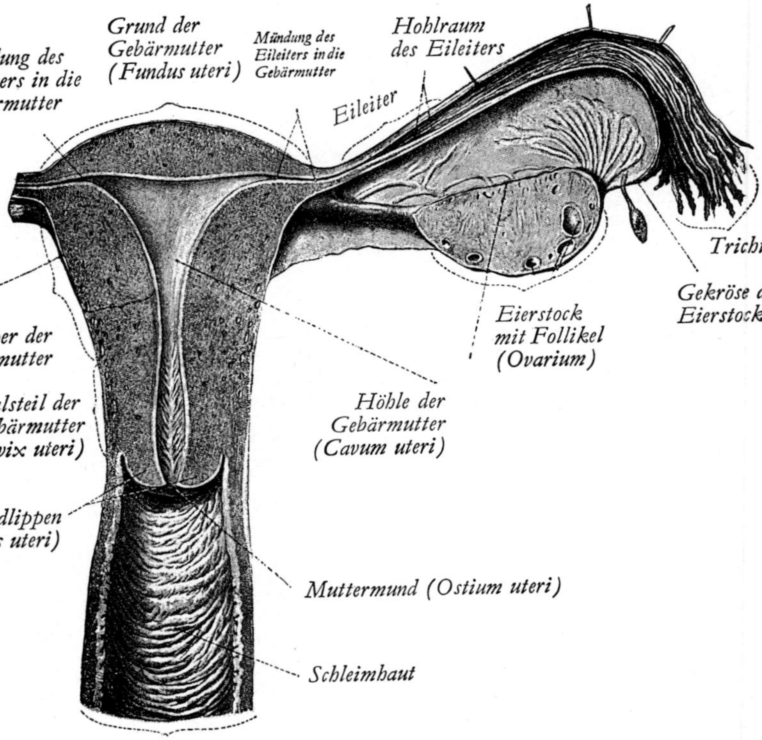

Abb. 95. Schnitt durch Gebärmutter, Eileiter und Eierstock (aus *Sobotta*).

Die weibliche **Brust** (Mamma) erfährt mit dem Eintritt der Geschlechtsreife eine verstärkte Entwicklung. Die äußere Form der Brust wird durch die Ausbildung bindegewebiger, von einer Fettschicht bedeckter Gewebsmassen bestimmt. Darunter liegt der eigentliche *Drüsenkörper,* der aus ca. 15 – 20 Läppchen besteht. Jedes Läppchen hat seinen eigenen Ausführungsgang, der auf der *Brustwarze* mündet. Diese liegt in der Regel etwas unterhalb der Mitte und kann durch eingelagerte glatte Muskulatur aufgerichtet und vorgestülpt werden. Ein stark pigmentierter *Warzenhof* umgibt die Brustwarze von allen Seiten. In der Schwangerschaft vergrößert sich die Brust durch Wachstum ihres Drüsenkörpers, und nach der Geburt „schießt" unter dem Einfluß hormonaler Steuerung die Milch in die Drüse ein, d. h. die Sekretion beginnt.

Die Bildung von Samenzellen und Eizellen

Über den Ort der Bildung von Samen- und Eizellen, auch über ihre Gestalt und Eigenschaften, wurde oben einiges gesagt. Doch verdient der Vorgang jener besonderen **Zellteilung,** aus der die Geschlechtszellen oder **Keimzellen** hervorgehen, noch einmal eine nähere Betrachtung. Wir hatten vorne (S. 6) den Vorgang der normalen Zellteilung der Körperzelle, die *Mitose,* besprochen. Dabei wird in der *Mutterzelle* die Zahl der 46 Chromosomen zunächst paarweise verdoppelt und dann so geteilt, daß jede *Tochterzelle*

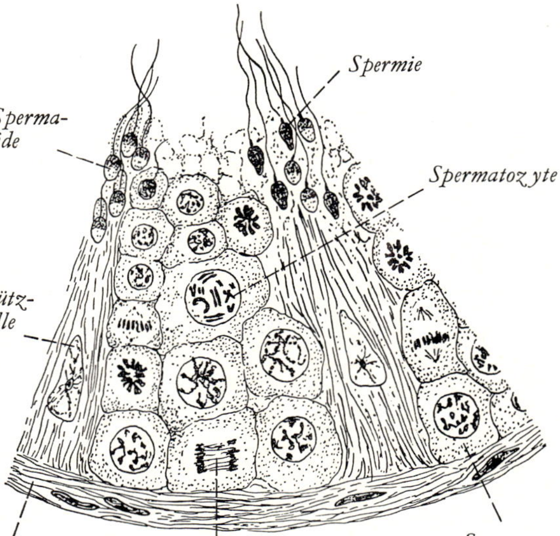

Abb. 96. Spermiogenese.

wieder den vollen Satz von 46 Chromosomen erhält. Wenn, wie wir mit Berechtigung annehmen, die Chromosomen die Träger der Erbanlagen sind, dann würden bei der Fortpflanzung, also bei der Verschmelzung der männlichen mit der weiblichen Keimzelle, ohne einen Sondermechanismus 2 volle Erbsätze mit 2 × 46 Chromosomen zusammenkommen, und es würde sich in jeder Generation die Chromosomenzahl verdoppeln. Dazu läßt es die Natur nicht kommen, und zwar dadurch nicht, daß Samenzellen und Eizellen vor der Verschmelzung eine sogenannte *Reifeteilung* durchmachen. In deren Verlauf wird die Zahl der Chromosomen in den Keimzellen jeweils auf die Hälfte reduziert (= **Reduktionsteilung** oder Meiose), so daß bei der Verschmelzung der Samenzelle und Eizelle zum neuen Lebewesen nur je ein halber Erbsatz zusammentrifft und zu einem *vollständigen Chromosomensatz* verschmilzt. Vater und Mutter liefern also jeweils das *halbe Erbgut* für ihr Kind. Der Vorgang der Reifungsprozesse verläuft bei den Samenzellen etwas anders als bei den Eizellen. Bei der Samenzellbildung gehen aus einer Vorstufe (= Spermatozyte I. Ordnung) durch 2 Reifeteilungen 4 gleich große Spermatiden hervor, die jeweils nur den halben Chromosomensatz besitzen. Sie erhalten dann ihren Schwanz und werden zu selbstbeweglichen Samenzellen oder *Spermien*.

Der Vorgang der **Reifungsprozesse an der Eizelle** sieht anders aus. Zu Beginn der Reifung wandert der *Eikern* an den Rand der Eizelle. Er macht dort die I. Reifeteilung mit einer hälftengleichen Verteilung der Chromosomen durch (= Reduktionsteilung). Die eine Hälfte verbleibt in der Eizelle. Die andere bleibt draußen und teilt sich dort erneut in einer zweiten Reifeteilung durch eine normale Mitose. Dadurch entstehen die 3 außerhalb der Eizelle verbleibenden sog. „*Richtungskörperchen*", während die reife Eizelle ebenso wie die reife Samenzelle nur den halben Chromosomensatz behält und damit befruchtungsfähig wird. Bei der Befruchtung (Abb. 97) dringt von den vielen Samenzellen, die das Ei erreichen, nur eine einzige unter Zurücklassung des Schwanzes in die Eizelle ein. An dieser Stelle wölbt sich ein kleiner Befruchtungshügel vor. Der Kopf des Samenfadens, der männliche Vorkern, wandert unter Zunahme an Größe dem Eikern oder weiblichen Vorkern entgegen und verschmilzt mit ihm.

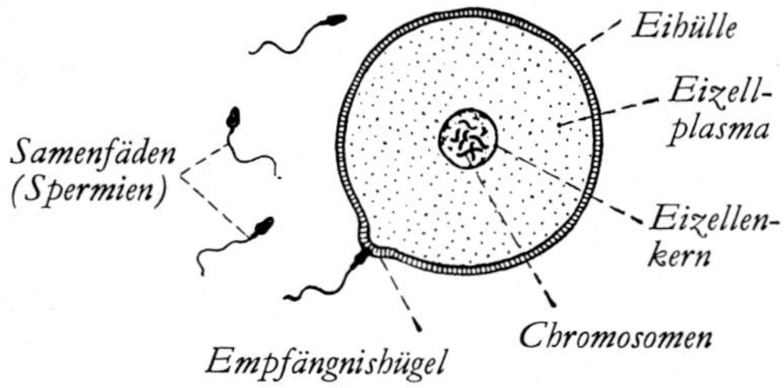

Abb. 97. Eizelle mit Samenzellen. Schema. R.

Die Geschlechtschromosomen (Abb. 98a u. b)

In den Kernen der Körperzellen des Mannes finden sich unter den 46 Chromosomen zwei besondere Formen, erstens ein sogenanntes *X-Chromosom* (Abb. 98b, 3. Reihe von oben, letztes unpaariges Chromosom am rechten Ende), zweitens ein zusätzliches sogenanntes *Y-Chromosom* (Abb. 98, letzte Reihe, Einzelchromosom am rechten Ende). Die weiblichen Körperzellen haben anstelle eines X-Chromosoms **zwei** X-Chromosomen; dafür fehlt ihnen das Y-Chromosom. Beide Arten Zellen haben also jeweils 46 Chromosomen, wobei der *Geschlechtsunterschied* sich in dem zusätzlichen Y-Chromosom der männlichen Zelle und dem zweiten X-Chromosom der weiblichen Körperzelle ausdrückt. Vereinigen sich bei der Befruchtung Ei- und Samenzellen mit halbiertem Chromosomensatz, so entsteht eine Zelle, die entweder zwei *X-Chromosomen* enthält. Daraus wird eine *Frau.* Oder es entsteht eine Zelle mit *einem X-* und *einem Y-Chromosom.* Daraus wird ein *Mann.* Die X- und Y-Chromosomen sind also geschlechtsbestimmende Chromosomen.

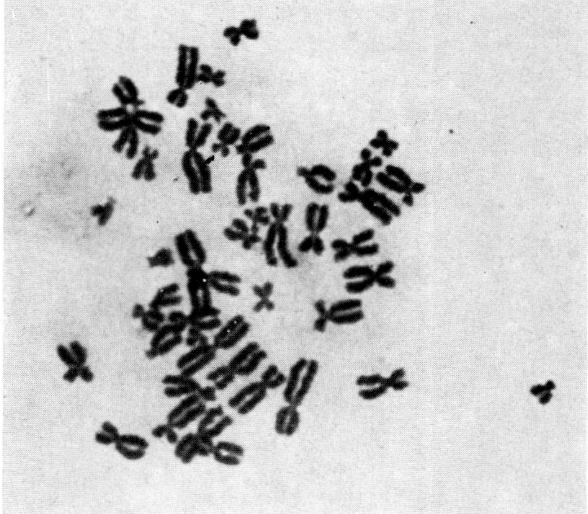

Abb. 98a. Die menschlichen Chromosomen, aus dem Kern einer Körperzelle gewonnen, ohne Ordnung.

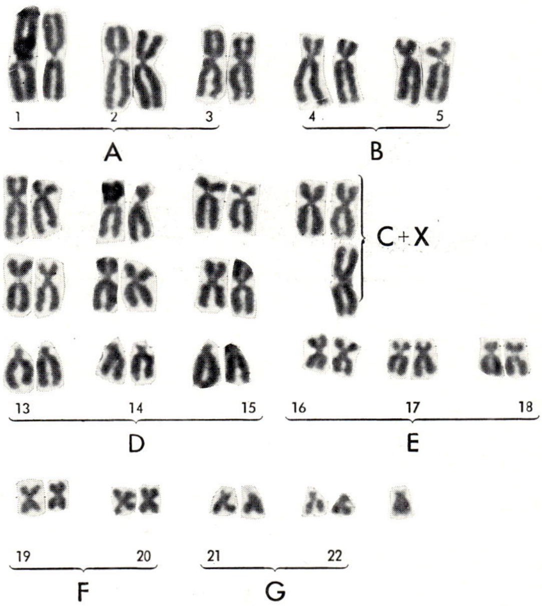

Abb. 98b. Der Chromosomensatz des Menschen, nach Gruppen geordnet (nach *Schade*).

Keimentwicklung, Schwangerschaft und Geburt

Die **Befruchtung** des Eies durch eine Samenzelle ist die erste entscheidende Voraussetzung für die Entstehung eines heranwachsenden Embryos im Mutterleibe. Sie erfolgt, wie gesagt, in der Regel im Eileiter. Von dort wandert das „befruchtete" Ei durch den Geißelschlag des Flimmerepithels im Laufe einiger Tage in die Gebärmutterhöhle hinab. Hier muß es jetzt die Bedingungen vorfinden, die zu einem Wachstum erforderlich sind. Sie sind durch die gleichzeitig mit dem Follikelsprung einsetzenden Veränderungen der Gebärmutterschleimhaut (s. S. 121) gegeben.

Erste Entwicklung des Keims: Schon während seines Transportes durch den Eileiter beginnen die **ersten Entwicklungsschritte** des Keims. Die bei der Befruchtung vereinigten Kerne von Samen und Eizelle verschmelzen und werden zum Furchungskern. Jetzt beginnt eine lebhafte Zellteilung, bei der in ca. 3–4 Tagen eine kompakte Kugel von Zellen, das *Maulbeerstadium* (Morula) (Abb. 99b) gebildet wird. Sehr bald sondern sich die inneren Zellen der „Beere" von den äußeren, die sich zur geschlossenen Außenschicht zusammenlagern. Die inneren Zellen bilden den Embryo, die äußeren sorgen für seine Ernährung. Dann bildet sich innerhalb des Keimes ein Hohlraum, und wir haben nach 4 Tagen eine *Blastocyste* (Bläschenstadium) vor uns. Die Blastocyste besteht aus einem Embryonal-

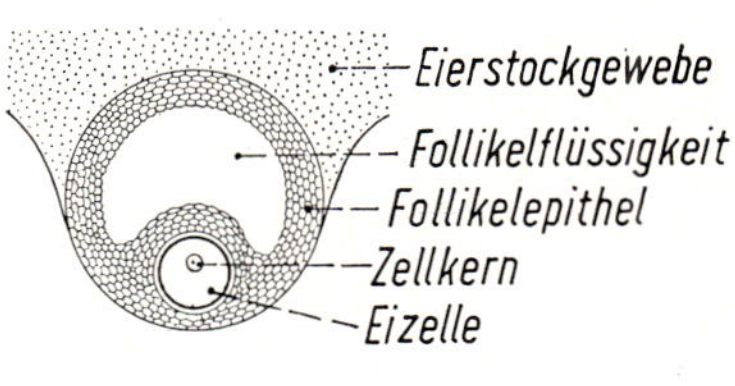

Abb. 99a. Graafsches Eierstockbläschen (Follikel).

Abb. 99 b.

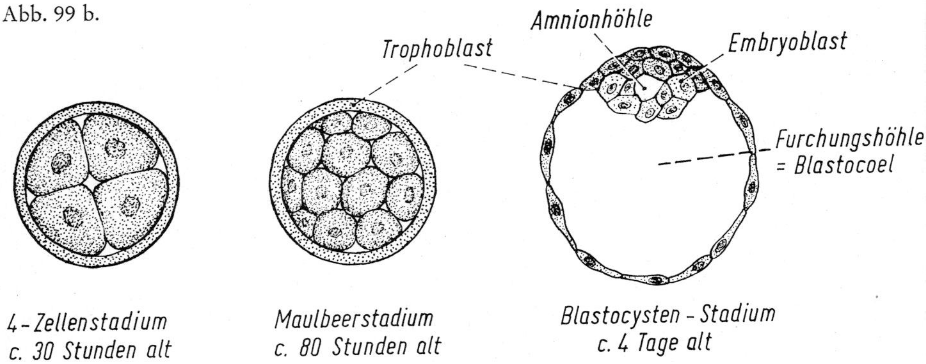

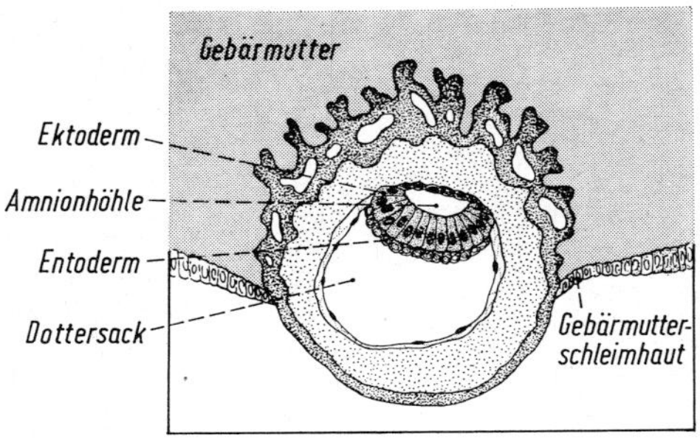

Abb. 99 c. Menschlicher Keim, etwa 9 Tage alt. Beginn der Einnistung in die Gebärmutter.

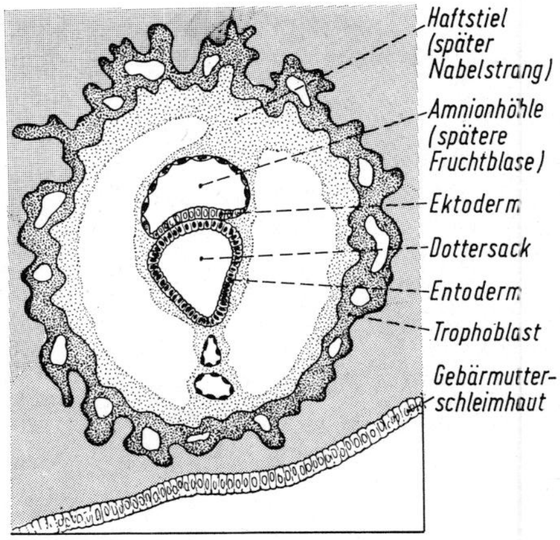

Abb. 99 d. Menschlicher Keim, etwa 15 Tage alt, nach erfolgter Einnistung.

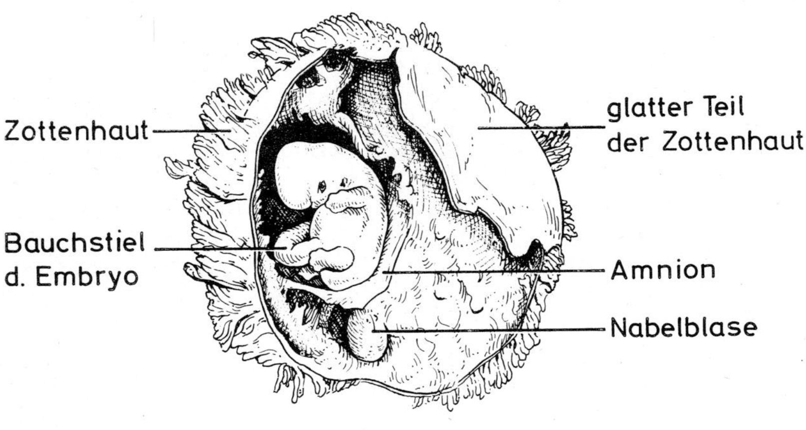

Abb. 99e. Menschlicher Embryo im 2. Schwangerschaftsmonat. Die Eihüllen sind eröffnet. (Aus H. Faller. Der Körper des Menschen. Thieme, Stuttgart 1967.)

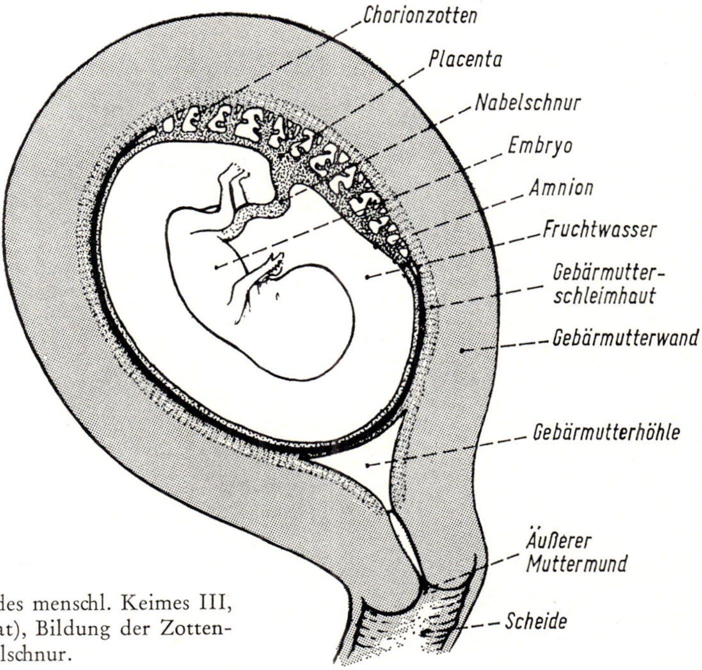

Abb. 99 f. Entwicklung des menschl. Keimes III, etwa 2 cm lang (2. Monat), Bildung der Zottenhaut (Chorion) und Nabelschnur.

knoten (innerer Zellhaufen, der den Körper des Keimlings liefern wird), einem Hohlraum (Blastocoel = Keimblasenhöhle) und einer äußeren Zellhülle, dem Trophoblast (Abb. 99). Dieser übernimmt die Einnistung des Keimlings in die Uterusschleimhaut und beteiligt sich an der Bildung des Mutterkuchens (= Placenta), wozu er das Chorionepithel liefert. Während dieser Zeit ist der Keimling gewöhnlich in der Gebärmutter angelangt, deren Schleimhaut 6–7 Tage nach dem Follikelsprung die optimale Eignung zur Einnistung des Eies erlangt. In einem späteren Stadium, um den 9. Tag, tritt innerhalb des Embryonalknotens oder Embryoblasten ein Hohlraum auf, die *Amnionhöhle* (Spaltamnion) (Abb. 99). Innerhalb des Embryoblasten finden sich zwei Zellagen, das äußere Keimblatt oder das Ektoderm, das den Boden der Amnionhöhle bildet, und das innere Keimblatt oder *Entoderm,* das den Dottersack umschließt. Amnionhöhle und Dottersack sind einschließlich ihrer Epithelbegrenzungen durch einen bindegewebigen Haftstiel mit dem Trophoblasten verbunden (Abb. 99). Als Bildung des *Ektoderms* entstehen der Primitivkanal und die Neuralplatte, schließlich die Haut, das gesamte Nervensystem, die Sinnesorgane u. a. Das *Entoderm* entwickelt die Leber, das Pankreas, inkretorische Drüsen, das Epithel des Magen-Darm-Kanals u. a. m. In der Umgebung des Primitivstreifens differenziert sich das dritte Keimblatt, das *Mesoderm,* aus, das den größten Teil der kindlichen Organmasse liefert. Aus diesem mittleren Keimblatt entstehen nämlich das gesamte Bindegewebe einschließlich Knorpel und Knochen, die Blutzellen, das Blutgefäßsystem, das Herz, die Muskulatur.

Etwas später kommt es zur Abhebung der Embryonalanlage vom Dottersack. Der Keimling wird jetzt von mehreren **Eihüllen** umschlossen (Abb. 99d, e). Dazu gehört das *Amnion* oder die *Wasserhaut,* welche Flüssigkeit sezerniert und die Amnionhöhle begrenzt. Sie umfaßt nach vollständiger Ausbildung Keimling und Dottersack. Eine weitere Eihülle ist das *Chorion* oder die *Zottenhaut,* die den Keimling und die Fruchtblase umschließt. Durch die weitere Ausdehnung der Amnionhöhle werden Haftstiel, Rest vom

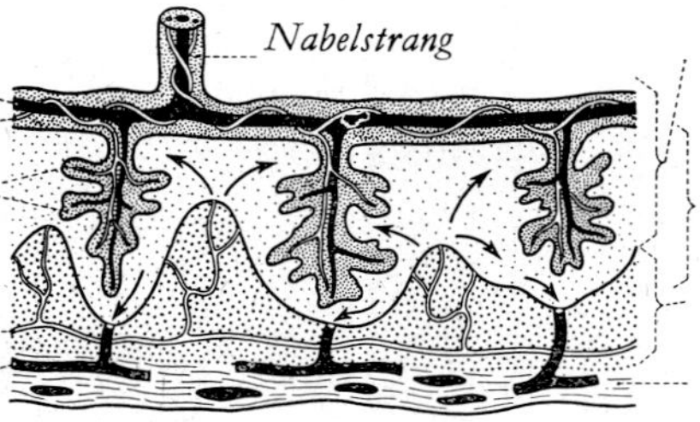

Abb. 100. Aufbau des Mutterkuchens (Placenta).

Dottersack und primäre Harnblase (Allantois) aneinander angelagert (Abb. 99d, e). So entsteht der von Amnionepithel umkleidete **Nabelstrang,** der die Ernährung des Embryos durch Blutwege sicherstellt und Verbindung mit der Zottenhaut besitzt (Abb. 99, 100).

Einnistung und foetaler Kreislauf: Mit seinen Zotten nistet sich der Keim etwa am 9. Tag tief in die Schleimhaut der Gebärmutter ein (Abb. 100). Allmählich zieht sich dann die Zottenbesetzung der äußeren Eihülle auf ein beschränktes, der Gebärmutterwand zugekehrtes Feld zusammen. Gemeinsam mit der Schleimhaut der Gebärmutter bildet sich später daraus der *Mutterkuchen* (Placenta) (Abb. 99, 100 i und 101). Die aus dem Mutterkuchen hervorgehende **Nabelschnur** mit ihren Blutgefäßen ist der einzige Weg der Ernährung und O_2-Versorgung für den heranwachsenden Embryo. Sie ist der Weg für den foetalen Blutkreislauf (Abb. 101). Die Zotten des Chorions, also des kindlichen Anteils der Placenta, dringen in den mütterlichen Teil der Placenta (Decidua) ein. Dabei tritt mütterliches Blut in den Raum zwischen Placentazotten und Decidua (intervillöser Raum) ein. Die Chorionzotten entnehmen die für das Kind erforderlichen Materialien diesem bluterfüllten Raum. Ein direkter Gefäßübergang zwischen Mutter und Kind existiert nicht (Abb. 100). Vom Mutterkuchen aus fließt durch die Nabelvene mit O_2 angereichertes Blut in die Bauchhöhlengefäße des Embryos, gelangt dort in die Leber bzw. in die untere Hohlvene und fließt von dort zum rechten Herzvorhof. Im Gegensatz zum Erwachsenen gelangt dieses Blut nicht in die rechte Kammer, sondern durch eine Öffnung in der Scheidewand zwischen den Vorhöfen (Foramen ovale) herüber zum linken Vorhof, von dort in die linke Kammer und dann in die Aorta. Das foetale Blut umgeht also den Weg durch die Lunge. Nur ein ganz geringer Teil gelangt über die rechte Kammer in die Lungen hinein. Die Nabelarterien, die das verbrauchte Blut des Embryos wieder der Placenta zur Erneuerung zurückleiten, zweigen von den Hüftarterien des Embryos ab, steigen an der vorderen Bauchwand hoch und treten dann in den Nabelstrang ein. Nach der Geburt muß der Kreislauf eine völlige Umstellung erfahren.

Der heranwachsende Embryo: Langsam wächst der befruchtete Keim oder der Embryo in der Gebärmutter heran. Er ist in der zweiten Woche etwa $^1/_4$ mm groß, in der dritten $2^1/_2$ mm und hat jetzt einen walzenähnlichen Körper, an dem die Anlagen vom Nervensystem, vom Herzen, der Leber und den Nieren sichtbar werden; nach vier Wochen ist er 5–10 mm lang und läßt Arm- und Beinstummel erkennen. Im dritten Monat besitzt er etwa 10 cm Länge und hat Hühnereigröße sowie eine menschenähnliche Gestalt erreicht. Am Ende des vierten Monats ist die Frucht etwa 20 cm lang und hat ein Gewicht von ca. 180 g. Am Ende des 7. Monats ist sie etwa 1000 g schwer und etwa 35 cm lang. Das heranwachsende Kind nimmt natürlich in steigendem Umfange Platz in Anspruch. Die Gebärmutter nimmt daher während der Schwangerschaft erheblich an Größe zu. Ihr Grund hebt sich gegen Ende des 3. Schwangerschaftsmonats allmählich aus dem kleinen Becken heraus und steht am Ende des 9. Monats hart unter dem Rippenbogen. Der Foetus ist am Ende der Schwangerschaft ca. 51 cm lang und wiegt 2500 g. Die *normale Schwangerschaftsdauer* beträgt vom Tage der Befruchtung an gerechnet 265–273 Tage.

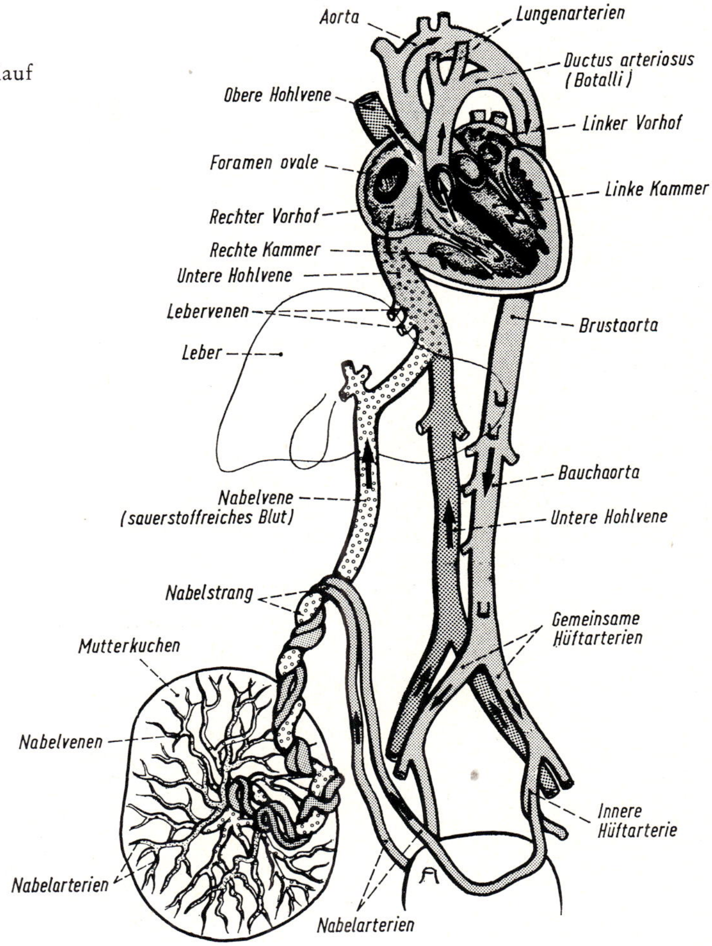

Abb. 101. Foetaler Kreislauf (nach *Sobotta*).

Für die durchschnittliche Länge des Embryos gilt die Haassche Regel, die besagt, daß für die ersten 5 Monate die Quadrate der Monatszahlen, für die vom 6. Monat an die Multiplikation der Monatszahl mit 5 die Körperlänge ergibt, d. h.

Ende des 1. Monats	1×1	=	1 cm Gesamtlänge
Ende des 2. Monats	2×2	=	4 cm Gesamtlänge
Ende des 3. Monats	3×3	=	9 cm Gesamtlänge
Ende des 4. Monats	4×4	=	16 cm Gesamtlänge
Ende des 5. Monats	5×5	=	25 cm Gesamtlänge
Ende des 6. Monats	5×6	=	30 cm Gesamtlänge
Ende des 7. Monats	5×7	=	35 cm Gesamtlänge
Ende des 8. Monats	5×8	=	40 cm Gesamtlänge
Ende des 9. Monats	5×9	=	45 cm Gesamtlänge
Ende des 10. Monats	5×10	=	50 cm Gesamtlänge

Die Geburt: Die häufigste **Lage des Kindes** in der Gebärmutter kurz vor der Geburt ist die Schädellage, d. h. mit dem Kopf nach abwärts als „führendem Teil". Das Kind liegt in den Eihüllen und vom Fruchtwasser eingeschlossen, es wird ernährt und mit O_2 versorgt über die Nabelstrangverbindung mit der mütterlichen Placenta, es ist daher ohne eigene Atmungstätigkeit. Das Herz schlägt natürlich schon, und zwar mit der relativ hohen Schlaghäufigkeit von 120–160/Min. Mit dem Beginn der **Wehentätigkeit,** das sind rhythmische Kontraktionen der Gebärmuttermuskulatur, tritt der Kopf in das Becken ein (Abb. 102). Der wachsende Druck in der Gebärmutterhöhle treibt zuerst das Fruchtwasser als leicht beweglichen Inhalt mit seiner Umhüllung als „**Fruchtwasserblase**" vor. Dadurch

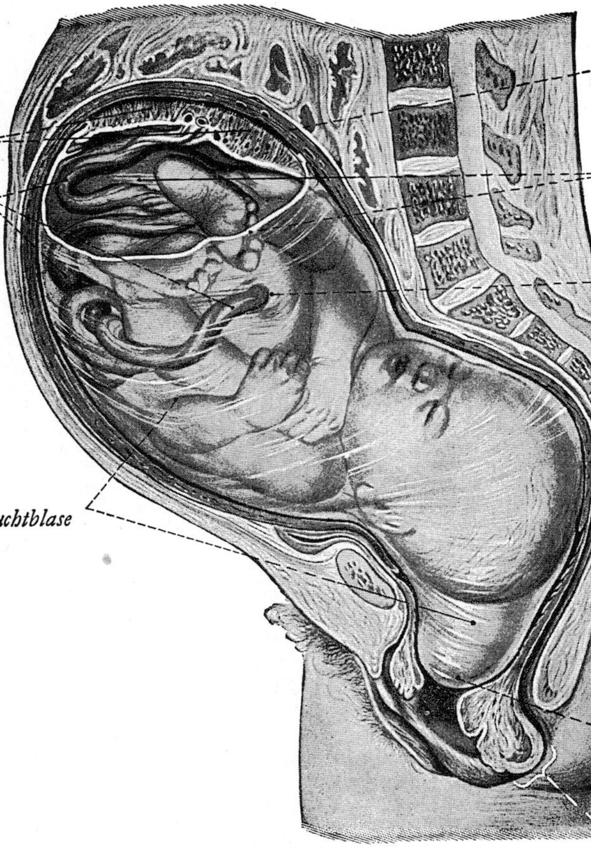

Abb. 102. Lage des Kindes in der Gebärmutter nach Eintritt des kindlichen Kopfes ins kleine Becken am Beginn des Geburtsvorganges.

weitet sich der Hals der Gebärmutter und der Scheidenraum für den bevorstehenden Durchtritt des kindlichen Körpers. Dann platzt diese „Fruchtblase" und das Fruchtwasser fließt ab. Unter fortgesetzter Wehentätigkeit vollzieht sich dann die **Austreibung des Kindes,** sie dauert etwa 15–20 Stunden insgesamt bei Erstgebärenden und 8–10 Stunden bei Mehrgebärenden. Nach der Abbindung und Durchtrennung des Nabelstranges beginnt das Kind sein selbständiges Leben zu führen. Nach der Geburt des Kindes werden die Eihüllen, der Mutterkuchen und die Nabelschnur als **Nachgeburt** ausgestoßen. Erst dann ist die Geburt abgeschlossen.

Das Nervensystem

Funktionelle Gliederung: Alle Organsysteme, mit denen wir es bisher zu tun hatten, vollzogen irgendwelche Spezialleistungen und wären demnach als *ausführende* Teile des Körpers zu charakterisieren. Die Lunge ist z. B. für den Gasaustausch, die Muskeln sind für die Skeletbewegung, das Herz ist für den Blutantrieb gebaut. Aber wer steuert und dirigiert die Leistungen aller dieser Körperteile und Organsysteme derart, daß ihre Teilleistungen aufeinander und auf die Bedürfnisse des Ganzen in einer wechselnden Umwelt abgestimmt werden? Wer läßt den Strecker erschlaffen, wenn der Beuger sich kontrahiert? Wer dirigiert die Hand des Schreibenden, wer erlaubt es uns, mit geschlossenen Augen stehenzubleiben ohne umzufallen? Das alles sind Leistungen, bei denen die Tätigkeit der Glieder richtig *zusammengeordnet* (koordiniert) sowie nach Zeit und Ort richtig *dirigiert* werden muß. Das alles macht das Nervensystem. Es dirigiert und ordnet, und dazu ist es gebaut; und deshalb erscheint es uns als so kompliziert, weil man aus seinem Bau alleine nicht erkennen kann, auf welche Weise es eigentlich dieses Ordnen vollzieht, was doch offensichtlich von ihm geleistet wird.

Einteilung: Vom Standpunkt der Funktionssteuerung kann man das **Nervensystem** in ein **animales** und in ein **vegetatives** aufteilen. Dabei hätte das erstere mit den Bewegungen und Empfindungen, das letztere mit den unbewußten inneren Organleistungen zu tun. Diese funktionelle Einteilung läßt sich anatomisch schwer durchführen, weil die Teile des Nervensystems, die mit Bewegung und Empfindung zu tun haben, oft mit denen untrennbar zusammengelagert sind, die der Steuerung der Eingeweide dienen. Es ist daher beim Nervensystem zunächst einfacher, bei der Darstellung rein beschreibend vorzugehen und die Gliederung nach den groben, ins Auge fallenden Hauptteilen, geleitet von der Entwicklungsgeschichte, vorzunehmen.

Wir gliedern das Nervensystem anatomisch in das **zentrale Nervensystem,** bestehend aus dem Gehirn und dem Rückenmark, und in das **periphere Nervensystem,** bestehend aus den Nerven, die wir als gröbere und feinere Stränge überall antreffen. Davon abzutrennen ist derjenige Teil des peripheren Nervenapparates, der es nur mit der Versorgung der Eingeweide zu tun hat: Das ist das sogenannte **autonome** oder **vegetative Nervensystem.** Soweit läßt sich das funktionelle Einteilungsprinzip noch in etwa durchhalten.

Elemente: Das Bau- und Funktionselement des Nervensystems ist das **Neuron.** Es wurde histologisch vorne (Abb. 9) besprochen. Die Neurone verbinden sich untereinander durch sogenannte *Synapsen.* Hier verbinden sich die Endausläufer des einen Neurons (eines Neuriten oder Dendriten) mit dem Zelleib der nächsten Ganglienzelle (Abb. 103). Je nach der Funktion kann man von motorischen und sensiblen Neuronen, Bahnen und Fasern sprechen. Sie sind *motorisch,* wenn sie der Zuleitung von Nervenimpulsen zu den Muskeln dienen. Der Weg geht dabei vom Zentralnervensystem zur Peripherie (zentrifugal, efferent). Andernfalls sind sie *sensibel* oder sensorisch (d. h. zentripetal, afferent). Sensible Bahnen leiten Nervenimpulse von der Haut zum Zentralnervensystem, *sensorische* leiten die Eindrücke von den großen Sinnesorganen Auge, Ohr, Nase usw. zum Gehirn. Sie leiten zentripetal, afferent. Durch die Sinnesorgane und die aus ihnen abgehenden Nervenimpulse wird das Zentralnervensystem über die Vorgänge der Umwelt informiert. Es nimmt diese Informationen auf, verarbeitet und verwertet sie für die richtige Steuerung des Verhaltens, also vor allem für die Motorik. Dieser Orientierung dienen besonders die langen *aufsteigenden Bahnen* des Rückenmarks; die *absteigenden* dagegen, die vom Gehirn über das Rückenmark zur Peripherie herunterziehen, dienen der richtigen Steuerung und Abstufung der Muskelbetätigung.

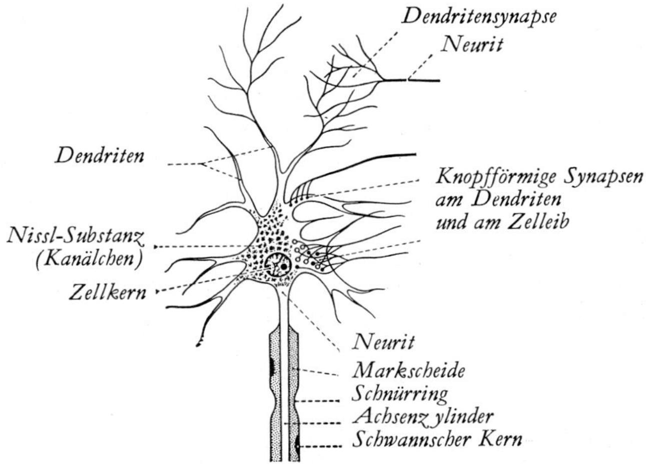

Abb. 103. Schema der Ganglienzelle mit ihren synaptischen Verbindungen. R.

Der periphere Nerv enthält in der Regel verschiedene Arten von Neuriten, resp. Nervenfasern, die sich in der Dicke und der Funktion unterscheiden. Auf einem *Nervenquerschnitt* sieht man bei mikroskopischer Betrachtung die quergetroffenen Nervenfasern (Neuriten) wie in einem Kabel angeordnet (Abb. 104). Das innerste Element der Faser, der **Achsenzylinder** (die dunkle Neurofibrillenmasse), ist umgeben von einem hellen Hof, dem Neuroplasma, und eingescheidet von der grauen *Markscheide*. Die Fasern werden wiederum von Bindegewebe zusammengehalten (Endoneurium) und außen vom Epineurium schützend bedeckt.

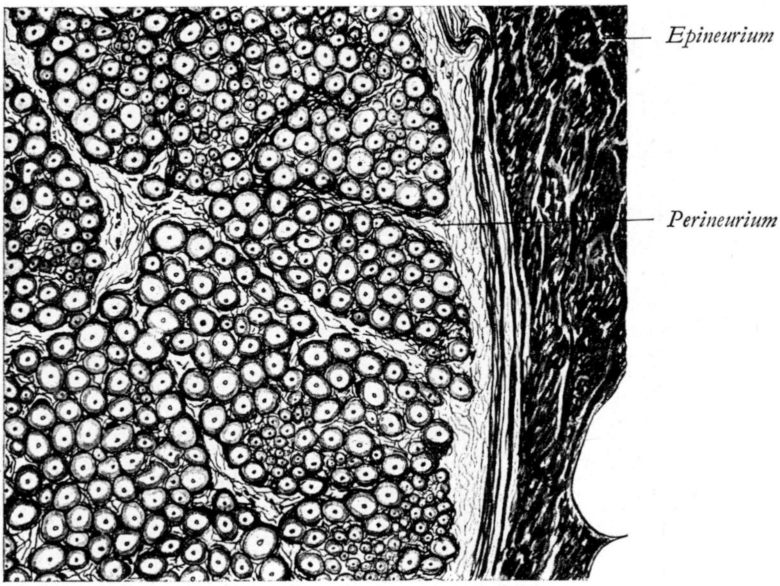

Abb. 104. Querschnitt durch einen peripheren Nervenstrang (Nervus ischiadicus vom Kaninchen) Nähere Erläuterung im Text (nach *Benninghoff*).

In den peripheren Nerven treffen wir überall auf die Neuriten von Ganglienzellen. Meist liegen die letzteren wie bei den Rückenmarksnerven im oder am Rückenmark, bei den Hirnnerven im Gehirn oder unmittelbar benachbart. Der Neurit stirbt ab (= Degeneration), sobald er von einer Ganglienzelle abgetrennt wird. Der zentrale Stumpf vermag aber wieder auszuwachsen (= Regeneration).

Das Gehirn

Nach makroskopischen und entwicklungsgeschichtlichen Gesichtspunkten gliedert man das Gehirn in die folgenden Hauptabschnitte mit ihren wesentlichen Teilen (Abb. 105):

1. **Endhirn** mit den Halbkugeln (= Hemisphären) des Großhirns, dem Riechhirn, dem Balken und dem Streifenkörper (bestehend aus Schweifkern und dem blassen Kern und Linsenkern) und den beiden Seitenventrikeln.
2. **Zwischenhirn** mit den Sehhügeln (= Thalamus), dem 3. Hirnventrikel, dem Trichteranteil mit der Hypophyse und schließlich mit der Epiphyse.
3. **Mittelhirn** mit Vierhügelplatte, Haube (rotem Kern, schwarzem Kern), Großhirnschenkeln und Aquaedukt.
4. **Hinterhirn** mit Kleinhirn, Brücke, Kleinhirnschenkeln, dem 4. Hirnventrikel und einigen Hirnnerven.
5. **Nachhirn** mit dem verlängerten Mark, den Pyramiden und den 6.–12. Hirnnerven.

Das Gehirn befindet sich wohlgeschützt in der knöchernen Kapsel des Schädels. Sein Gewicht beträgt i. M. 1400 g. Es ruht mit seiner Unterfläche (Hirnbasis) (Abb. 109) auf dem knöchernen Boden des Schädels, der Schädelbasis. Die obere gewölbte Fläche der Halbkugeln oder Hemisphären liegt dem Dach des Schädels an. Das Gehirn setzt sich fort in das Rückenmark, welches ebenso wie das Gehirn aus nervösen Teilen besteht und, im Wirbelkanal geschützt, vom Kopf in den Rumpf hinabzieht.

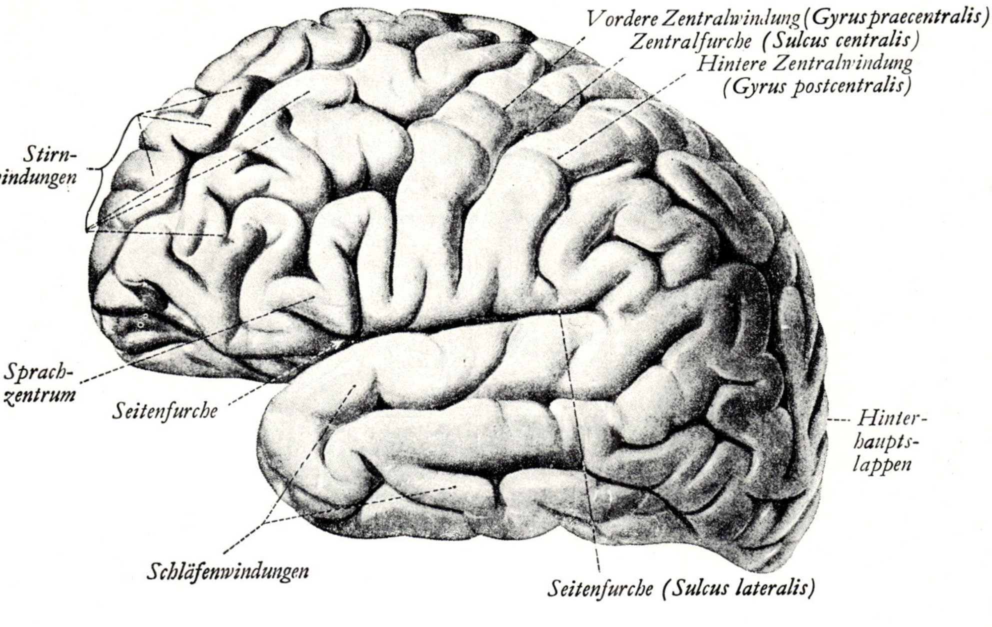

Abb. 105. Gehirn von der Seite (nach *Sobotta*).

Das Großhirn

Betrachten wir das Gehirn von außen (Abb. 105), so scheint seine Hauptmasse aus den beiden **Großhirnhemisphären** (= Großhirnhalbkugeln) zu bestehen, welche die übrigen Teile so überwölben, daß diese von oben und von der Seite kaum sichtbar sind. Beide Halbkugeln sind durch die *Hemisphärenspalte* (Fissura longitudinalis cerebri) (Abb. 110) getrennt, welche bis zu den querlaufenden Fasermassen des Balkens herunterreicht.

Die Oberfläche des Großhirns zeigt erhabene *Windungen* (Gyri), dazwischen vertiefte *Furchen* (Sulci), dadurch entsteht eine sehr unruhig gegliederte äußere Oberfläche. Die äußeren Schichten des Großhirns bestehen vorwiegend aus Nervenzellen, aus grauer Substanz, man bezeichnet sie als *Großhirnrinde* (Substantia corticalis). Darunter liegen weiß aussehende, aus Nervenfasern bestehende Schichten, die man als weiße Substanz bezeichnet. Die einzelnen Teile des Großhirns werden nach ihrer Lage **Stirnlappen, Scheitellappen, Schläfenlappen** und **Hinterhauptslappen** genannt. Der Schläfenlappen ist durch die tiefe *Seitenspalte* (Sulcus lateralis oder Sylviussche Spalte) abgegrenzt. Mitten über das Scheitelhirn zieht die *Zentralfurche* (Sulcus centralis), davor liegt die vordere, dahinter die hintere Zentralwindung (Gyrus praecentralis und postcentralis) (Abb. 105). Nach vorne liegen drei Stirnwindungen übereinander. Der stark entwickelte *Hinterhauptslappen* grenzt sich mit dem Sulcus parietooccipitalis vom Scheitellappen ab. Drängt man beide Hinterhauptslappen auseinander, so kommt die Region der Calcarinafurche zum Vorschein. Der *Schläfenlappen* läßt von außen eine obere, mittlere und untere Schläfenwindung erkennen. In der Tiefe der Seitenspalte liegt die sogenannte *Insel*. Auf der medialen Fläche des Schläfenlappens liegen der Gyrus parahippocampalis und der Gyrus occipitotemporalis lateralis. Auf der Unterfläche des *Stirnlappens* (Abb. 109) liegt beiderseits der *Riechlappen* (Bulbus olfactorius), der seine zuleitenden Nervenfasern über die Siebbeinöffnungen von der oberen Nasenmuschel erhält.

Beide Hemisphären sind durch den **Balken** (Corpus callosum) verbunden (Abb. 107). Sein Mittelteil ist eine Platte dicht zusammenliegender Nervenfasern, welche gleichartige Teile der Hemisphären verbinden und *Kommissurenbahnen* darstellen. Andere Verbindungszüge, welche verschiedene Teile der gleichen Großhirnhälften verbinden, nennen wir *Assoziationsbahnen*. Schließlich steht das Großhirn durch seine herauf- und herunterziehenden Fernbahnen oder *Projektionsbahnen* mit der ganzen Körperperipherie in Verbindung. Diese Projektionsbahnen durchlaufen ziemlich geschlossen das Gehirn durch die sogenannte *innere Kapsel*, die zwischen Linsenkern und Thalamus hindurch zu den Hirnschenkeln zieht (Abb. 108). Die graue *Rinde* des Großhirns besteht aus sechs einigermaßen abgrenzbaren Lagen, die sich durch Art und Anordnung der Nervenzellen und der Fasern unterscheiden. Ferner haben die einzelnen Areale der Rinde einen verschiedenen zellarchitektonischen Aufbau. Danach lassen sich einige hundert Rindenfelder abgrenzen, die vielfach auch Funktionskomplexe vertreten.

Die Großhirnrinde läßt in der Regel von außen nach innen die Schichten erkennen, die in Abb. 106 links nach ihrer *Zellanordnung* und rechts nach der *Faserordnung*, von I-VI abgegrenzt, dargestellt wurden. Auf die äußerste (molekulare Schicht I) mit wenigen Zellen und zahlreichen Fasern folgt die äußere Körnerschicht (II) mit vielen kleinen Zellen, dann die großzellige Schicht III, deren Ausläufer dem Inneren des Gehirns zustreben (im Bilde abwärts). Die vierte Schicht, auch innere Körnerschicht genannt, ist wieder reich an kleinen Ganglienzellen, die folgende Schicht (V) ist wieder zellärmer, aber sie läßt einige besonders große (Betz'sche Pyramiden-)Zellen erkennen. Die letzte Schicht (VIa und VIb) ist wieder zellärmer, aber besonders reich an Fasern, die entweder horizontal zu benachbarten Zellen oder nach innen verlaufen.

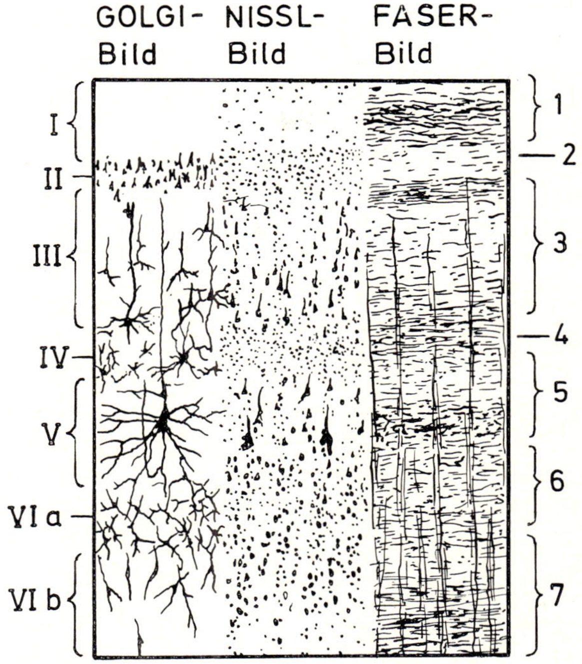

Abb. 106. Beispiel der Feinstruktur der Großhirnrinde. Links Darstellung der Zellen, rechts der Fasern. Näheres im Text (nach *Brodmann* und *Vogt*). Die römischen Zahlen bezeichnen die Schichtenfolgen der Zelltypen, die arabischen Zahlen die Abfolge der Faserstrukturen. Golgi-Bild = Darstellung der Zellen mit Silberanfärbung. Nissl-Bild = besondere Anfärbung scholliger Anteile der Nervenzellen.

Zwischenhirn, Mittelhirn, Hinterhirn, Nachhirn

Betrachten wir ein sagittal durchgeschnittenes Gehirn (Abb. 107), so erblicken wir eine Fülle verwirrender Einzelheiten. Man sieht zunächst, daß der außen liegende Großhirnmantel einige sehr differenziert gebaute Innenanteile des Gehirns überwölbt und verdeckt. Unter dem weißen gekrümmten Boden des Balkens blicken wir im Gebiet des *Zwischenhirns* in den Raum des *3. Hirnventrikels.* Dieser gehört zu dem System von flüssigkeitserfüllten **Kammern** (Ventrikel), Gängen und Räumen, die sich durch und um das ganze Zentralnervensystem erstrecken (s. u.). Es gehören dazu u. a. die beiden Seitenventrikel, die in der Tiefe der Großhirnhemisphären liegen, und der damit in Verbindung stehende 3. Ventrikel. Das ist ein zentral gelegener spaltförmiger Raum, der auf beiden Seiten vom **Sehhügel** (Thalamus) begrenzt wird und sich nach unten in eine bis zur Hypophyse gehende Ausstülpung (Infundibulum) fortsetzt. Die Wandungen dieser unteren Anteile bezeichnet man als **Hypothalamus.**

Der dritte Ventrikel setzt sich abwärts rückwärts innerhalb des **Mittelhirns** in einen schmalen Gang, den Aquaedukt, fort. Er wird von oben gedeckt durch die **Vierhügelplatte** (Abb. 107). Sein Boden besteht aus einer grauen Zellschicht, unter der die Haube (Tegmentum) liegt. Nach vorne zweigen die beiden Großhirnschenkel ab, mit denen die gewaltige Verbreiterung der Vorderhirnteile ihren Anfang nimmt. Die Hirnschenkel bilden ein Kabel von Bahnen, die am Mittelhirn vorbei zum Großhirn ziehen.

Weiter abwärts erweitert sich der Aquaedukt zum **4. Ventrikel.** Hier befinden wir uns im **Hinterhirn.** Der vierte Ventrikel wird vom Kleinhirn überdacht. Sein Boden ist die

Rautengrube (Fossa rhomboidea). Die kräftige Auftreibung zur Bauchseite ist die **Brücke** (Pons). In der Brücke liegt eine Reihe wichtiger **Kerne,** das sind Anhäufungen grauer Substanz, in denen in der Regel Schaltungsaufgaben vollzogen werden. Die Brückenkerne liegen in den Verbindungen zwischen Großhirn und Kleinhirn. Die von der Brücke zum Kleinhirn ziehenden Fasermassen verlaufen in den mittleren Kleinhirnschenkeln. In der grauen Substanz des Mittel- und Hinterhirns liegen viele Ursprungskerne von **Hirnnerven.**

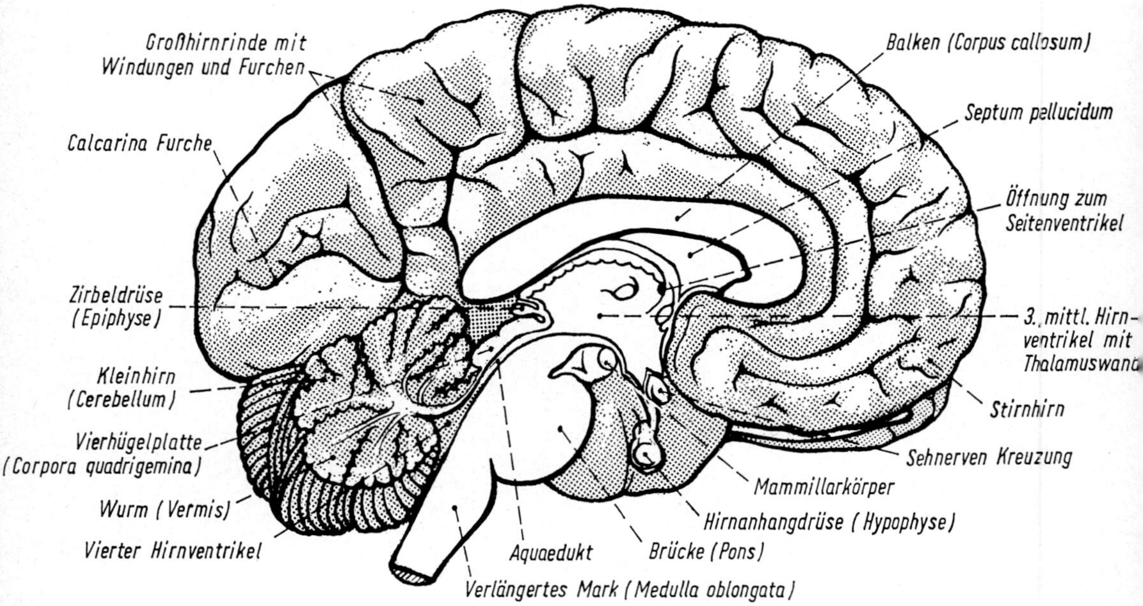

Abb. 107. Gehirn. Sagittalschnitt (nach *Benninghoff*).

Das **Kleinhirn** (Cerebellum) füllt den Raum zwischen den Hinterhauptslappen des Großhirns und dem Mittel-Hinterhirnabschnitt. Es besitzt 2 Halbkugeln und den dazwischen gelegenen mittleren Anteil, den *Wurm* (Vermis) (Abb. 107, 109). Die *Rinde* ist sehr dünn und besteht aus grauer Substanz; der Hauptteil des Kleinhirns besteht aus weißer Substanz, in der aber verschiedene graue Kerne liegen. Das Kleinhirn verbindet sich vorne mit dem Großhirn, nach ventral mit der Brücke, nach abwärts mit dem verlängerten Mark durch die vorderen, mittleren und hinteren *Kleinhirnschenkel.*

Der Übergangsteil zwischen dem Hinterhirn und dem Rückenmark heißt das Nachhirn oder **verlängerte Mark** (Medulla oblongata). Es besitzt auf seiner ventralen Seite einen Mittelspalt; beiderseits davon liegen zwei wulstige Vorsprünge, die *Pyramiden,* die sich nach abwärts verjüngen und in die Vorderstränge des Rückenmarks übergehen. An dieser Stelle liegt die Kreuzung der motorischen Pyramidenbahnen (Abb. 112). Noch weiter seitlich liegen die Oliven.

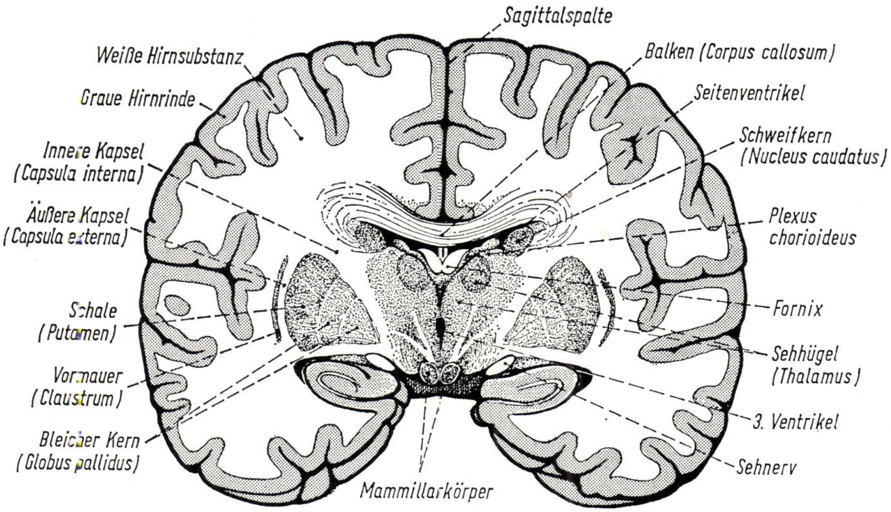

Abb. 108. Gehirn. Frontalschnitt (aus *Sobotta*).

Einige graue Kerne des Gehirns

Bei frontal geführten Schnitten durch das Gehirn (Abb. 108) sieht man in der Tiefe an den verschiedensten Stellen graue Kernmassen, also Ganglienzellanhäufungen (= Ganglien) liegen. Sie sind in den hinteren Gehirnteilen meist Ursprungskerne der Hirnnerven. Weiter vorne sind es meist Schaltkerne. Vielfach haben sie etwas mit der unwillkürlichen, sogenannten extrapyramidalen Motorik zu tun. Innerhalb der Hemisphären des Großhirns liegt in der Wand des Seitenventrikels beiderseits der langgestreckte, bogig verlaufende *Schweifkern* (Nucleus caudatus). Nicht weit davon liegt das Putamen, welches zusammen mit dem Schweifkern als Striatum oder Streifenkörper bezeichnet wird. Es folgt der *bleiche Kern* (Globus pallidus). Im Mittelhirn liegen noch der *schwarze* und der *rote Kern* (Substantia nigra, Nucleus ruber). Über den roten Kern verläuft z. B. die efferente Bahn des Kleinhirns. Das Striatum ist übergeordneter Teil des *extrapyramidal-motorischen Systems,* das der unwillkürlichen Sicherung, Glättung und Abstufung der Motorik dient.

Der *Thalamus* ist eine doppelseitig vorhandene große graue Ganglienmasse. Er liegt beiderseits des 3. Ventrikels im Zwischenhirn und läßt sich in mehrere Kerne unterteilen, die in die aufsteigenden sensiblen und sensorischen Bahnen eingeschaltet sind. Unter dem Thalamus liegt das Kerngebiet des *Hypothalamus,* ferner das *Höhlengrau,* welches die Wand des dritten Ventrikels auskleidet. Hier liegen übergeordnete, koordinierende Anteile des vegetativen Systems (Abb. 117). In den tieferen Teilen des Gehirns, im Mittel-, Hinter- und Nachhirn, liegen die Ursprungs- und *Schaltkerne* für die Funktionen der Hirnnerven, besonders zahlreich am Boden der Rautengrube.

Die Hirnnerven (Abb. 109)

Im Bereich des Mittelhirns, Hinterhirns und Nachhirns treten **12 Nervenpaare,** die sogenannten *Hirnnerven,* aus bzw. ein. Sie sind teils motorischer, teils sensibler bzw. sensorischer Art. Zu den letzteren gehören z. B. der Riechnerv (I), der Sehnerv (II), Gehörnerv (VIII) und Geschmacksnerv (IX), zu den motorischen vor allem die Nerven III, IV, VI, die zu den Augenmuskeln gehen, ferner die Anteile der Gesichtsnerven (VII), die zu

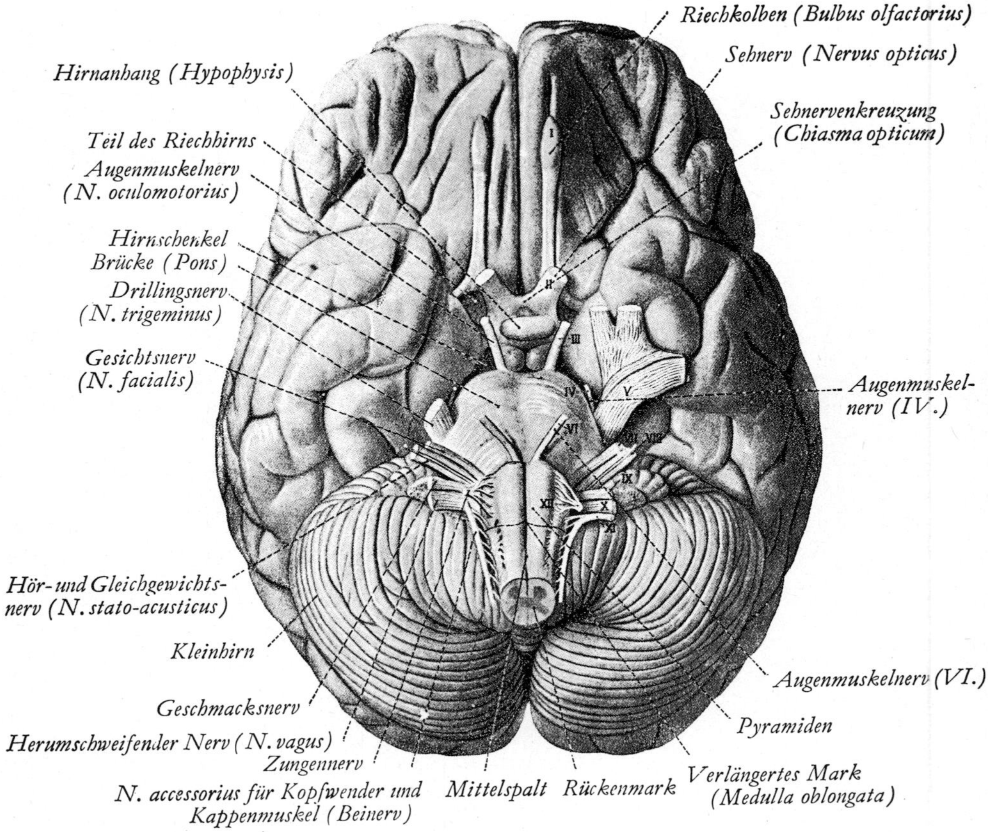

Abb. 109. Hirnbasis mit Hirnnerven (nach *Sobotta*).

den Muskeln des Gesichtes ziehen. Vom Vagusnerven (X) wird noch unten die Rede sein.

Die Reihenfolge der **12 Hirnnervenpaare** lautet:

I. *Riechnerven* (Nn. olfactorii), kommen vom Riechepithel der Nase und ziehen zum Riechkolben (Abb. 109).

II. *Sehnerv* (Nervus opticus), kommt vom Auge, zieht nach partieller Faserkreuzung zum seitlichen Kniehöcker. Von dort geht die Sehbahn oder Sehstrahlung zur Sehsphäre des Hinterhauptslappens (Abb. 121).

III. *Augenmuskelnerv* (N. oculomotorius) und *IV. Rollennerv* (N. trochlearis) kommen von der Vierhügelregion und ziehen zu einigen Augenmuskeln (Abb. 109).

V. *Drillingsnerv* (N. trigeminus) hat 3 Äste, die getrennt aus dem Schädel austreten. Er versorgt sensibel Gesicht und seitlich den Kopf, die Nasenhöhle, Augenregion und Mundhöhle, motorisch die Kaumuskeln.

VI. *Abziehender Nerv* (N. abducens) versorgt motorisch beiderseits die lateralen Augenmuskeln.

VII. *Gesichtsnerv* (N. facialis) versorgt motorisch die mimische Muskulatur, enthält Geschmacksfasern für die Vorderzunge.

VIII. *Gleichgewichts-Hörnerv* (N. stato-acusticus), kommt vom Labyrinth, vom Gleichgewichtsorgan und Hörorgan (s. S. 158).

IX. *Geschmacksnerv* (N. glossopharyngeus) ist der Geschmacksnerv für die hintere Zungenhälfte.

X. *Herumschweifender Nerv* (N. vagus). Hauptnerv des parasympathischen Systems (s. S. 146).

XI. *Zusätzlicher Nerv* (N. accessorius) versorgt motorisch den M. sternocleidomastoideus und den M. trapezius.

XII. *Zungennerv* (N. hypoglossus) versorgt motorisch die zungeneigene Muskulatur.

Das Rückenmark

Gestalt, Größe, Bau

Das Rückenmark (Medulla spinalis) ist ein 40–45 cm langer, etwa kleinfingerdicker, nervöser Strang (Abb. 110). Er durchzieht den Wirbelkanal vom Hinterhauptsloch bis zur Höhe des 1.–2. Lendenwirbels, füllt also den Wirbelkanal nicht ganz bis unten aus. Da-

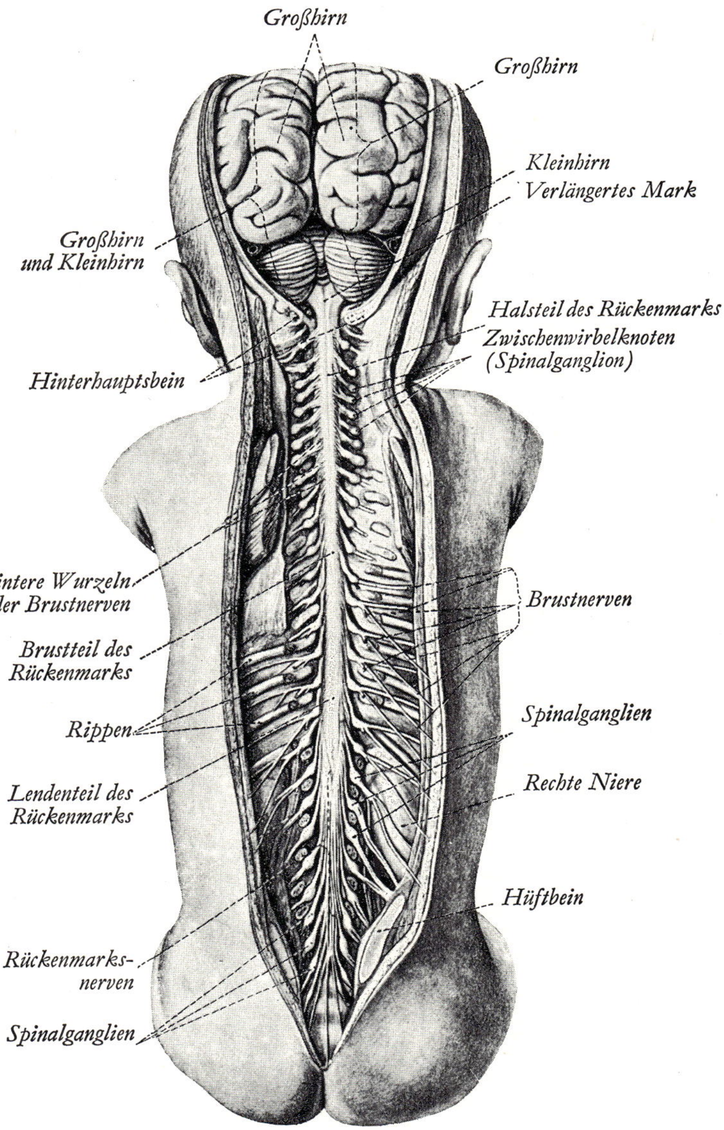

Abb. 110. Zentralnervensystem des Neugeborenen nach Öffnung der Schädelhöhle und des Wirbelkanals (nach *Sobotta*).

her kann man abwärts vom 1. Lendenwirbel eine Nadel in den Wirbelkanal einführen, ohne Rückenmarksgewebe zu beschädigen (Lumbalpunktion, Lumbalanästhesie). Auf der ventralen Seite zieht entlang dem Rückenmark ein relativ tiefer, auf der dorsalen Seite ein flacher Mittelspalt. Das Rückenmark besteht vollständig aus Nervengewebe und ist die *Verlängerung der Hirnsubstanz.* Es ist einerseits Durchgangsort von Nervenbahnen, die vom Gehirn herab zum Rumpf und den Gliedmaßen führen, andererseits wird es von aufwärts verlaufenden Bahnen durchzogen. Daneben ist das Rückenmark mit seiner in der Mitte gelegenen *grauen Substanz,* die aus unzähligen Nervenzellen besteht, eine *Umschaltstelle* für meist unbewußt verlaufende nervöse Vorgänge (Reflexe). Es treten daher viele Bahnen ein und aus.

Seitlich treten die **Rückenmarksnerven** (Spinalnerven) aus, die durch die Zwischenwirbelöffnungen den Wirbelkanal verlassen. Es gibt ebenso viele Paare von Rückenmarksnerven als es Wirbel gibt (mit Ausnahme der Halswirbelsäule), also 8 Halsnerven-, 12 Brustnerven-, 5 Lenden-, 5 Kreuzbein- und 2 Steißbeinnerven-Paare. Ihre Anordnung geht aus Abb. 110 hervor. Im unteren Teil des Rückenmarks liegen die Nervenabgangsstellen höher als die Austrittsstellen aus dem Wirbelkanal. Es treten daher immer noch Nervenpaare aus der Lenden-, Kreuzbein- und Steißbeinregion aus, obgleich das Ende des Rückenmarks, wie schon gesagt, in der Höhe des 1. Lendenwirbels liegt. Die Ein- bzw. die Austrittsstellen der Nervenbahnen des Rückenmarks heißen **hintere** und **vordere Wurzeln.** Sie vereinigen sich sehr bald hinter der Stelle, an der die hintere Wurzel eine Anschwellung, das **Spinalganglion,** besitzt. Aus ihrer Verschmelzung entsteht der Spinalnerv oder Rückenmarksnerv. Auf einem **Querschnitt** durch das Rückenmark (Abb. 111) sieht man die zentral gelegene *graue Substanz* (Schmetterlingsfigur). Ihre vorspringenden Teile nennt man Vorderhörner und Hinterhörner. Die graue Substanz (Ganglienzellen) ist außen umlagert von *weißer Substanz,* diese besteht aus auf- und absteigenden Fasermassen. Durch ihre Lage zwischen den Hörnern der grauen Substanz gliedern sich vorne die *Vorderstränge,* seitlich die *Seitenstränge,* hinten die *Hinterstränge* ab (Funiculus anterior, lateralis, posterior). Im Grau des Rückenmarks liegen u. a. Ganglienzellgruppen, die ohne Mitwirkung des Gehirns auf sensible Impulse motorische Erregungen zur Peripherie abschicken und relativ einfache Schaltaufgaben (Reflexe) zwischen peripheren Funktionsgliedern vollziehen (vgl. Physiologieteil).

In den Vorderhörnern liegen die motorischen Vorderhornganglienzellen, deren Neuriten zu den Muskeln ziehen. Im Seitenhorn liegen u. a. Ganglienzellen, die dem auto-

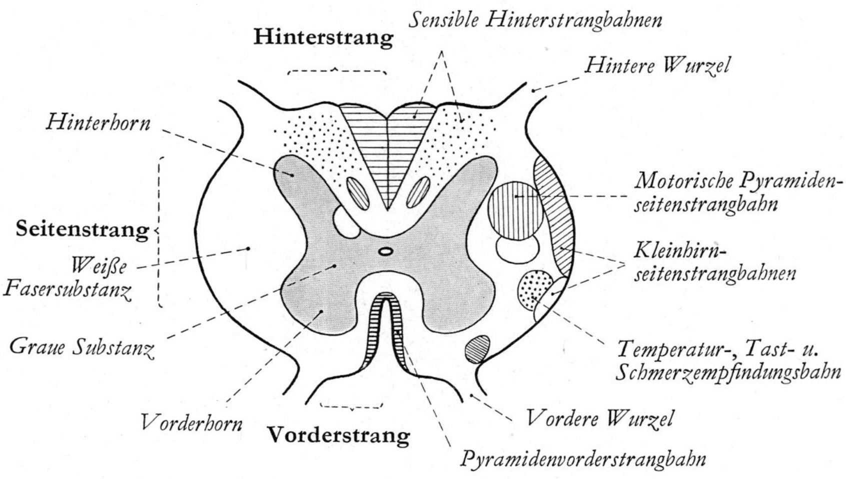

Abb. 111. Rückenmark, quer. Verteilung der wichtigsten auf- und absteigenden Bahnen. R.

nomen oder vegetativen Eingeweidenervensystem angehören, und zwar sind es *sympathische Ganglienzellen,* welche die Ursprungskerne des sympathischen Nervensystems darstellen (Abb. 115). Manche Ganglienzellen haben T-förmige Ausläufer, die nach oben und unten zu weiteren Abschnitten des Rückenmarks ziehen und funktionelle Verbindungen innerhalb des Rückenmarks vollziehen.

Die **weiße Substanz des Rückenmarks** enthält eine Reihe wichtiger aufsteigender und absteigender Leitungsbahnen, von denen einige genannt seien:

Wichtige Bahnen (Abb. 112) des Rückenmarks

Aufsteigende Bahnen: In den **Hintersträngen** ziehen Bahnen aufwärts, die ihren Zustrom an Erregungen über die hinteren Wurzeln aus den sensiblen Endapparaten der Muskeln, Sehnen und Gelenkkapseln (Tiefensensibilität) erhalten und zum verlängerten Mark leiten (Tractus spinobulbaris). Diese Bahn kreuzt oben auf die andere Seite und setzt sich im Tractus bulbothalamicus fort. Der Thalamus ist eine Art von Umschaltstation für fast sämtliche aufsteigenden sensiblen und sensorischen Bahnen. Die Endbahnen (3. Neuron)

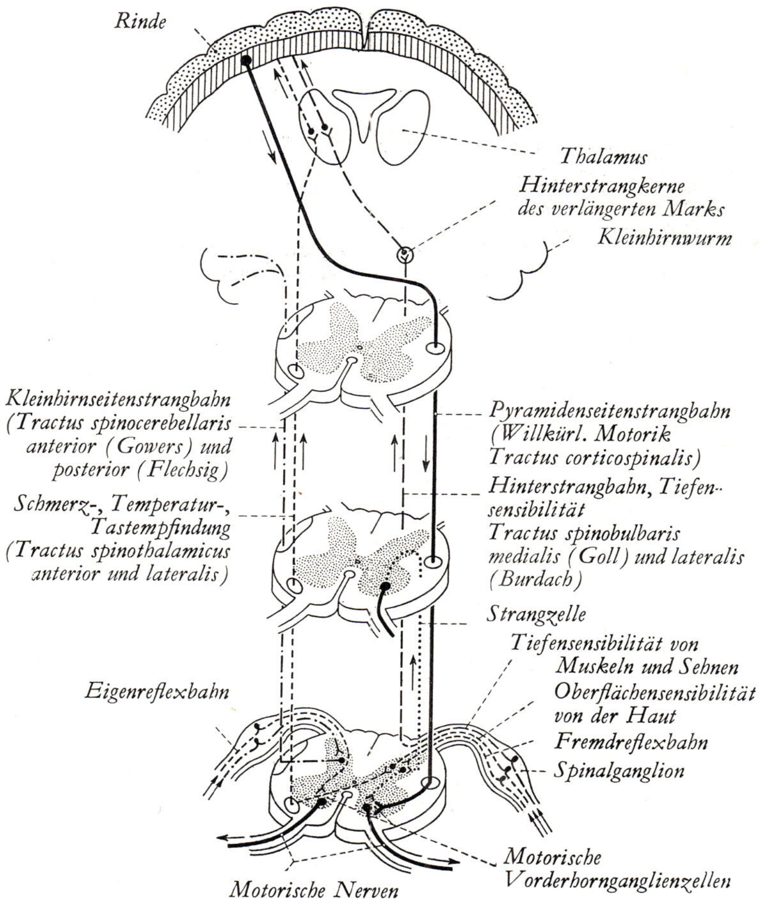

Abb. 112. Die wichtigsten Rückenmarksbahnen. R.

ziehen von dort zur hinteren Zentralwindung. Eine zweite aufsteigende Bahn erhält ihre Fasern ebenfalls aus den hinteren Wurzeln, d. i. der **Tractus spinothalamicus.** Er leitet die zum Schmerz-, Wärme-, Kälte- und Tastsinn gehörenden Erregungen empor und verläuft im vorderen Seitenstrang (Abb. 112). Diese Bahn kreuzt bereits im Rückenmark und endet im Thalamus. Das letzte Neuron geht wieder zur hinteren Zentralwindung.

In den Seitensträngen ziehen die **Kleinhirnseitenstrangbahnen** hoch, in ihnen laufen Impulse zum Kleinhirn, die von den tiefensensiblen Rezeptoren der Muskeln kommen. Sie verlassen das Rückenmark durch die hinteren Kleinhirnschenkel und enden im Wurm des Kleinhirns. Sie dienen Tonus- und Gleichgewichtsregulationen.

Absteigende Bahnen: Das wichtigste absteigende Bahnsystem ist die **Pyramidenbahn,** die Bahn für die willkürliche Motorik (Tractus corticospinalis). Sie verläuft von der vorderen Zentralwindung durch die innere Kapsel abwärts, kreuzt großenteils in der Gegend der Pyramide und zieht dann im **Pyramidenseitenstrang** (teils im Vorderstrang) herunter. Sie gibt ihre Impulse an die motorischen Vorderhornganglienzellen ab, an denen das letzte Neuron beginnt, welches den Muskel erreicht. Dazu treten andere motorische Bahnen, die von subkortikalen grauen Kernen des extrapyramidalmotorischen Systems (z. B. vom roten Kern, von der Olive) kommen und ebenfalls an die Vorderhornganglienzellen herantreten.

Wichtige Bahnen des Rückenmarks in tabellarischer Übersicht:

Aufsteigende afferente Bahnen

Tractus spinobulbaris medialis (Goll); von Haut- und Muskelrezeptoren über Spinalganglienzelle, Rückenmark, Medulla oblongata, Thalamus, Hirnrinde. Vermittelt Tiefen- und Oberflächensensibilität der unteren Körperhälfte.

Tractus spinobulbaris lateralis (Burdach), mit obigem Tr. fast gleichverlaufend, aber nur für die obere Körperhälfte.

Tractus spinothalamicus anterior und **lateralis,** von Hautsinnesorganen über Spinalganglienzelle, Rückenmark, Thalamus. Ende im Thalamus, z. Teil Fortführung zur Hirnrinde. Vermitteln Druck-, Berührungs-, Vibrationsempfindung, Schmerz- und Temperaturempfindung.

Tractus spinocerebellaris anterior (Gowers) und **posterior** (Flechsig). Kommen von den Muskelreceptoren, gehen über Spinalganglienzellen und Rückenmark zum Kleinhirnvorderlappen bzw. -hinterlappen. Vermitteln Tonusregulationen und Gleichgewichtsregulationen.

Absteigende efferente motorische Pyramiden-Bahnen:

Tractus corticospinalis lateralis (Pyramidenseitenstrangbahn). Ursprung: Motor. Großhirnrinde, über Hirnstamm, Kreuzung im verlängerten Mark und abwärts im Seitenstrang des Rückenmarks zur Vorderhornganglienzelle. Funktion: Willkürinnervation.

Tractus corticospinalis anterior (Pyramidenvorderstrangbahn). Verlauf fast wie obiger Tr.; aber Verlauf im Vorderstrang und ungekreuzt zu den Vorderhornganglienzellen. Funktion: Willkürliche Innervation der Körpermuskulatur.

Absteigende extrapyramidale motorische Bahnen. Tractus vestibulospinalis, Tr. tectospinalis, Tr. reticulospinalis, Tr. olivospinalis, Tr. rubrospinalis. Ursprünge in Hirnstamm bzw. verlängertem Mark. Endigung an den motorischen Vorderhirnganglienzellen des Rückenmarks, verlaufen großenteils im Seitenstrang des Rückenmarks. Aufgabe: Unwillkürliche Mitinnervation zur Regulierung der Spannungsverteilung und Kontraktion in den Muskeln.

Die Hüllen des Gehirns und des Rückenmarks (Abb. 113)

Drei bindegewebige Häute überziehen Gehirn und Rückenmark:

1. die **harte Hirnhaut** oder Dura mater, dem Knochengehäuse anliegend,
2. darunter die **Spinnwebenhaut** oder Arachnoidea,
3. die **weiche Hirnhaut** oder Pia mater, unmittelbar auf dem nervösen Gewebe gelegen.

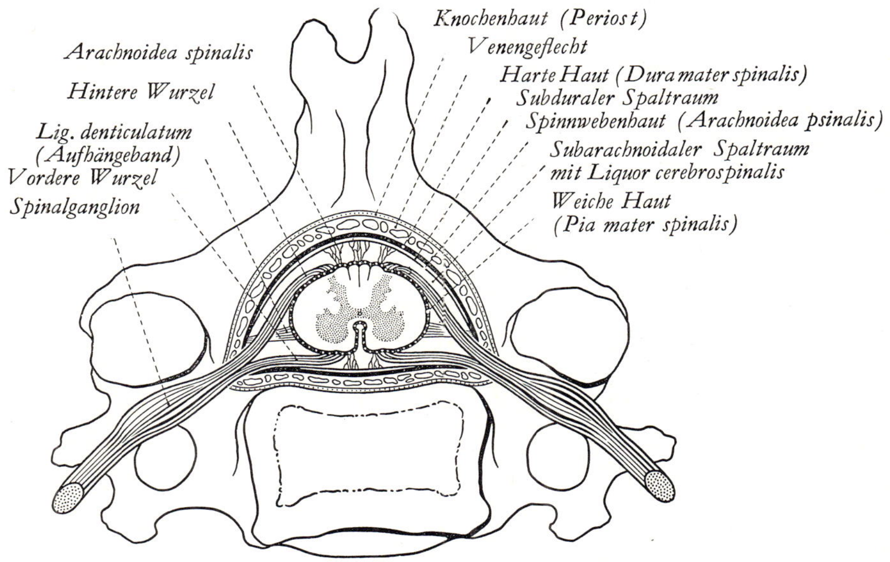

Abb. 113. Querschnitt und Hüllen des Rückenmarks. Schema. R.

Im Schädel ist die Dura, die *harte Hirnhaut,* fest mit dem Schädelknochen verbunden, mit Ausnahme der Stellen, an denen die venösen Sinus entlang ziehen. Diese harte Haut scheidet das ganze Gehirn ein. Sie bildet außerdem ein sagittal gestelltes Blatt, die große Hirnsichel, die zwischen den beiden Hemisphären tief in die Mittelspalte hinabzieht und den Innenraum des Schädels gliedert. Das Kleinhirn ist wiederum für sich von einem Durazelt eingehüllt. Im Bereich des Rückenmarks liegt zwischen der Dura und dem Periost, welches den Wirbelkanal auskleidet, ein ringförmiger Spalt, das Cavum epidurale. In ihm liegen Venengeflechte u. a. m.

Die Arachnoidea oder *Spinnwebenhaut* liegt der Dura überall fest an, bestenfalls bleibt ein kapillarer Spaltraum. Von ihr gehen zahllose feine Stränge aus, die locker gespannt zur *Pia mater* ziehen. Sie liegt der Hirnrinde unmittelbar an. Dadurch bleibt zwischen Arachnoidea und Pia ein subarachnoidaler Spaltraum bestehen, der von Liquor cerebrospinalis (Abb. 113) erfüllt ist. Die *weiche Hirnhaut* oder Pia mater bekleidet die Oberfläche des gesamten Zentralnervensystems. In ihr verlaufen auch die Blutgefäße. Im Bereich des Rückenmarks ist der subarachnoidale Spaltraum besonders weit.

Die Liquorräume und die Gehirn-Rückenmarksflüssigkeit

Wir erwähnten schon die 4 Gehirnventrikel (S. 135, 136). Die beiden Seitenventrikel des Endhirns stehen in Verbindung mit dem mittleren dritten Ventrikel des Zwischenhirns; von hier führt der Aquaedukt zum 4. Ventrikel. Dieser öffnet sich in eine Erweiterung des subarachnoidalen Raumes zwischen Kleinhirn und verlängertem Mark, in die Cisterna cerebellomedullaris. An dieser Stelle wird der Suboccipitalstich ausgeführt. Alle genannten Räume sind erfüllt von der **Gehirn-Rückenmarksflüssigkeit** *(Liquor cerebrospinalis),* welche von der *Innenauskleidung* der Gehirnventrikel (Chorioidea) abgesondert wird. Der Liquor füllt auch den subarachnoidalen Spaltraum im Bereich des Schädels und des Rückenmarks, so daß ein Flüssigkeitsmantel das ganze Gehirn und Rückenmark umgibt.

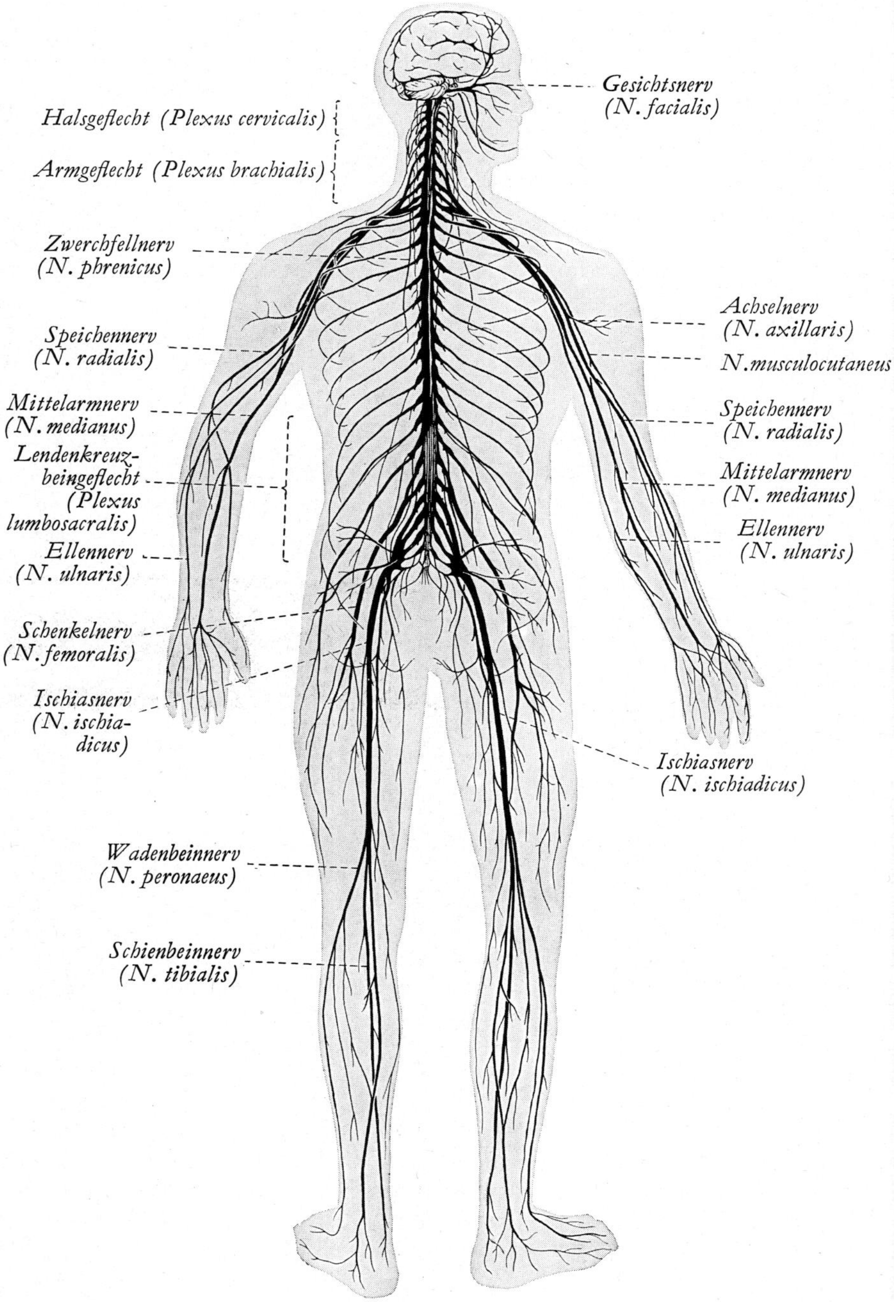

Abb. 114. Übersicht über das animale Nervensystem. R.

Die Rückenmarksnerven

Gliederung: Die oben erwähnten Abgänge der Rückenmarksnervenpaare (Spinalnerven) gliedern das Rückenmark in Abschnitte oder *Segmente.* Jedes Segment hat seine vorderen motorischen und seine hinteren sensiblen Wurzeln, die sich noch innerhalb der Duraauskleidung des Wirbelkanals zu gemischten, d. h. teils motorischen, teils sensiblen Nerven zusammenlagern. Die etwa **31 Spinalnervenpaare** (Abb. 114) gliedern sich in **8 Hals-, 12 Brust-, 5 Lenden-, 5 Kreuzbein-** und **1—2 Steißbeinnervenpaare.** Das erste Paar tritt zwischen Schädel und Atlas aus.

Nach seinem Austritt aus dem Wirbelkanal teilt sich jeder Spinalnerv in der Regel in 3 größere Äste:

1. in einen *dorsalen Ast,* der die wirbelsäulennahe Rückenhaut sensibel und die Muskulatur des M. erector spinae motorisch versorgt,
2. in einen *ventralen Ast,* der die übrige Haut des Rumpfes und der Gliedmaßen sensibel und die Rumpf- und Gliedmaßenmuskulatur motorisch versorgt,
3. einen *Verbindungsast* (Ramus communicans), der das sympathische Nervensystem mit dem animalen Nervensystem verbindet (s. vegetatives Nervensystem).

Die ventralen Äste haben demnach ein besonders großes Verbreitungsgebiet. Außerdem haben sie die Neigung, **Nervengeflechte** (Plexus) zu bilden, in denen sich die Spinalnervenäste von mehreren Segmenten verflechten, bevor daraus die Nervenstränge für bestimmte Gebiete hervorgehen. Wir unterscheiden das Halsgeflecht (Plexus cervicalis, C_1–C_4), das Armgeflecht (Plexus brachialis, C_5–Th_1) und das Lendenkreuzbeingeflecht (Plexus lumbosacralis, Th_{12}–S_4). Die Rückenmarksnerven im Brustgebiet bilden kein Geflecht (Abb. 114).

Die Nervengeflechte (Abb. 114)

Die Nerven des **Halsgeflechtes** versorgen sensibel die Haut der Hals- und Schulterregion, motorisch die tiefen Halsmuskeln und das Zwerchfell (N. phrenicus).

Aus dem **Armgeflecht** gehen neben einigen kleineren Ästen für die Haut und kurzen Ästen für die Muskulatur von Brust und Rücken (z. B. großer und kleiner Brustmuskel, Schulterblattheber, Rautenmuskel, breiter Rückenmuskel) vor allem die folgenden großen Nerven hervor: a) der **Speichennerv** (N. radialis) versorgt motorisch besonders die Streckmuskeln des Oberarms und des Unterarms, sensibel besonders die Rückseite des Ober- und Unterarms, b) der **Ellennerv** (N. ulnaris) versorgt motorisch besonders den M. flexor carpi ulnaris, teilweise den M. flexor digitorum profundus und die Muskeln des Kleinfingerballens, sensibel einige Flächen an der Kleinfingerseite, c) der **Mittelarmnerv** (N. medianus) versorgt motorisch die restlichen Beugemuskeln des Unterarms und einige Damenballenmuskeln, d) der **N. musculocutaneus** versorgt die Beugemuskeln des Ellenbogengelenkes (M. biceps, M. brachialis, M. brachioradialis) und die Haut an der Speichenseite des Unterarmes.

Die ventralen Äste der Brustnerven laufen meist im Zwischenrippenraum und versorgen motorisch die tiefen Brustmuskeln und die gesamte Bauchmuskulatur, sensibel innervieren sie den größten Teil der Rumpfhaut.

Aus dem Lendenkreuzbeingeflecht entwickeln sich die Nerven für die Versorgung von Hüfte und Bein. Das **Lendengeflecht** versorgt motorisch neben den Bauchmuskeln durch seinen Schenkelnerv (N. femoralis) die Beuger des Hüftgelenks (M. iliopsoas) und Strecker des Oberschenkels (besonders den vierköpfigen Oberschenkelmuskel), durch den N. obturatorius die Gruppe der Adduktoren.

Das **Kreuzbeingeflecht** versorgt die Hüftmuskeln (M. glutaeus maximus, medius, minimus und den M. tensor fasciae latae) und bildet den **Ischiasnerv** (N. ischiadicus), den größten Nerv des Körpers. Dieser zieht auf der Rückseite des Oberschenkels zur Kniekehle, dort teilt er sich in den **Schienbeinnerv** (N. tibialis) und den **Wadenbeinnerv** (N. peronaeus) (Abb. 114). Der Ischiasnerv versorgt alle Beuger auf der Rückseite des Oberschenkels und alle Muskeln des Unterschenkels und Fußes. Der Schienbeinnerv übernimmt dabei die motorische Versorgung der Oberschenkelbeuger, der oberflächlichen und tiefen Wadenmuskeln. Der Wadenbeinnerv versorgt alle Strecker auf der Vorderseite des Unterschenkels und des Fußrückens, außerdem die Peronaeusmuskeln. Fast alle diese Nerven haben neben den Muskelästen auch sensible Zweige für die Versorgung der Haut.

Das vegetative oder autonome Nervensystem (Abb. 115 und 116)

Die Steuerung der Eingeweidetätigkeit erfolgt durch eine Reihe von mehr funktionell als anatomisch charakterisierbaren Teilen des zentralen und peripheren Nervensystems, die als das vegetative Nervensystem zusammengefaßt und bezeichnet werden. Man spricht auch vom „autonomen" Nervensystem, um die relative Selbständigkeit des Systems und der von ihm versorgten Eingeweide auszudrücken.

Wir gliedern es in **2 Untersysteme**, zu denen jeweils eine ganze Reihe von nervösen Gebilden gehört, in das sympathische und in das parasympathische Nervensystem. In der Regel werden alle Eingeweide und jedes unwillkürlich arbeitende Organ von beiden Untersystemen antagonistisch innerviert, derart, daß seine Tätigkeit von dem einen gesteigert, von dem anderen gedämpft werden kann. Diese beiden entgegengesetzten Beeinflus-

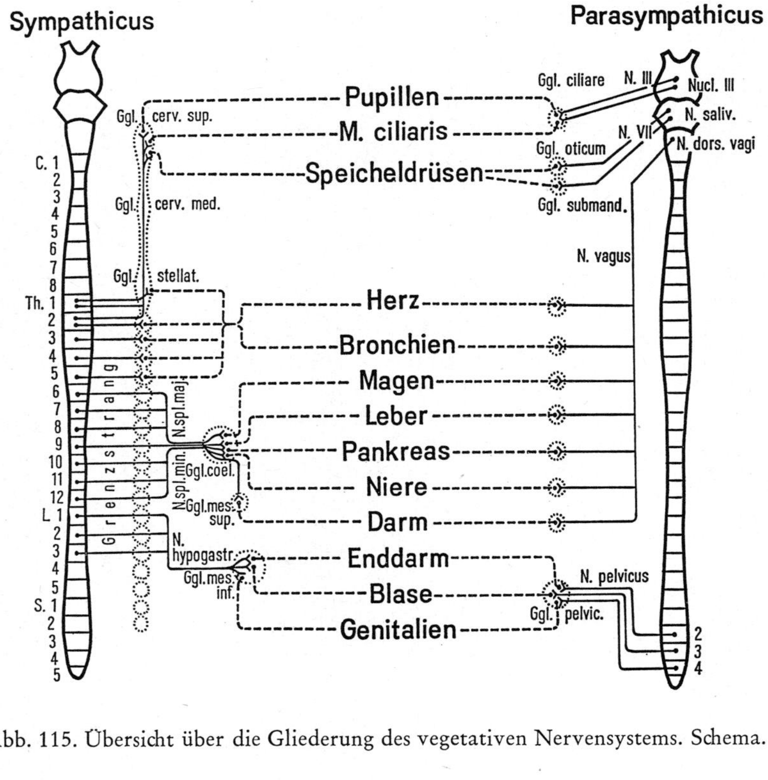

Abb. 115. Übersicht über die Gliederung des vegetativen Nervensystems. Schema. R.

sungen sind einerseits Sache des **sympathischen,** andererseits des **parasympathischen** Systems, sie können motorisch, sekretorisch und vasomotorisch sein.

Die Ursprungszellen des **sympathischen Nervensystems** (Abb. 115) liegen in den Seitenhörnern des Rückenmarks (Abb. 111). Diese Seitenhörner nehmen im Bereich des Brustmarkes den Raum zwischen den Vorder- und Hinterhörnern ein und bilden einen Teil der grauen Substanz. Die davon ausgehenden Fasern – sie heißen *praeganglionäre Fasern* – treten mit den vorderen Wurzeln aus und gelangen (über den Ramus communicans albus) in den **Grenzstrang des Sympathicus.** Das ist eine beiderseits der Wirbel-

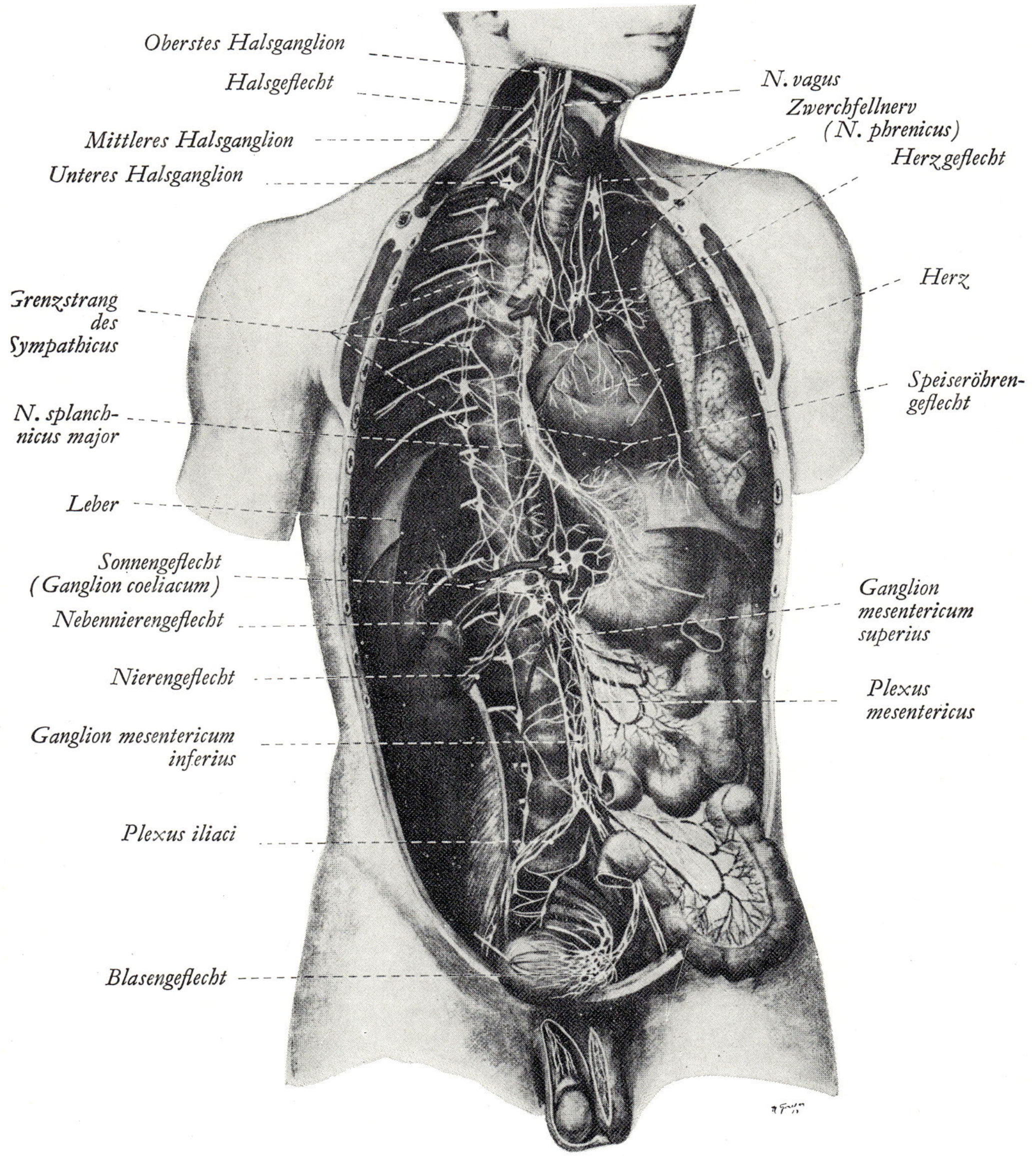

Abb. 116. Wichtige Teile des vegetativen Nervensystems.
Grenzstrang des Sympathicus; Vagusnerv; vegetative Eingeweidegeflechte.

säule gelegene Kette von paarig angelegten *Ganglien* (d. h. Nervenzellhaufen), die von der Schädelbasis herab zum Steißbein zieht, wobei die Ganglien durch Faserzüge verbunden sind (Abb. 116). Im Zusammenhang mit diesen *vertebralen Ganglien* des Grenzstranges stehen weitere *praevertebrale* unpaarige *Ganglien,* die in den Wandungen der Eingeweide, ferner vor der Aorta und ihren Ästen liegen, so zum Beispiel das Ganglion coeliacum und das Ganglion mesentericum superius, welche zusammen auch als *„Sonnengeflecht"* bezeichnet werden.

Die einzelnen Versorgungsgebiete gehen aus der Abb. 115 hervor. Um die beiden Anteile besser auseinanderhalten zu können, wurde das Rückenmarksschema zweimal gezeichnet; links sind die anatomischen Teile des Sympathicus und rechts die des Parasympathicus dargestellt. Der wichtigste Teil des Sympathicus im linken Schema ist der Grenzstrang, bestehend aus der Kette der Vertebralganglien. Weiter zur Mitte liegen die Praevertebralganglien in den Wandungen der Eingeweide. Rechtsseitig sieht man die anatomischen Teile des Parasympathicus (Kopfteil, N. vagus, N. pelvicus); die zur Mitte gelegenen parasympathischen Ganglien liegen mit den sympathischen und parasympathischen Fasern in den Wandungen der Eingeweide (Nervengeflechte = Plexus). Die Faserverbindungen gliedern sich in praeganglionäre und postganglionäre Bahnen, die ersteren reichen bis zur Umschaltstelle im Ganglion, die letzteren von dort bis zum Organ. (C, Th, L und S deuten auf die cervicalen, thoracalen, lumbalen und sacralen Rückenmarks-Segmente.)

Zum **parasympathischen System** (Abb. 115) rechnen nur die Fasern, welche nicht dem Sympathicus angehören, aber die Eingeweide ebenfalls, und zwar antagonistisch zum Sympathicus, beeinflussen. Wir rechnen dazu erstens einen **Kopfteil** mit Fasern für die Pupillenverengerung und die Drüsen des Kopfgebietes, dazu den *N. vagus,* den 10. Gehirnnerv, und zweitens einen **Beckenteil** aus dem Sacralmark, das den Beckennerven (N. pelvicus) zu den letzten Darmabschnitten, zur Blase und den Geschlechtsorganen abgibt. Der N. vagus (vgl. Abb. 109, 116) gibt Äste an Herz, Lungen und Bronchien, ferner an die Bauchorgane Magen, Darm, Leber, Bauchspeicheldrüse und Niere usw. ab.

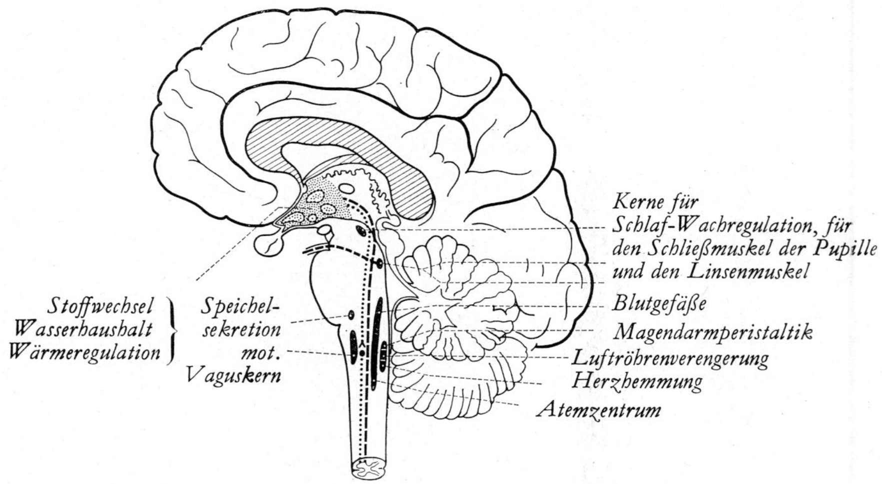

Abb. 117. Wichtige vegetative Zentralapparate (Schema). R.

Die sinnvolle Abstufung von Anregung und Hemmung im sympathischen bzw. parasympathischen Anteil der vegetativen **Gesamtsteuerung** ist Sache der **vegetativen Zen-**

tralapparate (s. Abb. 117). Das sind übergeordnete *Schaltzentralen*, die im Rückenmark, im verlängerten Mark und im Bereich des Zwischenhirns, besonders in der Wandung des 3. Hirnventrikels und im Hypothalamus gelegen sind. Sie sind beteiligt an der Regelung der Körpertemperatur, des Wasserhaushalts, des Stoffwechsels (Durst und Hunger), sie bedingen die Umstellung vom Wachen zum Schlafen und vieles andere mehr (vgl. den Physiologieteil).

Nervöse Beziehungen zwischen dem Rückenmark, den Eingeweiden und der Körperdecke (Abb. 118)

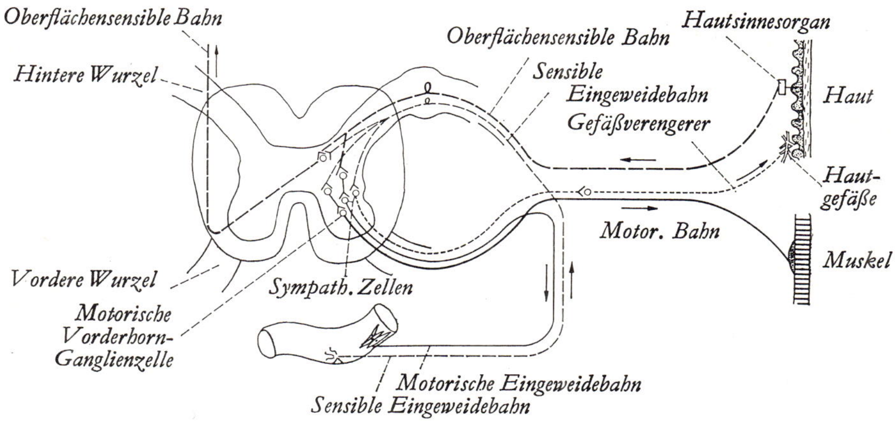

Abb. 118. Nervöse Beziehungen zwischen dem Rückenmark, den Eingeweiden und der Körperdecke. R.

Pathologisches:

Das Rückenmark vermittelt mit seinen Schaltzellen Beziehungen und Reaktionen, die für die Medizin sehr bedeutsam sind. Bei Erkrankungen gewisser Eingeweide (z. B. des Wurmfortsatzes) tritt eine *verstärkte Muskelspannung* der Bauchdecken auf. Die Bahn verläuft über die sensible, von den Eingeweiden kommende Bahn durch die hinteren Wurzeln und die motorischen Vorderwurzelfasern zum Muskel. Eine ähnliche Bahn vermittelt überempfindliche Zonen auf der Haut (Headsche Zonen), die je nach der Art des erkrankten Eingeweideorgans eine typische Verteilung haben. Diese *Überempfindlichkeit* ist eine Übertragung auf gesunde Hautflächen, sie entsteht durch Erregungen, die aus den erkrankten Eingeweiden über die hintere Wurzel in das Rückenmark einströmen und die Ursprungsganglienzellen der aufsteigenden Schmerzbahnen beeinflussen. Umgekehrt beeinflußt die Wärmeanwendung oder Massage (usw.) bestimmter Hautfelder über die angeschlossenen nervösen Bahnen vorzugsweise bestimmte Eingeweide. Das kann man therapeutisch ausnutzen.

Das Auge

Anatomische Übersicht und funktionelle Gliederung:

Wir unterscheiden am Auge das eigentliche Sinnesorgan (Sehorgan) und seine Hilfsapparate. Das Sinnesorgan besteht aus dem **Augapfel** (Bulbus) mit Einschluß des dazu gehörigen Sehnervs. Die **Hilfsapparate** sind: a) die Bindehaut, b) die Augenmuskeln, c) die Augenlider, d) der Tränenapparat.

Der Augapfel enthält nach funktionellen Gesichtspunkten:

1. die Gebilde, die zur Entstehung eines Bildes der Außenwelt auf der Netzhaut führen, also die lichtbrechenden Teile, Hornhaut, vordere Augenkammer, Linse, Pupille und Glaskörper einschließlich des Akkommodationsapparates;
2. das reizaufnehmende nervöse Organ, d. i. die Netzhaut mit ihren lichtempfindlichen Stäbchen und Zapfen, ihren Ganglienzellen und Nervenfasern;
3. die umhüllenden und ernährenden Häute.

Der Augapfel (Abb. 119)

Der **Augapfel** (Bulbus) hat etwa Kugelform (mit einem Durchmesser von ca. 24 mm), doch wölbt sich am vorderen Augenpol die Hornhautschale etwas stärker vor (Abb. 119). Ein Schnitt durch den Bulbus läßt erkennen, daß von vorne nach hinten gerechnet eine Reihe von lichtdurchlässigen Teilen hintereinanderliegt. Die Lichtstrahlen durchsetzen von außen kommend zunächst die Hornhaut und treten dann in einen Raum ein, den man als vordere Augenkammer bezeichnet. Diese ist mit einer klaren Flüssigkeit, dem Kammerwasser, gefüllt. Das Licht muß jetzt, um tiefer ins Auge zu gelangen, eine Öffnung der Regenbogenhaut passieren. Das ist das Sehloch oder die **Pupille.** Dieses Loch kann zur Regelung des Lichteinfalls enger und weiter gestellt werden. Es erscheint bei Betrachtung von außen schwarz. Nach Durchtritt durch diese Pupillenöffnung fällt das Licht auf die **Linse,** einen durchsichtigen, linsenförmig bikonvex gestalteten, verformbaren Körper, der mit seiner Hinterfläche dem Polster des Glaskörpers anliegt und ringsherum durch einen Aufhängeapparat (Ziliarkörper) befestigt ist. Der **Glaskörper** erfüllt den ganzen Raum des Bulbus zwischen Linse, Ziliarkörper und der innersten Auskleidung des Bulbus, der Netzhaut. Er ist ebenfalls durchsichtig. Durchsetzt der Lichtstrahl die zähflüssige Substanz des Glaskörpers, so trifft er schließlich auf die Netzhautauskleidung des Auges, in der die lichtempfindlichen Gebilde liegen.

Der Augapfel wird zusammengehalten durch **3 Hüllen:** Die äußerste Auskleidung umfaßt die **Hornhaut** (Cornea) und die weiße Lederhaut (Sclera), dabei ist die Lederhaut die Fortsetzung der Hornhaut (Abb. 119). Diese Hornhaut ist durchsichtig, glasklar, gefäßfrei und gewölbt wie ein Uhrglas, nach vorne konvex, nach hinten konkav. Ihre Fortsetzung, die **Lederhaut,** ist aber nicht mehr durchsichtig. Sie besteht aus sehnenartig straffen Bindegewebsfasern, die eine dicht geflochtene Haut bilden. Dadurch leistet die Sclera dem Augeninnendruck Widerstand. Die mittlere Schicht oder **Aderhaut** umfaßt anatomisch die Regenbogenhaut oder *Iris,* den *Ziliarkörper* und die eigentliche gefäßführende Haut (Chorioidea). Die innerste Auskleidung ist die **Netzhaut** (Retina) mit ihren lichtempfindlichen und nervösen Funktionsgliedern, die sich in den Sehnerven fortsetzen. Ihr äußerstes, der Aderhaut anliegendes Blatt ist die schwarz erscheinende **Pigmenthaut,**

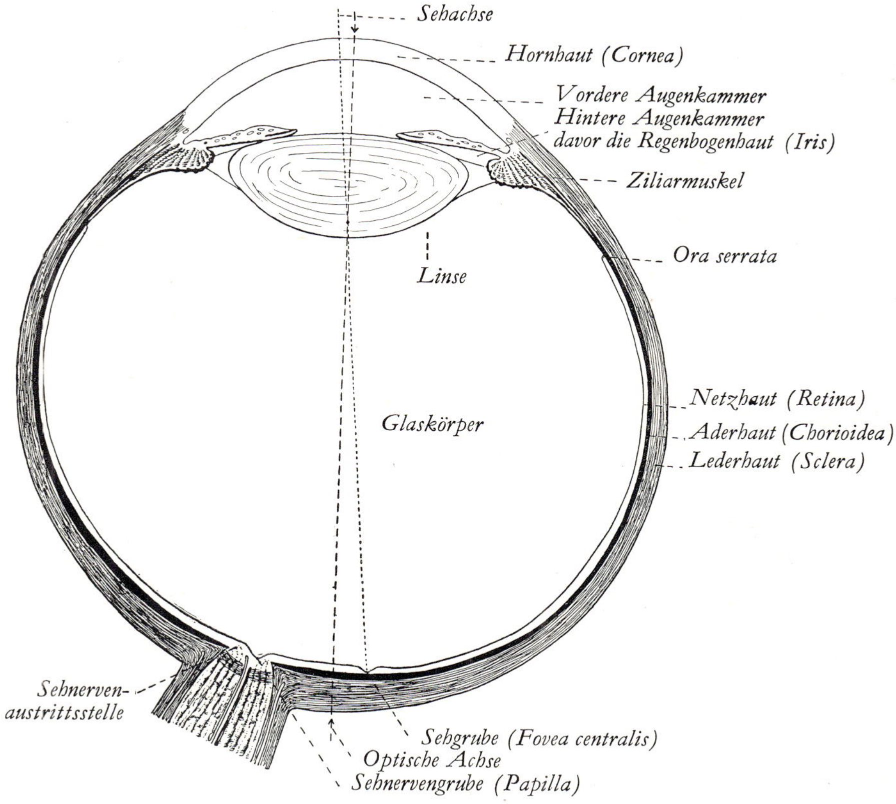

Abb. 119. Der Augapfel (Bulbus) im Schnittbild *(Benninghoff)*.

deren Zellen mit dunklem Farbstoff (Pigment) angefüllt sind. Sie schützt das Augeninnere vor störenden Reflexionserscheinungen.

Für die Leistungen des Auges als Sehorgan sind einige Teile von besonderer Bedeutung. Die **Regenbogenhaut** (Iris) ist eine bindegewebige runde Platte, die in der Mitte eine kreisförmige Öffnung, das Sehloch *(Pupille)* besitzt und mit ihrer Ebene senkrecht zur Längsachse des Auges steht. Die Einlagerung von glatten, radiären Muskelfasern ermöglicht es, den inneren Rand der das Loch umgebenden Regenbogenhaut zurückzuziehen und so die Pupille zu erweitern oder aber durch die Kontraktion ringförmig verlaufender Muskelfasern die Pupille zu verengern. Die Erweiterung erfolgt über Fasern des sympathischen, die Verengerung über Fasern des parasympathischen Nervensystems (3. Hirnnerv). Die braune oder blaue Farbe der Regenbogenhaut ist durch den Reichtum (dunkel) oder den Mangel (hell) an Pigmenten bedingt.

Die **Linse** (Abb. 119) ist durch ihre Krümmungen an dem Verlauf der Lichtstrahlen durch das Auge maßgeblich mitbeteiligt. Vor allem sind ihre Krümmungsverhältnisse veränderlich, so daß dank der veränderlichen Brechungsverhältnisse eine Nah- oder Ferneinstellung (= Akkommodation) des Auges möglich wird. Der dazu vorhandene anatomische Mechanismus ist der Aufhängungsapparat der Linse, bestehend aus dem Ziliarkörper und den Aufhängungsfasern. Der **Ziliarkörper** ist ein kreisförmig um die Linse herumgelagertes Muskelband, das an seinem inneren kreisförmigen freien Rand feine Vorsprünge bildet. Von hier aus zieht eine Menge feinster fadenartiger Gebilde zur Linsenkapsel. Die Linse wird auf diese Weise vom Zug des Ziliarkörpers in ihrer Stellung bewahrt und kann in ihren Krümmungsverhältnissen verändert werden. Dem dienen die ringförmig und radiär verlaufenden Muskelzüge des Ziliarkörpers.

Die **Netzhaut** (Abb. 119, 120) ist der lichtempfindliche Teil des Auges. Das durch die brechenden Teile auf der Netzhaut entworfene Bild kommt auf ein Mosaik zahlloser lichtempfindlicher **Sehelemente** *(Zapfen* und *Stäbchen)* zu liegen, die durch das Licht erregt werden. Ihr Erregungszustand und ihre Erregungsmuster teilen sich, modifiziert durch die große Schar der Nervenzellen in der Retina, über die abführenden Fasern des *Sehnerven* (Nervus opticus) dem Gehirn mit.

Der **Feinbau der Netzhaut** besitzt ein besonderes Interesse, weil wir in ihr einen vorgeschobenen Gehirnteil vor uns haben, dessen gut erkennbare zelluläre Schaltelemente viele und funktionell wichtige Verbindungen untereinander eingehen (Abb. 120). Die Folge der Schichten von 1-10 entspricht der Folge *von innen nach außen.* Der inneren Grenzschicht (1) benachbart liegen die Fasern (2), die mit dem Optikusnerven das Auge gehirnwärts verlassen. Sie sind die Neuriten der großen multipolaren Ganglienzellen der Schicht 3. In den Schichten 4 und 5 folgen in reichlicher Zahl bipolare Nervenzellen, die mit ihrem Neuriten nach innen (im Bilde aufwärts zur Schicht 4), mit ihren Dendriten in die sechste Schicht ziehen, in der sich die inneren Enden der Sinneszellen befinden. Diese Sinneszellen, also die Zapfen und Stäbchen tragenden Zellen, erstrecken sich von der sechsten bis in die neunte Schicht, in der die schlanken Stäbchen und die dicken Zapfen dicht gereiht nebeneinander liegen. Eine Pigmentepithelschicht (10) grenzt die Netzhaut nach außen ab.

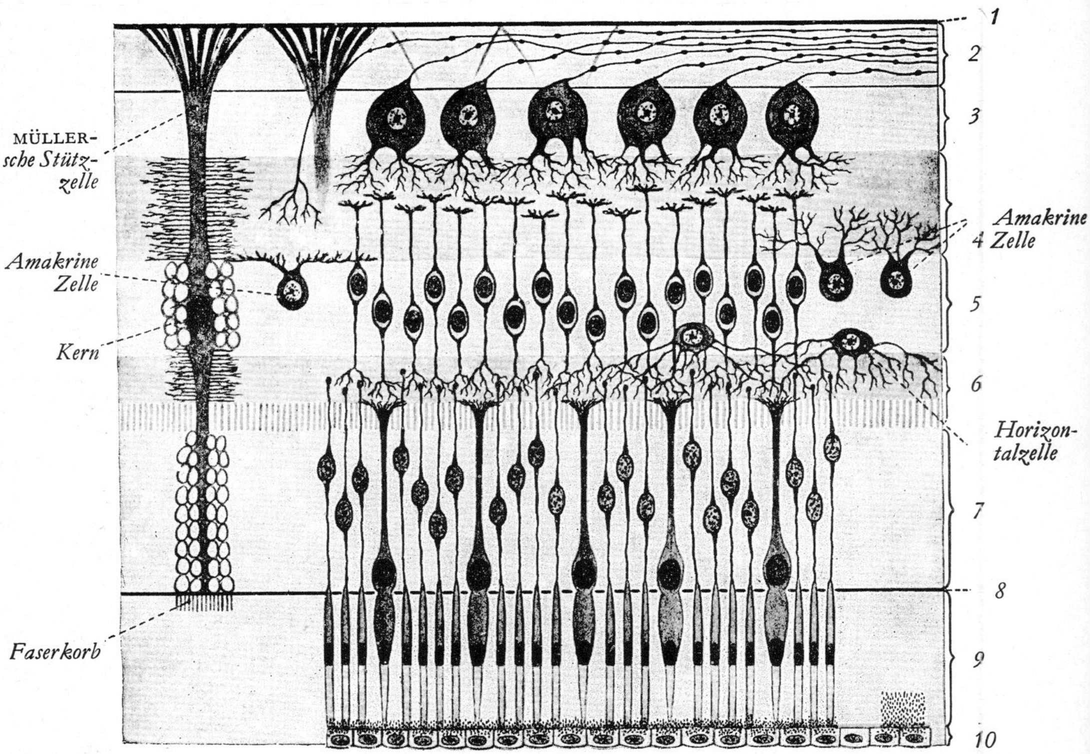

Abb. 120. Netzhaut des Auges. Bauschema (nach *Wallraff*). Erläuterung im Text.

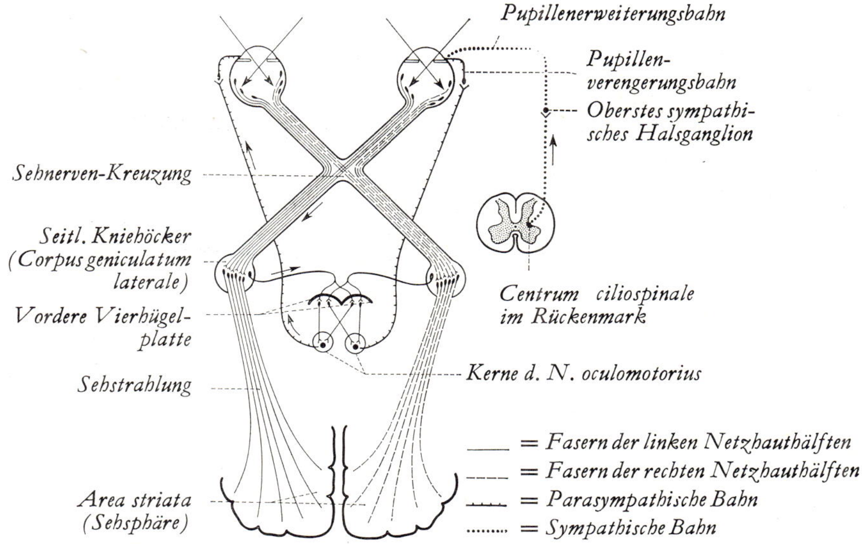

Abb. 121. Zentrale Sehbahn, Sehnervenkreuzung, Pupillenbahn. R.

Die **Sehbahn** (Abb. 121): Die Erregungen, welche in der Retina bei der Belichtung entstehen, werden erst bewußt, wenn sie das Großhirn erreichen. Die abführenden Sehnervenfasern werden dabei z. T. gekreuzt (Sehnervenkreuzung). Die Fasern der beiden linken Netzhauthälften gelangen zum linken Kniehöcker, diejenigen der rechten Netzhauthälfte zum rechten Kniehöcker. Hier ist in die Sehbahn eine Unterbrechung (Synapse) eingeschaltet. Die Kniehöcker werden auch als primäre Sehzentren bezeichnet. Von dort geht das nächste Neuron ab. In der sogenannten Sehstrahlung ziehen ihre Bahnen durch die „hintere Kapsel" zum Hinterhauptslappen des Gehirns, wobei die Erregungen der linken Netzhauthälften im linken und die der rechten Netzhauthälften im rechten Lappen endigen. An der Unterbrechung der Bahn im seitlichen Kniehöcker zweigt die Bahn für die Verengerung der Pupille auf Lichteinfall ab, sie führt zuerst zum Zellgebiet des N. oculomotorius (vordere Vierhügelplatte), von dort gelangen die Fasern zur Regenbogenhaut (Iris).

Hilfsapparate des Auges (Abb. 122)

Die **Befestigung** des Augapfels in der Augenhöhle muß zugleich seinen **Bewegungen** Spiel lassen. Das geschieht durch folgende Teile. Der Bulbus ruht gewissermaßen als Gelenkkopf in einer Pfanne, die durch einen besonderen Fettkörper (Abb. 122) gebildet wird. In dieser Lagerung ist der Augapfel vergleichsweise wie ein Kugelgelenk um 3 Achsen bewegbar. Zur Bewegung des Bulbus dienen **4 gerade** und **zwei schräge Augenmuskeln** für jedes Auge. Die geraden Augenmuskeln entspringen ringsherum um die Sehnervenaustrittsstelle aus der knöchernen Augenhöhle und ziehen nach oben, unten, schläfenwärts und nasenwärts zu einer ringförmig das Auge umgebenden Befestigungszone der Bindehaut. Sie bewirken zusammen mit den schrägen Augenmuskeln die Einstellung der Augen beim Blicken. Das Auge wird von vorne mehr oder weniger gedeckt oder geschützt von den

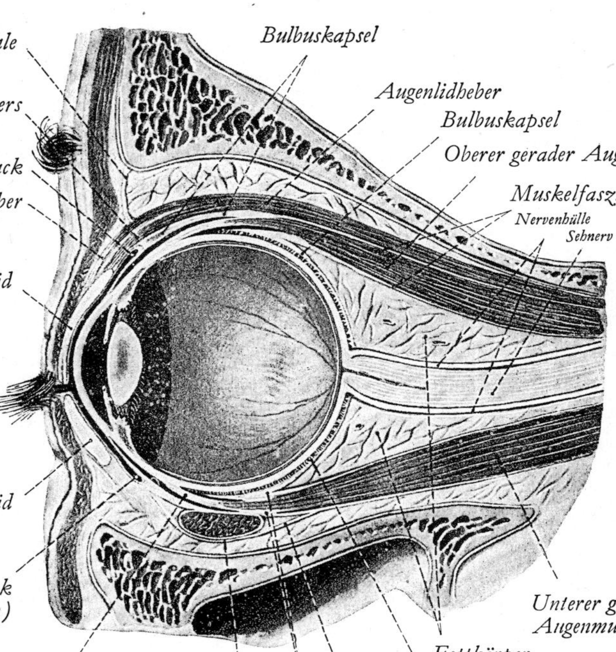

Abb. 122. Sagittalschnitt durch die Augenhöhle mit dem Augapfel und seinen Hilfsapparaten (aus *Sobotta*).

beiden **Augenlidern** (Abb. 122). Diese bestehen aus einer bindegewebigen Platte, auf die außen der Ringmuskel des Auges und eine dünne Hautbedeckung aufgelagert sind. Ober- und Unterlid lassen bei geöffnetem Auge die Lidspalte frei, deren inneren und äußeren Teil man als Lidwinkel bezeichnet. Die Lider sind innen von einer dünnen Haut, der **Bindehaut** (Conjunctiva) überzogen. Diese schlägt oben innen an der Lidgrenze um und zieht zum Bulbus herüber, mit dessen vorderer Fläche sie oben, unten und seitlich verwächst. So entsteht ein nach vorne offener *Bindehautsack*, der von Schleimhaut ausgekleidet ist.

Im oberen Teil der Augenhöhle (= Orbita) liegt eine kleine Drüse, die **Tränendrüse.** Diese sondert die Tränenflüssigkeit ab, welche durch feine Ausführungsgänge in den Bindehautsack gelangt und zum inneren Lidwinkel abfließt. An dieser Stelle beginnen mit den beiden *Tränenröhrchen* die Abflußwege, die die Tränenflüssigkeit in den *Tränensack* und von dort durch den *Tränennasengang* (Ductus nasolacrimalis) in die Nase ableiten. Das Ende des Ganges liegt unter der unteren Muschel in der Nase.

Pathologisches:

Eine Trübung der brechenden Augenmedien führt zur Sehstörung, z. B. bei Trübung der Linse = *grauer Star. Grüner Star* ist eine Sehstörung durch eine Drucksteigerung im Auge. Ausfall der Netzhaut bewirkt *Blindheit* (Amaurose). *Schielen* beruht auf einer Fehlinnervation der Augenmuskeln. Störungen der Pupillenreaktion sind als diagnostische Zeichen für den Sitz der Erkrankung wichtig.

Das Gehörorgan und das Gleichgewichtsorgan

Übersicht und Gliederung: Das „Ohr" ist ein anatomisch und funktionell sehr differenziertes und uneinheitliches Gebilde. Es liegt innerhalb der Felsenbeinpyramide. Es besteht aus zwei völlig verschieden funktionierenden, aber in engster anatomischer Nachbarschaft liegenden, ja verbundenen Sinnesorganen, nämlich aus dem **Organ zur Wahrnehmung von Schallwellen** (Gehörorgan) und dem **Organ zur Wahrnehmung von Beschleunigungen** (Vestibularapparat). Gemeinsam ist aber beiden, daß sie Mechanorezeptoren darstellen, d. h. Organe, die gegenüber mechanischen Einwirkungen empfindlich sind.

Wir gliedern das Doppelorgan *anatomisch* folgendermaßen (Abb. 123):

1. **Äußeres Ohr** mit Ohrmuschel, äußerem Gehörgang und Trommelfell,
2. **Mittelohr** mit Paukenhöhle und Nebenräumen, mit Gehörknöchelchenkette und Eustachischer Röhre (Tube),
3. **Innenohr** (Labyrinth) mit dem eigentlichen Hörorgan, nämlich der Schnecke, und dem Vestibularapparat, bestehend aus den Bogengängen und den Vorhofbläschen (Sacculus und Utriculus).

Das äußere Ohr

Vom Gehörorgan sehen wir außen lediglich die **Ohrmuschel** und den Eingang in den äußeren Gehörgang. Die Ohrmuschel besteht zum wesentlichen Teil aus einem elastischen

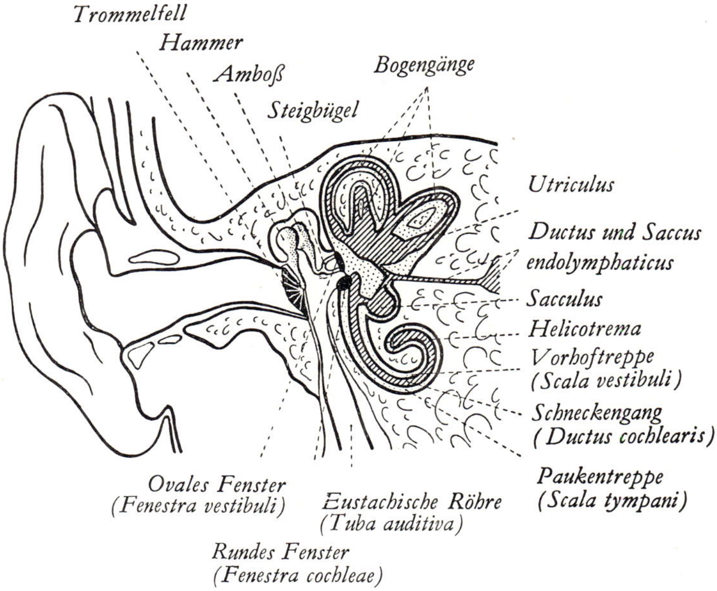

Abb. 123. Anatomie des Gehörorgans und des Gleichgewichtsorgans (Schema). R. Schraffiert das häutige Labyrinth, punktiert das knöcherne Labyrinth.

Knorpel, der ihre Form bestimmt, und dem fettreichen Ohrläppchen. Der äußere **Gehörgang** ist ein Schlauch und hat einen äußeren knorpeligen und einen daran anschließenden knöchernen Teil. Er verläuft von hinten schräg nach vorne zur Mitte zu und ist mit einer drüsenreichen Haut ausgekleidet. Diese Drüsen sondern das Ohrenschmalz ab. Der äußere Gehörgang endet nach einigen Zentimetern an einer schräg gestellten Membran, dem **Trommelfell.** Das ist eine dünne, bindegewebige Platte von ca. 8–10 mm Durchmesser, welche etwas schräg von oben nach unten verläuft und den Gehörgang nach innen verschließt. Es ist eine Membran, die durch die Schwingungen der Gehörgangsluft ins Mitschwingen gerät. Mit ihr verbunden ist im oberen Anteil der lange Fortsatz (Handgriff) des Hammers (Abb. 123), dessen Ende dem Zentrum einer trichterförmigen Einziehung des Trommelfells angelagert ist. Innen vom Trommelfell beginnt das Mittelohr.

Das Mittelohr

Der Hauptteil des Mittelohrs ist ein hoher spaltförmiger Raum, die **Paukenhöhle** (Cavum tympani). Sie liegt im Schläfenbein und hat eine lichte Weite von wenigen Millimetern. Nach außen zu bildet das Trommelfell die seitliche Wand. Nach vorne geht von dieser Paukenhöhle ein ca. 3,6 cm langer Gang zum Nasenraum ab, die Eustachische Röhre oder *Ohrtrompete* (Tuba auditiva) (Abb. 123). Sie erweitert sich nach abwärts trichterartig und mündet am Übergang vom Nasenraum in den oberen Rachenraum. Sie ist durch Aneinanderliegen ihrer Wände normalerweise geschlossen. Beim Gähnen und Schlucken wird sie geöffnet und bewirkt dadurch einen dauernden Ausgleich des Luftdrucks zwischen der Außenwelt und der Luft der Paukenhöhle. Nach hinten zu steht die Paukenhöhle in Verbindung mit den Knochenhohlräumen des *Warzenfortsatzes* (Cellulae mastoideae), der hinter dem Ohre tastbar ist. Die dem Trommelfell gegenüberliegende mediale Wand der Paukenhöhle grenzt das Mittelohr vom Innenohr oder Labyrinth ab. Sie ist an einer Stelle vorgebuckelt (Promontorium). Oberhalb davon liegt das *ovale* Fenster (= Fenestra vestibuli), unterhalb hinten das *runde* Fenster (Fenestra rotunda oder F. cochleae). Das runde Fenster ist durch eine Membran verschlossen, das ovale Fenster dagegen durch die Fußplatte des Steigbügels, die durch ein Ringband in ihr elastisch fixiert ist, Sie sind die Verbindungswege zwischen der Paukenhöhle und dem Vorhof des Labyrinths bzw. der Schnecke.

Ganz wesentliche Glieder für die Übertragung der Schallschwingungen vom Trommelfell zum Innenohr sind die 3 **Gehörknöchelchen, Hammer, Amboß** und **Steigbügel** (Abb. 123). Sie bilden eine gelenkig verbundene Gliederkette von Knöchelchen, die *Gehörknöchelchenkette.* Der Hammer ist mit seinem langen Fortsatz mit dem Trommelfell verwachsen. Mit seinem Köpfchen verbindet er sich mit dem Körper des Amboß. Dieser hat wiederum einen langen Fortsatz, der senkrecht nach unten zieht und sich nach rechtwinkliger Abknickung dem Steigbügelköpfchen anlagert. Dieser ist, wie gesagt, mit seiner Fußplatte im ovalen Fenster elastisch befestigt. Die Schwingungen des Trommelfells werden über die drei Gehörknöchelchen als Schalleitungskette auf die Schneckenflüssigkeit des Innenohrs übertragen.

Das Innenohr

Das knöcherne Labyrinth

Dringen wir durch die mediale Paukenhöhlenwand weiter nach innen zu in das Felsenbein vor, so gelangen wir in ein System von Hohlräumen des Knochens, welches wegen seiner komplizierten Gestalt als **knöchernes Labyrinth** bezeichnet wird (punktiert in Abb.

123). Es ist mit der Perilymphflüssigkeit gefüllt. Sein Mittelteil ist der zentral gelegene *Vorhof* (Vestibulum). Aus ihm geht nach vorne unten über das ovale Fenster und die Steigbügelplatte der Zugang zur *knöchernen Schnecke,* nach hinten oben das System der 3 halbkreisförmig gebogenen Kanäle oder *Bogengänge* mit insgesamt 5 Öffnungen ab (Canales semicirculares ossei). Diese knöchernen Kanäle liegen in 3 etwa senkrecht zueinander liegenden Ebenen. Wir unterscheiden den oberen oder vorderen vertikalen Bogengang, den hinteren vertikalen Bogengang und den seitlichen, lateralen Bogengang.

Die **knöcherne Schnecke** besteht aus einem gewundenen Kanal von etwa $2^1/_2$ Windungen, die sich um eine Knochenachse, den Modiolus, hochwinden. Der Schneckenkanal wird durch eine teils knöcherne, teils bindegewebige Scheidewand in eine obere Hälfte, die *Vorhoftreppe* (Scala vestibuli) und eine untere Hälfte, die *Paukentreppe* (Scala tympani) gegliedert. Beide sind durch eine winzige Öffnung an der Schneckenspitze (Helicotrema) miteinander verbunden. Die Scala verstibuli steht mit dem Vorhof in freier Verbindung, die Scala tympani endet blind am runden Fenster. Das Verständnis des weiteren Aufbaues erleichtern wir uns durch die Vorstellung, daß dieses System knöcherner Hohlräume des Innenohrs mit einer lymphartigen Flüssigkeit ausgefüllt ist, die wir als *Perilymphe* (≒ Außenlymphe) bezeichnen (Abb. 124 und 125).

Das häutige Labyrinth (Abb. 124)

In dieses flüssigkeitsgefüllte knöcherne Labyrinth hinein taucht nun ein formähnliches Gebilde, das häutige Labyrinth, ein. Es besteht 1. aus den beiden Vorhofsäckchen (Sacculus und Utriculus), 2. aus den drei häutigen Bogengängen, 3. aus der häutigen Schnecke oder dem Ductus cochlearis. Sie sind miteinander verbunden und auch mit einer lymphartigen Flüssigkeit, der Endolymphe, gefüllt. Dieses häutige Labyrinth schwimmt in der Perilymphe des knöchernen Labyrinths, an dessen Wandung locker verankert.

Der häutige Schlauch der Schnecke, der Ductus cochlearis, liegt spiralig aufgewickelt im knöchernen Schneckenkanal und ist ein Teil der Scala vestibuli. Er wird nach außen zur Scala vestibuli von der *Reissnerschen Membran* begrenzt, nach innen von der *Basilarmembran.* Er endet blind an der Schneckenspitze und ebenfalls als Blindsack im Vorhof. Auf der Basilarmembran befindet sich das *Cortische Organ* mit den Sinneszellen des Hörorgans (Abb. 125). Davon gehen die Fasern des Gehörnerven (N. cochleae) ab.

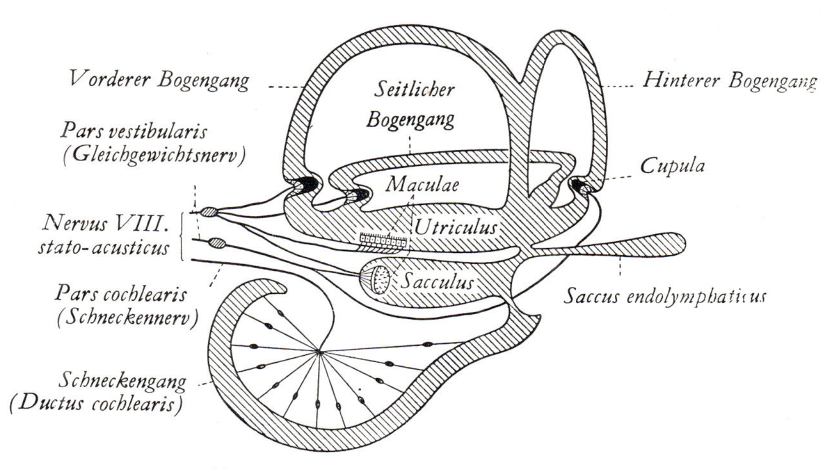

Abb. 124. Das häutige Labyrinth (Schema). R.

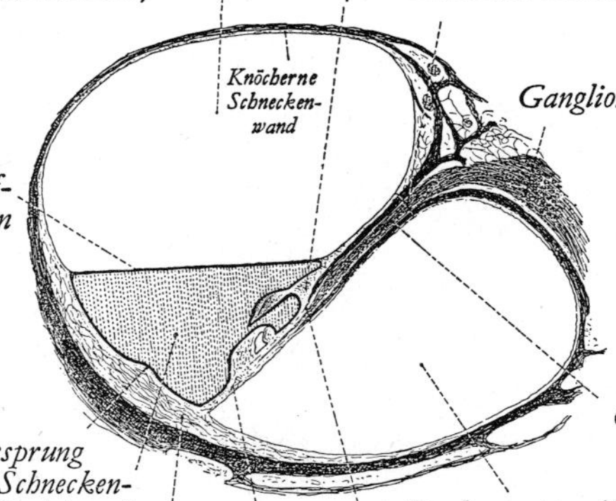

Abb. 125. Knöcherner und häutiger Schneckengang (Ductus cochlearis) im Querschnitt. Schneckengang dunkel schraffiert.

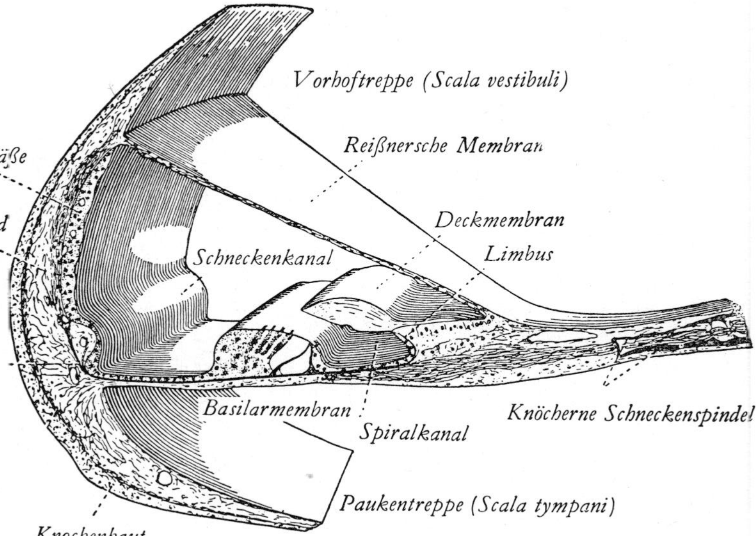

Abb. 126. Der Schneckengang mit dem Cortischen Organ.

Das **Cortische Organ** (Abb. 126) ist eine wallartige Erhebung auf der Basilarmembran. Sie folgt dem spiraligen Verlauf der Membran durch alle Windungen. Im Cortischen Organ findet man erstens die *Sinneszellen* für die Schallaufnahme. Sie bestehen aus den äußeren und inneren Haarzellen, die durch einen Tunnel getrennt sind. Die Haare kennzeichnen sie als Sinneszellen. Von ihnen gehen in synaptischer Verbindung die Nervenfasern des Hörnerven (N. cochlearis) ab. Die zweite Zellart sind die Stützzellen, sie halten die Sinneszellen in ihrer Lage. Über dem Cortischen Organ befindet sich die sogenannte *Deckmembran,* mit der die Sinneshärchen locker verbunden sind. Alle diese Teile sind von Endolymphflüssigkeit umspült.

Im Vorhof des knöchernen Labyrinths (Abb. 123) liegen 2 untereinander verbundene sackartige Gebilde, der **Sacculus** und der **Utriculus** (Abb. 124). In beiden findet man je eine *Sinnesfläche,* die als Macula sacculi (bei aufrechter Kopfhaltung annähernd sagittal gestellt) bzw. Macula utriculi (etwa horizontal gestellt) bezeichnet werden. Sie dienen der Empfindung der Lage bzw. Lageänderung des Kopfes und sind Organe des statischen Sinnes, d. h. sie vermitteln die Wahrnehmung der *Erdschwere* und anderer gradliniger *Linearbeschleunigungen.* Vom Utriculus aus ziehen drei häutige, etwa 0,5 mm weite **Bogengänge** durch die erwähnten knöchernen Bogengänge. Sie sind nahe dem Utriculus an einem Ende erweitert (= Ampulle). In diese Erweiterung schiebt sich vom Rande her eine leistenartige feine *Erhebung* (Crista ampullaris) vor, welche die *Sinneszellen* des Gleichgewichtsnerven (N. vestibuli) trägt. Ihre Sinneshaare sind in die „*Cupula*“ eingelassen, die als beweglicher mützenartiger Aufsatz der Crista weit in den Innenraum des betreffenden Bogengangs hineinreicht, bzw. die gegenüberliegende Seite berührt. Die Sinnesorgane auf der Crista ampullaris der Bogengänge dienen der Wahrnehmung von *Drehbeschleunigungen.*

Die Haut (Cutis)

Die äußere Körperbedeckung, die Haut, ist sowohl Schutz- als auch Austauschfläche. Sie schützt durch ihr Fettpolster den Körper vor Wärmeverlusten. Durch den Besitz von zahlreichen Rezeptoren, d. h. Sinnesapparaten, für Druck, Berührung, Schmerz, Kälte, Wärme ist sie außerdem eine ausgedehnte Sinnesfläche. Durch ihre Drüsen ist die Haut auch ein Absonderungsorgan.

Anatomisch unterscheiden wir **3 Schichten** (Abb. 127): *Oberhaut* (Epidermis), *Lederhaut* (Corium), *Unterhaut* (Tela subcutanea).

Die **Oberhaut** oder Epidermis besteht aus der obenflächlichen Hornschicht (Stratum corneum), einem mehrschichtigen, verhornenden und sich abstoßenden *Plattenepithel.* Darunter liegt die Keimschicht, welche durch beständige Teilung die abgestoßenen Epithelien ersetzt. Die Lederhaut greift von unten her mit Papillenfortsätzen in die Keimschicht ein, welche dadurch eine Vergrößerung ihrer Oberfläche erfährt. In den tiefsten Zellagen der Epidermis liegen die *pigmenttragenden Zellen,* die die Hautfarbe bestimmen.

Die **Lederhaut** oder das *Corium* hat ihren Namen daher, daß man ihr durch den Vorgang der Gerbung eine lederartige Beschaffenheit geben kann. Sie besitzt Festigkeit und Schmiegsamkeit. Die oberste Schicht trägt die *Papillen.* Durch elastische Fasern hat die Lederhaut eine *Eigenelastizität* und Dehnbarkeit. Im Corium liegen auch die meisten *Hautsinnesorgane,* z. B. die Meißnerschen Tastkörperchen, die Merkelschen Tastscheiben,

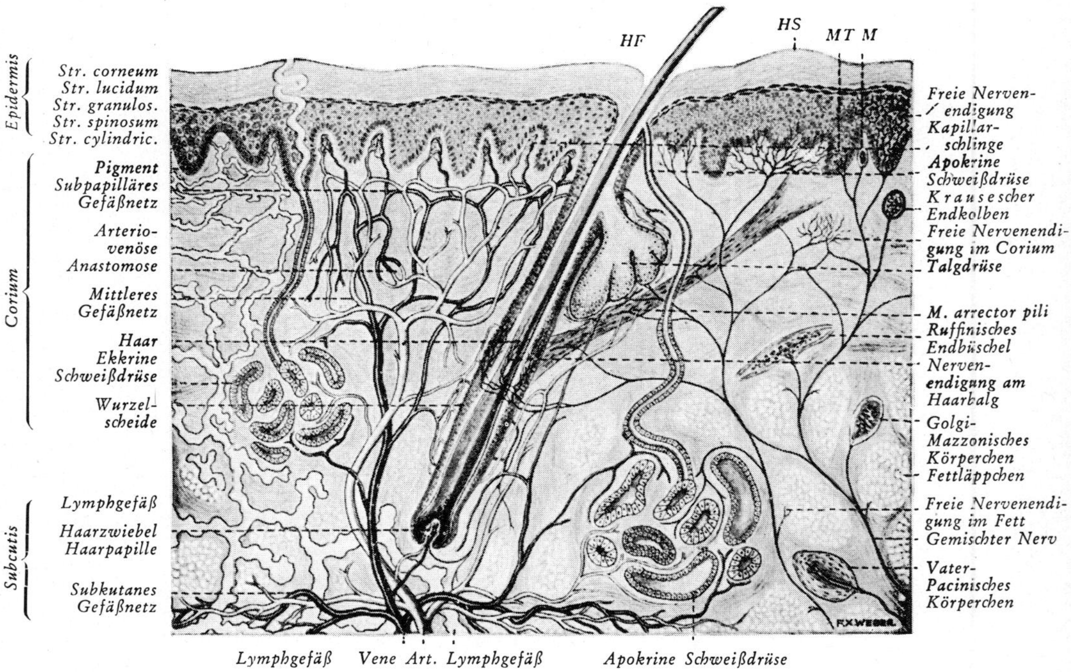

Abb. 127. Querschnitt durch die behaarte Haut (aus *Waldeyer,* Anatomie des Menschen, I. Teil, 5. Aufl. de Gruyter, Berlin 1967)

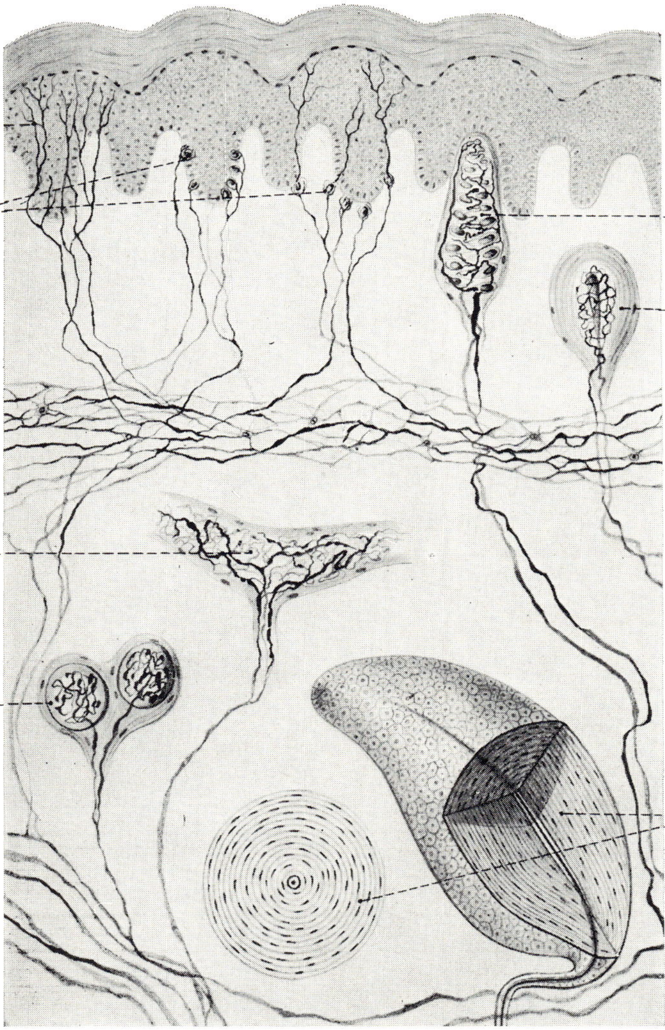

Abb. 128. Die Sinnesorgane der Haut (nach *Kahn*).

die Krauseschen und Ruffinischen Organe und schließlich freie Nervenendigungen, welche wohl der Schmerzrezeption dienen (Abb. 128).

Die **Unterhaut** oder die *Tela subcutanea* vermittelt zwischen der Haut und den tiefer gelegenen Organen, z. B. Muskeln, Knochen. Sie besteht aus lockerem Bindegewebe mit mehr oder minder reichlich eingelagertem Fett *(Unterhautfettgewebe).*

Die **Haare** sind biegsame Hornfäden, die in einer Epidermistasche sitzen und sich mit ihr tief in die Unterhaut einsenken. Der *Haarschaft* ist unten zur *Haarzwiebel* angeschwollen und sitzt auf einer ernährenden *Haarpapille* auf. Dort befindet sich auch die Wachstumszone des Haares. Die Haare sind in der Regel von Haarbalgdrüsen oder *Talgdrüsen* begleitet, die ein öliges Sekret bilden. Kleine glatte Muskeln (Mm. arrectores pilorum) vermögen den Haarschaft aufzurichten (Gänsehaut).

Die **Schweißdrüsen** (Abb. 127) bestehen aus einem Drüsenknäuel und liegen in der Unterhaut. Ihr langer Ausführungsgang führt bis zur Hautoberfläche. Sie sondern ein wäßriges Sekret ab.

Hautgefäße und Hautdurchblutung: Die Epidermis enthält keine Gefäße. Die Lederhaut enthält, zumal in der subpapillären Schicht, zahllose feine **Kapillaren.** Ihre Verletzung bei Abschürfungen macht feine Sickerblutungen. Die Gefäße der Haut dienen wegen des geringen Stoffwechsels nur zum kleinsten Teile der Hauternährung. Wesentlicher ist ihre Rolle für die Regelung des **Wärmehaushaltes.** Bei hoher Außentemperatur erweitern sich viele bisher geschlossene Kapillargefäße der Haut und leiten reichlich Blut in die Haut. Dabei rötet und erwärmt sich die Haut durch Mehrdurchblutung. Sie gibt dabei Wärme an die kühlere Umgebung ab. Bei niedriger Außentemperatur ist die Haut blaß, die Gefäße sind verengert, daher ist der Wärmeverlust gering. Die *Farbe* der Haut hängt also sehr von ihrer Durchblutung ab. Die wichtigsten physikalischen Heilverfahren, z. B. warme und kalte Bäder, kohlensaure Bäder, Packungen, Lichtbäder, Massage, Hautbürsten, erzeugen eine verbesserte Hautdurchblutung, aber zusätzlich beeinflussen sie durch segmentale Beziehungen über das Rückenmark (Headsche Zonen) auch die Tätigkeit innerer Organe (vgl. Abb. 118).

II

Physiologie

Von

Prof. Dr. Dr. E. Schütz

Einleitung

Die Physiologie hat die Aufgabe, die normalen Lebensvorgänge naturwissenschaftlich zu untersuchen, d. h. ihre physikalischen und chemischen Grundlagen in ihrem Ablauf, ihren gegenseitigen Beziehungen zueinander und in ihrer Bedeutung für den Gesamtorganismus aufzuklären. Bei der Darstellung der Physiologie des Menschen behandeln wir in der vorliegenden Übersicht vornehmlich die Funktionen der einzelnen **Organe** des menschlichen Körpers, die Steuerung dieser Funktionen und deren Beziehungen zueinander. Aus diesen Erkenntnissen erwächst ein tieferes Verständnis für den Ablauf der Funktionen des Gesamtorganismus. Grundsätzliche Betrachtungen über das Wesen der lebendigen Substanz und deren allgemeine Gesetzmäßigkeiten stellen wir zunächst zurück, um uns erst durch die Kenntnis der Organfunktionen die Voraussetzungen für die Besprechung dieser Fragen zu schaffen. Wir beginnen mit dem für die Erhaltung des Lebens wichtigsten Organ, dem Herzen als dem Motor des Blutkreislaufs, das wir deshalb zu Anfang behandeln, weil dabei zugleich eine Reihe von Grundbegriffen der Physiologie besonders deutlich in Erscheinung tritt.

Das Herz

Der Blutkreislauf und die Durchblutung der Organe

Um die Bedeutung des Herzens für die Blutbewegung zu verstehen, vergegenwärtigen wir uns, daß wir – entgegen einem oft geübten Sprachgebrauch – nicht ein Herz und zwei Kreisläufe, den sog. großen (Körper-) Kreislauf und den kleinen (Lungen-) Kreislauf, haben, sondern daß umgekehrt in den **einen Kreislauf** des Blutes **zwei Herzen** als Motoren der Blutbewegung eingeschaltet sind, ein rechtes, das das im Körper verbrauchte, mit Kohlensäure beladene Blut durch die Lungenarterien den Lungen zuführt, und ein linkes, welches das in den Lungen wieder mit Sauerstoff angereicherte Blut durch die große Körperschlagader (Aorta) in den peripheren Kreislauf des Körpers bringt (s. Abb. 55, 129, 178) *(W. Harvey, 1628)*. Daraus ergibt sich, daß die Bezeichnung der großen Gefäße nicht nach der Art des in ihnen strömenden Blutes gewählt ist: die Lungenarterien führen das im Körper verbrauchte, sog. venöse Blut den Lungen zu, die Lungenvenen führen das in den Lungen wieder arterialisierte Blut zum linken Herzen. Nur in dem zum linken Herzen gehörenden Teil des Kreislaufs (Körperkreislauf) führen die Arterien arterielles

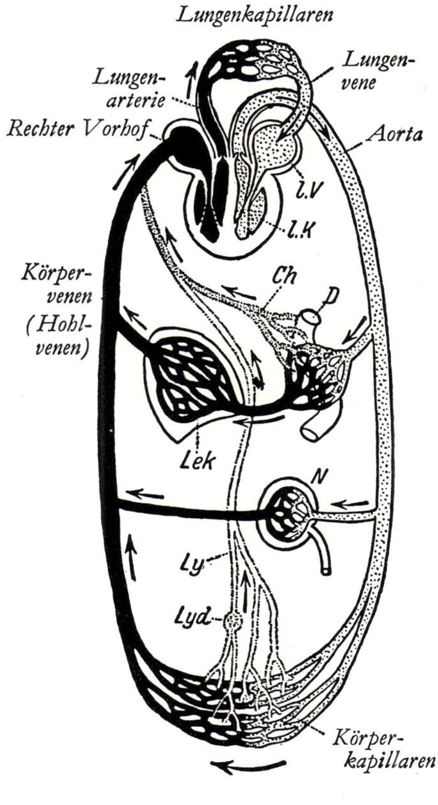

Abb. 129. Schema des Blutkreislaufs und des Lymphgefäßsystems des Menschen (venöses Blut schwarz, arterielles punktiert). l. V = linker Vorhof, l. K = linke Kammer, Ch = Chylusgefäße, D = Darm, Lek = Leberkapillaren, N = Niere, Ly = Lymphgefäß, Lyd = Lymphknoten (vgl. auch Abb. 55 und 178).

und die Venen venöses Blut. Die Bezeichnung „Arterie“ oder „Vene“ gibt uns also grundsätzlich nur darüber Auskunft, ob es sich um ein zum Herzen hin- oder davon wegführendes Gefäß handelt.

Wie die Abb. 129 zeigt, liegt nur der Lungenteil des Kreislaufs im Hauptschluß, während der Körperkreislauf eine Reihe von **Nebenschlüssen der Blutbahn** aufweist. Gleich nach Verlassen des Herzens werden etwa 6% der ausgeworfenen Blutmenge im sog. Kranzgefäßsystem dem Herzen selbst zur Durchblutung zur Verfügung gestellt. Etwa 20% gehen in den Nebenschluß der Nieren über. Auch Schilddrüse und Nebennieren liegen in solchen stark durchbluteten Nebenschlüssen. Eine sehr lange Wegstrecke weisen das Blutgefäßsystem für Haut und Muskeln der Extremitäten und des Kopfes und das des Darm-Pfortadergebietes auf, dieses bemerkenswerterweise mit zwei hintereinandergeschalteten Kapillargebieten (Darm und Leber). Die zuerst genannten, kurzen Kreislaufnebenschlüsse weisen bei nur geringen Durchblutungsschwankungen einen hohen Blutbedarf auf, während die zuletzt genannten, langwegigen Abschnitte in ihrer Durchblutung je nach ihrem Tätigkeitsgrad stark wechseln. – Eine andere Art von Körperflüssigkeit stellt die **Lymphe** dar, die wegen der Durchlässigkeit der Kapillarwände für Wasser und gelöste Stoffe die Zwischengewebsflüssigkeit darstellt. Sie wird aus Körpergewebe und Darm in einem besonderen Gefäßsystem abgeleitet (beim Darm auch als Chylusgefäß bezeichnet) und dem venösen Blut der Hohlvenen durch den Milchbrustgang wieder zugeführt. In den Verlauf der Lymphgefäße sind als Filterstätten für Fremdkörper, Bakterien, verbrauchte Blutzellen u. ä. und als Bildungsort weißer Blutkörperchen (der Lymphozyten) die Lymphknoten eingeschaltet. Bei Entzündungen pflegen die zum Entzündungsherd gehörenden Lymphknoten anzuschwellen und der Entzündungsausbreitung Einhalt zu gebieten, wie bereits auf S. 85 dargelegt wurde.

Beobachtungen am freigelegten Herzen

Um uns die **Grundgesetze der Herztätigkeit** zu veranschaulichen, greifen wir am besten in der Tierreihe auf ein möglichst einfaches Versuchsobjekt zurück, bei dem wir unter günstigen experimentellen Bedingungen die Herztätigkeit studieren können. Dieses gewissermaßen vereinfachte Organ finden wir am besten im **Froschherzen** vor, das wir deshalb etwas ausführlicher betrachten wollen, weil wir dabei zugleich ein ausgezeichnetes Objekt zum Studium der Grundbegriffe der Physiologie vor uns haben.

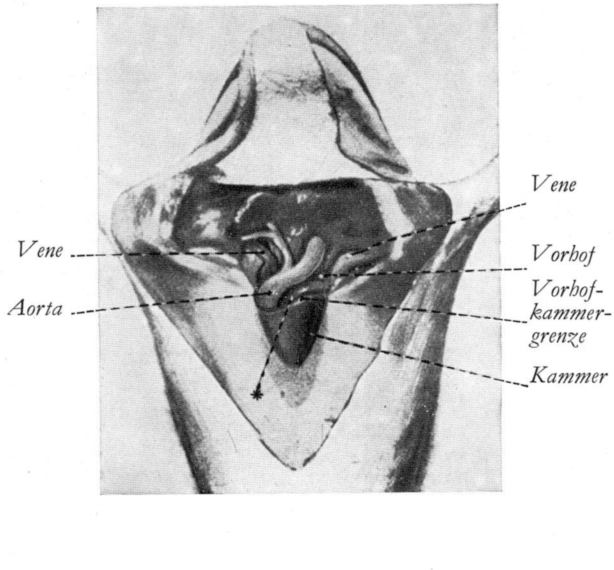

Abb. 130. Froschherz nach Eröffnung des Brustkorbs.

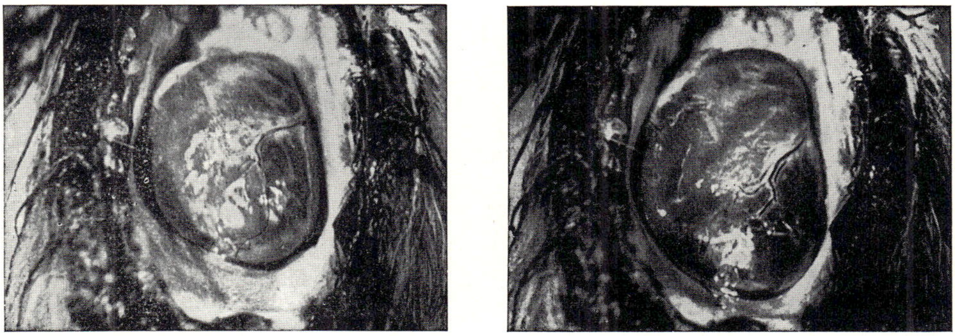

a b

Abb. 131. Herztätigkeit nach Brustkorberöffnung am narkotisierten Hund.
a) Herz in Systole, b) Herz in Diastole (aus einem Zeitlupenfilm).

Wir wählen dafür einen Kaltblüter auch deshalb, weil wir im Experiment dann nicht auf die Einhaltung einer bestimmten Versuchstemperatur zu achten brauchen; denn die mißverständliche Bezeichnung **Kaltblüter** sagt eigentlich, daß wir ein Tier vor uns haben, das in der Lage ist, sich mit seinen Organen der jeweiligen Umgebungstemperatur anzupassen, also – besser gesagt – wechselwarm (poikilotherm) ist im Gegensatz zum sog. **Warmblüter,** der auf eine konstante Körpertemperatur angewiesen (homoiotherm) ist.

Eröffnet man am narkotisierten Frosch den Brustkorb (s. Abb. 130), so kann man am blutgefüllten Herzen in eindrucksvoller Weise das Spiel der Herztätigkeit beobachten: wie auf die Zusammenziehung der Vorhöfe die der Kammer folgt, wie bei der Zusammenziehung **(Systole)** die Kammer infolge der Entleerung des Inhaltes klein und blaß wird und wie sie bei der Neufüllung mit Blut von den Vorhöfen her, bei der sog. **Diastole,** wieder weit und dunkelrot wird (s. Abb. 131). Es ergibt sich die überraschende Tatsache, daß die rhythmische Tätigkeit dieses Organs auch nach dem Tode des Gesamtorganismus weiter fortbestehen kann. Das wird noch deutlicher, wenn wir das Herz vollkommen aus dem Verband des Körpers herausnehmen! Auch dann beobachten wir über viele Stunden ein regelmäßiges Weiterschlagen des Herzens. Seine Rhythmizität ist also nicht gebunden an die Funktion anderer Stellen des Körpers, auch nicht, wie wir das bei anderen rhythmischen Vorgängen im Körper, z. B. bei der Atmung, antreffen werden, an bestimmte Stellen des Zentralnervensystems. Wir schließen: Das Herz besitzt die Fähigkeit zur rhythmischen Tätigkeit, eine **Automatie,** in sich. Ein einfaches Experiment ermöglicht sogar, diese Automatie in einem sog. Zentrum anatomisch zu lokalisieren; denn das Weiterschlagen des herausgenommenen Herzens können wir im Experiment nur dann feststellen, wenn ein kleiner Bezirk, der **Venensinus,** mit herausgenommen wird. Dieser liegt beim Kaltblüter wie beim Warmblüter und auch beim Menschen an der Hinterwand des Vorhofs an der Zusammenflußstelle der Körpervenen. Hier im Sinus, dem Automatiezentrum des Herzens, werden also spontan und rhythmisch jene **natürlichen Reize** produziert, die wir **Erregungen** nennen und die das regelmäßige Schlagen des Herzens auch außerhalb des Körpers bedingen. Man pflegt daher den Sinus auch als den Schrittmacher („pacemaker") des Herzens zu bezeichnen.

Auch das durch Sinusabschneidung stillgelegte Herz ist noch künstlich reizbar und kontraktionsfähig. Die eine Kontraktion veranlassenden Reize können verschiedenster Art sein: mechanisch, chemisch, thermisch, elektrisch usw. Als **Reiz** (= stimulus) bezeichnen wir daher den äußeren physikalischen oder chemischen Vorgang, der geeignet ist, in einem lebenden Gewebe Energieumwandlungen hervorzurufen, während wir den durch den Reiz ausgelösten biologischen Vorgang **Erregung** nennen wollen, dem dann der me-

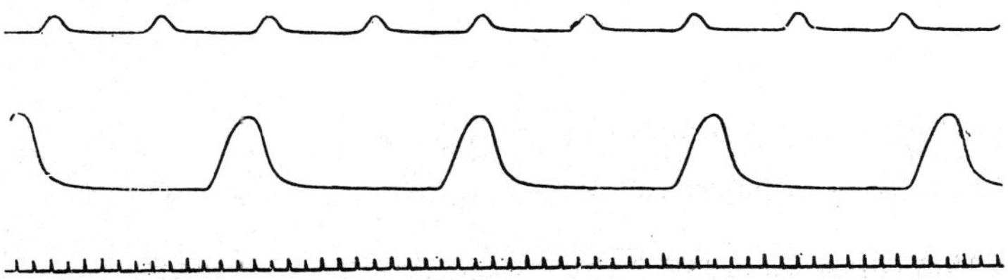

Abb. 132. Totaler Herzblock (Froschherz). Obere Kurve: Vorhoftätigkeit, darunter: Kammertätigkeit (beim 5. und 7. Vorhofschlag liegt ein gleichzeitiges Schlagen von Vorhof und Kammer vor!). Zeitschreibung 1/5 sec (Orig.).

chanische Vorgang der **Kontraktion** folgt. Wir trennen also den vorausgehenden Vorgang der Erregung von dem nachfolgenden der Kontraktion und sprechen von einer Leitung der Erregung vom Sinus zu den Vorhöfen und von dort zur Herzkammer. Den experimentellen Beweis für eine derartige **Erregungsleitung** im Herzen hat man schon in der älteren Physiologie erbracht durch Fadenabschnürungen zwischen Sinus und Vorhof, zwischen Vorhof und Kammer oder über der Mitte der Herzkammer. Durch eine solche Abschnürung können wir nämlich die Leitung der Erregung blockieren (**Herzblock**), so daß der vom Sinus abgeschnürte Teil – ebenso wie auch das ohne Sinus herausgenommene Herz – stillsteht. Bei einer Blockierung der Erregungsleitung zwischen Vorhof und Kammer kann dann sowohl im Experiment als auch in Krankheitsfällen als Ersatz von einem sekundären, an der Vorhofkammergrenze gelegenen Automatiezentrum aus eine langsamere, regelmäßige **Automatie der Kammer** einsetzen (* in Abb. 130). Es liegt also dann der Fall vor, daß Vorhof und Kammer zwar vollkommen regelmäßig schlagen, aber jeder in seinem eigenen Rhythmus, beide also mit verschiedener Frequenz und daher ohne zeitliche Beziehung zueinander. Abb. 132 zeigt einen solchen Fall von **totalem Herzblock.**

Während beim normal schlagenden Herzen die **‚Überleitungszeit‘** der Erregung von Vorhof auf Kammer recht konstant ist (s. dazu S. 181), kontrahiert sich jetzt die Kammer in jeweils ganz verschiedenem zeitlichem Abstand von der Vorhofkontraktion, also auch bei den verschiedensten Graden der Füllung mit Blut. Gelegentlich kann auch eine gleichzeitige Kontraktion von Vorhof und Kammer erfolgen, wobei dann das Blut des Vorhofs wegen der geschlossenen Vorhof-Kammer-Klappen in die Venen zurückgeworfen wird (sog. **Vorhofpfropfung,** s. auch dazu Abb. 132). – Statt eines totalen Blocks zwischen Vorhof und Kammer kann es auch nur zur partiellen Unterbrechung der Erregungsleitung zwischen Vorhof und Kammer kommen, so daß z. B. nur jeder dritte Vorhofschlag nicht übergeleitet wird (dann 3:2 Block genannt, entsprechend gibt es einen **partiellen Herzblock** mit einem Zahlenverhältnis 4:3, 2:1 usw.). Hierbei ergibt sich also (vom 2:1 Block abgesehen) ein unregelmäßiges Schlagen der Kammer.

Die Herzfrequenz

Durch die eigenartige Fähigkeit zur rhythmischen Bildung von Erregungen wird der Sinus zum interessantesten Teil des Herzens. Trotz großer experimenteller Bemühungen und vieler Theorienbildung läßt sich nur wenig Sicheres über die Vorgänge im Sinus selbst aussagen. Schon die eigene Beobachtung zeigt uns, daß seine **Frequenz,** die Schlagzahl je Minute, veränderlich ist. Auch hier hilft uns das Experiment weiter! Daß der Che-

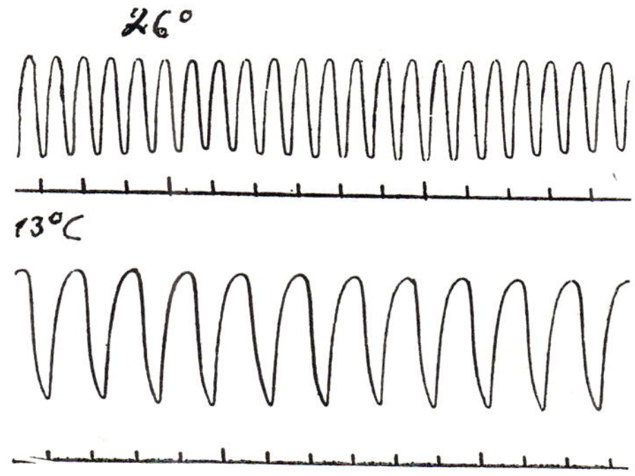

Abb. 133. Aufschriff der Herztätigkeit mit gleicher Registriergeschwindigkeit a) bei 26⁰, b) bei 13⁰. (Warmblüterherz).

miker bei der Ausführung einer chemischen Reaktion seine Reagenzien kocht, hat seinen Grund darin, daß nach einem allgemein gültigen Gesetz chemische Vorgänge bei einer Temperaturerhöhung um 10° C zwei- bis dreimal schneller ablaufen. Diese von **van 't Hoff** aufgestellte sog. **RGT-Regel** (Reaktionsgeschwindigkeit-Temperatur-Regel) gibt uns bei der Anwendung auf biologisches Geschehen die Möglichkeit einer Aussage darüber, ob z. B. der Sinustätigkeit chemische Vorgänge zugrunde liegen, die nach diesen Gesetzen ablaufen. Tatsächlich finden wir bei fortschreitender Erwärmung des Herzens eine Steigerung seiner Frequenz **(Tachykardie)** mit einem der *van 't Hoff*schen Regel entsprechenden „Temperaturkoeffizienten" von 2–3, wenn wir das Herz in eine um 10° C höher temperierte Lösung bringen (Abb. 133). Entsprechend tritt bei Abkühlung in dem gleichen zahlenmäßigen Verhältnis eine Frequenzverminderung ein **(Bradykardie).** Die Steigerung der Herzfrequenz, wie wir sie im **Fieber,** der Erhöhung der Körpertemperatur, beobachten, entspricht auch in diesem „Experiment des Krankheitsfalls" der angeführten Regel, so daß der Arzt aus der Zunahme der Herzfrequenz einen annähernden Rückschluß auf die Steigerung der Körpertemperatur ziehen kann. Allerdings ist die **Normalfrequenz** des Herzens (70 je Minute) bei den einzelnen Menschen mitunter sehr verschieden Sogar nur 40 bis 50 Herzschläge in der Minute kommen auch normalerweise nicht ganz selten vor. Beim Vergleich in der Tierreihe finden wir die Herzfrequenz abhängig von der Körpergröße (Elefant: 25 je Minute, Maus: 500 je Minute). Auch das Neugeborene hat mit 130 Schlägen und das Kind mit etwa 90 Schlägen je Minute eine höhere Herzfrequenz als der Erwachsene.

Die Herznerven

Abgesehen von der Frequenzsteigerung des Herzens im Fieber ist uns aus der täglichen Beobachtung bekannt, daß auch Gemütserregungen mannigfacher Art unser Herz schneller schlagen lassen („Herzklopfen"). Wir werden also weiter noch nach nervösen Ursachen für die Veränderung der Herzschlagfolge suchen müssen. Wenn auch die Fähigkeit zum rhythmischen Schlagen bereits durch den Sinus gegeben ist, so unterliegt dieser doch dem Einfluß von **Herznerven,** die zu ihm hinführen und seine Frequenz zu beeinflussen vermögen. Wie wir es an vielen Organen noch wiedertreffen werden, wirken hier zwei Nerven gegensinnig ein, die dem weitgehend „antagonistisch" funktionierenden sympathischen und parasympathischen Nervensystem angehören. Beide Herznerven, **der Nervus accelerans vom Sympathicus und der zum Herzen führende Ast des Nervus vagus,** wirken dauernd auf das Herz ein: der erste fördert, wie schon der Name sagt, Frequenz

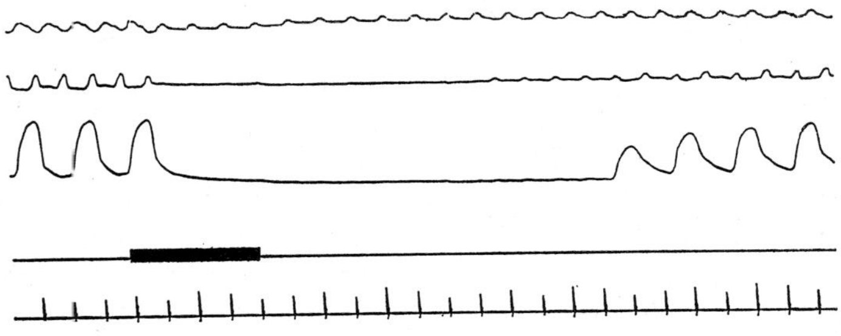

Abb. 134. Vagusreizung am Froschherzen bei gleichzeitiger Registrierung von Sinus-, Vorhof- und Kammertätigkeit. – Zeitschreibung: 1 sec.

und Kraft der Herztätigkeit, der andere mindert sie. Diese Dauerwirkung nach Art von Zügeln (sog. **Sympathicus- und Vagustonus**) wird dadurch deutlich, daß nach Vagusdurchschneidung langanhaltende Frequenzsteigerungen des Herzens auftreten. Es war ein eindrucksvolles Ereignis, als man zum erstenmal zeigen konnte, daß man andererseits durch elektrische Nervenreizung ein Herz sogar zum vorübergehenden Stillstand bringen kann (s. Abb. 134)!

Man kann sogar bereits durch einfaches Beklopfen der Bauchhaut beim leicht narkotisierten Frosch über den N. vagus eine Verlangsamung der Herztätigkeit erzielen! (*Goltz*scher Klopfversuch.) Dieses einfache Experiment läßt uns jene seltenen Todesfälle verstehen, bei denen nach einer stumpfen Gewalteinwirkung auf die Bauchorgane (Boxschlag auf die Magengegend, flaches Aufschlagen mit dem Bauch beim Wasserspringen!) der Tod eintritt, ohne daß bei der Sektion eine anatomisch nachweisbare Verletzung vorgefunden zu werden braucht.

Sehr interessant für die Kenntnis der Wirkungsweise solcher Nerven ist die Tatsache, daß eine derartige Nervenwirkung „humoral" übertragbar ist, d. h. in unserem Fall: wenn wir die Flüssigkeit, in der wir ein Herz durch Vagusreizung zum Stillstand gebracht haben, auf ein anderes, normal schlagendes Herz übertragen, so tritt hier ebenfalls eine Vaguswirkung ein. Die Wirkung des Vagusnerven geht also über den Umweg, daß bei seiner Reizung gewissermaßen wie in einer Drüse ein Stoff abgesondert wird, der dann die Wirkung auf den Herzmuskel hervorruft. Die weitere Untersuchung dieser Substanz, des **Azetylcholins**, hat gezeigt, daß sie noch in minimalen Mengen, selbst bei Verdünnungen von 1:1 Million und darüber hinaus höchst wirksam ist und daß sie andererseits durch Gewebsfermente bald wieder zerstört wird. Die entsprechende Überträgersubstanz des Sympathicus ist das **Noradrenalin** (s. S. 270, 321).

Die Registrierung der Herztätigkeit

Am anschaulichsten kann man die Wirkungen der Herznerven bei **graphischer Registrierung der Herztätigkeit** aufzeigen. Dabei wird die Herzspitze mit einem zweiarmigen Hebel verbunden, so daß eine erhebliche Vergrößerung der Bewegungen der Hebelspitze erfolgt (s. Abb. 135). Die Hebelspitze schreibt auf einer rotierenden Trommel (Kymographion, s. Abb. 150) durch Reibung auf einem dünnen Rußüberzug die einzelnen Phasen der Herztätigkeit auf (Systole = Aufwärtsbewegung, Diastole = Abwärtsbewegung der Hebelspitze; s. Abb. 132, 133, 134). Natürlich müssen wir dafür sorgen, daß die registrierte Kurve keinen erheblichen Entstellungen durch die Registriervorrichtungen unterworfen ist. Darum ist der Hebel aus leichtem Material, aus Aluminium und Strohhalm, verfertigt. Das Ideal ist natürlich ein masseloser Hebel, der zugleich ohne

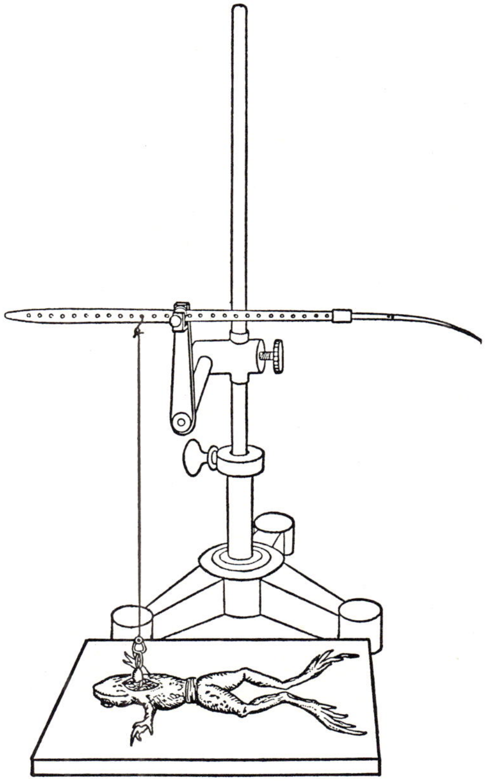

Abb. 135. Vorrichtung zur graphischen Registrierung der Herztätigkeit.

jegliche Reibung schreibt. Dieses Prinzip ist verwirklicht in der Anwendung des Lichtstrahls, der auf photographischem Papier schreibt. Das Herz wirkt bei dieser optischen Registrierung auf ein kleines Spiegelchen, dessen Drehungen den auffallenden Lichtstrahl ablenken.

Die künstliche Herzreizung und ihre Ergebnisse

Im Zusammenhang damit sei auch noch kurz die **Methode der künstlichen Reizung des Herzens** erörtert. Von den vielen Möglichkeiten (mechanisch, thermisch, chemisch, elektrisch usw.) bevorzugen wir die elektrische Reizung aus dem Grunde, weil dieser Reiz die geringste Schädigung hinterläßt und in seiner Stärke und Dauer am leichtesten dosierbar ist. Es gibt heute eine ganze Reihe brauchbarer Reizgeräte, die es ermöglichen, elektrische Stromstöße verschiedenster Form zu applizieren; es kann dabei die Stromstärke, d. h. die Höhe des Stromstoßes, und ebenso auch die Dauer des Stromstoßes, also die Zeit zwischen Schließung und Öffnung des Stromes, beliebig verändert werden.

Durch die einfache Methode der Veränderung der Reizstärke haben wir die Möglichkeit, den schwächsten, gerade eben wirksamen Reiz aufzusuchen. Je nach dem Zustand des überlebenden Organs – dasselbe gilt in gleicher Weise beim Menschen z. B. für einen degenerierenden Nerven oder Muskel – wird dieser schwächste, gerade wirksame Reiz – wir wollen ihn den **Schwellenreiz** nennen – eine größere oder geringere Intensität aufweisen. Durch die Ermittlung der physikalischen Größe des Schwellenreizes haben wir also die Möglichkeit, etwas über den biologischen Zustand eines Organs, seine Erregbarkeit, auszusagen. Die **Erregbarkeit** ist m. a. W. definiert durch den reziproken Wert des Schwellenreizes, d. h. je höher die Erregbarkeit, desto geringer ist die Intensität des schwächsten, gerade eben wirksamen Reizes.

Alles-oder-Nichts-Gesetz und Refraktärphase

Die Anwendung des elektrischen Reizes gibt uns noch weitere Aufklärung über andere Besonderheiten des Herzmuskels. Wenn wir bei der Aufschrift der Herztätigkeit das Ausmaß der Kontraktionshöhen des Herzens bei verschiedener Reizstärke beobachten, so ergibt sich die eigenartige Tatsache, daß die bei künstlicher Reizung erhaltenen Kontraktionshöhen unabhängig von der Reizstärke sind; sie sind, wenn die Reize nur mindestens Schwellenwert haben, stets maximal: das Herz folgt dem **„Alles-oder-Nichts-Gesetz"**; das besagt nicht, daß das Herz sich nicht einer geforderten Mehrleistung mit größerer Kraftentfaltung anpassen könnte, sondern lediglich, daß die für den jeweiligen Zustand erreichbaren Kontraktionshöhen – unabhängig von der Reizstärke! – stets maximal sind.

Wenn man am stillgelegten Herzen zwei elektrische Reize in kurzem Abstand nacheinander setzt oder zwischen zwei Spontanschlägen einen Extrareiz einwirken läßt, ergibt sich eine weitere interessante Erscheinung der Herztätigkeit. Erfolgt die zweite Reizung im aufsteigenden Schenkel der Kontraktionskurve, also während der Systole, so ist gewissermaßen der ungestörte Ablauf der Kontraktion gesichert durch das eigenartige Phänomen der **Refraktärphase,** d. h. während der Systole ist der Herzmuskel gegen einen zweiten, noch so starken Reiz refraktär, er beantwortet ihn nicht. Auch bei Nerv und Muskel ist jede Erregung von einer solchen Refraktärphase begleitet. Erst im absteigenden Schenkel der Kontraktionskurve, in der Diastole des Herzens, wird ein genügend starker Reiz durch eine **Extrasystole** beantwortet, deren Ausmaß von dem zeitlichen Abstand zu der vorhergehenden Normalsystole abhängt (s. Abb. 136). Derartige Extrasystolen, die grundsätzlich von allen Stellen des Herzens ausgehen können, sind auch beim Menschen keine Seltenheit. Wir sehen also, wie das Experiment am Froschherzen uns bis in die Einzelheiten sogar der unregelmäßigen Herztätigkeit Aufschluß geben kann. Extrasystolen brauchen übrigens nicht immer ein Zeichen einer Herzmuskelerkrankung zu sein, sondern kommen auch bei sonst vollkommen Herzgesunden vor und werden oft gar nicht bemerkt oder beachtet. In diesen Fällen ist ein Verbot sportlicher Betätigung daher nicht gerechtfertigt, es ist sogar zu beobachten, daß solche Extrasystolen unter Arbeit verschwinden. Allerdings ist es in jedem Fall Sache des Arztes zu entscheiden, ob solche „nur nervösen" Herzrhythmusstörungen vorliegen oder ob eine organische Erkrankung dahintersteckt. Gerade bei Nervösen werden Extrasystolen oft unangenehm empfunden als ein Stolpern oder Sichüberschlagen des Herzens, dem ein mehr oder weniger lang dauernder Stillstand folgt, ehe es seine regelmäßige Schlagfolge wieder aufnimmt. Auch diese subjektiv so unangenehme **Pause nach einer Extrasystole** (sog. kompensatorische Pause) vermag uns das Experiment am Froschherzen aufzuklären. Nach dem, was wir bisher über den normalen Erregungsablauf im Herzen kennengelernt haben, ist es selbstverständlich, daß der auf eine Extrasystole folgende Normalschlag ausfallen muß, wenn die nächste vom Sinus herkommende Erregung noch in die Refraktärphase der Extrasystole hineinfällt!

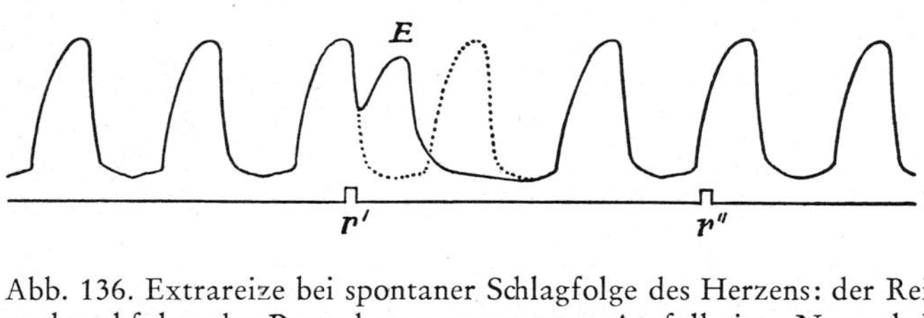

Abb. 136. Extrareize bei spontaner Schlagfolge des Herzens: der Reiz *r'* wird mit Extrasystole *(E)* und nachfolgender Pause beantwortet unter Ausfall eines Normalschlages (punktierte Kurve), der Reiz *r''* (in der Systole) wird nicht beantwortet.

Die schon alten physiologischen Experimente und Erkenntnisse über die elektrische Reizbarkeit des Herzmuskels wurden in neuerer Zeit der Ausgangspunkt für die Einpflanzung (Implantation) künstlicher **elektrischer Schrittmacher** beim Menschen, wenn die Unterhaltung der rhythmischen Herztätigkeit durch den Sinus zeitweise oder dauernd ausfällt. Es wird dabei eine rhythmisch tätige Batterie unter die Bauchhaut implantiert, deren Kabel – ebenfalls unter der Haut – zum Herzen führen. Nicht wenige Menschen leben heute bereits auf Grund einer derartigen dauernden **Elektrostimulation** ihres Herzens.

Durch elektrische Reizung des Herzens läßt sich u. U. das Bild des **Herzflimmerns** hervorufen, das beim Menschen bei Starkstromeinwirkung, bei Koronarverschluß, in Narkose und auch durch psychische Einwirkungen (Schreck, Freudenbotschaft u. a.) eintreten kann. Bei dieser unmittelbar tödlichen Störung der Kammertätigkeit („Sekundenherztod") ist die gemeinsame gleichzeitige Kontraktion der Herzmuskelfasern bei der Systole aufgehoben; statt dessen liegen hochfrequente Betätigungen kleinster Bezirke des Herzmuskels vor, so daß schon bei der Betrachtung des Herzens das Bild des Flimmerns entsteht. Infolgedessen fällt natürlich die systolische Blutförderung aus der Kammer in die Aorta fort. Auch isoliert am Herzvorhof kann entsprechend **Vorhofflimmern** auftreten, das dann natürlich mit dem Fortbestand des Lebens vereinbar ist. Von großer praktischer Bedeutung ist die Tatsache, daß das Flimmern durch kurze Stromstöße hoher Spannung unterbrochen werden kann, so daß wieder eine regelmäßige Herzaktion eintritt (**Defibrillator**).

Das Warmblüterherz

Alle beschriebenen Eigenschaften des Herzmuskels lassen sich im Experiment auch am Warmblüterherzen aufweisen und geben uns damit wertvolle Aufklärung auch über das Geschehen am krankhaft funktionierenden menschlichen Herzen. Nur sind Experimente am **Warmblüterherzen** ungleich schwieriger. Wir benötigen dazu eine dauernde Durchspülung des Herzens mit einer geeigneten Nährlösung, wir müssen eine genügende Sauerstoffversorgung vorsehen und schließlich für das konstante Temperaturoptimum von 37° C sorgen. Unter diesen Voraussetzungen ist es möglich, die am Froschherzen leicht feststellbaren Erscheinungen auf ihre Gültigkeit auch für das Warmblüterherz zu prüfen.

Beim Studium des Kaltblüterherzens haben wir bereits eine Reihe von Grundbegriffen und methodischen Einzelheiten der Physiologie kennengelernt, die uns bei der späteren Betrachtung anderer Organe wertvoll sein werden; gleichzeitig ergibt sich die Erkenntnis, wie wertvoll Experimente am niederen Tier sein können, um selbst kompliziertere Zusammenhänge aufzuklären. Der wesentlichste Unterschied zwischen dem Froschherzen und dem menschlichen Herzen besteht in dem vereinfachten anatomischen Bau; selbst die Trennung in rechte und linke Herzkammer ist beim Froschherzen noch nicht durchgeführt!

Die Herzklappen und die Phasen der Herztätigkeit

Den besonderen Bau der **Herzklappen** des Warmblüterherzens zeigt schematisch Abb. 137. Ihre Funktion ergibt sich aus ihrer anatomischen Form: sie haben die Bedeutung von Ventilen, weil sie die Richtung des Blutstroms von der venösen nach der arteriellen Seite gewährleisten. Bei beginnender Systole der Herzkammern schließen sich die Vorhofkammerklappen (Segelklappen, die zweizipfelige Mitralklappe des linken und die dreizipfelige Tricuspidalklappe des rechten Herzens), so daß die Kammern jetzt allseitig geschlossen sind, während der Druck in ihnen infolge der Kontraktion des Kammermuskels ansteigt. Ein Zurückschlagen der Klappen in den Vorhof wird dabei wie bei einem Segel durch die als Haltetaue wirkenden Sehnenfäden verhindert (in Abb. 137 gestrichelt gezeichnet). Steigt der Druck in der Kammer über den Aortendruck, so werden die Taschenklappen (Semilunarklappen) im Anfangsteil der Aorta (Aortenklappen) – dasselbe

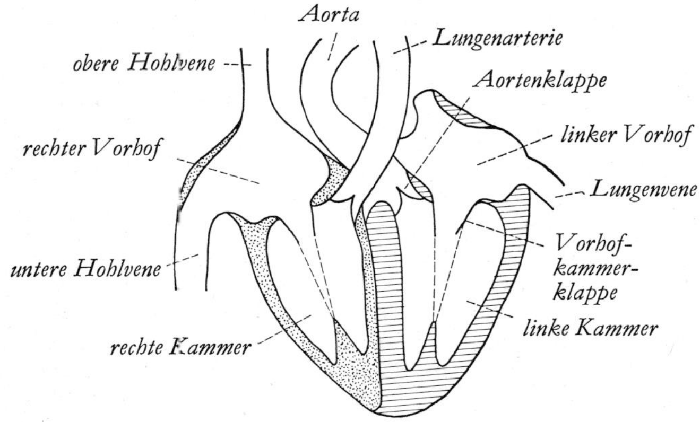

Abb. 137. Schema der Herzklappen.

gilt für das rechte Herz (Pulmonalklappen) – gesprengt; damit ist das Ende der **Anspannungszeit** erreicht und die Austreibungszeit beginnt. Das Ende der **Austreibungszeit** ist markiert durch den Schluß der Aortenklappen, die mit nachlassendem Kammerdruck nach Ende der Systole durch den jetzt wieder größeren Druck des Blutes in der Aorta mit großer Kraft zugeschlagen werden. Während der von da ab erfolgenden Erschlaffung der Herzkammer ist diese allseitig geschlossen, der Druck in ihr nimmt weiter ab (**Entspannungszeit**), so daß sich am Ende der Entspannungszeit die Vorhofkammerklappen öffnen und die Hauptmenge des Vorhofblutes der Schwere nach in die Kammer einströmt (**Füllungszeit**). Gegen Ende dieser Zeit unterstützt dann noch die Vorhofkontraktion die rest-

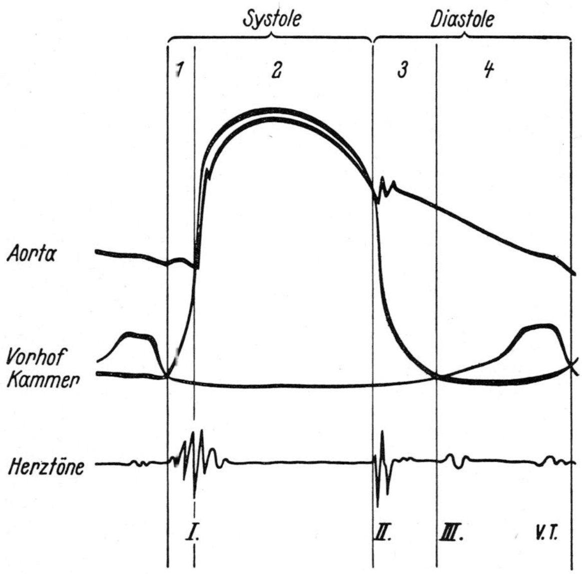

Abb. 138. Schema der Einteilung der Herzaktion (Orig.)

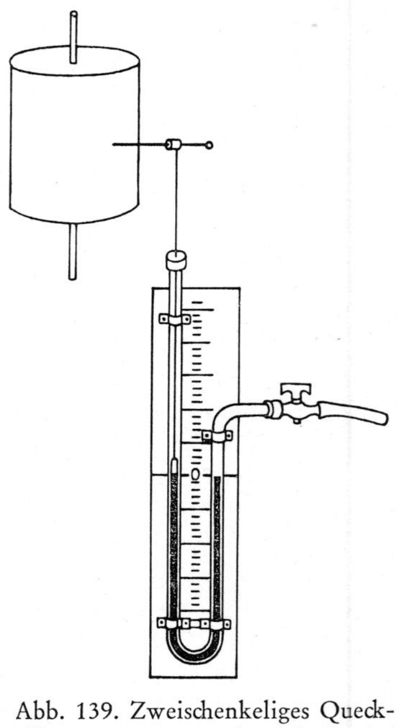

Abb. 139. Zweischenkeliges Quecksilbermanometer mit Schwimmer und Registriertrommel.

liche Entleerung des Vorhofs und die Füllung der Kammer. Wir können also vier Phasen der normalen Herztätigkeit durch die Stellungsänderungen der Klappen voneinander abgrenzen:

Systole:
- 1 = **Anspannungszeit** vom Schluß der Vorhofkammerklappen bis zur Öffnung der Aortenklappen,
- 2 = **Austreibungszeit** bis zum Schluß der Aortenklappen,

Diastole:
- 3 = **Entspannungszeit** bis zur Öffnung der Vorhofkammerklappen,
- 4 = **Füllungszeit** bis zum Schluß der Segelklappen.

Schluß und Öffnung der Klappen ergeben sich aus ihrem anatomischen Bau und aus den **Druckverhältnissen** zu beiden Seiten der Klappen. Über diese kann man sich im Experiment orientieren, wenn man in Vorhof, Kammer und Aorta zweischenkelige Quecksilbermanometer einbindet und durch einen auf den Quecksilbermeniskus aufgesetzten Schwimmer auf einer Rußtrommel diese Druckabläufe registriert (s. Abb. 139).

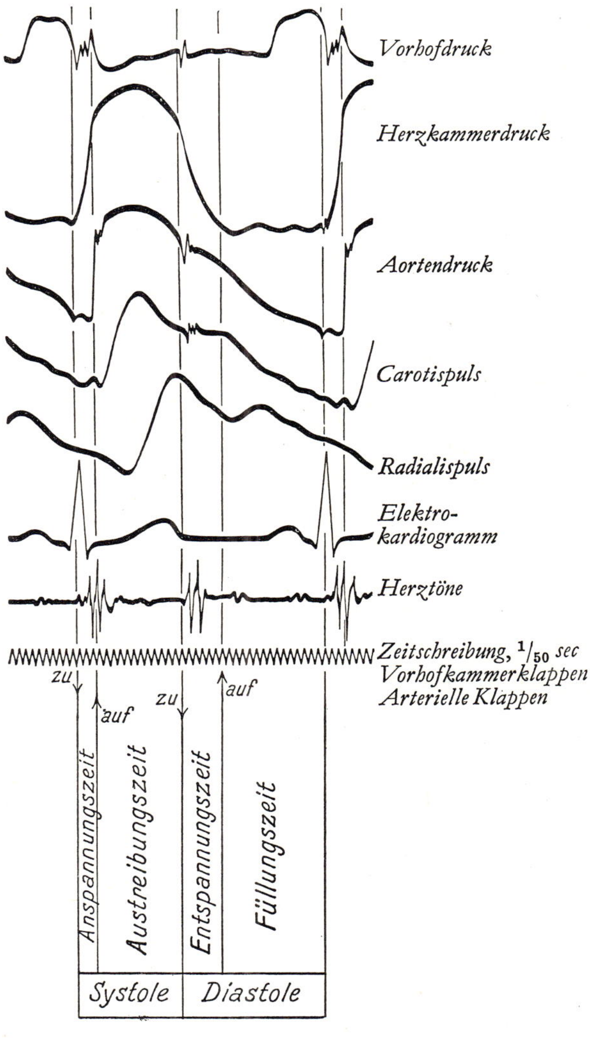

Abb. 140. Schema der Herztätigkeit (nach *E. Schütz*).

Am deutlichsten werden die dabei erhaltenen zeitlichen Beziehungen der Druckkurven durch die Abb. 138 und 140. – Da Quecksilbermanometer recht träge reagieren, verzeichnen sie allerdings den Druckablauf nicht getreu. Darum verwendet man besser Membranmanometer, die eine kürzere „Einstellungszeit" haben (vgl. Abb. 151 und 152). Auch beim Menschen kann man solche Druckkurven erhalten, indem man biegsame dünne Schläuche von der Ellenbogenvene aus bis in die Herzhöhlen vorschiebt und sie mit druckregistrierenden Vorrichtungen ausstattet. Die Verwendung solcher **Herzkatheter** hat die klinische Herzdiagnostik wesentlich verbessert, was bei einer geplanten Herzoperation von besonderer Bedeutung ist.

Schlagvolumen, Minutenvolumen, Herzarbeit

Die eigentliche Arbeit wird vom Herzen also in der Systole geleistet. Die Anspannung der Kammermuskulatur hat, wie der Name schon sagt, den Zweck, den Inhalt des Herzens unter den nötigen Druck zu setzen, damit er vom Beginn der Austreibungszeit an gegen den hohen Druck in der Aorta herausbefördert werden kann. Dieser Druck in der Aorta muß also überwunden werden, damit die bei jedem Herzschlag hinauszubefördernde Blutmenge, das Schlagvolumen, in den Anfangsteil der Aorta hineingeworfen werden kann. Die **Herzarbeit** setzt sich somit aus den beiden Faktoren: **Schlagvolumen mal arteriellem Druck** zusammen (Arbeit = Kraft × Weg bzw. Druck × Volumen). Die Größe des Schlagvolumens ist beim ruhenden Organismus ziemlich konstant und beträgt etwa 60 cm^3 (= 0,06 kg) für jede Herzkammer. Bei körperlicher Arbeit kann es mehr als das Doppelte betragen. Berücksichtigen wir die gleichzeitige Frequenzzunahme des Herzens bei der Arbeit, so steigt durch beide Faktoren das **Minutenvolumen** (Schlagvolumen mal Frequenz) von 4–5 l auf Werte von 20 bis 30 l! Bei der Herausbeförderung des Schlagvolumens muß vom Herzen ein mittlerer Aortendruck von rund 100 mm Hg (= 10 cm Quecksilbersäule) überwunden werden; das entspricht (mit dem spezifischen Gewicht des Quecksilbers von 13 multipliziert) der stattlichen Höhe einer Wassersäule von 1,3 m! Die Arbeit des linken Herzens beträgt demnach 0,06×1,3 = 0,08 mkg bei jeder Systole[1]). Für die rechte Herzkammer ist das Schlagvolumen gleich dem der linken Kammer; da aber der Druck in der Lungenarterie nur etwa ein Fünftel des Aortendruckes ist (s. Abb. 148), beträgt die Arbeit des rechten Herzens nur etwa ein Fünftel der Arbeit des linken Herzens. Die **Gesamtarbeit beider Kammern** beträgt demnach bei Körperruhe etwa **0,1 mkg bei jeder Systole** oder je Tag 10 000 mkg! Das ist die Arbeit, die aufgebracht werden muß, um 200 Zentner 1 m hoch zu heben! Bei körperlicher Arbeit muß natürlich vom Herzen ein Mehrfaches dieser Arbeit geleistet werden. Allerdings kann die Umrechnung der Herzarbeit auf größere Zeiträume leicht zu falschen Vorstellungen führen. Die **Leistung** dieses Motors (Arbeit pro Zeiteinheit!) ist – vergleichsweise – sogar sehr gering (da 75 mkg/sec = 1 PS sind, sind 0,1 mkg/sec = 1/750 PS!), es handelt sich also um einen „Kleinstmotor", bei dem mehr als die Leistung seine Betriebsdauer bewundernswert ist!

Die Steigerung der Herzfrequenz bei körperlicher Arbeit hängt außer von der Ruhefrequenz des Herzens von Intensität und Dauer der Arbeit ab. Die Steigerung der Herzfrequenz geht weitgehend auf Kosten der Diastole und hier wiederum auf Kosten der Füllungszeit; allerdings ist auch bei hoher Herzfrequenz noch eine ausreichende Ventrikelfüllung möglich, da die Hauptmenge des Vorhofblutes schon zu Beginn der Füllungszeit in den Ventrikel hineinfällt. Der Vorhof drückt mit seiner Kontraktion am Schluß der Füllungszeit sozusagen nur noch einmal nach (s. Abb. 140); darum ist auch das oben (S. 173) erwähnte Vorhofflimmern durchaus mit dem Leben vereinbar. – Im **Trainingszustand** findet sich bei Körperruhe gleichzeitig mit einer Vergröße-

[1]) heute meist in mkp (meterkilopond) angegeben!

rung des Schlagvolumens eine Verminderung der Herzfrequenz, die durch vermehrten Vagustonus bedingt ist und nach Aussetzen des Trainings größtenteils wieder zurückgeht. Untrainierte zeigen bei gleicher Arbeit eine größere Herzfrequenzsteigerung und ein nicht so rasches Absinken der Frequenz nach der Arbeit. Wir sehen also als Erfolg des Trainings, daß das Herz mit der zu leistenden Mehrarbeit leichter fertig wird. Es ist in einer größeren Leistungsbereitschaft und beginnt die Arbeit von einem günstigeren Ausgangsniveau!

Herzklappenfehler, Leistungsanpassung des Herzens

Die Herzarbeit ist natürlich vor allem gebunden an ein einwandfreies Arbeiten der Ventile, der Herzklappen. Durch zahlreiche Möglichkeiten, z. B. durch Entzündungsvorgänge an den verschiedenen Herzklappen, können sich **Störungen der Ventilfunktion (Herzklappenfehler)** ausbilden, die natürlich erhebliche Rückwirkungen auf den Gesamtkreislauf zur Folge haben. Grundsätzlich kommen beide Fälle vor, entweder daß eine solche Herzklappe sich nicht genügend öffnen kann, also zu eng ist **(Stenose)**, oder aber daß sie sich durch Veränderung der Klappenränder nicht ausreichend dicht schließt, also ein Teil des Blutes nach dem Klappenschluß wieder zurückfließt **(Insuffizienz)**. Es muß das Herz dann mit größerer Kraft arbeiten, bzw. ein größeres Schlagvolumen befördern. Tatsächlich verfügt das Herz auch über eine erstaunliche **Anpassungsfähigkeit an die geforderte Leistung** (Abb. 141). Auch an dem aus dem Verband des Organismus herausgenommenen Herzen des Kalt- wie auch des Warmblüters können wir übereinstimmend feststellen, daß sowohl dann, wenn wir das Herz **gegen einen gesteigerten arteriellen Widerstand** arbeiten lassen, als auch dann, wenn wir ihm **ein vergrößertes Schlagvolumen** zur Beförderung von der venösen auf die arterielle Seite anbieten, es sich nach wenigen Herzschlägen darauf einzustellen vermag. Dieser Motor verfügt also gewissermaßen über einen automatischen Gashebel, der sich auf die zu leistende Arbeit einstellt! Entsprechend zeigt uns das Experiment, daß eine Erhöhung der **Anfangsspannung** der Herzmuskelfasern bei vergrößertem Herzinnendruck sowie eine Vermehrung der **Anfangslänge** der Fasern durch eine vermehrte Füllung des Herzens eine größere Kraft der Systole zur Folge hat. Wir blicken also hier in einen in der Funktion der Herzmuskelfaser selbst begründeten Anpassungsmechanismus von erstaunlichem Ausmaß, der in der Lage ist, einen Herzklappenfehler über lange Zeit zu kompensieren. Auch der erkrankte Herzmuskel verfügt über eine solche Leistungsanpassung, nur sind seine „Reservekräfte" früher erschöpft, daher wird das Versagen besonders bei körperlicher Betätigung bemerkbar als Stauung auf der venösen Seite, Ansteigen des Venendruckes und schließlich als Absinken des Minuten-

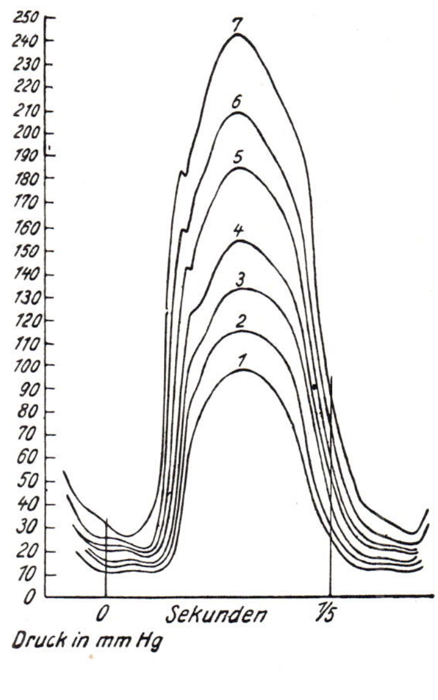

Abb. 141. Druckablauf im linken Ventrikel bei steigendem Aortenwiderstand (nach *H. Straub*). Je größer der zu überwindende Widerstand ist, um so höher und steiler verläuft die Kammerdruckkurve.

volumens. Beim gesunden Herzen tritt bei jeder körperlichen Arbeit die auf S. 169 f. beschriebene Wirkung des Sympathicus in den Vordergrund, die Kraft und Frequenz des Herzens steigert und eine stärkere systolische Entleerung der Kammern bewirkt. Das hat zur Voraussetzung, daß sich die Herzkammer normalerweise nicht vollständig entleert, sondern eine erhebliche **„Restblutmenge"** bei der Systole in der Kammer verbleibt, wie das tatsächlich der Fall ist. Durch Steigerung der Kraft der Systole kann so über den N. sympathicus ein größeres Schlagvolumen herausbefördert werden (sog. **Restblutmechanismus**). Der geringste Kurzstreckenlauf wäre uns unmöglich, wenn das Herz nicht in der Lage wäre, sich auf diese Weise an gesteigerte Anforderungen außerordentlich schnell anzupassen.

Herzspitzenstoß und Herztöne

Fragen wir nun nach den **beim Menschen feststellbaren Äußerungen der Herztätigkeit!** Diese sind mechanischer, akustischer und elektrischer Art. Die mechanische Äußerung der Herztätigkeit ist allbekannt. Wenn man den tastenden Finger in die Gegend der Herzspitze, also etwas einwärts von der Brustwarze in den fünften Zwischenrippenraum legt, fühlt man die jeden Herzschlag begleitenden Erschütterungen der Brustwand. Neben diesen dem Tastsinn z. T. zugänglichen Erschütterungen der Brustwand durch den sog. **Herzspitzenstoß**, die von niederer Frequenz sind, finden wir noch eine zweite Art von Brustwandschwingungen, die aus dem Herzen selbst stammen und in höheren Frequenzgebieten liegen (30 bis 150 Schwingungen je Sekunde) und deshalb bereits durch das Gehörorgan wahrgenommen werden, die **Herztöne.** Daß die Herzaktion von zwei akustischen Erscheinungen begleitet ist, ist schon lange bekannt, aber erst seit etwa 150 Jahren hat man gelernt, die Erscheinungen ärztlich-diagnostisch zu verwerten. Dazu benutzt man ein Hörrohr oder Stethoskop. Das Abhören der Herztöne über dem Brustkorb nennt man Auskultation. In der Frage des Entstehungsmechanismus der Herztöne haben sich 100 Jahre lang die verschiedensten Schulen heftig befehdet. Erst die moderne Entwicklung der Technik mit der Möglichkeit der Aufzeichnung auch von Schallerscheinun-

I II

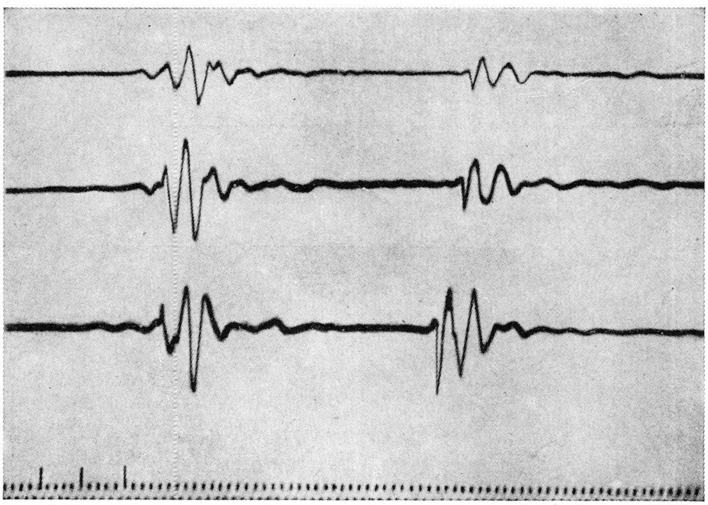

Abb. 142. Normales menschliches Herzschallbild (Phonokardiogramm) – Zeitschreibung in 1/100 sec (nach *E. Schütz*).

gen sehr geringer Intensität hat hier vieles zu klären vermocht (s. Abb. 142). Zum Verständnis des Entstehungsmechanismus dieser eigenartigen Schallphänomene greifen wir noch einmal zurück auf das Schema des Druckes in den einzelnen Herzabteilungen (Abb. 138, 140). Der **erste Herzton,** der dumpfere und längere von beiden, entsteht zu Beginn der Anspannungszeit, hat sein Amplitudenmaximum am Ende dieser Zeit und fällt im Beginn der Austreibungszeit wieder ab. Diese Schwingungen rühren offenbar daher, daß sich zu Beginn der Systole die gesamte Umwandlung der Herzkammer (Muskelwand und Vorhofkammerklappen, die sich gleich zu Beginn der Systole schließen) um ihren inkompressiblen Inhalt anspannt und dabei in Schwingungen versetzt wird. Mit der Öffnung der Aortenklappen zu Beginn der Austreibungszeit klingen sie dann ab (**Anspannungston**). Für das linke Herz ist die beste Auskultationsstelle der 5. Zwischenrippenraum in Höhe der Brustwarze, für das rechte Herz der rechte Brustbeinrand etwa in gleicher Höhe. Der **zweite Herzton** grenzt mit seinem Einsetzen deutlich Systole und Diastole des Herzens voneinander ab; denn er beginnt nach dem Ende der Austreibungszeit im Beginn der Entspannungszeit. Über seine Entstehungsursache bestand nie ein Zweifel, daß er in Zusammenhang zu bringen ist mit dem Schluß der Taschenklappen, wenn mit nachlassendem Kammerdruck die unter höherem Druck stehende Blutsäule im Anfangsteil der Aorta (bzw. Lungenarterie) eine kurze Rückwärtsbewegung ausführt, wodurch die Klappen plötzlich in Schlußstellung gebracht werden (**arterieller Klappenschlußton**). Daß die Klappen sich während der Austreibungszeit nicht an die Aortenwand anlegen und somit in Schlußbereitschaft bleiben, dafür sorgen Wirbelbildungen des Blutes, die sich an den Klappenrändern bilden und sogar bei größerer Strömungsgeschwindigkeit die Klappen noch weiter von der Wand abhalten (Abb. 143). Der über der Aorta entstehende Ton wird am besten am rechten oberen Brustbeinende (2. Rippe) abgehört, der von der Lungenarterie (Pulmonalis) herstammende gegenüber an der linken Brustbeinseite. Hier oben ist entsprechend dem Entstehungsort der zweite Ton betonter und lauter als der erste (‿/), während z. B. an der Herzspitze der erste Ton lauter und betonter ist als die hierher fortgeleiteten zweiten Töne von Aorta und Pulmonalis (/‿). Bei größeren Druckunterschieden zu beiden Seiten der Klappen, bei verstärkter Herzaktion z. B. nach Lauf oder Kniebeugen, sind die normalen Herztöne naturgemäß um ein Vielfaches lauter vernehmbar.

Daß Störungen der Herzklappenfunktion von **Veränderungen der Herztöne** begleitet sein müssen, ist nach dem Gesagten einleuchtend. Haben wir z. B. eine **Aorteninsuffizienz** vor uns, so wird der nach Ende der Austreibungszeit in die Herzkammer zurückfließende Blutstrom so wie ein Geigenbogen die Klappenränder zum Schwingen bringen, und statt des zweiten Herztones hören wir ein langes, lautes Geräusch (sog. **diastolisches Geräusch**). Entsprechend wird bei einer **Aortenstenose** dieses Geräusch während der Austreibungszeit des Herzens bestehen (sog. **systolisches Geräusch**). Derartige Veränderungen des akustischen Klangcharakters der Herztöne sind für den Arzt eine äußerst wichtige Methode zur Prüfung der Herzklappentätigkeit.

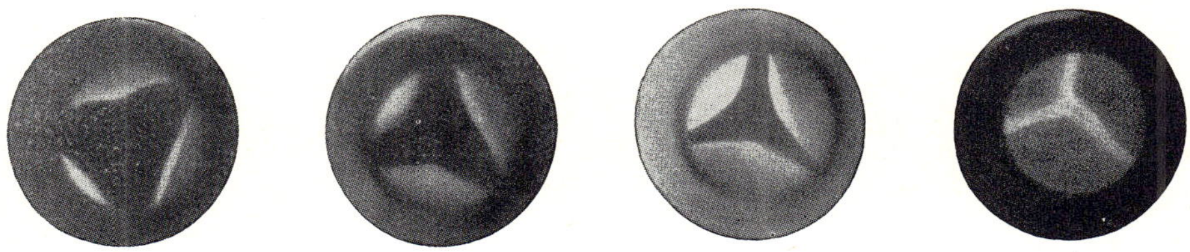

a b c d

Abb. 143. Aortenklappen, a) Ruhestellung, b) mäßig rascher Strom, c) sehr rascher Strom, d) plötzliche Unterbrechung des Stromes.

Elektrokardiogramm

Auch die **elektrischen Äußerungen der Herztätigkeit** haben ein besonderes Interesse. Wenn wir einleitend die Trias: Reiz – Erregung – Kontraktion aufeinanderfolgen ließen, so fehlte uns für den Vorgang der Erregung zunächst eine rechte Anschaulichkeit. Erst die elektrophysiologische Forschung vermag uns für den Begriff der **Erregung** eine Vorstellungsmöglichkeit zu geben; denn jeder Erregungsvorgang ist im Organismus – sei es nun an Herz, Nerv, Muskel, Auge oder Gehirn – von dem Auftreten einer elektrischen Potentialdifferenz begleitet. Diese bioelektrischen Potentialdifferenzen nennt man – als Spannung abgeleitet – **Aktionspotentiale,** und – als Strom registriert – entsprechend **Aktionsströme.** Die Größenordnung dieser als Elektrokardiogramm abgeleiteten Aktionspotentiale des Herzens liegt bei einigen Millivolt (1 Millivolt = $^1/_{1000}$ Volt). Sie sind deshalb ein besonders interessantes Studienobjekt, weil damit der Ablauf des Erregungsvorgangs und seine Ausbreitung objektiv registrierbar werden (s. dazu z. B. auch Abb. 229 und 266). Dazu war natürlich die Ausarbeitung besonders empfindlicher elektrischer Meßinstrumente erforderlich. Heute werden dazu fast ausschließlich Oszillographen in Verbindung mit Verstärkerröhren verwandt (**Elektrokardiograph**).

Mit Hilfe der Registrierung der vom Herzen bei jedem einzelnen Herzschlag erzeugten Aktionsströme können wir bis in die Einzelheiten den Vorgang der Erregung und seine Ausbreitung untersuchen. Bei der komplizierten Form des Erregungsablaufes im Herzen zeigt ein solches **Elektrokardiogramm** selbst auch einen komplizierten Verlauf. Die weitgehende Übereinstimmung in den Grundeigenschaften des Herzmuskels vom Froschherzen bis herauf zum menschlichen Herzen tritt auch hier wieder zutage! Denn das Elektrokardiogramm hat in beiden Fällen gleiches Aussehen, ob wir es direkt vom freigelegten Froschherzen (s. Abb. 144) oder indirekt beim Menschen ableiten, indem wir

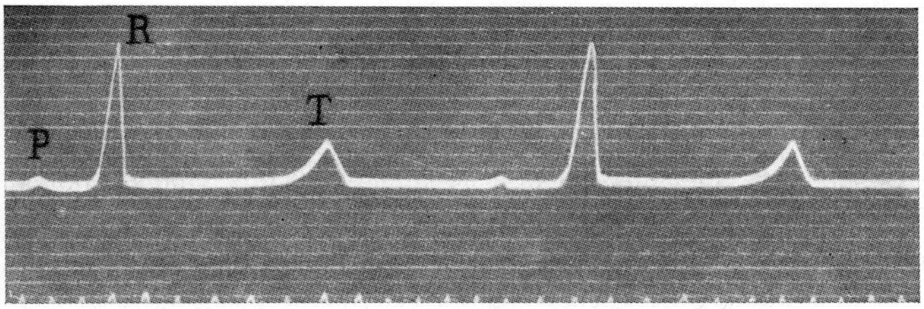

Abb. 144. Elektrokardiogramm vom freigelegten Froschherzen, Zeitschreibung in $^1/_5$ sec (Orig.).

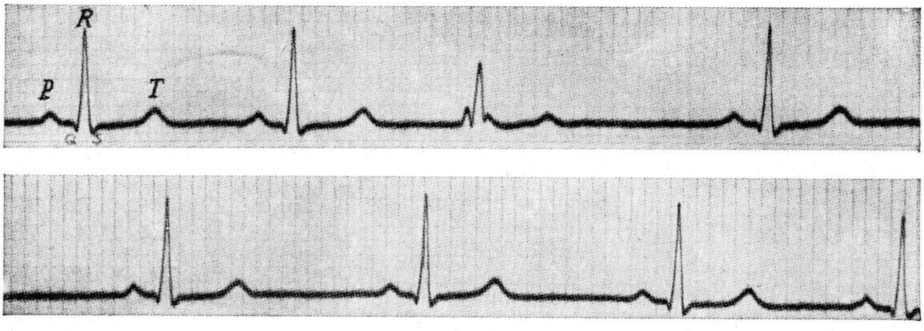

Abb. 145. Elektrokardiogramm vom Menschen, der dritte Schlag der oberen Kurvenreihe ist eine Extrasystole mit nachfolgender Pause (Abstand der senkrechten Linien = $^1/_{20}$ sec).

die beiden Arme oder Arm und Bein mit einem Galvanometer elektrisch-leitend verbinden. Wir erhalten dann die Stromschleifen der Herzaktionsströme, die sich in dem leitenden Medium des Körpers ausbreiten; Brustkorb, Arm und Bein dienen uns dabei also gewissermaßen als verlängerte Elektroden (Abb. 145).

Die üblichen **Ableitungsrichtungen des EKG** sind durch Übereinkunft festgelegt: Ableitung I vom linken Arm zum rechten Arm, Ableitung II vom linken Bein zum rechten Arm, Ableitung III vom linken Bein zum linken Arm. Die elektrischen Tätigkeitsäußerungen werden also dadurch gewissermaßen in einem Dreieck abgefangen und so von drei Seiten aus betrachtet. Dadurch sind auch Lageänderungen des Herzens u. a. erfaßbar (s. Abb. 146). Außerdem sind für klinische Zwecke besondere Brustwandableitungen von zusätzlicher Bedeutung.

Über die **Form des Elektrokardiogramms** sei gesagt, daß die sog. P-Zacke der Vorhofkontraktion angehört, während der darauffolgende QRST-Komplex zeitlich der Kammersystole entspricht. Die Zeit vom Beginn der P-Zacke bis zum Beginn der Q-Zacke gibt damit auch beim Menschen meßbar die „Überleitungszeit" der Erregung von Vorhof zu Kammer an (0,1–0,2 sec). Für den Arzt bedeutet die Elektrokardiographie natürlich ein wertvolles Hilfsmittel zum Studium der normalen und der unregelmäßigen Herztätigkeit. Wie Extrasystolen sich beispielsweise im Elektrokardiogramm bemerkbar machen, zeigt anschaulich die Aufnahme in Abb. 145.

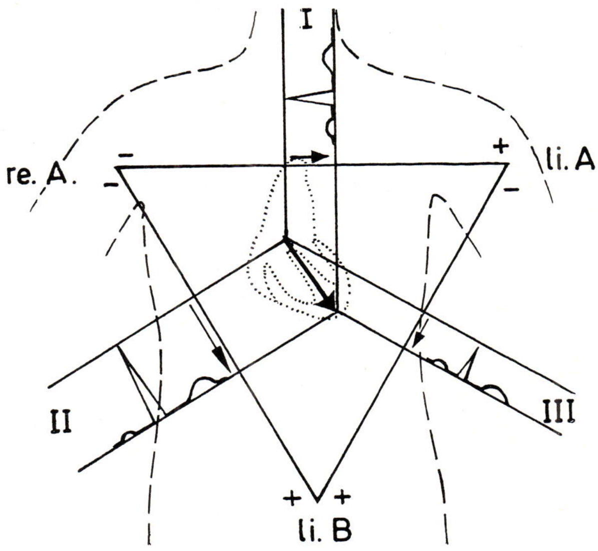

Abb. 146. Ableitungsdreieck nach *Einthoven*.

Der Blutkreislauf

Der Blutdruck im Gefäßmodell und im Kreislauf

Druck und Geschwindigkeit sind die beiden Auswirkungen der Herztätigkeit auf das Blut in den Gefäßbahnen. Wie im physikalischen Modellversuch der **Druckabfall** bedingt ist durch die zu überwindenden Widerstände, so liegen die Verhältnisse auch im peripheren Kreislauf. An Hand des in unten stehender Zeichnung wiedergegebenen Modellversuchs können wir uns davon überzeugen, wenn wir den Druck an verschiedenen Stellen des Ausflußrohres durch eingesetzte Steigröhren messen. Ist das Ausflußrohr überall gleich weit, bietet es also der durchfließenden Flüssigkeit in jeder Strecke den gleichen Widerstand, so fällt der Druck in ihm auch gleichmäßig ab. Änderungen dieses gleichmäßigen Druckabfalls ergeben sich aber sofort, wenn das Ausflußrohr an einzelnen Stellen eine verschiedene innere Weite hat. Wird das Rohr weit, so vermindert sich der Widerstand und der Druckabfall ist entsprechend geringer. Im Kreislauf bedeutet die **Einführung vieler enger Röhren erhöhten Widerstand und bedingt damit stärkeren Druckabfall.** Mit diesen einfachen Überlegungen haben wir bereits den wesentlichen Grund für die Veränderung des Blutdrucks im peripheren Kreislauf. Bei der Einschaltung von vielen engen Gefäßen, wie das beim Übergang in das Kapillargebiet (in den Arteriolen) der Fall ist, wird also der stärkste Druckabfall im Kreislaufgebiet zu verzeichnen sein (s. Abb. 147, 148). Entsprechend verhalten sich auch die Zahlenwerte über die Höhe des Blutdrucks an den verschiedenen Stellen des peripheren Kreislaufs. Während in der Armarterie des Menschen noch ein Druck von etwa 120 mm Quecksilbersäule (Hg) gemessen wird, beträgt der Kapillardruck nur noch etwa 20 mm Hg, um dann in den herznahen Venen auf ± 5 mm Hg abzusinken, d. h. hier findet sogar ein Ansaugen des Blutes vom

a

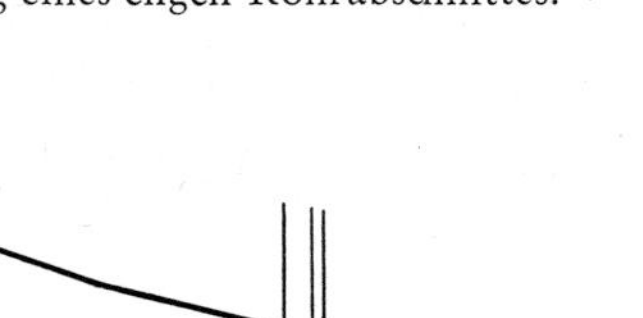

b

Abb. 147. Das Verhalten des Druckabfalls im Modell a) bei gleichweitem Rohr, b) bei Einschaltung eines engen Rohrabschnittes.

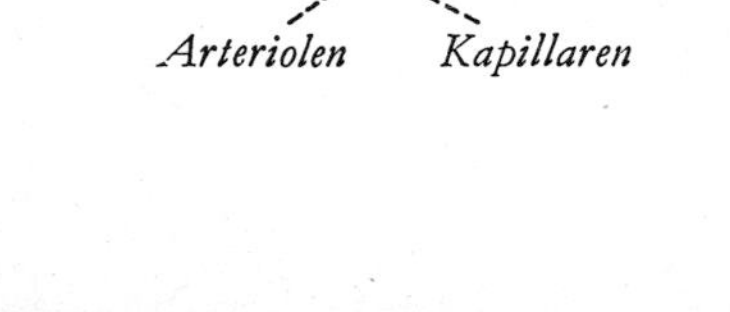

Abb. 148. Blutdruckabfall im Körperkreislauf (ausgezogene Linie) und im Lungenkreislauf (gestrichelte Linie).

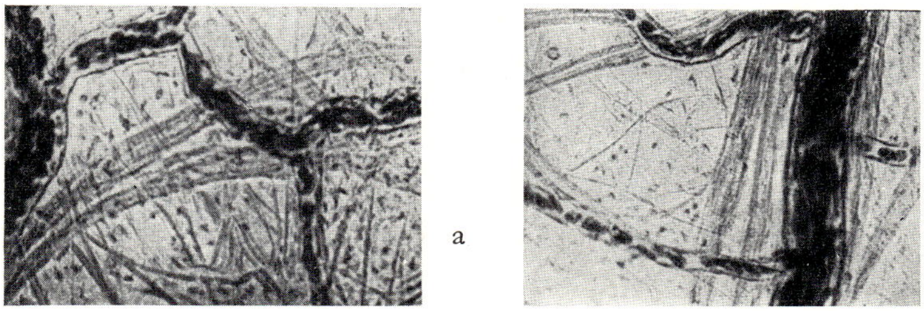

Abb. 149. Verzweigung eines arteriellen Gefäßes in Kapillaren (a) und deren Zusammenfluß zur Vene (b), mikroskopisch gefilmt.

Herzen aus statt. Bei Verletzungen kann daher Luft eingesogen werden, die durch Verstopfung lebenswichtiger Gefäße zum plötzlichen Tod führen kann **(Luftembolie).** Wegen dieses in den Hohlvenen befindlichen Unterdrucks werden sie beim Toten blutleer gefunden (daher der Name!). Daß der Druck in der Lungenarterie etwa ein Fünftel des Aortendrucks beträgt, wurde S. 176 schon erwähnt. Der Druckabfall in den Lungen entspricht im übrigen dem Druckabfall im Körperkreislauf (Abb. 148).

Im Tierexperiment kann man sich von diesen Werten leicht überzeugen, wenn man entsprechend unserem physikalischen Modellversuch Steigröhren einbindet oder, was methodisch bequemer ist, zweischenklige Quecksilbermanometer oder besser Membranmanometer verwendet (s. Abb. 139 und 150). Die rhythmische Aktion des Herzens bringt es natürlich mit sich, daß der so verzeichnete Druck nicht in einer Horizontalen verläuft, sondern mit jeder Herzaktion einhergehende, sog. **pulsatorische Schwankungen** mit einem Maximum und Minimum des Blutdruckes aufweist (rhythmisches Spritzen angeschnittener Arterien!). Auch die Atmung macht sich in der Blutdruckkurve in Form langsamerer, sog. **respiratorischer Schwankungen** bemerkbar (s. Abb. 151 und 152).

Abb. 150. Registrierung des arteriellen Blutdrucks im Tierversuch. M = U-förmiges Quecksilbermanometer, S = auf der Quecksilberkuppe befindlicher Schwimmer mit Schreibfeder F, Tr = berußte Trommel zur Aufschrift, B = Bleirohrleitung, K = in die Art. carotis (Halsschlagader) eingebundene Kanüle.

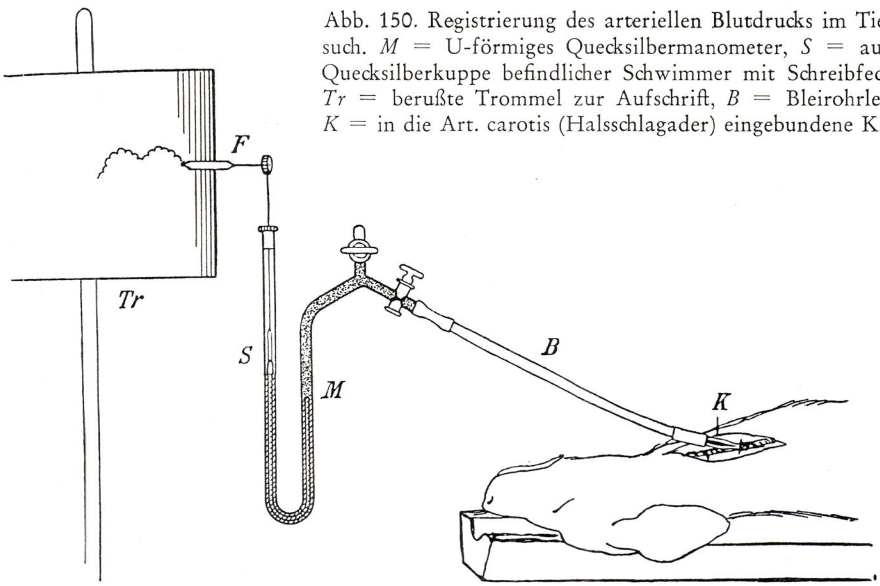

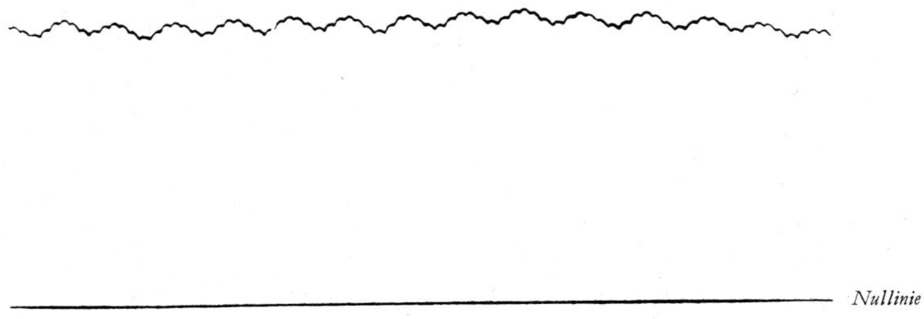

Abb. 151. Normale Blutdruckkurve mit dem Quecksilbermanometer geschrieben (pulsatorische und respiratorische Schwankungen).

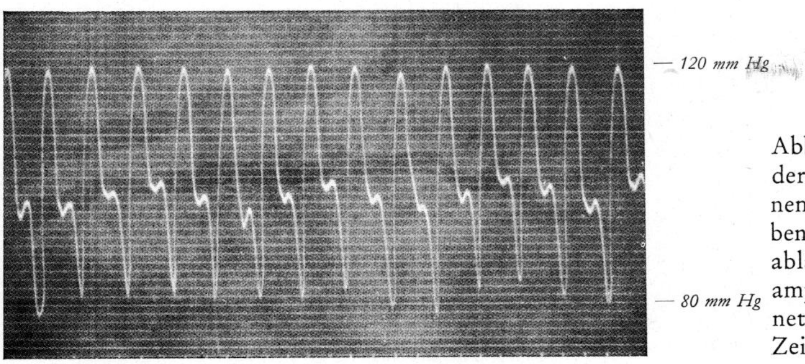

Abb. 152. Blutdruckkurve der Schenkelarterie mit einem Manometer aufgeschrieben, das die Form des Druckablaufs und die Blutdruckamplitude richtig aufzeichnet (vgl. dazu Abb. 151). Zeitschreibung $^1/_5$ sec (Orig.).

Blutdruckmessung am Menschen

Um beim Menschen die Höhe des Blutdrucks zu ermitteln, muß man indirekte, unblutige Methoden anwenden. Üblicherweise benutzt man dazu eine Armmanschette, die innen aus Gummi und außen aus unnachgiebigem Segeltuch besteht. Durch ein Handgebläse wird so lange Luft in diese Manschette hineingepumpt, bis gerade eben der Druck in der Manschette größer ist als in der Arterie, diese also verschlossen wird, weil sie gegen den Oberarmknochen gedrückt (komprimiert) wird. Das ist an dem Verschwinden des an der Daumenseite des Unterarmes zu tastenden Pulses der Speichenarterie (Art. radialis) ausreichend genau feststellbar (daher **palpatorische Blutdruckmessung** genannt). Der dazu erforderliche Druck in der Manschette wird gleichzeitig an einem (einschenkligen) Quecksilbermanometer abgelesen (s. Abb. 153).

Will man nicht nur das Maximum der Blutdruckschwankung, den sog. systolischen Blutdruck, ermitteln, sondern auch das Minimum der einzelnen Blutdruckschwankung, den sog. diastolischen Blutdruck, feststellen, so verwendet man statt der palpatorischen die **auskultatorische Methode**, d. h. man hört mit einem Hörrohr unterhalb der Oberarmmanschette in der Ellenbeuge die Armarterie ab. Ist der Druck in der Manschette höher als das Blutdruckmaximum, so ist die Arterie dauernd verschlossen und daher auch kein Durchströmungsgeräusch hörbar. Ist der Druck in der Manschette aber geringer als das Maximum und größer als das Minimum der einzelnen Blutdruckschwankung, so wird das Gefäß bei jedem Herzschlag für kurze Zeit **stoßweise eröffnet**, wodurch jedesmal ein **ruckartiges Durchströmungsgeräusch** entsteht. Mit abfallendem Manschettendruck wird das Geräusch zunehmend lauter und dann plötzlich leiser (diastolisches Blut-

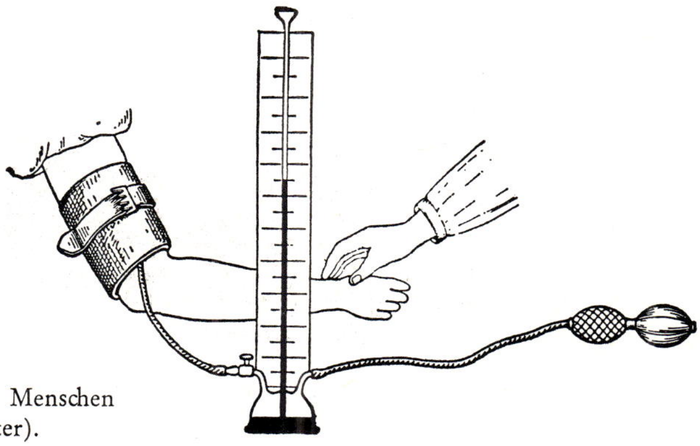

Abb. 153. Blutdruckmessung am Menschen (einschenkliges Quecksilbermanometer).

druckminimum!), bald verschwindet es ganz (Abb. 154). Der Manschettendruck ist dann geringer als das Blutdruckminimum, das Gefäß ist also dauernd eröffnet und das von der stoßweisen Eröffnung herrührende Geräusch fällt damit weg (Abb. 154). Als Normalwert ergibt sich in der Armarterie ein Blutdruckmaximum von etwa 120 mm Hg, als Minimum ein Wert von 80 mm Hg, also eine Blutdruckamplitude von durchschnittlich 40 mm Hg.

So wie die Herzfrequenz verhält sich auch der Blutdruck bei **plötzlicher Arbeit und im Training.** Der Trainierte zeigt niedrigere Ruhewerte des Blutdrucks (Mittelwert etwa 100 mm Hg, sogar ein Absinken bis auf 80 mm Hg kommt vor). Dabei ist die Blutdruckamplitude, das Ausmaß der Schwankungen zwischen Systole und Diastole eines jeden Herzschlages, vergrößert. Der Trainierte steigert die Herzarbeit mehr durch Vergrößerung des Schlagvolumens als durch Steigerung der Herzfrequenz, was ein weit ökonomischeres Verhalten darstellt. Auch hier erweist sich der N. vagus als der eigentliche „Trainingsnerv“ (s. S. 176, 218, 318).

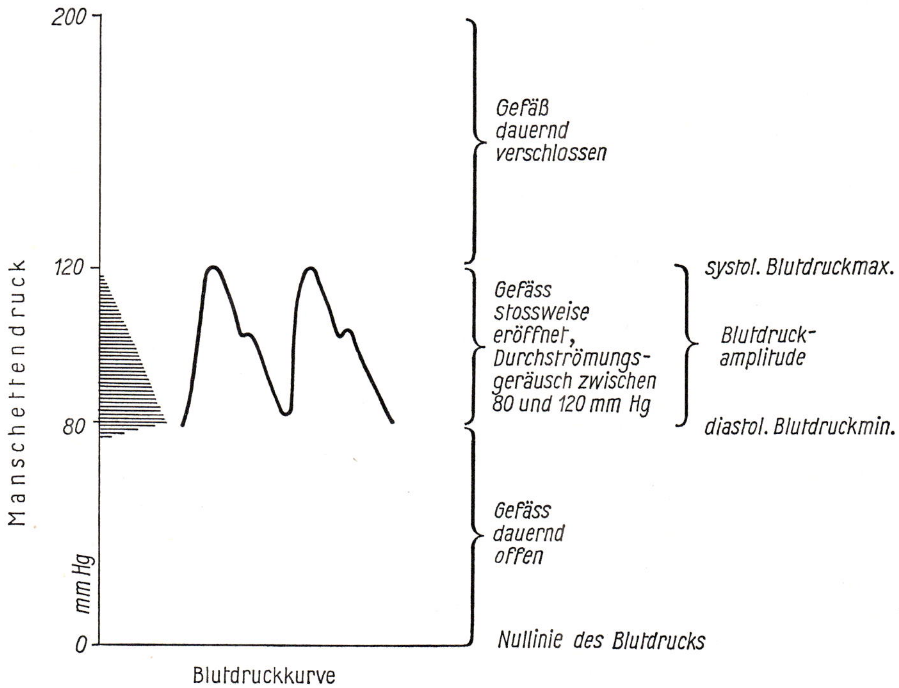

Abb. 154. Zur Erläuterung der auskultatorischen Blutdruckmessung.

Puls

Das, was wir als **Puls** an der Hals- oder Armschlagader mit dem tastenden Finger wahrnehmen können, bedarf noch einer näheren Erläuterung. Wieder können wir zum Verständnis dessen, was eigentlich Puls ist, von einem einfachen physikalischen Modell ausgehen! Wenn wir auf einen dünnwandigen, mit Flüssigkeit gefüllten Gummischlauch (Fahrradschlauch), der an beiden Enden verschlossen ist, einen Schlag mit der Hand ausüben, so entsteht neben dieser Stelle eine Ausbuchtung und Drucksteigerung, die sich wellenförmig über den Schlauch fortpflanzt, am Ende des Schlauches reflektiert wird und deren Geschwindigkeit von der Dehnbarkeit der Wand abhängt. Dieser Erscheinung entspricht der Puls im Blutgefäßsystem. Er hat also nichts zu tun mit dem Strömen der Flüssigkeit, sondern ist eine **Druckwelle,** die mit großer Geschwindigkeit (4–6 m/sec in der dehnbareren Aorta, 9–12 m/sec in der mehr starrwandigen Speichenarterie) über die viel langsamer strömende Flüssigkeit (s. u.) hinweggeht **(Druckpuls)**[1]). Bei der Aufzeichnung des Pulses mit empfindlichen Hebelapparaten kann man auf dem absteigenden Schenkel der Pulskurve noch die Existenz einer zweiten, sog. dikroten Welle nachweisen (Abb. 152 und 155), die unter dem tastenden Finger gewöhnlich nicht mehr wahrnehmbar ist, wohl aber bei verminderter Gefäßspannung im Fieber fühlbar wird (doppelschlägiger Puls).

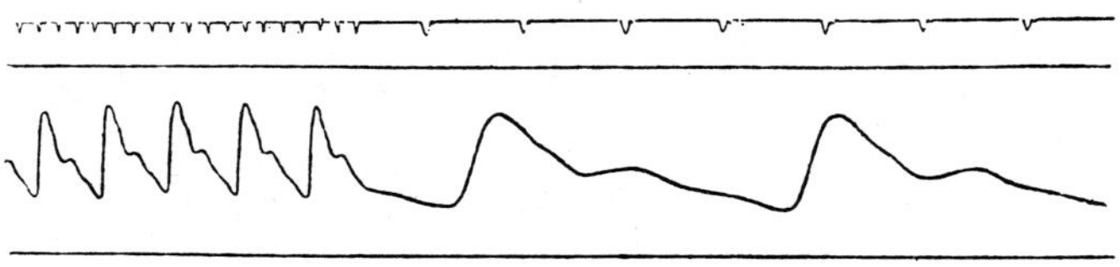

Abb. 155. Puls der Speichenarterie, Zeit in $^1/_5$ sec (bei verschieden schneller Registriergeschwindigkeit).

Die Strömungsverhältnisse im Gefäßsystem

Die weitere **Bedeutung der Elastizität der Blutgefäße** zeigt uns ein anderer Versuch! Wenn wir gleichzeitig durch ein starres Glasrohr und einen dünnwandigen Gummischlauch rhythmisch Flüssigkeit einpressen, so beobachten wir, daß der Abfluß aus dem elastischen Rohr ein mehr kontinuierlicher ist (s. Abb. 156). Die dehnbare Wand nimmt einen Teil des hineingepumpten Flüssigkeitsquantums auf und drückt in der Pause zwischen zwei solchen Stößen gewissermaßen nach. Aus dem gleichen Grunde sinkt der Aortendruck nur wenig ab, obwohl der Kammerdruck in der Diastole des Herzens nahezu auf Null herabgeht. Das bedeutet eine erhebliche Entlastung des Herzmotors; denn bei Stillstand in der Diastole müßte das Gesamtblut mit jeder Systole neu in Bewegung gesetzt werden. Damit wird auch verständlich, daß die Arterienverkalkung (Arteriosklerose) eine erhebliche zusätzliche Herzbelastung darstellt. Es wird also durch diese **Windkesselfunktion** (Abb. 157) der großen Gefäße (wie bei einer Feuerspritze) die rhythmische Arbeit des Herzens in eine mehr kontinuierliche Strömung verwandelt, deren Geschwindigkeit natürlich durch die rhythmische Herzarbeit bedingte, d. h. pulsatorische Schwankungen aufweist **(Strompuls).**

---

[1]) Daher auch das zunehmend spätere Auftreten der Pulswelle an der Halsschlagader (Art. carotis) und der Speicherarterie (Art. radialis); s. Herzschema Abb. 140.

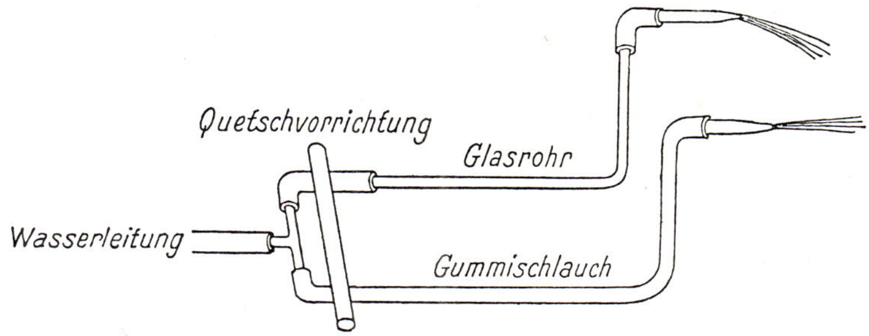

Abb. 156. Modell zur Demonstration der Bedeutung der Elastizität der Blutgefäße.

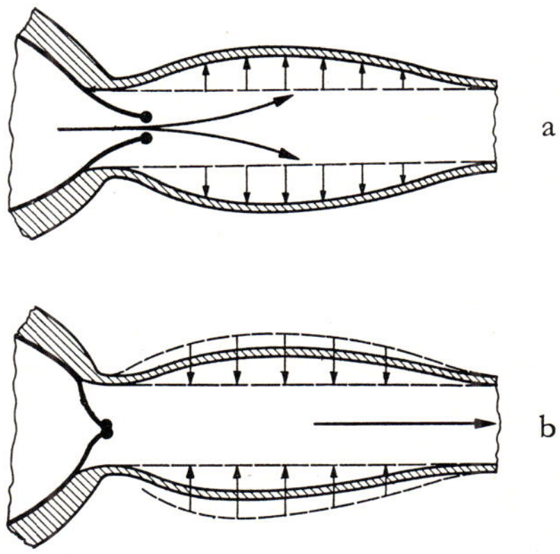

Abb. 157. Windkesselfunktion der Aorta (schematisch) a) systolische Dehnung der Gefäßwand, b) diastolisches Nachdrücken der Wand auf das Blut in der Aorta.

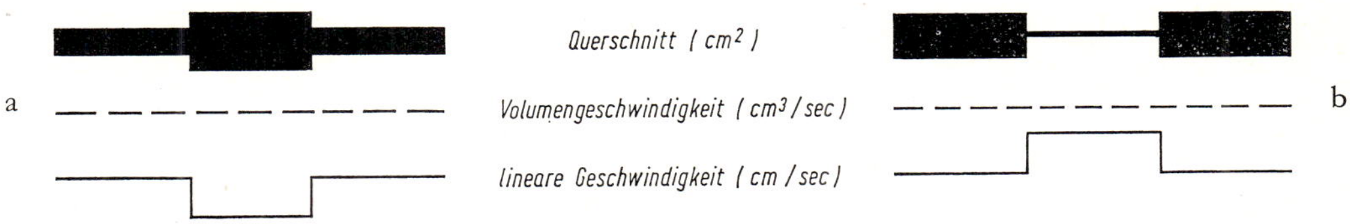

Abb. 158. Das Verhalten von linearer und Volumengeschwindigkeit bei Änderung des Querschnitts: wird der Querschnitt (schwarz gezeichnet) größer (a), so vermindert sich die lineare Geschwindigkeit; wird der Querschnitt kleiner (b), so steigt die lineare Geschwindigkeit, da die Volumengeschwindigkeit (gestrichelte Linie) in beiden Fällen unverändert bleibt.

Auch für die **Geschwindigkeit des Blutstroms** können wir uns die dabei vorliegenden Verhältnisse aus einem physikalischen Modellversuch herleiten (s. Abb. 158). Durch jeden Querschnitt muß in der gleichen Zeiteinheit die gleiche Flüssigkeitsmenge durchfließen, da Flüssigkeit inkompressibel ist, d. h. die **Volumengeschwindigkeit** ist in jedem Querschnitt die gleiche. Daher muß die **lineare Geschwindigkeit,** die in der Zeiteinheit durchflossene Strecke, in einem engen Rohr größer sein als in einem weiten. Der Vergleich der Strömungsgeschwindigkeiten z. B. in Rhein und Bodensee zeigt das ja deutlich! Bei der Anwendung dieser Überlegung auf den peripheren Kreislauf haben wir nur zu beachten, daß der **Gesamtquerschnitt** eines Kapillargebietes im Vergleich zu dem Querschnitt der zugehörigen Arterie mit deren Verzweigung eine mächtige Vergrößerung erfährt. Es wird also die Geschwindigkeit des Blutstroms in den Arterien groß, in den Kapillaren sehr klein und in den Venen wieder groß sein! Tatsächlich findet man in den großen Arterien eine Geschwindigkeit bis zu 50 cm je Sekunde, in den Venen von etwa 20 cm/sec, während in den Kapillaren Werte von etwa 0,5 mm/sec mikroskopisch gemessen werden. Das steht in Übereinstimmung mit der Erwartung, daß an der Stelle, wo der Stoffaustausch, also ein Vorgang, der Zeit gebraucht, stattfindet, eine ganz erhebliche Verlangsamung des Blutstroms eintritt.

Fragen wir noch nach der **Gesamtumlaufzeit** des Blutes, so ergibt sich diese aus der Feststellung, daß Schlagvolumen mal Herzfrequenz (je Minute), das Minutenvolumen, annähernd übereinstimmt mit der Gesamtblutmenge. **In einer Minute** wird also die Blutmenge einmal im Körper zirkuliert sein, wobei allerdings zu berücksichtigen ist, daß namentlich Lungen und Leber erhebliche **Blutdepots** (bis zu $^1/_3$ des Gesamtblutes!) enthalten, die je nach Bedarf in die zirkulierende Blutmenge einbezogen werden können (s. aber dazu S. 192!). Weiter zeigt uns die Beobachtung der Blutströmung z. B. bei der mikroskopischen Betrachtung der Schwimmhäute des Frosches (Abb. 149), daß in den einzelnen Gefäßen die Strömungsgeschwindigkeit in der Mitte und am Rande wegen des hier immer mehr zunehmenden Einflusses der Wandreibung sehr verschieden ist. Die **axiale Geschwindigkeit** kann man z. B. an dem frühesten Wiederauftreten eines intravenös eingespritzten Farbstoffs ermitteln; das würde uns dann die Minimalzeit des Blutumlaufs in diesem schneller strömenden axialen Blutstrom anzeigen. Beim Menschen ergibt sich dann ein Wert von etwa 22 Sekunden. Je nach der Intensität der Arbeit kann sich diese Zeit erheblich verkürzen; gleichzeitig erhöht sich dabei die zirkulierende Blutmenge.

Der venöse Rückstrom

Der **venöse Rückstrom** wird wesentlich unterstützt durch die Atembewegungen, indem namentlich bei der **Einatmung** ein Ansaugen von Blut stattfindet (darum die Aufforderung zum Tiefatmen bei drohender Ohnmacht!). Umgekehrt steigt bei kräftiger Exspiration (Bauchpresse!) der Venendruck an, und das Blut staut sich sichtbar in den Venen. Dann sind es vor allem rhythmische Körperbewegungen, die **Muskelkontraktionen,** die eine Pumpwirkung auf den venösen Rückstrom des Blutes ausüben, wobei die zahlreichen

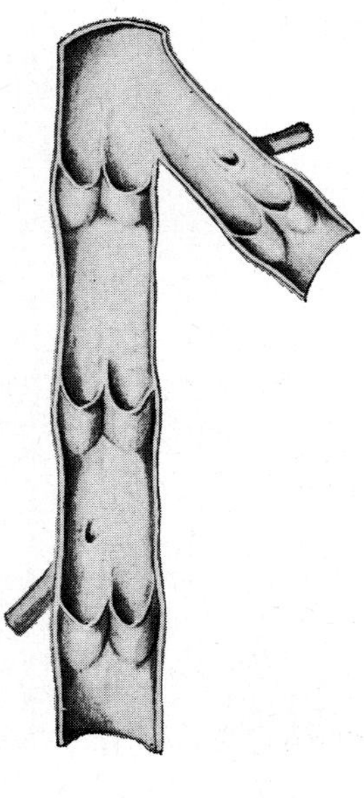

Abb. 159. Venenklappen an einer aufgeschnittenen Beinvene.

Klappen an den Venenwänden die einseitige Richtung der Blutförderung zum Herzen hin unterstützen. Wenn das Gefäßsystem starr wäre, würden Arterien und Venen kommunizierende Röhren bilden, bei denen beide Schenkel der Flüssigkeitssäule gleich hoch stehen. Da es sich aber um dehnbare Wandungen (besonders an den Venen) handelt, sucht der hydrostatische Druck sie auszuweiten. Die Resistenz der **Gefäßwände** wird bestimmt von ihrer Elastizität und dem Spannungszustand (Tonus) der Gefäßmuskeln. Daher finden wir an den unteren Extremitäten besonders muskelstarke Venenwände. Am deutlichsten zeigt das die Tatsache, daß Kaninchen und Schlangen bald sterben, wenn sie in senkrechte Lage gebracht werden, da ihnen diese für sie ungewohnte Tonuseinstellung fehlt: das Blut versackt in die abhängigen Partien. So werden auch abnorme Körperlagen, z. B. bei nach unten hängendem Kopf, vom Turner wegen seines besser einregulierten **Gefäßtonus** besser vertragen, während kreislauflabile Menschen leicht bei längerem Stehen blaß, schwindelig und sogar ohnmächtig werden (sog. orthostatischer Kollaps). Die hydrostatische Druckbelastung der Venenwände wird beim stehenden Menschen besonders an den Beinvenen durch die **Venenklappen** vermindert (Abb. 159). Daß es bei zu nachgiebigen Venenwänden namentlich an den unteren Extremitäten leicht zur Stauung (Stagnation) des Blutes und zur Erweiterung der Venen („Krampfadern“) kommen kann, ist bekannt.

Die Regelung des Blutdrucks und der Durchblutung

Auf Grund des hohen Gefäßinnendruckes ist bereits zu erwarten, daß die Blutgefäße dauernd eine gewisse Wandspannung aufweisen, die dem Gefäßinnendruck entgegenwirkt. Bei der Besprechung des venösen Rückstromes wurde schon auf deren Bedeutung hingewiesen. Diese Wandspannung der Gefäße, die wir ihren **Tonus** nennen, wird besonders auf nervösem Wege durch die vasomotorischen Nerven aufrechterhalten. Diese verlassen das Rückenmark als Fasern des sympathischen Nervensystems über die vorderen Wurzeln und verlaufen in den gemischten Nerven zur glatten Muskulatur der Haut- und Muskelgefäße und über den sympathischen Grenzstrang zur glatten Muskulatur der Eingeweide und deren Gefäße. Auf diesen nervösen Wegen laufen also dauernd von den höheren Zentren des Gehirns herkommende **vasokonstriktorische Impulse.** *Claude Bernard* machte diese grundlegende Entdeckung am Kaninchenohr: einseitige Sympathicusdurchschneidung

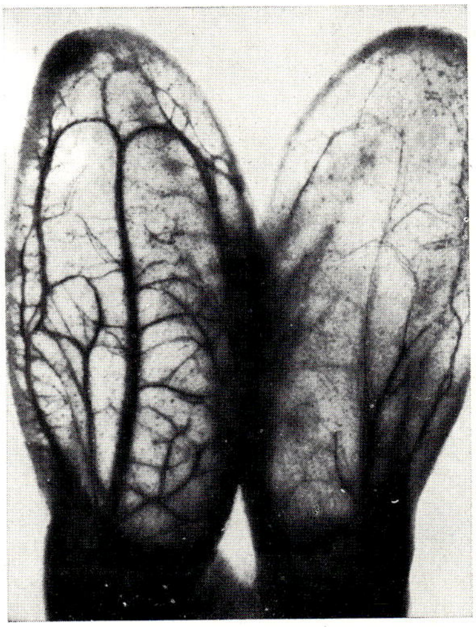

Abb. 160. Kaninchenohren, im durchfallenden Licht photographiert, nach einseitiger Sympathicusdurchschneidung mit nachfolgender Gefäßerweiterung und Mehrdurchblutung des linken Ohres.

hat Gefäßerweiterung und Mehrdurchblutung des Ohres zur Folge (Abb. 160). Neben diesem nervösen Tonus hat die glatte Muskulatur selbst auch noch einen sog. **autonomen Tonus,** der eine Grundeigenschaft der glatten Muskulatur ist und bei dieser noch einmal besonders besprochen wird (S. 297 f.).

Die normale Engstellung der Gefäße ist von entscheidender Bedeutung für die Aufrechterhaltung des Blutdruckes und für die Regelung der Durchblutung der Organe. Was das Herz bei Körperarbeit zusätzlich leistet, ist die Förderung eines erheblich vergrößerten Minutenvolumens, das von 4–5 *l* bis auf 20–30 *l* steigen kann. Die richtige Verteilung dieser minutlich geförderten Blutmenge ist **Aufgabe der peripheren Kreislaufregulation.** Vornehmlich dem Darm-Pfortader-Lebersystem und der Durchblutung von Haut, Muskeln und Extremitäten fällt diese Aufgabe zu, während die besonders lebenswichtigen kurzen Nebenschlüsse des Kreislaufs (Herz, Niere, Schilddrüse, vgl. S. 166) praktisch nicht an der peripheren Kreislaufregulation teilnehmen, sondern stets gleichbleibend reichlich durchblutet werden. Der Organismus muß bei der Durchblutungsregulation in großem Ausmaß Blutverschiebungen zu den Stellen des Bedarfs vornehmen; denn die Blutmenge von etwa 4–5 *l* ist relativ zu klein, um allen Organen das Höchstmaß an Durchblutung zu gewähren. Schon aus diesem Grunde ist die normale Engstellung der Gefäße so bedeutsam. Bei allgemeiner Gefäßerweiterung kommt es zum Kollaps des Kreislaufs. Die normale Engstellung der Gefäße ist aber auch die Voraussetzung für eine Blutverschiebung zu den tätigen Organen, d. h. für deren **Mehrdurchblutung**; denn Radienänderungen der Blutgefäße stellen das wirksamste Mittel dar, um Änderungen der Durchblutung herbeizuführen. Ein schon altes physikalisches **Gesetz von Hagen und Poiseuille** besagt nämlich, daß beim Durchfluß von Flüssigkeit durch eine Kapillare die in einer bestimmten Zeit ausfließende Flüssigkeitsmenge proportional der vierten Potenz des Radius ist, d. h. eine Verdoppelung des Gefäßradius führt zu einer Durchblutungssteigerung auf das 16fache! Kleine Radienänderungen bewirken also erhebliche Durchblutungsänderungen. Bei jeder Durchblutungssteigerung erfolgt in der Tat eine Radienvergrößerung der Gefäße, ja es werden sogar zahlreiche in Ruhe verschlossene Gefäße neu eröffnet. **Die Zahl der durchbluteten Gefäße und deren Radienvergrößerungen sind die wirksamen Mittel zur Erreichung einer „Hyperämie“** (sichtbar beim Erröten!).

Wir haben nun zu fragen, wie solche Gefäßerweiterungen zustande kommen. Es gibt zwar außer den vasokonstriktorischen Nerven bei wenigen Organen ebenfalls zum vegetativen Nervensystem gehörende spezielle vasodilatierende Nerven, allerdings nur bei der Muskulatur und den äußeren Genitalorganen. Von größerer Bedeutung ist die Tatsache, daß das Tätigkeitsausmaß eines Organs, seine **Stoffwechsellage,** entscheidend für die Durchblutung ist; denn *mit jeder Steigerung des Stoffwechsels werden die vasokonstriktorischen Impulse des Sympathicus zunehmend weniger wirksam, und ebenso vermindert jede Vermehrung von Stoffwechselprodukten, der sog. Metabolite, auch den autonomen Tonus der glatten Muskulatur.* In jedem Fall erfolgt so in Abhängigkeit vom Tätigkeitsausmaß eine Steigerung der Durchblutung, so daß die Stoffwechselprodukte sozusagen selbst ihre Wegspülung besorgen. So erklärt sich, daß die Durchblutung des Muskels in außerordentlich feiner Abstimmung an die jeweilige Arbeitsleistung angepaßt ist (Abb. 161), und so wird auch verständlich, daß nach einer Drosselung der Durchblutung (Abschnürung, Kälte!) infolge der Anhäufung von Stoffwechselprodukten eine **»reaktive Hyperämie«** eintritt. Auch die Rötung beim Sonnenbrand beruht auf dem Freiwerden eines Stoffwechselproduktes, des Eiweißabbauproduktes Histamin, das auf die Kapillaren stark gefäßerweiternd wirkt. Auch bei den Gefäßen der Schweißdrüsen und der Speicheldrüsen spielen stark vasodilatierende Stoffwechselprodukte, Bradykinine genannt, eine bedeutsame Rolle.

Bei Gehirn und Lunge steht der autonome Tonus der glatten Gefäßwandmuskulatur im Vordergrund, während bei der Hautdurchblutung der **nervöse Tonus** die größere Bedeutung hat. Das ist deshalb wesentlich, weil die Durchblutungsregelung nicht nur im Dienste

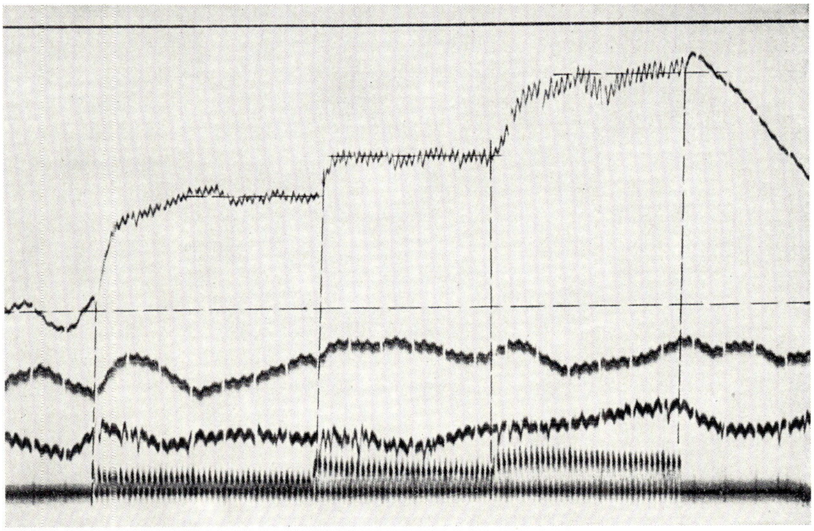

Abb. 161. Sobald der Muskel rhythmisch zu arbeiten beginnt (unterste Kurve), steigt seine Durchblutung an. Wird die Hubhöhe gesteigert, so steigt auch die Durchblutung höher an. Blutdruck und die Durchblutung eines ruhenden Muskels ändern sich dabei nicht. Nach Beendigung der Arbeit fällt die Durchblutung wieder auf den Ruhewert ab *(Rein)*.

der Gewebsernährung steht, sondern namentlich an der Haut zugleich auch der **Wärmeregulation** des Organismus dient. Ein großer Teil der Wärmeabgabe erfolgt vom Blut aus durch die Haut. Die Hautdurchblutung ist also, einem Autokühler vergleichbar, ein wesentlicher Thermoregulator. Tauchen wir ein Bein in kaltes Wasser, so wird zum Zwecke der Verminderung der Wärmeabgabe die ganze Haut mit Gefäßverengerung (Blässe) reagieren und beim Eintauchen in heißes Wasser breitet sich die Rötung über den ganzen Körper aus. Die Abhärtung (Hautdurchblutung!) ist daher ebenso wie der Sport in vieler Hinsicht in erster Linie ein Training unserer Vasomotoren!

Durch die Gefäßweitenänderung wird also bewirkt, daß im Organismus ganz erhebliche **Blutverschiebungen** stattfinden können, indem das eine Gefäßgebiet seine feineren Gefäße verengert und dafür andere eröffnet werden. Alle diese Umstellungen, besonders die Eröffnungen und Erweiterungen von Gefäßen im tätigen Gebiet, dürfen keinesfalls von Verminderungen des Gesamtwiderstandes im Kreislauf und damit von Verminderungen des Blutdrucks begleitet sein; denn abgesehen von einer Verminderung der Blutmenge (z. B. durch starke Wasserverluste wie bei Cholera und Lungenödem) und einem Nachlassen der Herzkraft wird der Blutdruck namentlich bei Verminderung des Strömungswiderstandes, d. h. bei allgemeiner Gefäßerweiterung, absinken. Das würde die Versorgung des in dieser Hinsicht besonders anspruchsvollen Organs, des Zentralnervensystems, gefährden. Die bei Blutdruckabfall eintretende Ohnmacht zeigt das ja deutlich! Der Gefahr einer Blutdrucksenkung wird durch Gefäßverengerung in untätigen Gebieten und durch Erhöhung der zirkulierenden Blutmenge vorgegriffen; denn etwa 20% der Gesamtblutmenge liegen als **Blutdepot** besonders in Lunge und Leber und werden bei Bedarf (Erstickungsgefahr, Blutverlust, Muskelarbeit) durch den N. sympathicus aus den Depots entspeichert und der zirkulierenden Blutmenge zugeführt, wodurch das Herz seinerseits zu einer größeren Förderleistung und einer Erhöhung der Umlaufgeschwindigkeit des Blutes veranlaßt wird.

Allerdings darf man den Begriff des Blutdepots nicht zu wörtlich nehmen. Meist handelt es sich bei den Depotorganen lediglich um eine stark verlangsamte Zirkulation, so daß man eine Unterscheidung in zirkulierende und nicht-zirkulierende Blutmenge eigentlich nicht vornehmen kann und auch nur mit Einschränkung von einer „Entspeicherung" aus den Blutdepots sprechen kann, da es sich lediglich um allerdings oft ganz beträchtliche Änderungen der Strömungsgeschwindigkeit des Blutes handelt. Jede Erhöhung des Minutenvolumens des Herzens erfolgt jedenfalls zunächst dadurch, daß die „Schleusen" der dem Herzen vorgeschalteten Depotorgane (Lungen, Leber) geöffnet werden. – Das ganze System vom Bereich der Körperkapillaren bis zum linken Vorhof, also einschließlich des rechten Ventrikels und des Lungenkreislaufs, kann als „Kapazitätssystem" oder auch als „Niederdrucksystem" charakterisiert werden. In ihm haben wir wandschwache, stark dehnbare und relativ weite Gefäße mit entsprechend hoher Kapazität und geringem Widerstand, seine Dehnbarkeit und sein Fassungsvermögen sind entsprechend viel größer als beim arteriellen System, das vom linken Ventrikel bis zum Bereich der Körperkapillaren reicht, durch wandstarke, wenig dehnbare und relativ enge Gefäße ausgezeichnet ist und daher auch als „Hochdrucksystem" oder „Widerstandssystem" bezeichnet werden kann. Dementsprechend finden sich nur etwa 15% der Blutmenge auf der arteriellen Seite, 85% dagegen im Niederdrucksystem, und Bluttransfusionen führen zunächst nur zur Erhöhung des Blutvolumens im Kapazitätssystem. Jeder Teil des Niederdrucksystems kann grundsätzlich erhebliche Blutvolumina aufnehmen oder abgeben.

Die Beispiele zeigen, welche Bedeutung die vom Zentralnervensystem, besonders von dem **Vasomotorenzentrum** in der Medulla oblongata herkommenden Impulse haben, um die Durchblutung der einzelnen Organsysteme aufeinander abzustimmen. In sehr eleganter Weise ist die Existenz der vasomotorischen Zentren bewiesen worden. Legt man um das verlängerte Mark (Medulla oblongata) einen dünnwandigen Schlauch und leitet durch diesen eiskaltes Wasser, so sinkt durch diese „reizlose Ausschaltung" des Vasomotorenzentrums infolge allgemeiner Gefäßerweiterung im Körper der Blutdruck rapide ab, um beim Durchleiten von warmem Wasser wieder anzusteigen (s. Abb. 162). Auch Beobachtungen am Krankenbett zeigen uns die Bedeutung dieser zentralen Vasomotorenregu-

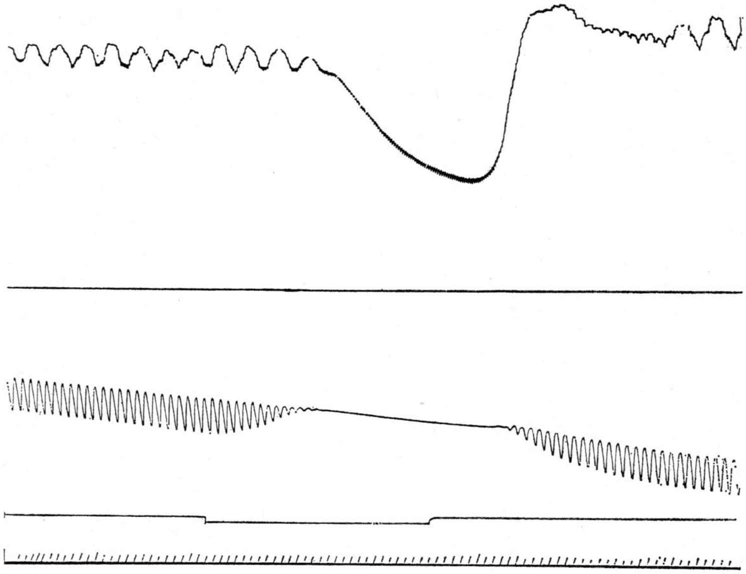

Abb. 162. Verhalten von Blutdruck (obere Kurve) und Atmung (untere Kurve) bei Halsmarkkühlung (Dauer der Kühlung über die Zeitschreibung markiert) *(W. Trendelenburg).*

lation! Bestimmte, durch bakterielle Infektion bedingte Krankheiten haben ihre besondere Gefährlichkeit dadurch, daß die eingedrungenen Bakterien Gifte (Toxine) erzeugen, die in besonderem Maße das **Vasomotorenzentrum** zu lähmen vermögen. Da nun, wie wir (S. 189) sahen, normalerweise der vasokonstriktorische Einfluß überwiegt, bedeutet eine Lähmung des Vasomotorenzentrums Blutdruckabfall infolge allgemeiner Gefäßerweiterung, die sich besonders in dem größten Kapillargebiet des Körpers, dem Baucheingeweidegebiet (Splanchnikusgebiet), bemerkbar macht. Dieses wird gewissermaßen zum Überschwemmungsgebiet des Körpers, der Organismus verblutet in sein eigenes, zu weit gewordenes Kreislaufgebiet, und das Herz pumpt schließlich leer. So beruht dieser Tod an „Herz"schwäche eigentlich auf einer Kreislaufschwäche, auf einem Versagen der Gefäßweitenregulation!

Auch das therapeutische Handeln des Arztes wird von diesen Vorstellungen bestimmt. In den Nebennieren sondert der Organismus einen Stoff ab, der in der für die Produkte der inneren Sekretion charakteristischen Weise direkt in die Blutbahn abgegeben wird. Dieser Stoff, der also den sog. Hormonen zuzurechnen ist, ist das **Adrenalin,** das in den ganz geringen Mengen, in denen es normalerweise im Blut kreist, eine Gefäßerweiterung im tätigen und eine Verengerung im untätigen Gebiet bewirkt; es dient also damit ebenfalls der Aufgabe der Verteilung des Blutes zu den Stellen des Bedarfs. In relativ großen Dosen bewirkt es (wie Sympathicusreizung, s. S. 270) starke Gefäßverengungen und damit erhebliche Blutdrucksteigerungen (s. Abb. 163). Bei dieser Substanz ist es zum erstenmal gelungen, ein Hormon synthetisch herzustellen; das ermöglichte die Verwendung von Adrenalinabkömmlingen als hervorragende Mittel zur Bekämpfung der Kreislaufschwäche und als Zusatz zum Anästhetikum (Kokain oder Novokain) bei der örtlichen Betäubung, um dadurch Blutungen zu vermindern und zugleich die Wirksamkeit der Lokalanästhesie zu verlängern.

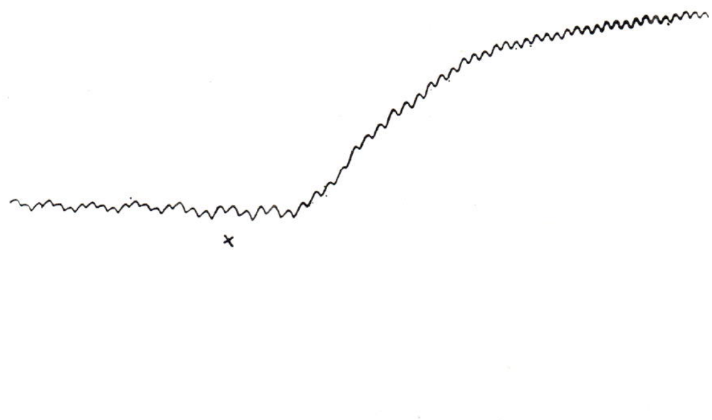

Abb. 163. Blutdrucksteigerung nach Injektion von Nebennierenextrakt (×).

Die Regelung des Blutdrucks durch Herz-Kreislaufreflexe

Es wurde oben schon erwähnt, daß die Aufgabe des Herzens bei körperlicher Arbeit in erster Linie die Förderung eines entsprechend vergrößerten Minutenvolumens ist, d. h. es steigen Schlagvolumen und Frequenz des Herzens erheblich an. In der Tat erhöht sich bei einer Steigerung der Herzarbeit, die sich aus den Faktoren: Druck (**p**), Volumen (**V**) und Frequenz (**F**) zusammensetzt (s. S. 176), der Druck nur wenig (um 30–40 mm Hg), ja der Körper ergreift direkt regulatorische Maßnahmen, ihn nicht weiter ansteigen zu lassen. Er hat offenbar im wesentlichen nur ein Interesse daran, ihn namentlich wegen der Blutversorgung des besonders empfindlichen Zentralnervensystems nicht absinken zu lassen. Tatsächlich werden bei einem generellen Anstieg des Kohlensäurespiegels und anderer Metaboliten im Blut, wie das bei Schwerstarbeit, Erstickung u. a. der Fall ist, die Herzkranz- und Gehirngefäße durch lokale Einwirkung der Metaboliten erweitert und damit die ausreichende Versorgung dieser besonders lebenswichtigen Organe gesichert, während in den übrigen Gefäßgebieten durch Erregung des Vasomotorenzentrums der Tonus der Gefäße verstärkt wird und der Blutdruck daher etwas ansteigt. Gleichzeitig erfolgt in dieser „Katastrophensituation" unterstützend eine Adrenalinausschüttung aus den Nebennieren in die Blutbahn. Diese Maßnahmen dienen der Verhinderung eines generellen Blutdruckabfalls. Da der Organismus andererseits an exzessiven Steigerungen des Blutdrucks nicht interessiert ist – eine Mehrdurchblutung tätiger Organe ist auf diese Weise ja nicht durchführbar! –, wird sogar jeder unerwünschten Blutdrucksteigerung durch besondere nervöse Reflexmechanismen entgegengearbeitet, die wir unter dem Namen **„Blutdruckzügler"** zusammenfassen. Besonders bedeutsam ist der sog. **Depressorreflex.** Im Anfangsteil der großen Körperschlagader, im Aortenbogen, liegen in der Gefäßwand feinste sensible Nervenendigungen (Depressorast des N. vagus). Wird die Wand der Aorta durch übergroßen Blutdruck gedehnt, so veranlaßt die Erregung dieser Nervenendigungen auf dem Weg über das Vasomotorenzentrum eine periphere Gefäßerweiterung und damit eine Blutdrucksenkung, und außerdem wird durch Umschaltung auf den N. vagus die Frequenz der Herztätigkeit herabgesetzt. Entsprechend tritt auch im Experiment bei starker Vagusreizung ein erhebliches Absinken des Blutdrucks ein. Da das Herz durch die Frequenzabnahme bei jedem Herzschlag eine vermehrte Füllung erhält, vergrößert sich dabei die Amplitude der einzelnen pulsatorischen Blutdruckschwankungen (sog. **Vaguspulse**) (s. Abb. 164). Wie wir sahen, führt eine Steigerung des mittleren arteriellen Druckes auf die beschriebene Weise zu seiner Senkung. Diese Blutdruckzügler treten aber nicht nur bei unerwünscht großen Blutdrucksteigerungen in Aktion, sondern auch zur Aufrechterhaltung der normalen Höhe des Blutdrucks; denn wenn die Senkung über das Ziel hinausschießt, steigt der Blutdruck durch den gleichen nervösen Mechanismus entsprechend wieder an. Die normale Wandspannung der Gefäße wirkt also bereits dauernd regulierend auf die Blutdruckhöhe ein, was auch daraus hervorgeht, daß nach Durchschneidung der Nerven langdauernde Herzfrequenz- und Blutdrucksteigerungen auftreten. An der Teilungsstelle der Halsschlagader ist noch ein weiteres blutdruckregulierendes („pressorezeptorisches") Feld bekanntgeworden, das entsprechend dem Depressorreflex an der Aorta funktioniert, so daß eine Druckerhöhung in diesem sog. **Carotissinus** eine Blutdrucksenkung vornehmlich durch Gefäßerweiterung bewirkt (s. Abb. 165), eine überraschende physiologische Erklärung der Wirksamkeit eines hierhin treffenden Knockout-Schlages[1])!

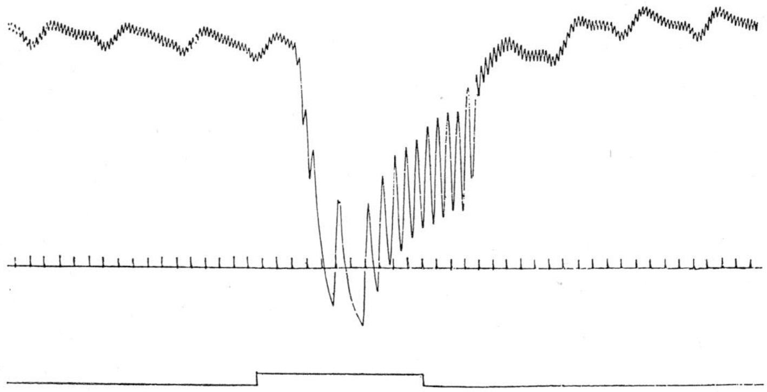

Abb. 164. Blutdruck bei Vagusreizung (Untere Kurve: Markierung der Reizdauer, darüber Zeitschreibung).

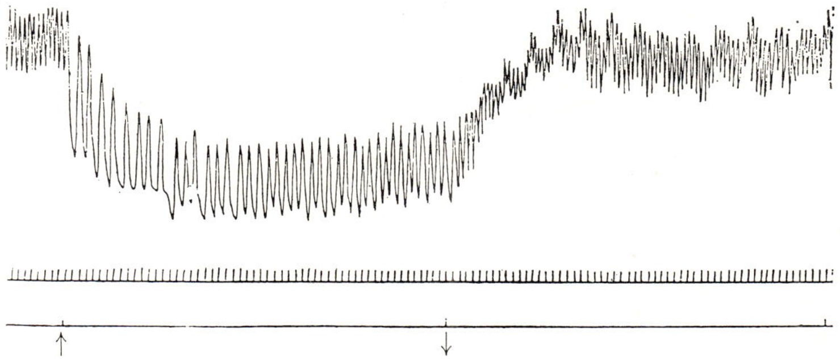

Abb. 165. Blutdruckkurve, von ↑ bis ↓ Reizung der Carotissinusnerven durch Druckerhöhung im abgebundenen Carotissinus *(H. E. Hering).*

[1]) Der **Knockout** ist übrigens nicht einheitlich in seiner Ursache. Außer der Auslösung über die Herz-Kreislaufnerven gibt es auch Formen, die zentral vom Gehirn aus bewirkt werden (nach Art einer Gehirnerschütterung mit einem Versagen des Gleichgewichtsapparats). Auch können direkte Schläge auf die Herzgegend (Herzhaken) Störungen der Herztätigkeit mit steilem Blutdruckabfall und dadurch bedingter Bewußtlosigkeit (Blutleere des Gehirns) auslösen.

Das Blut

Chemische Zusammensetzung und zelluläre Elemente des Blutes

Es ist die Aufgabe des durch die Herztätigkeit unterhaltenen Blutkreislaufs, Sauerstoff und Nährstoffe an die Zellen des Körpers heranzubringen und die Abfallstoffe des Zellstoffwechsels wieder fortzuschaffen. Das weist schon darauf hin, daß die Gesamtheit aller im Blut sich abspielenden physikalischen und chemischen Vorgänge auch nicht annähernd erschöpfend dargestellt werden kann und daß uns dieser „besondere Saft" eine Menge ungelöster Probleme aufgibt, deren Kreise sich mit jeder neuen Erkenntnis immer mehr erweitern. Eigentümlich ist schon seine **Zusammensetzung.** Über die wichtigsten Bestandteile des Plasmas bzw. des Serums sei an dieser Stelle eine kurze Übersicht gegeben. Die genaue quantitative Bestimmung und im Krankheitsfall die Abweichungen von den Normalwerten sind klinisch bedeutsam, wobei natürlich der physiologische Streuungsbereich der Werte zu berücksichtigen ist. Einzelheiten sind speziellen Büchern über die Laboratoriumsdiagnostik zu entnehmen. Hauptbestandteil ist natürlich mit 90% das *Wasser.* Von den *organischen Substanzen* sind zu nennen die Fette und Lipoide (Fette, Cholesterin, Lezithin), die *Kohlenhydrate* (70–110 mg% Glucose) und mit etwa 7–8% das *Eiweiß,* und zwar 2–3% Globuline, 4–5% Albumine und 0,3% Fibrinogen. Nichteiweißartige, aber N-haltige Stoffe, der sog. *Reststickstoff* beträgt 19–30 mg%. Besonders zu erwähnen sind Harnstoff, Harnsäure, Kreatin, Kreatinin, Bilirubin und Aminosäuren. An *anorganischen Substanzen* sind zu nennen das Kochsalz (NaCl), Natrium, Kalium, Kalzium, Magnesium und Phosphate. Weitere Stoffklassen im Blut sind die *Hormone* und *Fermente* (Lipase, Diastase, Maltase, Proteinasen usw.), die Blutgase (O_2, CO_2, N_2) und die Immunkörper (Bakteriolysine, Agglutinine, Antitoxine, Präzipitine usw.). Auf die Bedeutung der einzelnen Blutbestandteile werden wir im Lauf unserer Betrachtung zurückkommen.

In dem Plasma, der Blutflüssigkeit, sind **körperliche Formbestandteile** suspendiert, die roten und die weißen Blutkörperchen und die Blutplättchen (s. Abb. 54 und 167). Die Normalzahl im mm^3 (oder μl) beträgt für die **roten Blutkörperchen (Erythrozyten),** deren Bildungsstätte das rote Knochenmark ist, ca. 5 Millionen; sie stellen kernlose elastische

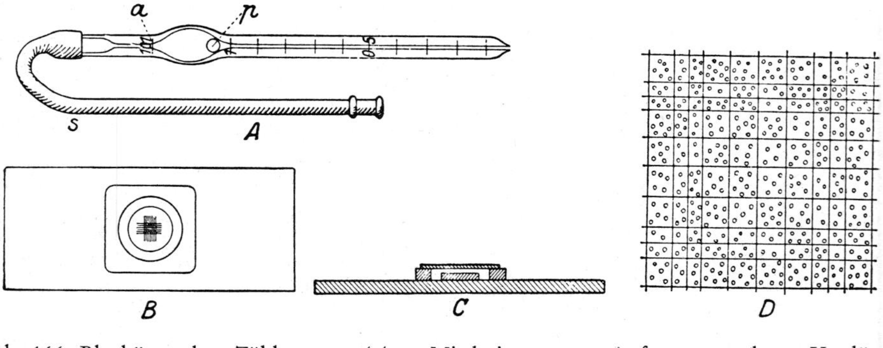

Abb. 166. Blutkörperchen-Zählapparat (*A* = Mischpipette zum Aufsaugen und zur Verdünnung des Blutes auf 1:100; *B* = Zählkammer in der Aufsicht ohne Deckglas; *C* = im Längsschnitt mit Deckglas; *D* = Bild der gefüllten Kammer unter dem Mikroskop).

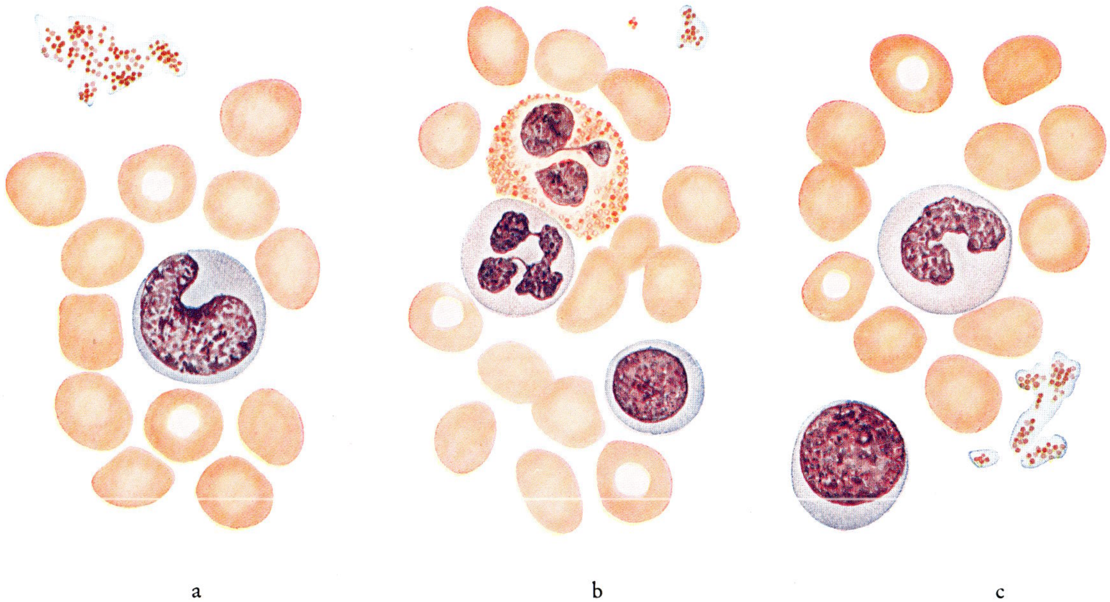

Abb. 167. Blutausstrich (Mensch). a) Erythrozyten und ein Monozyt, links oben Thrombozytenhaufen. b) Erythrozyten mit drei Leukozyten — von oben nach unten: eosinophiler Granulozyt, neutrophiler segmentkerniger Granulozyt, kleiner Lymphozyt. c) Erythrozyten mit zwei Leukozyten. Oben ein neutrophiler stabkerniger Granulozyt, unten ein großer Lymphozyt. Auch im Blutbild von b und c liegen Thrombozyten (aus BENNINGHOFF-GOERTTLER).

Scheibchen mit napfförmiger Eindellung dar (7,5 μ Durchmesser) und haben eine Lebensdauer von etwa 120 Tagen. Ihr Abbau erfolgt in Knochenmark, Milz und Leber. Bei den **weißen Blutkörperchen (Leukozyten)**, die in Lymphknoten, Milz und Knochenmark gebildet werden und die im Gegensatz zu den Erythrozyten einen Zellkern aufweisen, schwankt die Anzahl je mm³ Venenblut zwischen 4000 und 10 000. (Zur diagnostischen Verwertung müßte daher grundsätzlich der Normalwert bei Gesundheit des Patienten bekannt sein!). Die Zahl der **Blutplättchen (Thrombozyten)** beträgt in der gleichen Volumeneinheit einige Hunderttausend. Sie sind sehr unbeständig, da sie bei Blutentnahme sofort zusammenballen und zerfallen. Ihre wichtigste Funktion haben sie bei der Blutgerinnung. Über die prozentuale Verteilung der einzelnen Formen der weißen Blutkörperchen (**„Blutbild“**) s. S. 73 f. und Abb. 54 und Abb. 167.

Die praktisch wichtige **Zählung** der roten Blutkörperchen wird nach genauer Verdünnung auf 1 : 100 unter dem Mikroskop in einer besonders konstruierten **Zählkammer** vorgenommen, die Raumteile von $^1/_{20} \cdot {}^1/_{20}$ mm² Grundfläche und eine Höhe von $^1/_{10}$ mm aufweist. So ist es möglich, mit hinreichender Genauigkeit die Zahl der körperlichen Blutelemente zu bestimmen, da jeder kleinste Raumteil der mit dem verdünnten Blut zu beschickenden Zählkammer $^1/_{4000}$ mm³ umfaßt (s. Abb. 166). – Die Zählung der weißen Blutkörperchen wird bei einer Verdünnung auf 1:10 vorgenommen nach Zerstörung der roten Blutkörperchen durch 1%ige Essigsäure und evtl. Kernfärbung der weißen Blutzellen durch Gentianaviolett.

Eigenartigerweise hat sich die Zahl der Lymphozyten in den letzten Jahrzehnten von 20% bis auf 40% erhöht. Eine erhebliche Vermehrung der eosinophilen Zellen findet man bei allergischen Erkrankungen (Nesselsucht, Heuschnupfen, Asthma usw.). Eine Vermehrung der neutrophilen Granulozyten ist ein Zeichen der Infektabwehr. Bei der *Leukämie*, einer geschwulstartigen Erkrankung der Bildungsstellen der weißen Blutkörperchen, werden im Übermaß unreife Formen in das Blut ausgeschüttet.

Die Blutgerinnung

Ein besonders eindrucksvoller Vorgang, der beim Blut allgemein bekannt ist, ist der der **Gerinnung.** Das Beispiel der Bluterkrankheit (Hämophilie), bei der dieser wichtige Vorgang gestört ist und bei der daher kleine Verletzungen zu unstillbaren Blutungen bis zum Verblutungstod führen können, zeigt uns die Lebensnotwendigkeit dieses Vorgangs. Wir verstehen ihn am besten, wenn wir frisch aus einer angeschnittenen Arterie ausgeströmtes Blut in einem Glasgefäß auffangen und sich selbst überlassen. Bei Körpertemperatur scheidet sich nach etwa 5–7 Minuten von einer goldgelben Flüssigkeit eine elastisch-gallertige Masse ab, die als **Blutkuchen** bezeichnet wird (s. Abb. 168). Dieser besteht aus einem bei der Gerinnung sich abscheidenden Faserstoff, dem **Fibrin,** in dessen Netzwerk sich die Blutkörperchen festsetzen. Diese Fibrinfäden ziehen sich zusammen und pressen das Serum aus, ein Vorgang, der namentlich bei Schnittwunden die Zusammenziehung der Wundränder wesentlich unterstützt. Durch Schlagen frisch entnommenen Blutes mit einem Besen, Holzstab oder dgl. können wir das Fibrin allein zur Abscheidung bringen. Waschen wir aus dem abgeschiedenen Fibrin noch die letzten Reste daran haftender Blutkörperchen aus, so präsentiert es sich als eine weiße faserige Eiweißsubstanz, die also die Grundlage eines jeden Blutgerinnsels darstellt. In einem derartig defibrinierten Blut haben wir daher nur noch die Formelemente, die Blutkörperchen, und die übrigbleibende Flüssigkeit vor uns, die wir jetzt Serum nennen (**Plasma = Serum + Fibrinogen).** Plasma, also gerinnungsfähige Blutflüssigkeit, können wir daher auch gewinnen, wenn wir frisch entnommenes Blut zentrifugieren und dadurch die spezifisch etwas schwereren Blutkörperchen von der Blutflüssigkeit trennen. Der eigenartige, für die Gerinnung charakteristische Vorgang der Umwandlung des gelösten Fibrinogens in das faserige Fibrin

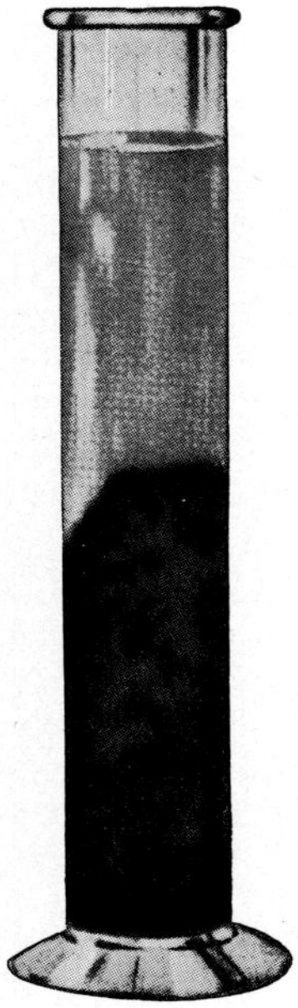

Abb. 168. Spontan geronnenes Blut (Blutkuchen und Serum).

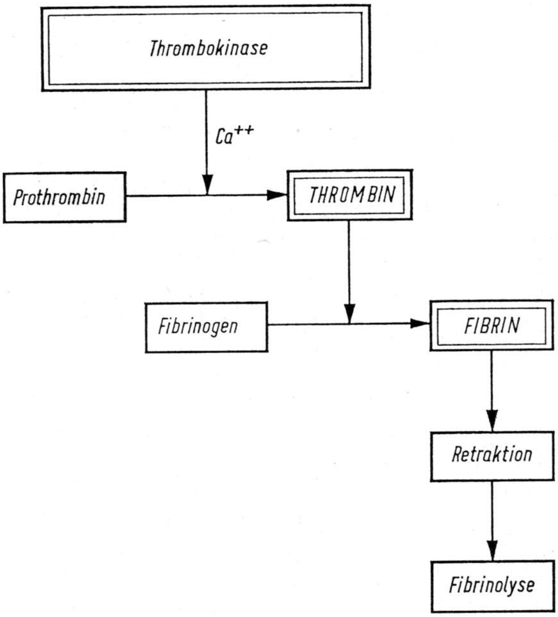

wirft die Frage auf, warum normalerweise das Blut in unseren Adern nicht gerinnt. Die Strömung des Blutes ist nicht der Grund dafür; denn wir können ein Blutgefäß beiderseits abbinden, ohne daß es darin zur Gerinnung kommen muß. Voraussetzung für eine Gerinnung ist vielmehr die Berührung des Blutes mit Fremdkörpern oder verletztem Körpergewebe, besonders der lädierten Gefäßinnenhaut, der sog. Gefäßintima. Bei Kontakt mit den Fremdoberflächen werden Reaktionen eingeleitet, die schließlich zur Bildung von Fibrin führen können. Hieran sind maßgeblich die Blutplättchen (Thrombozyten) beteiligt, von denen seit langem bekannt ist, daß sie nach Verlassen des Gefäßes außerordentlich schnell zerfallen. Darum konnte ihre Zahl oben auch nur ungefähr angegeben werden.

Die erste *vorläufige Blutstillung* erfolgt durch einen „Plättchenpfropf", d. h. einer Zusammenballung von Thrombozyten; eine gleichzeitig erfolgende Gefäßkontraktion unterstützt die vorläufige Blutstillung.

Die *endgültige Blutgerinnung* ist ein recht komplizierter Vorgang, an dem wir mehrere Phasen unterscheiden können. In einer *Vorphase* des Gerinnungsvorgangs kommt es zur Bildung der *Thrombokinase,* die übrigens auch aus Gewebstrümmern frei wird. Wir unterscheiden deshalb eine Gewebsthrombokinase und eine Blutthrombokinase, an deren Bildung eine ganze Anzahl von Gerinnungsfaktoren beteiligt ist. Die Thrombokinase veranlaßt bei Anwesenheit von Kalziumionen die Aktivierung des eigentlichen Gerinnungsfermentes, des **Prothrombin zu Thrombin (Phase 1 des Gerinnungsvorgangs).** Wir begegnen damit zum erstenmal diesen eigenartigen Stoffen, die wir namentlich bei der Verdauung wieder treffen werden und die auch in der unbelebten Welt dem Chemiker bekannt sind. Derartige Fermente haben die besondere Fähigkeit, in ganz spezifischer Abstimmung bestimmte chemische Vorgänge allein durch ihre Anwesenheit in Gang zu setzen oder zu beschleunigen. Wenn Thrombin schnell und reichlich gebildet wird, wandelt es das im Plasma gelöste **Fibrinogen** so um, daß es schließlich in der unlösbaren Form des Faserstoffes **Fibrin** ausfällt **(Phase 2 des Gerinnungsvorgangs).** Als **Nachphase** schließt sich dann die oben schon erwähnte Retraktion des Blutgerinnsels an, der die **Phase der Fibrinolyse** folgt, d. h. der Auflösung des Fibrins durch eiweißspaltende Fermente.

Die Berührung des Blutes mit benetzbaren Oberflächen, besonders auch mit Glasflächen, beschleunigt den Thrombozytenzerfall. Darum ist die Gerinnungszeit in paraffinierten Gläsern, Kunststoffschläuchen u. a. verlängert. Durch Ausfällen des **Blutkalziums** (durch Natriumzitrat oder Ammoniumoxalat) kann die Gerinnung des Blutes verhindert werden. Im Munddrüsensekret des Blutegels (Hirudo) findet sich ein Stoff, das **Hirudin**, das ebenfalls die Gerinnung des Blutes verhindert. Auch aus der Leber konnten derartige Stoffe (**Heparin**) gewonnen werden, die die Bildung von Thrombin verzögern und das Thrombin vor seiner Einwirkung auf das Fibrin unwirksam machen (sog. **Antithrombine**). Bei der Gerinnung muß also die Thrombinbildung rascher erfolgen als die Inaktivierung durch Antithrombine. Andererseits sind solche gerinnungshemmenden Faktoren von größter Bedeutung, damit nicht bei geringfügigen Gefäßverletzungen eine schrankenlose Gerinnung des Blutes durch das Thrombin ausgelöst wird. Auch die Vitaminversorgung des Organismus ist von Bedeutung für den Gerinnungsvorgang; denn für die Prothrombinbildung in der Leber ist das **Vitamin K** unerläßlich (S. 245). Außer den genannten Faktoren (Fibrinogen, Prothrombin, Thrombokinase und Kalziumionen) ist noch eine Reihe weiterer sog. Plasmafaktoren am Gerinnungsvorgang beteiligt, wie oben schon erwähnt wurde; bei der Hämophilie ist z. B. das Fehlen bestimmter **antihämophiler Globuline** im Plasma die Ursache der Störung[1]).

Bei Verletzung der Gefäßinnenwand (durch mechanische Einwirkungen oder Entzündungen) kann es unter Umständen auch in der Blutbahn (intravaskulär) zur Bildung solcher Thromben kommen; die besondere Gefahr dieser Thrombose liegt darin, daß ein Thrombus von der Blutströmung mitgerissen werden kann und dann als Embolus, wie man den Thrombus nun bezeichnet, mitunter tödliche **Embolien** in Lungen- und anderen Gefäßen durch deren Verstopfung veranlaßt. Das sind tragische Fälle von plötzlichem Tod nach gut verlaufenen Operationen. Es ist eine der kühnsten Taten der Chirurgie, in wenigen Minuten einen solchen Embolus aus der verstopften Blutbahn zu entfernen und so den Patienten dem sicheren Tode wieder zu entreißen!

Das in der Leber gebildete Fibrinogen ist eine der vielen im Blutplasma gelösten Eiweißsubstanzen (**Albumine und Globuline**), und zwar gehört es zu den Globulinen (2–3% des Plasmas). Diese unterscheiden sich von den in reinem Wasser löslichen Albuminen (4–5%) dadurch, daß sie erst in Salzlösungen löslich sind (s. S. 196). Bei vielen Infektionskrankheiten, in der Schwangerschaft und bei manchen Nierenerkrankungen ist das Verhältnis Albumine : Globuline (der sog. **Eiweißquotient**) verändert. Mit einer Vermehrung der Globuline hängt die Tatsache zusammen, daß sich dann die (negativ geladenen) Blutkörperchen – natürlich nach Ungerinnbarmachung des Blutes – in einem Standglas bedeutend schneller als normal absetzen (erhöhte **Senkungsgeschwindigkeit** bei Infektionskrankheiten und in der Gravidität). Es handelt sich dabei um spezifisch auf die Blutkörperchensenkung wirkende Eiweißstoffe des Plasmas, sog. **Agglomerine**, die sich mit der Oberfläche der Blutkörperchen spezifisch verbinden und sie dabei reversibel zusammenballen („Geldrollenbildung"). Bei den einzelnen Tierarten ergeben sich sehr verschiedene **Senkungszeiten**, bei den Equiden (Pferd, Esel) sind sie besonders kurz. Auch hier ist nicht etwa ein verschiedenes spezifisches Gewicht der Blutkörperchen das Entscheidende, sondern die Zusammensetzung des Plasmas; denn Pferdeblutkörperchen setzen sich in menschlichem Serum sehr langsam ab und menschliche Blutkörperchen in Pferdeserum sehr rasch.

Die Abwehrvorgänge des Organismus

An den Bluteiweißkörpern spielt sich eine Unmenge wichtiger Reaktionen ab, die mit der interessanten Tatsache der **biologischen Spezifität des Individuums** zusammenhängen. Zwar ist der letzte Sinn der Verdauungsvorgänge, die Nahrungsstoffe in eine auf-

---

[1]) Die **Hämophilie** folgt den Gesetzen der sog. geschlechtsgebunden-rezessiven Vererbung wie übrigens auch die Farbsinnstörungen (s. S. 341 f.): das weibliche Geschlecht ist der Überträger (Konduktor) auf die männlichen Enkel, so daß die Bluterkrankheit nur bei diesen in Erscheinung tritt, während ihre Vererbung über die Töchter erfolgt.

nahmefähige Form zu bringen, aber namentlich beim Eiweiß liegen noch wichtige Besonderheiten vor; denn der Körper reagiert manchmal auf das heftigste gegen Eiweiß, das ihm unter Umgehung dieses Abbaus im Magen-Darm-Kanal, also „parenteral", z. B. durch Einspritzung von tierischem Serum in eine Vene oder unter die Haut zugeführt wird. Es kann dann zu schwersten Erscheinungen der Vergiftung kommen, die sich in Fieber, Hautentzündungen und Gelenkschwellungen bemerkbar machen (**Serumkrankheit**). Regelmäßig treten solche Reaktionen des Körpers bei einer wiederholten Injektion desselben Eiweißes auf, wenn sich inzwischen ein Stadium der **Überempfindlichkeit (Anaphylaxie)** des Organismus herausgebildet hat. Bei dem besonders empfindlichen Meerschweinchen genügen geringe Bruchteile von 1 cm^3 eines artfremden Serums, um bei einem so „sensibilisierten" Tier unter Krämpfen und Erstickung den Tod in diesem sog. „anaphylaktischen Schock" herbeizuführen. Wie streng spezifisch der Körper gerade gegen diese eine spezielle Eiweißsubstanz in seiner Überempfindlichkeit eingestellt ist, zeigt die Tatsache, daß diese Erscheinungen ausbleiben, wenn zur zweiten Injektion Serum einer anderen Tierart verwendet wird. Auch bei therapeutischen Seruminjektionen z. B. gegen Diphtherie, Wundstarrkrampf usw. muß das berücksichtigt werden. Diese Erfahrungen zeigen, daß die Eiweißkörper streng artspezifisch sind; erst ihre Bausteine, die Aminosäuren, in die der Verdauungsvorgang sie zerlegt, sind die dem Körper zuträgliche Form; aus ihnen baut er dann sein für ihn arteigenes Körpereiweiß auf. – Außer der Überempfindlichkeit gegen artfremde Eiweißstoffe kennt man auch eine Überempfindlichkeit gegen verschiedenste andersartige Stoffe, die zu ganz ähnlichen Reaktionen des Organismus führt. Infolge einer solchen **Überempfindlichkeit** reagieren manche Menschen auf die Zufuhr bestimmter Medikamente oder auf den Genuß von Krebsen, Muscheln, Erdbeeren, ja schon auf die Anwesenheit von Primeln u. a. im Zimmer mit einer Ausscheidung von Gewebsflüssigkeit unter die Haut in Form von stark juckenden Quaddeln (Nesselausschlag). Auch der „Heuschnupfen" ist eine solche Überempfindlichkeit, die durch die Polleneiweißkörper der blühenden Gräser ausgelöst wird.

Alle diese Erscheinungen gehören zu den Abwehrvorgängen im Körper. Der Organismus reagiert dabei auf die eingedrungene körperfremde Substanz, das Antigen, mit der Bildung von spezifisch gegen dieses Antigen gerichteten Antikörpern, die zu den Globulinen des Serums gehören und sich mit neu eindringenden Antigenen verbinden (**Antigen-Antikörper-Reaktion**). Die Pockenschutzimpfung ist nichts anderes als die Erzeugung von Antikörpern im menschlichen Organismus durch Hervorrufen einer abgeschwächten Form der Blatternerkrankung. Darum ist eine Impfung nur dann erfolgreich, wenn an der Impfstelle als Zeichen der abgeschwächten Erkrankung Pusteln entstehen. Auch gegen die von den Diphtherie- und Tetanusbazillen erzeugten Toxine produziert der Organismus ganz spezifische Gegengifte (**Antitoxine**), durch die er in der Lage ist, sie zu entgiften und sich dadurch „immun" zu machen (**aktive Immunisierung**). Bei der Anwendung des Diphtherieheilserums findet die aktive Immunisierung durch Verabreichung von Diphtherietoxinen im Tierkörper statt. Das Serum dieser Tiere mit einem hohen Gehalt an Antitoxinen wird dann dem erkrankten Menschen verabreicht (**passive Immunisierung**). Mannigfaltig sind die Erscheinungen, unter denen Antigen-Antikörper-Reaktionen im Körper ablaufen können. Er vermag eingedrungene Bakterien o. ä. mit Hilfe von **Agglutininen** zusammenzuballen oder durch **Lysine** aufzulösen, gelöste Eiweiße in der Blutbahn mit Hilfe von **Präzipitinen** niederzuschlagen, ja er bildet sogar gegen die eingedrungenen Eiweißstoffe gerichtete **proteolytische** (d. h. eiweißauflösende) **Fermente.** Praktisch bedeutsam ist die *Widal*sche Reaktion, bei der man die Diagnose einer Typhuserkrankung dadurch sichert, daß man Blutserum des verdächtigen Patienten mit abgetöteten Typhusbazillen zusammenbringt; tritt dann eine körnige oder flockige Agglutination auf, so beweist das das Vorhandensein von spezifisch gegen Typhusbazillen gerichteten Agglutininen in dem zu untersuchenden Serum und damit das Vorhandensein einer typhösen Erkrankung. Die Abstimmung ist so spezifisch, daß sogar die verschiedenen Erreger typhöser Darmerkrankungen (Typhus, Paratyphus A und B) dadurch unterschieden werden können. Auch die Gerichtsmedizin hat in diesen serologischen Vorgängen viele Anwendungsmöglichkeiten gefunden. Spritzt man z. B. einem Kaninchen mehrmals Menschenbluteiweiß ein, so gibt das Serum dieses so vorbehandelten Kaninchens mit Menschenblut einen charakteristischen Niederschlag, mit Tierblut dagegen nicht. So wird diese Reaktion zu einem wertvollen Hilfsmittel bei der Feststellung, ob es sich bei Blutflecken um Menschen- oder Tierblut handelt. Ebenso können auch Nahrungsmittelverfälschungen (Wurst!) auf diese Weise erkannt werden. Anthropoide Affen sind auch in dieser Hinsicht dem Menschen näher verwandt als Halbaffen.

Wir sahen an einer Reihe von interessanten Beispielen, daß das Eindringen körperfremder Substanzen, seien es Krankheitserreger, Gifte oder auch fremde Zellen, im Organismus zur Bildung von Antikörpern führt, die spezifisch gegen das Antigen gerichtet sind so wie der Schlüssel nur zu einem bestimmten Schloß paßt. Letztlich dient dieses System also der Erhaltung der **biologischen Individualität.** Für die Bildung der Antikörper sind vor allem die kleinen *Lymphozyten* verantwortlich, aus denen durch Stimulation und Teilung die sog. *Plasmazellen* entstehen, die als vollentwickelte Form der Immunzellen Antikörper bilden und als Immunglobuline an Blut und Lymphe abgeben. Diese nach dem Kontakt mit dem Antigen entstandene immunologische Reaktionsbereitschaft nennt man die **humorale Immunität.** Sie stellt einen bedeutsamen Schutzmechanismus dar, der allerdings, wie wir sahen, in der Form der Anaphylaxie (oder Allergie) auch nachteilig für den Organismus sein kann.

Das Antigen kann aber auch eine **zelluläre Immunität** veranlassen, d. h. es entstehen Lymphozyten, die *verzögert* mit dem Antigen reagieren, z. B. mit körperfremdem Gewebe (Transplantate!). Diese **Immunozyten** (sensibilisierte Lymphozyten) haben bei ihrer Teilung die Eigenschaft erhalten, ganz spezifisch fremde Antigene, an denen sich einige Tage vorher die Mutterzelle dieser Lymphozyten informiert hat, zu erkennen und mit ihnen im Sinne einer Zellschädigung zu reagieren, die schließlich zur Abstoßung des Transplantats führt. Durch bestimmte **„immunsuppressive Substanzen"** versucht man, die Zellvermehrung der Lymphozyten zu unterdrücken, schwächt allerdings dadurch gleichzeitig die allgemeine Infektionsresistenz. Weiter hemmen Röntgenstrahlen und Nebennierenrindenhormone die Immunreaktionen, und schließlich versucht man neuerdings, durch ein Antilymphozytenserum eine Zerstörung der Lymphozyten herbeizuführen.

Die Vorläufer beider Immunsysteme entstehen im Knochenmark und unterliegen dann der Einwirkung bestimmter Organe. Das ist einmal die **Thymusdrüse.** Ihr Ausfall durch eine experimentelle Entfernung (Thymektomie) beim neugeborenen Versuchstier oder durch genetische Defekte beim Menschen führt zur Abnahme der Lymphozyten im Blut und zur Verarmung lymphatischer Organe an Lymphozyten und zu einer hochgradigen Beeinträchtigung der Transplantatabstoßung. Auf noch unbekannte Weise entstehen offenbar durch Einwirkung der Thmusdrüse aus primitiven, dem Knochenmark entstammenden lymphoiden Zellen Lymphozyten mit besonderer Funktion. Man nennt sie **thymusabhängige oder T-Lymphozyten,** sie sind – mit einem immunologischen Gedächtnis ausgestattet – **für die zellvermittelten Immunreaktionen verantwortlich,** also für die Abstoßung von Transplantaten und auch für die Abwehr maligner Zellverbände.

Bei Vögeln führt die am ersten Lebenstag vorgenommene Entfernung der **Bursa Fabricii,** eines lymphatischen Organs des Enddarms, zu einem fast vollständigen Ausfall der Antikörperbildung. Sie ist also bei Vögeln verantwortlich für die Entwicklung von antikörperproduzierenden Zellen. Ein analoges Organ beim Menschen ist nicht bekannt, aber es scheinen bei Säugetieren für die Funktion der Bursa Fabricii lymphatische Strukturen des Verdauungstraktes in Frage zu kommen, die man deshalb unter dem Namen der Bursaäquivalente zusammenfassen kann. Durch den Einfluß dieser Organe sollen aus Vorstufen von Knochenmarkszellen sog. **bursaabhängige oder B-Lymphozyten** entstehen, die sich zu Plasmazellen entwickeln. Die B-Lymphozyten sind also **für die humorale Antikörperbildung zuständig,** also für die Bildung der Immunglobuline.

Die einfachste Form der sog. **angeborenen oder unspezifischen Abwehr** erfolgt schließlich (außer dem hier nicht näher zu behandelnden sog. retikuloendothelialen System) unmittelbar durch die **Leukozyten (Granulozyten** und **Monozyten),** die wie viele einzellige Lebewesen (Amöben) die Fähigkeit der Eigenbewegung haben, sogar durch die Gefäßwand hindurchtreten können (Diapedese) und so zu **Wanderzellen** des Körpers werden, die in der Lage sind, Staubkörnchen und andere Fremdkörper, Gewebstrümmer und Bakterien zu umschließen, in ihren Zelleib aufzunehmen und an anderen Stellen abzulagern (z. B. eingeatmeten Ruß in den Lymphknoten der Lungen) oder zu verdauen (sog. **Freßzellen, Phagozyten**). Ihr Verhalten wird dadurch zum Ausgangspunkt des Verständnisses für den Entzündungsvorgang. Auf Grund ihrer Fähigkeit, von Orten der Schädigung angelockt zu werden (sog. Chemotaxis), wandern sie durch die Wände der Blutgefäße hindurch und sammeln sich in großer Menge an den Stellen der **Entzündung,** um durch ihre Fermente Gewebstrümmer usw. aufzulösen und zu verflüssigen. Eiter ist letztlich im wesentlichen nichts anderes als eine Ansammlung von Leukozyten in dem so verflüssigten Gewebe. Ein Ansteigen der Zahl der Leukozyten im strömenden Blut (Leukozytose) findet man daher schon frühzeitig bei den meisten Entzündungen und Infektionskrankheiten, in geringerem Grad physiologischerweise auch schon bei der Verdauung, besonders nach einer fett- und eiweißreichen Mahlzeit, daher muß ihre Zahl morgens am nüchternen Menschen bestimmt werden.

Die Blutgruppen

Ein besonders eindrucksvolles Beispiel für die spezifisch eingestellten Vorgänge im Blutserum sind die **Blutgruppen,** weil hier dieser Abwehrvorgang in Form der Agglutination der Blutkörperchen sowohl mikroskopisch leicht verfolgbar als auch schließlich mit bloßem Auge zu sehen ist, wenn die Blutkörperchen zu dicken Klumpen zusammengeballt werden.

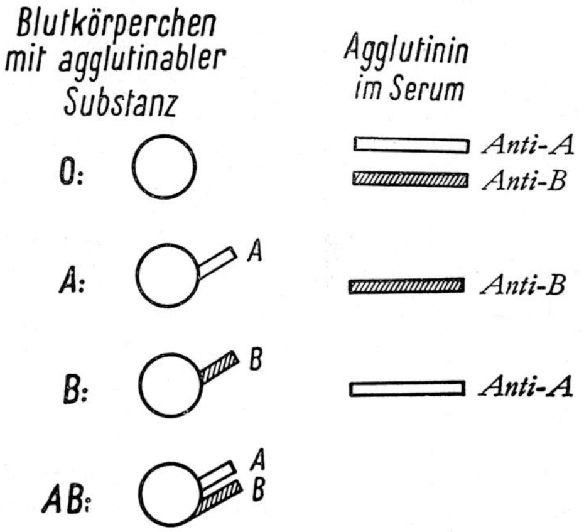

Abb. 169

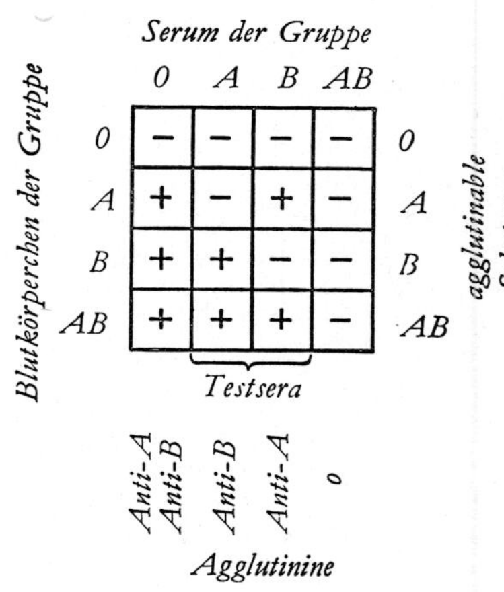

Abb. 170

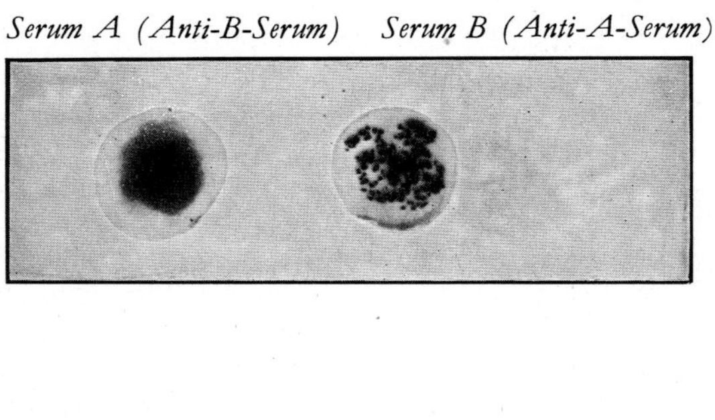

Abb. 171. Blutgruppe *A*: positiver Ausfall der Agglutinationsprobe mit Testserum Anti-*A*.

Abgesehen von der Zusammenballung der Blutkörperchen fremder Tierarten durch ein artfremdes Serum (**Heterohämagglutination**) unterscheidet man auch noch beim Menschen selbst vier verschiedene Agglutinationsmöglichkeiten (**Isohämagglutination**), die als die **Blutgruppen 0, A, B und AB** bezeichnet werden. Diese Bezeichnung wird vorgenommen nach einer an der Blutkörperoberfläche sitzenden **„agglutinablen Substanz“** (**Agglutinogen oder Rezeptor) A bzw. B.** AB bedeutet das Vorhandensein beider Rezeptoren, 0 (= Null) deren Fehlen. Die Blutgruppe A besitzt außerdem im Serum das **Agglutinin Anti-B,** die Blutgruppe B das **Agglutinin Anti-A.** In entsprechender kreuzweiser Anordnung verfügt die Gruppe 0 über beide Agglutinine im Serum, während die Gruppe AB keine Agglutinine aufweist (Abb. 169). *Agglutination (Zusammenballung) der roten Blutkörper tritt immer dann auf, wenn der Blutkörperrezeptor A mit dem Agglutinin Anti-A bzw. B mit Anti-B zusammengebracht wird.* Durch Verrühren eines Bluttropfens mit den käuflichen Testseren Anti-B und Anti-A läßt sich die Blutgruppenzugehörigkeit leicht ermitteln. Fallen beide Proben negativ aus, so liegt Gruppe 0 vor; fallen beide positiv aus, handelt es sich um Gruppe AB; tritt nur mit Testserum Anti-A bzw. Anti-B eine Agglutination auf, so liegt Gruppe A bzw. B vor. Zur Kontrolle wird als weiteres Testserum noch Serum der Gruppe 0, d. h. Anti-A-Anti-B-Serum hinzugenommen (s. Abb. 170, 171). Seitdem man zu Beginn dieses Jahrhunderts die Agglutinationsmöglichkeit zwischen Blutkörperchen und Serum verschiedener Menschen entdeckt hatte, konnten zum großen Teil jene unglücklichen Fälle vermieden werden, bei denen eine **Blutübertragung** nachteilige Folgen hatte. *Man transfundiert grundsätzlich nur bei gleicher Gruppenzugehörigkeit von Empfänger und Spender.*

Interessant ist weiter, daß die Gruppe A von England und Deutschland bis nach Indien in ihrer Häufigkeit bei der Bevölkerung mehr und mehr abnimmt und B entsprechend zunimmt. In Deutschland sind die Gruppen 0 und A mit 40–45%, B mit etwa 10% und AB mit 5% vertreten.

Die einstigen deutschen Kolonisten behielten in Ungarn die gleiche Gruppenverteilung wie die Bevölkerung in Deutschland, während die Zigeuner die für die indische Bevölkerung kennzeichnende Blutgruppenverteilung aufweisen. Es handelt sich hier ein ein Rassenmerkmal, das wegen seiner **Vererbbarkeit** nach der *Mendel*schen Regel auch gerichtsmedizinisch zum Vaterschaftsausschluß verwandt werden kann, und zwar ist *A* und *B* im Vererbungsgang dominant über deren Fehlen, *0* ist also rezessiv, so daß den in Erscheinung tretenden 4 Blutgruppen (Phänotypus) der Erbanlage nach (genotypisch) im ganzen 6 Gruppen zugrunde liegen, nämlich *00, A0, AA, B0, BB* und *AB.* Nach dem *Mendel*schen Gesetz ergibt sich daraus, daß z. B. ein Kind der Gruppe *0* nicht von einem Elter der Gruppe *AB* und niemals ein Kind der Gruppe *AB* von einem Elter der Gruppe *0* stammen kann. Natürlich ermöglicht das nur (in etwa 1/6 der Fälle) den Ausschluß der angeschuldigten Vaterschaft, nicht den Nachweis der wirklichen Vaterschaft.

Die Eigenschaft *A* wird außerdem unterteilt in die häufiger vorkommende, stark agglutinable Eigenschaft A_1 und die schwach agglutinable A_2, die auf besonderen Erbanlagen (Genen) beruhen.

Außer den Eigenschaften des AB0-Systems weisen die Erythrozyten noch zahlreiche weitere erbliche Eigenschaften mit antigener Wirkung auf, die als **Blutfaktoren** bezeichnet werden. So ergeben die Gene M und N phänotypisch ein Vorkommen von **M, N** oder **MN;** weitere hierher gehörende Faktoren wurden mit **S** bzw. **P,** ihr Fehlen mit s bzw. p bezeichnet. M und N, S und P werden durch *Hetero*agglutinine nachgewiesen, die durch Immunisierung von Tieren, meist Kaninchen, gewonnen werden. Sie werden völlig unabhängig voneinander vererbt und führen zu sehr differenzierten Erbformeln für jeden einzelnen Menschen, die für die Erbforschung und für gerichtliche Zwecke von hervorragender Bedeutung sind.

Von größter Bedeutung in klinischer Hinsicht wurde der Befund, daß durch Injektion von Blutkörperchen des Rhesusaffen im Kaninchen Agglutinine erzeugt werden, die auch menschliche Blutkörperchen zu agglutinieren vermögen. Dieser agglutinable **Rh-Faktor** (heute auch als **D** bezeichnet) ist ebenfalls erblich und findet sich zu 84% im Blut der weißen Rasse, bei anderen Rassen ist er noch häufiger vorhanden. Bei der Übertragung von solchem „rhesuspositivem" Blut auf rhesusnegative Menschen (also rh oder d) kann es namentlich bei mehrfachen Transfusionen oder bei der wiederholten Entwicklung eines rhesuspositiven Kindes durch eine rhesusnegative Mutter zur Bildung von Rh-Antikörpern (Hämagglutinine und Hämolysine) kommen, die für den Transfusionsempfänger bzw. für das zu entwickelnde Kind durch hämolytische Reaktionen nachteilig werden können. Sie sind die Ursache von Tot- und Fehlgeburten und schweren Erkrankungen des Neugeborenen, die unter dem Namen **Erythroblastose** zusammengefaßt werden. Außer dem klassischen Rh-Faktor (D) gibt es noch (zu 1%) rh-positive Menschen durch das Vorhandensein der Faktoren C bzw. E. Rh-negative Blutspender müssen daher die Formel „cde" haben; das sind 15% der Menschen.

Blutersatzflüssigkeiten

Da ein Verlust von mehr als der Hälfte des Blutes für den Menschen tödlich ist und ein Blutspender und der dazu nötige Aufwand nicht immer zur Hand ist, ist die Frage des künstlichen Blutersatzes von großer praktischer Wichtigkeit. Die Erörterung der Frage, welche Anforderungen wir an eine **Blutersatzflüssigkeit** stellen müssen, ist gleichzeitig wichtig für jedes Experiment an überlebenden Organen. Wir sahen ja schon, daß man an einem aus dem Körper herausgenommenen, mit geeigneter Lösung gefüllten Herzen die Gesetze der Anpassungsfähigkeit des Herzmuskels untersuchen kann. Die wichtigste Anforderung an eine derartige Flüssigkeit ist natürlich die, daß **Form und Funktion der Zellen** möglichst wenig gestört werden. Nehmen wir als Beispiel für eine solche

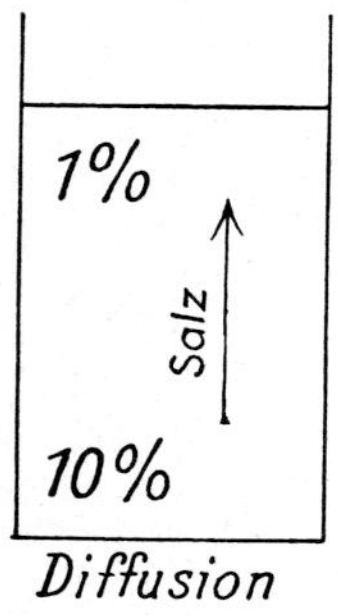

Abb. 172

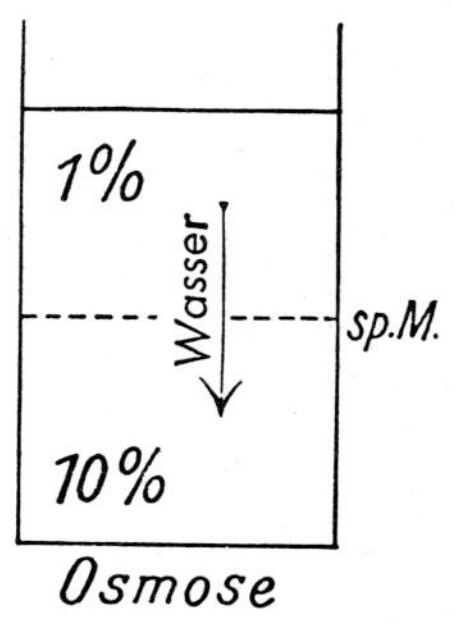

Abb. 173

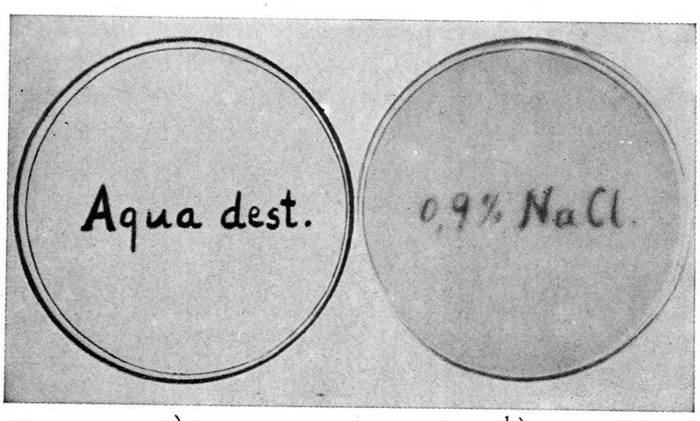

a) b)

Abb. 174. Glasschalen mit verdünntem Blut gefüllt, darunter Schriftprobe (Original) a) hämolysiertes Blut durch Verdünnen mit destilliertem Wasser: lackfarben; b) mit 0,9%iger Kochsalzlösung versetztes Blut in sehr dünner Schicht: deckfarben.

Zelle ein rotes Blutkörperchen, so zeigt uns das Experiment, daß die Aufrechterhaltung seiner Form abhängig ist vom Salzgehalt der umgebenden Lösung.

Zur physikalischen Erklärung wäre hier einmal an die Tatsache der **Diffusion** zu denken, d. h. an den Ausgleich der Konzentrationen zweier übereinandergeschichteter, verschieden stark konzentrierter Salzlösungen (s. Abb. 172). Es wandern dabei bekanntlich die Salzmoleküle in ihrem Bestreben, einen Konzentrationsausgleich herbeizuführen, von der Stelle der höheren zur Stelle der niederen Konzentration. Die Geschwindigkeit des Ausgleichs ist in erster Linie abhängig von der Wanderungsgeschwindigkeit der Moleküle, und diese ist wiederum eine Funktion der Molekülgröße. (Sehr große Moleküle, wie z. B. Eiweißmoleküle, wandern praktisch gar nicht und werden dann als Kolloide bezeichnet.) Die andere physikalische Möglichkeit für einen solchen Konzentrationsausgleich liegt im Fall der **Osmose** vor. Hier befindet sich zwischen den beiden verschieden stark konzentrierten Lösungen eine sog. semipermeable Membran, d. h. eine Membran mit der Eigenschaft, nur das Lösungsmittel, also Wasser, durchzulassen, während sie für Salze undurchlässig ist (sp. M. in Abb. 173). In diesem Fall wird zur Herbeiführung eines Konzentrationsausgleichs Wasser von der Stelle der niederen zur Stelle der höheren Konzentration wandern. Obwohl tierische Zellen im Gegensatz zu den pflanzlichen keine histologisch erkennbare Zellmembran aufweisen, verhält sich die Plasmahaut der Blutkörperchen in bezug auf den Wassertransport wie eine solche semipermeable Membran, die übrigens neuerdings auch elektronenmikroskopisch nachgewiesen werden konnte; es liegt also der Fall der Osmose vor. Das zeigt deutlich das Verhalten der roten Blutkörperchen, wenn wir sie in eine sehr konzentrierte Kochsalzlösung bringen: sie schrumpfen und nehmen Stechapfelform an. Bringen wir andererseits rote Blutkörperchen in destilliertes Wasser oder in eine sehr dünne Kochsalzlösung, so dringt nach den Gesetzen der Osmose Wasser in sie hinein, sie werden größer und ihre Membran wird zunehmend auf Dehnung beansprucht, bis sie schließlich platzt und der Inhalt der Blutkörperchen in Lösung geht. Diesen Vorgang, den wir **Hämolyse** nennen, kann man deutlich an der Veränderung der bluthaltigen Lösung beobachten, die vorher „deckfarben“ war und die sich nach der Hämolyse „lackfarben“ verhält, d. h. man kann nach Auflösung der Formelemente z. B. Druckschrift klar durch die Flüssigkeit hindurch lesen (s. Abb. 174). Dieses Ereignis tritt normalerweise bei einer 0,45%igen Kochsalzlösung ein. Bei höheren Konzentrationen (0,5–0,9%) hält die Dehnbarkeit der Wand des einzelnen Blutkörperchens die Volumenvergrößerung durch das eindringende Wasser aus. Durch Versetzen mit Kochsalzlösungen verschiedener Konzentration läßt sich also die Dehnbarkeit der Wand des einzelnen Blutkörperchens ermitteln (sog. **Resistenzbestimmung**).

Eine 0,9%ige Kochsalzlösung beim Warmblüter, eine 0,6%ige beim Kaltblüter ist wegen der gleichen Salzkonzentration innerhalb und außerhalb der Blutkörperchen geeignet, deren ursprüngliche **Form** aufrechtzuerhalten; wir nennen daher eine solche is-osmotische (oder isotonische) Lösung eine **physiologische Kochsalzlösung.** Daß diese sog. physiologische Kochsalzlösung nur der wichtigsten Anforderung der Aufrechterhaltung der **Form** genügt, zeigt z. B. das Verhalten eines damit durchspülten Froschherzens: bald vermindert sich die Kraft seiner Kontraktionen, es kann sogar zum „Kochsalzstillstand“ kommen (Verlust von Erregbarkeit und Kontraktionsvermögen). Das gleiche gilt entsprechend auch für Nerv und Muskel. Außer der „Isotonie“, d. h. dem gleichen osmotischen Druck, kommt es ebensosehr an auf die „Isoionie“, und zwar ist besonders bedeutungsvoll für die Erhaltung der **Funktion** das Vorhandensein von Kalium- und Kalziumionen in einem bestimmten Mengenverhältnis zueinander. Die organische Substanz wird also erst durch das Vorhandensein der anorganischen funktionsfähig! Diese Feststellungen führten zur Verwendung der sog. **Ringerlösung**, die neben 0,9% NaCl 0,01% KCl (Chlorkalium) und 0,02% $CaCl_2$ (Chlorkalzium) enthält. Natürlich hat man im Laufe der Zeit nach genauer Analyse des Salzgehaltes des Serums weiter verbesserte Lösungen angegeben, die noch mehr der Zusammensetzung der Blutflüssigkeit in bezug auf ihren Salzgehalt entsprechen[1]).

---

[1]) Tyrodelösung, Lockelösung u. a.

Es ergibt sich daraus für den Organismus die Notwendigkeit, zur Aufrechterhaltung der Funktion der Zellen stets für einen konstanten Salzgehalt des Blutes zu sorgen. Nun nehmen wir ja mit der Nahrung die verschiedensten Mengen an Flüssigkeit und Salz in uns auf. Darum muß der Körper über außerordentlich exakt arbeitende **„osmoregulatorische" Einrichtungen** verfügen, die einen Überschuß an Flüssigkeit und Salz sofort wieder ausgleichen (Wassergehalt des Körpers = 65%). Diese Aufgabe erfüllen in erster Linie die **Schweißdrüsen** und die **Nieren.** Daß deren Aufgabe nicht nur eine Entfernung überschüssiger Flüssigkeitsmengen ist, zeigt das Verhalten der Nierensekretion bei einem *Durstversuch:* bei sehr geringer Flüssigkeitsmenge wird dann von der Niere ein hochkonzentrierter Harn (mit hohem spezifischem Gewicht) produziert, während bei einem *„Wasserstoß"*, einer einmaligen sehr großen Flüssigkeitszufuhr, große Mengen sehr dünnen Harns von der Niere bereitet werden (s. S. 259). Zu erheblichen Eindickungen des Blutes kommt es daher nur bei abnorm großen Wasserverlusten des Körpers (z. B. bei der Cholera).

Der Blutfarbstoff, das Hämoglobin

Natürlich fehlt einer solchen Blutersatzflüssigkeit, wie wir sie in der Ringerlösung kennenlernten, die wichtigste Funktion des Blutes, die Fähigkeit, Sauerstoffüberträger von den Lungen bis zu den Zellen des Körpers zu sein; denn diese Funktion ist gebunden an den Farbstoff der roten Blutkörperchen, das **Hämoglobin,** einen eisenhaltigen Eiweißkörper. Damit wird die Bestimmung des Hämoglobingehalts des Blutes eine ebenso wichtige Methode wie die Zählung der roten Blutkörperchen.

Da es sich um einen Farbstoff handelt, können wir durch **Farbenvergleich (Kolorimetrie)** den Hämoglobingehalt bestimmen. Man nimmt dazu eine bestimmte Menge, z. B. 20 mm^3 Blut eines gesunden Menschen und verdünnt auf 1:100. 20 mm^3 des zu untersuchenden Blutes werden dann ebenfalls mit Wasser bis zur Farbgleichheit verdünnt, wobei der Vergleich natürlich in dünnen Schichten und bei gleicher Schichtdicke vorgenommen werden muß. Finden wir Farbgleichheit z. B. schon bei einer Verdünnung des zu untersuchenden Blutes auf 1:70, so liegt in diesem ein Hämoglobingehalt von nur 70% des normalen vor. Der normale Hämoglobingehalt wird also dabei = 100% gesetzt. Der tatsächliche Hämoglobingehalt beträgt bei Männern 16 g%, bei Frauen 14,6 g% (= 90% des Normalgehaltes). (Als Schwankungsbereich gilt bei Männern 14–18 g%, bei Frauen 12–16 g%). – Dadurch, daß wir Blutkörperchenzahl und Hämoglobingehalt in Beziehung zueinander bringen, können wir weiter eine Aussage machen über den **Hämoglobingehalt des einzelnen Blutkörperchens.** Da deren Normalzahl 5 Mill. in 1 mm^3 ist und wir den normalen Hämoglobingehalt = 100% setzen, würde bei einer Blutkörperchenzahl von $2^1/_2$ Mill. und einem Hb-Gehalt von 50% ein normaler Hämoglobingehalt des einzelnen Blutkörperchens vorliegen, bei 75% das Anderthalbfache, bei 25% die Hälfte des normalen Hämoglobingehaltes des roten Blutkörperchens. Tatsächlich kommen übrigens beide Fälle von „Blutarmut" (hypochrome und hyperchrome Anämie) beim Menschen vor. Dieser sog. **„Färbeindex"** wird also ermittelt, indem man den gefundenen Hämoglobingehalt in % der Norm ins Verhältnis setzt zur Blutkörperchenzahl in % der Norm. Bei einem Aderlaß und bei großen Blutverlusten werden Blutkörperchenanzahl und Hämoglobinmenge in gleicher Weise herabgesetzt, der Färbeindex bleibt also dann = 1 (normochrome Anämie). Entsprechend kann man aus Erythrozytenzahl und Hämoglobingehalt des Blutes auch den tatsächlichen Hämoglobingehalt des einzelnen Erythrozyten, den sog. **Färbekoeffizienten,** ausrechnen, er beträgt normalerweise 28–32 $\gamma\gamma$ [1 $\gamma\gamma = 10^{-12}$ g oder 1 Picogramm (pg)].

Die Atmungsfunktion des Blutes, die Sauerstoffbindungskurve

Zum Verständnis der komplizierten **Atmungsfunktion des Hämoglobins** betrachten wir zunächst wiederum die Verhältnisse im physikalischen Versuch! Auch unter rein physikalischen Bedingungen geht ja schon Gas in Flüssigkeit über, ein Vorgang, den wir **Absorption** nennen. Dieser freiwillige Übergang von Gas in Flüssigkeit ist proportional dem Druck (Selterswasserflasche![1]) und vermindert sich mit der Temperatur der Flüssigkeit. Bei einem Gasgemisch, wie es die atmosphärische Luft mit 79% Stickstoff und 21% Sauerstoff ist, verteilt sich der Druck, der das Gas in die Flüssigkeit hineintreibt, entsprechend der prozentualen Zusammensetzung des Gasgemisches. Der **Teildruck (Partialdruck)**, mit dem bei einem Barometerstand, einem atmosphärischen Luftdruck von z. B. 760 mm Hg der Sauerstoff in Wasser hineingedrückt wird, beträgt demnach

$$\frac{21}{100} \cdot 760 = 160 \text{ mm Hg}$$

und in den Lungenalveolen mit etwa 15% Sauerstoff entsprechend nur 110 mm Hg.

Da der O_2-Partialdruck die entscheidende Größe für den Gasaustausch ist, kann man eine Flüssigkeit entweder dadurch sauerstofffrei machen, daß man darüber ein Vakuum anbringt (Erniedrigung des Gesamtdruckes), oder auch dadurch, daß man darüber bei Normaldruck ein Fremdgas, z. B. reinen Stickstoff, leitet. In beiden Fällen wird der Partialdruck des Sauerstoffs über der Flüssigkeit = 0, und der Sauerstoff wird daher aus der Flüssigkeit entweichen.

Da bei der physikalischen Absorption das Volumen des aufgenommenen Gases dem Druck (bzw. bei einem Gasgemisch dem Partialdruck) proportional ist, liegt eine geradlinige Abhängigkeit vor. Prüfen wir daraufhin die Aufnahme von Sauerstoff in das Blut, ob also auch hier eine rein physikalische Absorption vorliegt, so finden wir zwar eine Abhängigkeit vom Druck, aber nicht in einer linearen Beziehung, sondern die Kurve, die Partialdruck und Menge des im Blut gebundenen Sauerstoffs miteinander in Beziehung setzt, verläuft in Form einer Hyperbel, wie das die Abb. 175 zeigt (**Sauerstoffbindungskurve des Hämoglobins**). Da die Kurve an ihrem oberen Ende fast horizontal verläuft, bedeutet das, daß das Blut von einem bestimmten Druck an mit Sauerstoff gesättigt ist. Eine Vergrößerung des Partialdrucks, sei es durch Vermehrung des Luftdruckes oder durch Atmen reinen Sauerstoffs, würde den Sauerstoffgehalt des Blutes praktisch nicht mehr erhöhen. Die Tatsache, daß das Blut bei dem alveolären Partialdruck des Sauerstoffs mit diesem Gas nahezu maximal gesättigt ist (94–97%), zeigt uns die überraschende Anpassung des Blutes in unseren Adern an Druck und Zusammensetzung der atmosphärischen Luft! Der bei der Sauerstoffsättigung des Blutes vorhandene **maximale O_2-Gehalt** beträgt 20%, d. h. 100 cm^3 Blut enthalten dann 20 cm^3 Sauerstoff, von 5 l Blut wird also 1 l O_2 aufgenommen. Es ist dann – bei normalem Hämoglobingehalt – an jedes Eisenatom des Hämoglobinmoleküls ein Molekül O_2 gebunden. Auf diesen Sauerstoffgehalt füllt sich das Blut beim Umfließen der großen Lungenoberfläche wieder auf, es wird „arterialisiert“, und aus diesem Sauerstoffvorrat des arteriellen Blutes schöpfen nun die Organe je nach Bedarf und Arbeitsleistung, so daß der O_2-Gehalt im venösen Blut bis auf durchschnittlich 12 Vol.-% – bei Schwerarbeit auf noch niedrigere Werte – absinkt.

[1]) Ähnliche Verhältnisse liegen beim Arbeiten in der **Taucherglocke** *(Caisson)* vor, wo der Betreffende oft einem erheblichen Luftüberdruck ausgesetzt ist. (10 m Wassersäule über 1 cm^2 = 1 kg/cm^2 = 1 Atmosphäre!) Dabei wird mehr Gas in der Blutflüssigkeit gelöst. Deswegen ist hier langsamstes Ausschleusen lebensnotwendig. Bei zu schnellem Ausschleusen entwickeln sich Gasbläschen aus Stickstoff, die zu Gewebszerreißungen besonders in der Substanz des Zentralnervensystems und damit zu Lähmungen führen können. Bei dieser Gefahr ist darum das Zurückschleusen unter den hohen Druck die einzig richtige Therapie!

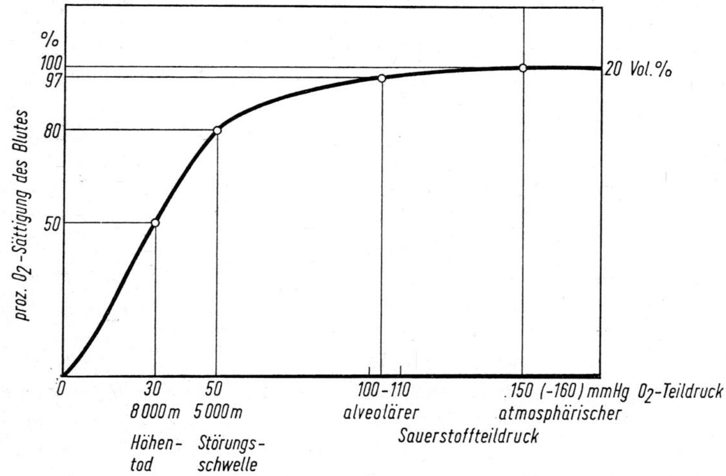

Abb. 175. Die Sauerstoffbindungskurve des Blutes. Auf der Abszisse ist der Sauerstoffteildruck und auf der Ordinate die Sauerstoffsättigung des Blutes (bei normalem Hämoglobingehalt) aufgetragen. Man ersieht, daß bei einem normalen Luftdruck von 760 mm Hg und einem Sauerstoffgehalt der Luft von 21%, also bei einem **atmosphärischen Sauerstoffteildruck** von 150–160 mm Hg, das Blut eine 100%ige Sauerstoffsättigung aufweist, d. h. einen Sauerstoffgehalt von 20 Vol.-%. Von da ab verläuft die Sauerstoffbindungskurve horizontal weiter, da eine 100%ige Sättigung des Blutes an Sauerstoff erreicht ist. In der **Lungenalveole,** in der ein Sauerstoffgehalt von etwa 15% vorliegt, beträgt der Sauerstoffteildruck 100–110 mm Hg; dabei ist das Blut noch nahezu vollständig (zu 97%) mit Sauerstoff gesättigt. Beim **Höhenaufstieg** bewegen wir uns nach links auf der Sauerstoffbindungskurve, bis bei 5000 m die *Störungsschwelle* erreicht wird (50 mm Hg Sauerstoffteildruck und 80%ige Sauerstoffsättigung des Blutes). Bei 8000 m Höhe erfolgt der *Höhentod* (30 mm Hg Sauerstoffteildruck und 50%ige Sauerstoffsättigung des Blutes). – Auf der Abszisse ist durch die Strichdicke angegeben, eine wie geringe Menge Sauerstoff durch die rein physikalische Lösung des Sauerstoffs in der Blutflüssigkeit (proportional dem Sauerstoffteildruck) aufgenommen wird.

Bei dem Transport des **Kohlendioxyds** liegen Besonderheiten vor. Es wird nicht vollständig abgeatmet, sondern in erheblichen Mengen (und zwar zu 2/3 im Blutplasma [an Bikarbonate] und zu 1/3 an die Blutkörperchen) gebunden, so daß der Gehalt des Blutes an Kohlendioxyd zwischen 44% (arteriell) und 50% (venös) schwankt. Allein der **Stickstoff** wird nur nach den rein physikalischen Absorptionsgesetzen im Blut gelöst; sein Gehalt im Blut beträgt entsprechend nur etwa 1%. Dieser Vergleich zeigt die große Bedeutung der **physikalisch-chemischen Bindung** von Sauerstoff und Kohlendioxyd im Blut. Für den Sauerstoff erfolgt diese Bindung an dem (zweiwertigen) Eisen des Hämoglobinmoleküls, das in Verbindung mit Sauerstoff (sog. *Oxyhämoglobin)* hellrot aussieht, während es in Form des einfachen (sauerstofffreien) Hämoglobins dunkelrot aussieht. An dieser Veränderung der Farbe des Blutes kann man auch entscheiden, ob es sich bei Verletzungen um eine arterielle oder venöse Blutung handelt. Aus dem gleichen Grunde macht sich Sauerstoffmangel des Körpers durch blaurote Verfärbung (Zyanose) bemerkbar, die bei Beseitigung der Ursache bzw. bei Sauerstoffbeatmung wieder der hellroten Farbe des Oxyhämoglobins weicht. Wir sehen also, daß hier eine lockere Bindung vorliegt, die, wie es den Anforderungen des Organismus entspricht, lösbar, **reversibel** ist. Das zeigt auch der oben besprochene Kurvenverlauf der Sauerstoffaufnahme des Blutes in ihrer Abhängigkeit vom Druck.

Höhenklima

Bedeutungsvoll wird der Verlauf der Sauerstoffbindungskurve besonders bei der Betrachtung der Verhältnisse im **Höhenklima.** In diesem vermindert sich bekanntlich der Gesamtluftdruck, da die absolute Zahl der Moleküle in der Raumeinheit abnimmt (nicht aber ändert sich im Höhenklima die prozentuale Zusammensetzung der Luft!). Infolgedessen vermindert sich auch die absolute Zahl der Sauerstoffmoleküle in der Raumeinheit und damit der Partialdruck des Sauerstoffs. Die Folge davon ist eine verminderte Sauerstoffaufnahme in das Blut. Bei einer linearen Abhängigkeit vom Druck würde der Aufenthalt schon in viel geringeren Höhen unmöglich werden; wegen der für das Hämoglobin charakteristischen Kurve bleibt auch bei erheblichen Verminderungen des Partialdruckes der Sauerstoffgehalt des Blutes noch lange ausreichend[1]) (Abb. 175). In größeren Höhen kompensiert der Körper außerdem die Verminderung der Sauerstoffaufnahmefähigkeit weitgehend zunächst durch Vertiefung der Atmung und Beschleunigung der Herzfrequenz (**„Höhenumstellung“**), bei längerem Höhenaufenthalt durch verstärkte Neubildung von roten Blutkörperchen und durch Vermehrung ihres Hämoglobingehaltes. So weisen Alpenbewohner schon normalerweise 6 Millionen Erythrozyten in 1 mm^3 auf. Nur durch diese Faktoren der **„Höhenanpassung“** sind Besteigungen sehr hoher Berge auch ohne künstliche Sauerstoffzufuhr möglich (Abb. 176). Zugleich zeigt unsere Betrachtung, wie bei einem schnellen Höhenaufstieg der Partialdruck des Sauerstoffs durch Atmen reinen Sauerstoffs leicht wieder auf die erforderliche Größe gebracht werden kann. Unterläßt der Pilot die zusätzliche Sauerstoffzufuhr ab 4000 m Höhe, so erreicht

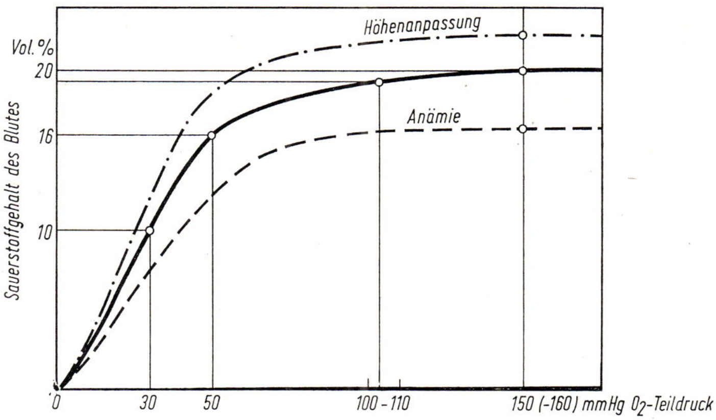

Abb. 176. Das Verhalten der Sauerstoffbindungskurve bei Anämie und bei Höhenanpassung. Wie in Abb. 175 ist auf der Abszisse der Sauerstoffteildruck angegeben, auf der Ordinate ist der tatsächliche Sauerstoffgehalt des arteriellen Blutes aufgetragen, der bei normalem Hämoglobingehalt 20 Vol.-% beträgt. Bei der **Anämie** ist der Hämoglobingehalt des Blutes mehr oder weniger stark vermindert, infolgedessen liegt der Endpunkt der Kurve niedriger als normal, der Sauerstoffgehalt des Blutes ist entsprechend geringer als 20 Vol.-%. Bei der **Höhenanpassung** liegt ein höherer Hämoglobingehalt des Blutes vor (infolge der Vermehrung der Erythrozyten und ihres Hämoglobingehaltes, größerer Färbeindex!), dadurch liegt der Endpunkt der Kurve höher als normal, der Sauerstoffgehalt des Blutes wird größer als 20 Vol.-%.

---

[1]) z. B. in Berlin (54 m): 94%, Davos (1500 m): 92%, Jungfraujoch (3470 m): 85%, Monte Rosa (4560 m): 80% Sauerstoffsättigung im arteriellen Blut.

er schnell die **„Störungsschwelle"** mit Versagen besonders der höheren Sinnesfunktionen und des Gehirns. (Nachlassen der Aufmerksamkeit, Willensbildung und Urteilsfähigkeit, die Stimmung wird depressiv oder euphorisch. Das Gesichtsfeld verdunkelt sich, die obere Hörgrenze sinkt ab, das Farbenunterscheidungsvermögen läßt nach, die Muskelkraft wird geringer und in der Schriftprobe ergeben sich Auslassungen, Wiederholungen und Vorwegnahme von Buchstaben und Silben.) In noch größeren Höhen führt das Fortbestehen des Sauerstoffmangels unter Bewußtseinsverlust bald zum **Höhentod** (etwa bei 8000 m) (Abb. 175).

Das Kohlenoxyd

Von welcher Bedeutung die Sauerstoffbindung an das Molekül des Blutfarbstoffs ist, zeigen am deutlichsten die **Leuchtgasvergiftung** und die Vergiftung durch die Abgase von (schlecht ziehenden) Öfen und von Verbrennungsmotoren. Dabei setzt sich das farb- und geruchlose **Kohlenoxyd (CO)** genau an die gleiche Stelle des Hämoglobinmoleküls, an der sonst die Bindung des Sauerstoffs erfolgt. Zwar ist auch die CO-Bindung **reversibel,** doch nimmt das Hämoglobin unter gleichen Bedingungen 300mal mehr CO auf, so daß sehr schnell ein großer Teil des Oxyhämoglobins in (kirschrotes) **CO-Hämoglobin** verwandelt wird und es damit zur „Erstickung in der eigenen Blutbahn" kommt. 0,05% CO in der Luft besetzen darum bereits 50% des vorhandenen Hämoglobins, und die restlichen 50% Oxyhämoglobin reichen für die Versorgung des Organismus bei weitem nicht mehr aus. Dadurch wird verständlich, daß durch kleinste CO-Mengen aus Motorabgasen im Flugzeug die erreichbare Höhengrenze erheblich tieferrücken kann. – Bis 10% CO-Hb finden sich bereits im Großstadtverkehr und bei Tabakrauchern, bei 30% treten Kopfschmerzen auf, bei etwa 50% Bewußtseinstrübungen. 65% CO-Hb im Blut sind tödlich.

Das Hämoglobinspektrum

Die Unterschiede zwischen den einzelnen Arten des Hämoglobins lassen sich sehr charakteristisch vor dem **Spektroskop** aufweisen, also in einem durch ein Prisma farbig zerlegten weißen Licht (s. Abb. 177). Das *sauerstofffreie Hämoglobin* zeigt dabei einen breiten Absorptionsstreifen im Gelbgrünen. Schon nach kurzem Schütteln des sauerstofffreien Blutes an der Luft wandelt es sich in *Oxyhämoglobin* um, das jetzt zwei charakteristische Streifen ebenfalls im Gelbgrünen aufweist, die durch Sauerstoffentzug, z. B. durch Entgasen im Vakuum (Partialdruck = 0!) oder durch chemisch den Sauerstoff absorbierende Substanzen (Schwefelammonium, Natriumhyposulfit u. a.) leicht wieder in den breiten Streifen des sauerstofffreien Hämoglobins zurückverwandelt werden können. Die viel größere Bindekraft (Affinität) des Kohlenoxyds an das Hämoglobin zeigt sich auch spektroskopisch an der sofortigen Veränderung des Spektrums beim Durchleiten von Leuchtgas; die für *CO-Hämoglobin* charakteristischen Streifen, die fast an der gleichen Stelle wie beim Oxyhämoglobin liegen, lassen sich durch sauerstoffentziehende Mittel dann nicht in das Spektrum des sauerstofffreien Hämoglobins umwandeln. Die Intensität der Streifen ist natürlich abhängig von Konzentration und Schichtdicke.

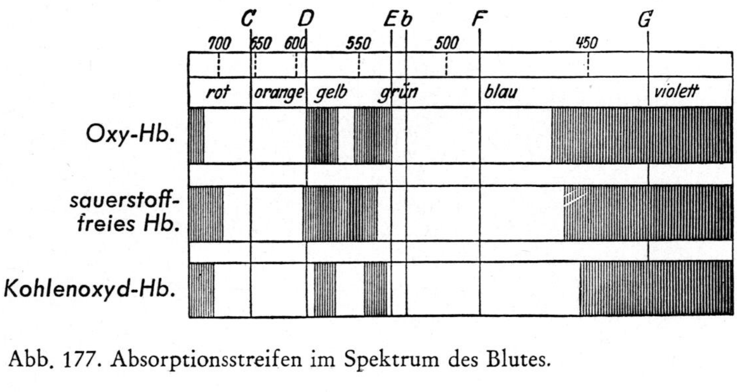

Abb. 177. Absorptionsstreifen im Spektrum des Blutes.

Die Atmung

Atmung als Gasaustausch. Zusammensetzung der Atemluft

Die Besprechung des Hämoglobins und seiner Beziehung zum Sauerstoffgas führt uns bereits mitten hinein in die Fragen der Atmung; denn Atmung bedeutet **Gasaustausch.**

Eine Behinderung des Gaswechsels kann durch die verschiedensten Vorgänge ausgelöst werden. Beim *Höhentod* ist der zu geringe Sauerstoffteildruck (unter 30 mm Hg) infolge der Abnahme des Gesamtluftdruckes die Ursache des Versagens. Ebenso kann auch bei normalem Luftdruck eine *Sauerstoffverarmung der Luft,* z. B. bei sehr hohen Fremdgaskonzentrationen (z. B. Grubengase), zum Tode führen, wenn der Sauerstoffgehalt der Luft zu gering wird. Bei der *Leuchtgasvergiftung* sahen wir, daß die den Sauerstoff bindende Stelle des Hämoglobins durch Kohlenoxyd besetzt und dadurch die Atmung verhindert wird. Entsprechend kann man auch die *Atmungsfermente* der Körperzellen vergiften mit Zyankali (oder mit Blausäure). Eine Erschwerung des Gasaustausches tritt ferner ein, wenn die Oberfläche der Lunge, also jene Fläche, an der der Gasaustausch zwischen Luft und Blut stattfindet, eingeschränkt wird, wie das z. B. beim *Lungenödem* der Fall ist, bei dem Wasser aus der Blutbahn in die Lungenbläschen eindringt, wodurch die atmende Oberfläche zunehmend verkleinert wird. Die häufigste Ursache der Erstickung ist schließlich die Verhinderung der Luftzufuhr durch eine *Verlegung der Luftwege,* z. B. durch Speiseteile, Wasser oder Membranabscheidungen in der Luftröhre (wie z. B. bei der Diphtherie). – Die

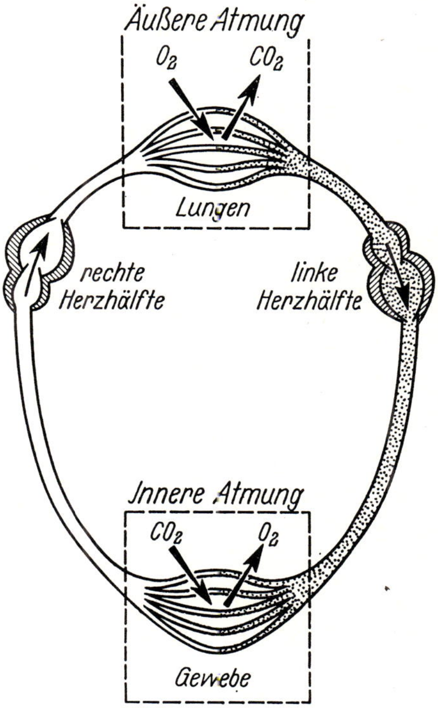

Abb. 178. Grundschema der Beziehungen zwischen Kreislauf, Blut und Atmung. (Arterielles Blut punktiert, vgl. Abb. 129.)

enge Verknüpfung zwischen **Atmung und Kreislauf** wird besonders bei der **Erstickung** deutlich. Zunächst tritt zur Kompensation eine Herzbeschleunigung auf, der als Ausdruck der Vaguserregung eine Herzverlangsamung folgt. Bei weiter fortschreitender Erstickung tritt eine zentrale Vaguslähmung mit Tachykardie auf, der dann schließlich eine Herzverlangsamung infolge Herzschädigung durch bedrohlichen Sauerstoffmangel folgt. Mit dem Anstieg des Kohlendioxydspiegels im Blut wird durch Erregung des Vasomotorenzentrums der Gefäßtonus zunächst erhöht, also eine Blutdrucksteigerung hervorgerufen, während gleichzeitig das Kohlendioxyd durch lokale Einwirkungen die lebenswichtigen Herzkranzgefäße und Gehirngefäße erweitert. Eine auf nervösem Wege ausgelöste Adrenalinausschüttung aus den Nebennieren unterstützt diese Maßnahmen und mobilisiert die Blutdepots.

Entsprechend der Definition der Atmung als Gasaustausch können wir eine innere und äußere Atmung unterscheiden (Abb. 178). Als **äußere Atmung** würden wir dann die Vorgänge in den Lungen bezeichnen: die Aufnahme von Sauerstoff aus der eingeatmeten atmosphärischen Luft in das Blut und die Abgabe von Kohlendioxyd aus dem venösen Blut in die Lungenbläschen. Die stattliche Größe der Lungenoberfläche (etwa 100 m^2!), die durch die Kleinheit der Blutkörperchen bedingte große Oberfläche derselben (das 2000fache der Körperoberfläche!) und die Verlangsamung des Blutstroms in den Lungenkapillaren lassen diesen Gasaustausch ausreichend schnell vor sich gehen, befindet sich doch zwischen Blutgefäß und Alveole nur eine trennende Gewebsschicht von weniger als 1 μ Dicke. **Innere Atmung** bedeutet dagegen die Aufnahme von Sauerstoff aus dem Blut in die Körperzellen und die Abgabe des Kohlendioxyds von diesen in das Blut. Dieser Gasaustausch folgt dem jeweiligen **Partialdruckgefälle,** d. h. für O_2 ist dieser in der Lungenalveole größer als im Blut und hier wieder größer als im Gewebe. Für das CO_2 hat das Partialdruckgefälle vom Gewebe über das Blut zur Lungenalveole die umgekehrte Richtung. Bei Stillstand der Atmung würde das Blut sich sehr bald mit der Luft in der Lungenalveole ins Gleichgewicht setzen. *Jeder Atemzug hat also die Aufgabe, in den Lungenalveolen ein neues Partialdruckgefälle zu schaffen,* m. a. W. den Sauerstoffgehalt zu erhöhen und das Kohlendioxyd fortzuschaffen. Das kommt auch deutlich in der **Zusammensetzung der Ein- und Ausatmungsluft** zum Ausdruck. Die atmosphärische Luft enthält 21% Sauerstoff (O_2) und nur 0,03% Kohlendioxyd (CO_2), außerdem 79% Stickstoff (N_2) (einschl. Edelgase), während die Ausatmungsluft außer 79% Stickstoff rund 17% Sauerstoff und etwa 4% Kohlendioxyd enthält. Allerdings ist dabei zu berücksichtigen, daß der Sauerstoff- und Kohlendioxydgehalt in der Luft der Lungenbläschen selbst, in der sog. **Alveolarluft,** noch größere Unterschiede aufweist. Das hängt damit zusammen, daß ja erst in der Tiefe der Lunge, in den Lungenbläschen (Lungenalveolen), der Gasaustausch stattfindet. Bei einer Ausatmung befördern wir also zunächst die unveränderte, in den Luftwegen befindliche Luft heraus. Dieser **Totraum** (Mundhöhle, Luftröhre und Verzweigung) umfaßt etwa 170 cm^3, während im ganzen bei ruhiger Atmung etwa 500 cm^3 Luft geatmet werden. Bei einer Analyse der Alveolarluft finden wir deshalb einen größeren CO_2-Gehalt und einen geringeren O_2-Gehalt als in der Ausatemluft, nämlich etwa 5–6% CO_2 und 15% O_2.

Die Bedeutung dieses toten Raumes bei der Atmung ist leicht zu erkennen. Er dient dazu, die eingeatmete Luft vorzuwärmen, anzufeuchten und von Staub- und Schleimteilchen zu reinigen. Die letztgenannte Funktion wird besonders durch das die Luftwege auskleidende Flimmerephitel ausgeübt, bei dem die entgegen dem Einatmungsluftstrom wie ein Ährenfeld wogenden Flimmerhärchen kleinste Fremdkörperpartikelchen wieder entfernen (Bedeutung der Nasenatmung!). Durch die sensible Versorgung der Luftwege wird zur Entfernung größerer Fremdkörper reflektorisch Husten und Niesen ausgelöst.

Atemmechanik

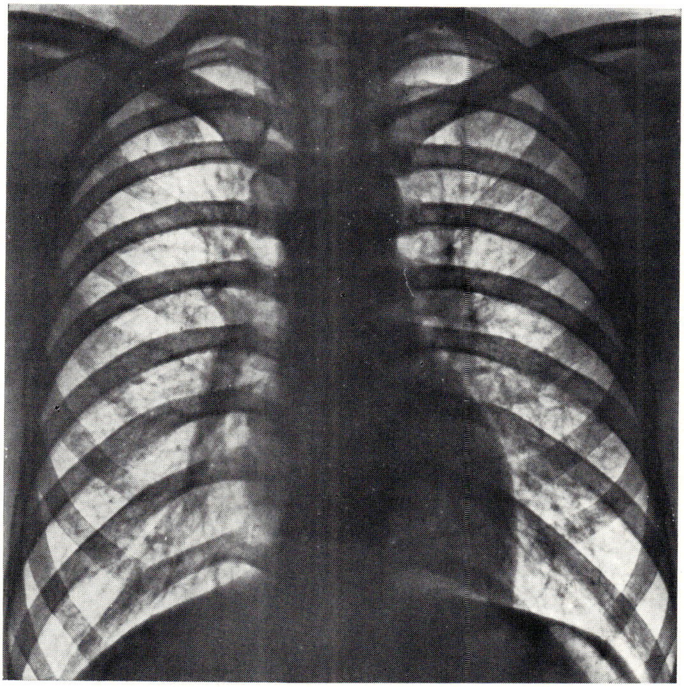

a) bei tiefer Einatmung

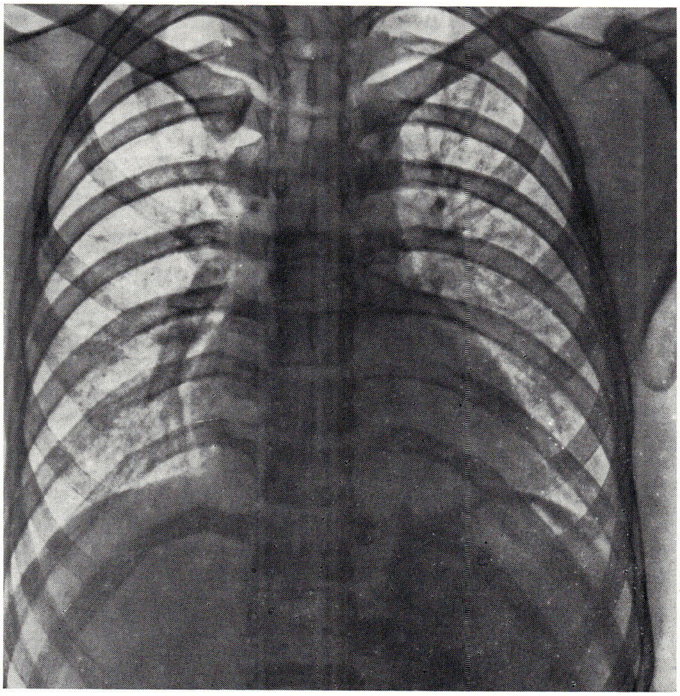

b) bei tiefer Ausatmung

Abb. 179. Röntgenaufnahmen des Brustkorbs (man beachte Zwerchfellhöhe, Rippenstellung und Herzlagerung!).

Der Gasaustausch in den Lungen würde unzureichend vor sich gehen, wenn nicht durch die Atembewegungen eine ausgiebige Lüftung (Ventilation) der Lungenalveolen erfolgte, so daß die verbrauchte Luft durch die Ausatmung herausbefördert und dann frische atmosphärische Luft zugeführt wird. Diese **Atemmechanik** haben wir zunächst zu betrachten, um zu erklären, wie durch Muskelkontraktionen eine Lufterneuerung in den Lungen zustande kommt. In erster Linie kommen hierfür die (äußeren) **Zwischenrippenmuskeln** in Betracht, deren Verlaufsrichtung eine Aufwärtsbewegung der Rippen bewirkt. Mit der Aufwärtsbewegung der Rippen ist eine Erweiterung des Brustkorbs verbunden; dabei wird in den oberen Brustkorbpartien vornehmlich eine Erweiterung nach vorn, in den unteren mehr eine solche nach seitlich bewirkt, wovon man sich durch Auflegen der flachen Hand an sich selbst leicht überzeugen kann. Die Erweiterung des Brustkorbraumes wird gleichzeitig durch eine Abflachung des **Zwerchfells** wirksam unterstützt, so daß es zu der in Abb. 179 und 180 erkennbaren Entfaltung des Winkels zwischen Zwerchfell und Brustwand (Recessus costodiaphragmaticus) kommt. Gleichzeitig erfolgt dabei eine passive Vorwölbung der vorderen Bauchwand. Eine ruhige Atmung mit überwiegender Inanspruchnahme der Brustkorbatmung (**kostaler Atemtypus**) oder der Zwerchfellatmung (sog. **abdominaler Atemtypus**) (Abb. 181) bezog man früher auf geschlechtsspezifische Unterschiede des **Atemtypus** bei Mann und Frau, die sich vom 10. Lebensjahr an herausbilden sollen; das ist aber wohl nicht zutreffend. Eine Einschränkung der Zwerchfellatmung ist andererseits durch äußere Faktoren möglich, so z. B. durch einengende Kleidungsstücke (Schnüren!), den Zustand des Eingeweidepaketes (Darmgase!), Schwangerschaft o. ä., so daß es dann bereits bei ruhiger Atmung zur Bevorzugung der kostalen Atmung kommt, die bei Körperarbeit bei beiden Geschlechtern deutlich zunimmt.

Daß die Lungen der Erweiterung des Brustkorbraums folgen und dabei mit Luft gefüllt werden, kommt daher, daß das Rippenfell und das Lungenfell, die beiden **Pleurablätter,** mit Saugkraft aufeinanderhaften (s. Abb. 182) und normalerweise nur durch eine dünne Flüssigkeitsschicht voneinander getrennt sind, so daß die Lungen den Bewegungen des knöchernen Brustkorbs folgen müssen. Das freie Gleiten des Rippen- und Lungenfells aneinander ist dabei Vorbedingung. Damit wird verständlich, daß entzündliche Verklebungen dieser beiden Blätter die Atmung erheblich behindern können. Durch einen seitlichen Einstich in den Brustkorb bis zwischen die Pleurablätter können wir durch Eindringenlassen atmosphärischer Luft die Saugkraft zwischen den Pleurablättern aufheben (sog. **Pneumothorax**) und dadurch die Lungen zum Zusammensinken (Kollabieren)

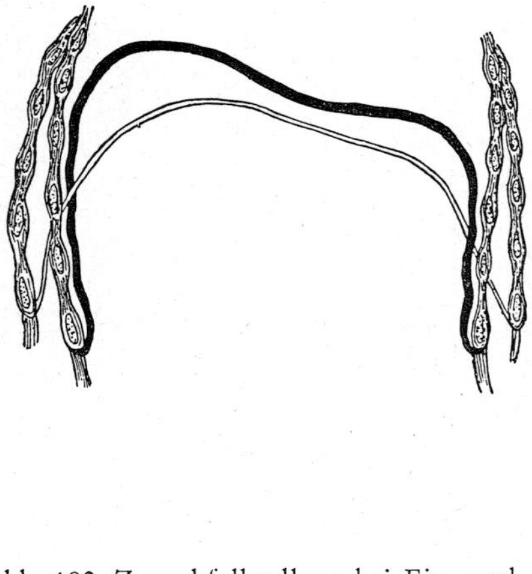

Abb. 180. Zwerchfellstellung bei Ein- und Ausatmung.

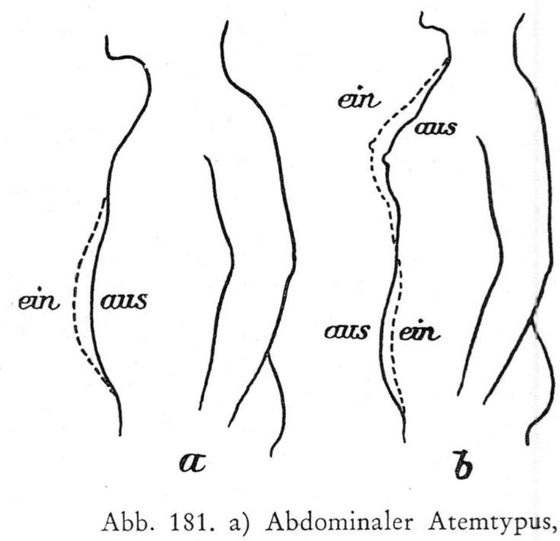

Abb. 181. a) Abdominaler Atemtypus, b) kostaler Atemtypus.

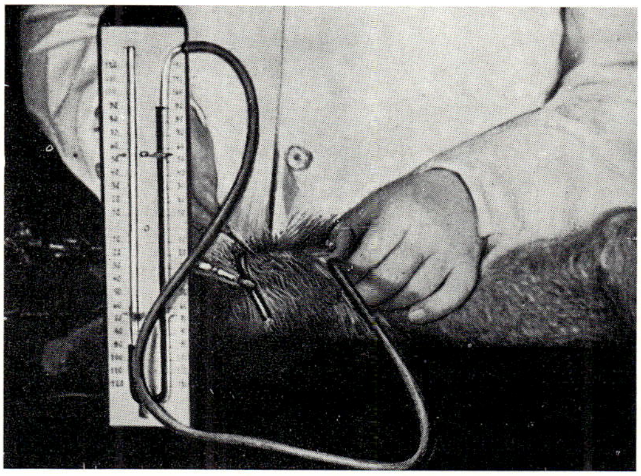

Abb. 182. Einstich mit einer Hohlnadel zwischen die Pleurablätter am narkotisierten Kaninchen und Nachweis des Unterdrucks im Pleuraraum am Wassermanometer.

bringen, ein Eingriff, der oft einseitig vorgenommen wird, um eine tuberkulös erkrankte Lungenhälfte ruhigzustellen und dadurch die Heilung zu fördern (Abb. 182). Normalerweise ist also die Lunge schon passiv gedehnt und wird während der Einatmung mehr und mehr auf ihre Dehnbarkeit beansprucht; infolge der Elastizität der Lungen verläuft die Ausatmung vorwiegend passiv, indem die Lungen leicht der Verminderung des Brustkorbraums folgen. Erst bei angestrengter Atmung und bei willkürlicher Atemführung werden zusätzlich die (inneren) Zwischenrippenmuskeln zur Ausatmung herangezogen.

Die künstliche Beatmung

Durch die **künstliche Beatmung** wird bei Atemstillstand versucht, die aktive Tätigkeit der Atemmuskulatur durch äußere Einwirkungen auf den Brustkorb zu ersetzen und so die rhythmische Erneuerung der Lungenluft weiter zu unterhalten. Bei den älteren Methoden wird die Exspiration durch eine mit den Händen ausgeübte Kompression des Thorax nachgeahmt; bei plötzlichem Nachlassen des Druckes schnellt der Thorax auf Grund seiner Elastizität in die Ausgangsstellung zurück; die Inspiration kann zusätzlich noch unterstützt werden durch Anheben des Oberkörpers, z. B. durch Hochreißen der Arme über den Kopf. Alle *manuellen Beatmungsmethoden* sind in neuerer Zeit als physiologisch unzureichend erkannt worden und führen außerdem bei richtiger Durchführung zu frühzeitiger Ermüdung des Beatmers. Wirkungsvoller ist die Übertragung der tierexperimentellen Methoden auf den Menschen. Man bläst die Lungen von den Luftwegen aus rhythmisch auf und läßt sie bei nachlassendem Überdruck wieder kollabieren. Bei der Notwendigkeit einer künstlichen Beatmung kann die rhythmische Zufuhr von Luft oder Sauerstoff entweder mit geeigneten Apparaten *(Blasebalgmethoden)* durchgeführt werden oder bei deren Fehlen als *Mund-zu-Mund-Beatmung* oder – mit besserer Abdichtungsmöglichkeit – als *Mund-zu-Nase-Beatmung*. Aus hygienischen und ästhetischen Gründen wird man, falls vorhanden, einen Gummitubus (etwa wie in Abb. 189) als Zwischenstück verwenden (notfalls ein Taschentuch!). Diese Maßnahmen sind heute als die schnellste, einfachste und wirksamste Methode einer Minimaldurchlüftung der Lungen anerkannt und können zusammen mit *äußerer Herzmassage* (einmal je Sekunde mit den Handballen ein kräftiger Druck auf das untere Brustbeinende) zur Erreichung eines Minimalkreislaufs von mit Sauerstoff angereichertem Blut lebensrettend sein. Auch bei chirurgischen Eingriffen im Thorax wird heute ebenfalls die rhythmische **Überdruckbeatmung** angewandt; ursprünglich hat man statt des Kopfes den Körper des Patienten bis zum Hals und zugleich auch die Operateure in eine Kammer eingeschlossen und darin rhythmische Druckerniedrigungen vorgenommen (**Unterdruckbeatmung**), was den natürlichen Verhältnissen noch mehr entspricht (Pleuradruck!), aber mit zu großem Aufwand verbunden ist.

Atemvolumina. Spirometer

Bei Körperruhe werden die Ventilationsmöglichkeiten der Lungen durch die Atmung nur in geringem Maße ausgenutzt. Erst bei körperlicher Betätigung atmen wir tiefer, kräftiger und schneller. Bei einer Atemtiefe von 500 cm^3 und einer Atemfrequenz von 16 je Minute liegt ein **Minutenvolumen der Atmung** von 8 l vor. Maximal kann dieses auf mehr als 90 l steigen; dabei steigt das Volumen des einzelnen Atemzuges bis auf 3 l, die Frequenz bis auf 30 je Minute. Bei der Steigerung des Minutenvolumens der Atmung durch Körperarbeit wird also vornehmlich die Vertiefung der Atmung herangezogen. Eine stärkere Frequenzvermehrung würde unökonomisch sein, da die Belastung durch den toten Raum dabei immer mehr zunehmen und die Verweildauer in den Alveolen für den Gasaustausch zu kurz werden würde.

Dabei ist eine ausgiebige Ventilation begreiflicherweise von der Ausatmungstechnik abhängig, ein Gesichtspunkt, der bei jeder sportlichen Bewegung (ebenso auch bei der Körperhaltung!) von besonderer Wichtigkeit ist. Einer dauernden Verschiebung der Mittellage der Atmung zur Einatmungsstellung hin folgt eine Verminderung der Leistungsfähigkeit der Lungen (Lungenerweiterung mit Verkleinerung der atmenden Fläche durch Schwinden der Scheidewände zwischen den Lungenbläschen).

Bei jedem Atemzug werden etwa $^1/_2$ l Luft (16 mal in der Minute) hin und her befördert (**Atemzug-Volumen** oder **Atemvolumen**). Durch vertiefte Einatmung läßt sich die Lunge noch um rund 2,5 l auffüllen (**inspiratorisches Reservevolumen**), durch verstärkte Ausatmung werden etwa $1^1/_2$ l noch zusätzlich herausgeatmet (**exspiratorisches Reservevolumen**) (s. Abb. 183). Durch diese Werte ist die normale Ruhelage (oder Ausgangslage) der Atmung angegeben. Das nach einer maximalen Ausatmung noch in der Lunge befindliche **Residualvolumen** (= 1200 cm^3) kann zum Teil durch den oben erwähnten Pneumothorax noch aus der Lunge entfernt werden (**Kollapsvolumen**). Die restliche, dann noch in der Lunge befindliche und nur durch chemische Mittel entfernbare Luft wird **Minimalvolumen** genannt[1]). – Am Ende einer normalen Ausatmung befinden sich also noch 1500 cm^3 exspiratorisches Reservevolumen und 1200 cm^3 Residualvolumen in der Lunge. Bei der Einatmung gelangen von den 500 cm^3 Einatmungsluft 330 cm^3 neu in die Alveolen, da 170 cm^3 im Totraum der Atemwege verbleiben (s. S. 212). Eine Ventilation (Lufterneuerung) in den Alveolen findet also bei Ruheatmung im Verhältnis $330:2700 \cong 1:8$ statt (sog. **Ventilationskoeffizient**). Nach einer normalen Einatmung besteht demnach

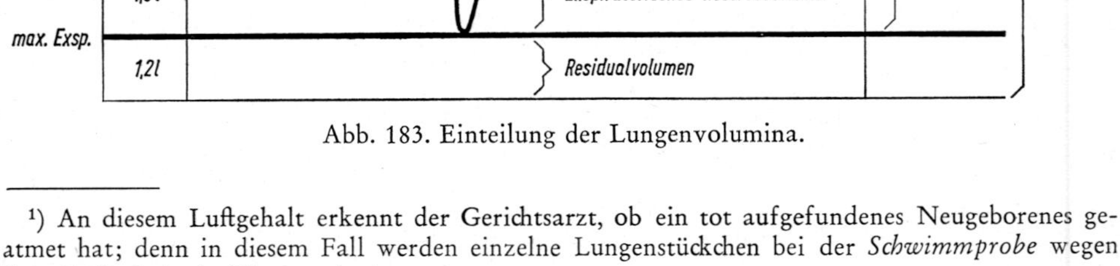

Abb. 183. Einteilung der Lungenvolumina.

[1]) An diesem Luftgehalt erkennt der Gerichtsarzt, ob ein tot aufgefundenes Neugeborenes geatmet hat; denn in diesem Fall werden einzelne Lungenstückchen bei der *Schwimmprobe* wegen ihres Luftgehalts im Wasser schwimmen.

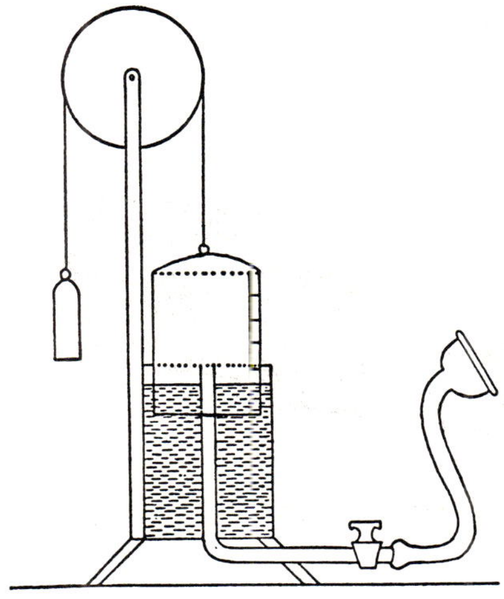

Abb. 184. Spirometer.

nur $^1/_8$ der Luftfüllung in den Lungenbläschen aus Frischluft. Infolgedessen ändert sich bei Ruheatmung der O_2- und CO_2-Gehalt in den Alveolen nur wenig (um ca. $^1/_2$ %). Bei vertiefter Atmung wird der Ventilationskoeffizient größer, es verbessert sich also die Lufterneuerung in den Alveolen, wie sich leicht ableiten läßt. – Die Gesamtheit der Luftmenge, die nach maximaler Einatmung durch maximale Ausatmung herausbefördert werden kann, nennen wir die **Vitalkapazität,** die also in der Regel $4^1/_2$ l beträgt. Bei Zwerchfellhochstand durch Ausdehnung der Darmgase oder bei einer größeren Blutfülle der Lungen wird die Vitalkapazität natürlich vermindert. Beide Faktoren spielen beim Höhenaufstieg eine Rolle. Bei geübter Beanspruchung des Atemapparats, wie das besonders bei Ruderern und Schwimmern, Trompetern und Glasbläsern der Fall ist, kann andererseits die Vitalkapazität 5–6 l und noch mehr betragen. Praktisch kommt es niemals zu einer vollen Ausnutzung der Vitalkapazität; das würde, abgesehen von dem damit verbundenen großen Zeitverbrauch, eine zu anstrengende Muskeltätigkeit bedeuten. Man kann die bei der Atmung bewegten Luftmengen in einfacher Weise mit einem **Spirometer** bestimmen, einer Art Taucherglocke, in der diese Luftmengen aufgefangen und gemessen werden (s. Abb. 184). Wir bestimmen dabei das **Volumen** der Ausatmungsluft. Die Spirometrie ist eine wichtige klinische Funktionsprüfung[1]).

In ebenso aufschlußreicher Weise können wir die Leistungsfähigkeit des Atmungsappartes bestimmen, wenn wir nach tiefer Einatmung Nase und Mund verschließen und die im Brustkorb befindliche Luft durch unsere Ausatmungsmuskeln unter **Druck** setzen, ohne daß sie entweichen kann. Durch ein mit der Mundhöhle verbundenes Quecksilbermanometer kann man diese Druckwerte direkt messen. Je nach der körperlichen Durchbildung schwanken sie dabei zwischen 30 und 300 mm Quecksilbersäule! Wir haben in dieser einfachen Methode der sog. **Preßdruckprobe** eine Möglichkeit der direkten Bestimmung der Kraft unserer Ausatmungsmuskeln. Die damit verbundene „Pressung" ist übrigens nicht ganz ungefährlich, da bei manchen Versuchspersonen Bewußtseinsstörungen (sog. Kollaps, durch Blutleere des Gehirns) auftreten können. Die beim Tauchen (besonders auch beim Gewichtstemmen u. a.) vorliegenden ähnlichen Verhältnisse machen uns die hierbei gelegentlich auftretenden unglücklichen Zwischenfälle verständlich. Darum sind auch

---

[1]) Alle biologischen Zahlenangaben haben einen mehr oder weniger großen Schwankungsbereich, der besonders groß bei den Angaben zur Atemmechanik ist, und zwar sowohl von Person zu Person als auch beim einzelnen Individuum je nach Alter, Geschlecht, Körpergröße, Körperhaltung und -lage usw. Die Zahlenangaben sind also nur Anhaltspunkte für die Größenordnung der angegebenen Werte.

die Verminderung der Tauchstrecke und die Einführung des Zeitrekordes beim Tauchen wohlbegründet! Jedes Anhalten der Atmung im Sinne der **Pressung** ist bei sportlichen Übungen möglichst zu vermeiden, da der Blutzustrom in den Venen durch den großen Brustkorbinnendruck gedrosselt wird. Beim Tauchen ist diese Gefahr nicht ganz so groß wie bei Athleten und Schwerstarbeitern, weil beim Tauchen dieser Druck nicht so hoch steigt und die Ausatmung langsamer erfolgt, darum fehlt dabei die plötzliche Mehrbelastung des vorher schlecht versorgten Herzens. Unter diesem Gesichtspunkt der Schädigung des Herzens und des Kreislaufs wird der Hinweis auf Beachtung genügender **Ausatmung** besonders wichtig!

In Parallele zu der Pulsverminderung (S. 176 f., 185) finden wir im **Training** auch eine Verminderung der Atemfrequenz, wobei der einzelne Atemzug entsprechend der Vergrößerung der Vitalkapazität tiefer wird. Das beruht nicht so sehr auf einer Vergrößerung des Brustkorbraumes, sondern vorwiegend auf einer zunehmenden Fähigkeit, mit Hilfe der Atemmuskeln ausgiebigere Bewegungen zu machen (bessere *Aus*atemtechnik!).

Atemregulation. Chemische und reflektorische Steuerung der Atmung

Der Zustand bei normaler Atemführung wird als **Eupnoe** bezeichnet, die **Dyspnoe** (Atemnot) ist charakterisiert durch eine sehr intensive Atemtätigkeit, die durch CO_2-Anhäufung bedingt ist und in Krankheitsfällen im Mißverhältnis steht zur körperlichen Arbeitsleistung. Zu große CO_2-Spannung des Blutes lähmt schließlich die Atemtätigkeit **(Asphyxie).**

Die Beeinflußbarkeit der Atmung führt zu der Frage nach der Unterhaltung und Regulierung der Atmung, die ja auch bei Ausschaltung der Willkür, in Schlaf, Ohnmacht und Narkose, regelmäßig weiter fortbesteht. Das Problem wird besonders deutlich, wenn wir daran denken, daß wir andererseits durch willkürliche Überbelüftung der Lungen einen langanhaltenden Zustand der Atemlosigkeit, eine **Apnoe,** herbeiführen können (bei geübten Tauchern bis zu 6 Minuten!). Die rhythmische Unterhaltung der Atemtätigkeit untersteht einer ständigen **zentralnervösen Regulation,** sie ist also – im Gegensatz zur Herztätigkeit – nur möglich im Zusammenhang mit dem Zentralnervensystem. In der Medulla oblongata, also dem Teil des Zentralnervensystems, der Gehirn und Rückenmark verbindet, nahmen schon die älteren Physiologen eine Stelle an, die sie **nœud vital** nannten, weil diese Gegend eine der wenigen ist, nach deren Verletzung irreparabel das Leben des Organismus zerstört ist. Dieser „Lebensknoten" ist das **Atemzentrum,** das ähnlich wie das in der Nähe liegende Vasomotorenzentrum aufweisbar ist durch den früher geschilderten Versuch mittels eines herumgelegten eiswasserdurchflossenen Schlauches. Im Moment der Kühlung hört mit dem Abfall des Blutdrucks auch die Atmung auf (s. Abb. 162). Die rhythmische Automatie des Atemzentrums wird durch die Beschaffenheit des Blutes ge-

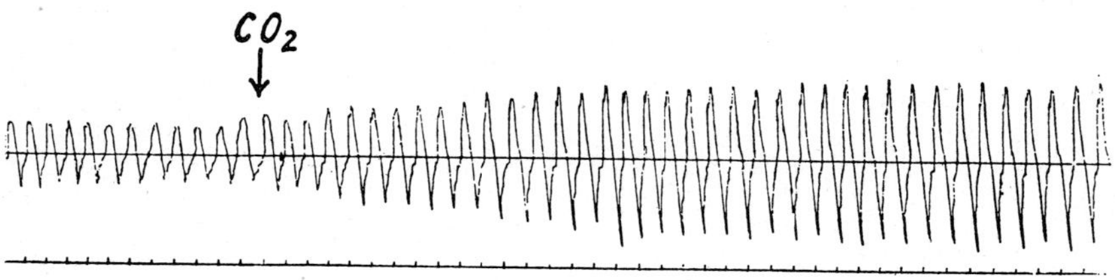

Abb. 185. Steigerung der Atemtätigkeit durch Zusatz von Kohlendioxyd zur Inspirationsluft *(W. R. Hess).*

steuert. Beim Anhalten der Atmung häuft sich, wie wir das kennengelernt haben, Kohlendioxyd im Blut an; diese Anreicherung des Blutes an Kohlendioxyd ist ebenso wie für das Vasomotorenzentrum zugleich auch der Reiz für das Atemzentrum und regt es zu vermehrter Ventilation der Lungen an. Damit wird auch verständlich, daß wir durch kräftiges Aus- und Einatmen, wie wir es z. B. vor dem Tauchen ausführen, für längere Zeit die Atmung anhalten können. Zwangsläufig setzt aber dann die Atmung wieder nach entsprechender Kohlendioxydanhäufung im Blut ein. Wir sehen also, wie durch diesen eigenartigen Mechanismus der Bedarf selbst die Atmung reguliert! Die **dominierende Rolle bei der Atemregulation** hat also offenbar die **CO_2-Spannung (CO_2-Partialdruck).** Tatsächlich verändern Luftdruckerniedrigungen bis 500 mm Hg die Atmung kaum, erst in größeren Höhen macht sich **auch das Absinken des Sauerstoffteildrucks als Atemreiz** bemerkbar, wobei **das Minutenvolumen der Atmung** bis auf etwa das Doppelte steigen kann, während durch CO_2-Zumischung zur Einatmungsluft sofort und direkt proportional das Minutenvolumen der Atmung bis auf das Zehnfache steigt (s. Abb. 185).

Am deutlichsten wird die enge Verknüpfung von Blutbeschaffenheit und Atmung während des embryonalen Lebens. Solange der Fötus noch im Uterus (Gebärmutter) von der Placenta (Mutterkuchen) aus mit Sauerstoff versorgt wird, tritt sein Atemzentrum nicht in Aktion. Erst bei der Loslösung vom mütterlichen Kreislauf, bei der Geburt, nimmt dann der venöse Charakter des Blutes schnell zu, und es erfolgt der erste Atemzug. Erfolgt die Abtrennung vom mütterlichen Blutkreislauf noch vor der Geburt des Kopfes, so ergibt sich die vom Geburtshelfer gefürchtete Situation, daß das Kind in die Gefahr des Erstickens gerät.

Lebenswichtige Funktionen finden wir im Körper oft doppelt gesichert, einmal auf dem Blutweg und außerdem auf nervösem Weg. Daß sensible Reize die Atmung sehr wesentlich beeinflussen können, zeigt ja schon das Verhalten der Atmung bei einem plötzlichen kalten Bad! Ebenso finden wir ein sofortiges Aussetzen der Atmung, wenn durch Vorhalten von Ammoniak oder anderen stark reizenden Stoffen die sensiblen Nervenendigungen der Nasenschleimhaut erregt werden (einen solchen Schutzreflex der Atmung zeigt die Kurve in Abb. 186). Die wesentliche Rolle spielt jedoch der **Nervus vagus,** den wir bereits als Herznerven kennenlernten und der zugleich der sensible Nerv der Lungen ist. Seine Bedeutung für die unwillkürliche Regulierung von Atemfrequenz und Atemtiefe zeigt sich deutlich im Tierexperiment, wenn wir den Vagus beiderseits mittels Durchfrierung oder Durchschneidung ausschalten: wir erhalten dann eine vertiefte und verlangsamte Atmung.

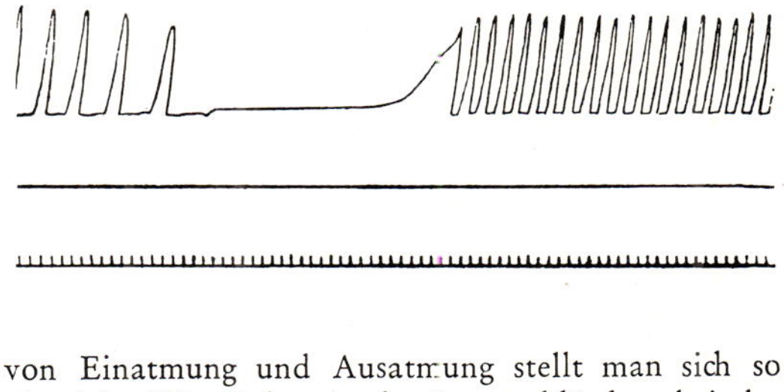

Abb. 186. Atemhemmung durch Vorhalten von Chloroformdämpfen.

Den rhythmischen selbsttätigen Wechsel von Einatmung und Ausatmung stellt man sich so vor, daß der **N. vagus** die Hauptrolle dabei spielt: Die Dehnung der Lungenbläschen bei der Einatmung und ihr Kollaps bei der Ausatmung erregen den Vagus, da er der sensible Nerv der Lungen ist. Auf diesem Wege laufen (durch Aktionsströme nachweisbare) Erregungen zum Atemzentrum und von da zu den motorischen Atmungsnerven (Interkostalnerven und Zwerchfellnerv), indem die **Dehnungsänderung der Alveolenwand** über den Vagus reflektorisch die jeweilige Atemphase abbremst und zur anderen Atemphase überleitet, so daß auf eine Einatmung eine Ausatmung, auf die Ausatmung die Einatmung folgt (sog. **reflektorische Selbststeuerung der Atmung durch den Vagus**). Nach Vagusdurchschneidung entfällt dann diese reflektorische Steuerung, die Atmung wird langsamer und tiefer. – Der Spannungszustand des Zwerchfells beeinflußt die **Atemform;** ein mehr gespanntes (tiefstehendes) Zwerchfell führt zu einer flacheren und frequenteren Atmung, während ein mehr entspanntes (hochstehendes) Zwerchfell eine tiefere und damit langsamere Atmung bedingt, da es zu größeren Exkursionen befähigt ist. Der Spannungszustand des Zwerchfells wird dabei ebenfalls über den sensiblen Lungenvagus durch den **Dehnungszustand der Alveolen** und dann weiter über den motorischen Nerven des Zwerchfells, den N.phrenicus, bestimmt. Mannigfache Einflüsse sind also maßgeblich für die Atemform, in der wir atmen, d. h. für die Beteiligung von Atemfrequenz und Atemtiefe an der Größe des Minutenvolumens der Atmung, der Ventilationsgröße. Diese selbst wird, wie wir sahen, in erster Linie von der Blutbeschaffenheit (CO_2, O_2-Mangel) bestimmt. Daß die minutlich ventilierte Luftmenge, das Produkt von Atemtiefe und Atemfrequenz, die entscheidende Größe ist, zeigt ein anschaulicher Vergleich. Auch für die Erreichung eines Zieles ist die Gehgeschwindigkeit, das Produkt von Schrittlänge und Schrittfrequenz, maßgeblich: Bei gleicher Gehgeschwindigkeit kann dabei die Gangart (der Atemform entsprechend) verschieden sein: Durch viele kleine Schritte oder durch wenige große Schritte kann das gleiche Ziel in derselben Zeit erreicht werden!

Der Stoffwechsel und Energieumsatz

Übersicht über die Nährstoffe

Die nährenden Bestandteile unserer Nahrungsmittel sind die Nährstoffe. Wir gliedern sie in Kohlenhydrate, Eiweiße und Fette. Die **Kohlenhydrate** bestehen chemisch aus Kohlenstoff (C), Wasserstoff (H) und Sauerstoff (O). Sie werden von den grünen Pflanzen unter Ausnutzung der Energie des Sonnenlichtes aus CO_2 und H_2O gebildet. Man unterscheidet Monosaccharide, Disaccharide und Polysaccharide.

Zu den **Monosacchariden** gehören u. a. Glukose (Traubenzucker), Mannose, Galaktose, ferner Fruktose (Fruchtzucker). Zusammensetzung: $C_6H_{12}O_6$.

Zu den **Disacchariden** rechnen Saccharose (Rohrzucker, Rübenzucker) bestehend aus Glukose + Fruktose, Maltose (Malzzucker), bestehend aus 2 Glukosemolekülen, Laktose (Milchzucker), bestehend aus Glukose und Galaktose. Zusammensetzung: $C_{12}H_{22}O_{11}$.

Wichtige **Polysaccharide** sind Amylum (pflanzliche Stärke), Glykogen (tierische Stärke), Zellulose. Zusammensetzung: $[C_6H_{10}O_5]n$.

Traubenzucker findet sich im Blut, ferner mit dem Fruchtzucker in vielen Pflanzen und Früchten, Saccharose im Zuckerrohr und in der Zuckerrübe, Laktose in der Milch, Amylum in Kartoffeln, Getreide usw., Glykogen in der Leber und in den Muskeln.

Die **Fette** und fettähnlichen **Lipoide** enthalten auch C, H und O, aber in anderer Anordnung als bei den Kohlenhydraten. Die wichtigsten Nahrungsfette sind die Neutralfette. Sie sind Verbindungen von Glyzerin ($CH_2OH \cdot CHOH \cdot CH_2OH$) mit höheren Fettsäuren, z. B. der Palmitinsäure ($C_{15}H_{31}COOH$), der Stearinsäure ($C_{17}H_{35}COOH$) und der Ölsäure ($C_{17}H_{33}COOH$). Zu den Lipoiden gehören u. a. Lezithin, Cholesterin, Ergosterin, Steroide (Gallensäuren, Sexualhormone, Nebennierenrindenhormone) und Karotin. Im menschlichen Körper kommen die Neutralfette besonders im Unterhautzellgewebe und in anderen Fettdepots (Nierenkapsel) vor. Die Lipoide finden sich als Organfette in den meisten Körperzellen. Von den tierischen Nahrungsmitteln sind reich an Fetten Schmalz, Butter, Talg, Tran, von den pflanzlichen Nahrungsmitteln sind die Ölpflanzen besonders fettreich (Leinöl, Rüböl, Palmöl). Margarine besteht aus gehärteten pflanzlichen Fetten.

Das **Eiweiß** besteht aus C, H, O, N und enthält außerdem eventuell S und P. Es setzt sich aus säureamidartig verknüpften Bausteinen, den Aminosäuren, zusammen (NH_2 = Aminogruppe). Aminosäuren stellen Fettsäuren dar, bei denen ein oder mehrere H-Atome durch die Aminogruppe ersetzt sind. Einige wichtige Aminosäuren: Glykokoll = Aminoessigsäure, Alanin = Aminopropionsäure, Valin = Aminovaleriansäure, Lysin = Diaminokapronsäure, Ornithin = Diaminovaleriansäure, Zystein = Aminothiopropionsäure, Phenylalanin = Phenylaminopropionsäure, Tyrosin = Hydroxyphenylalanin, Histidin = Imidazolalanin.

Durch Aneinanderkettung von mehreren oder zahlreichen Aminosäuren entstehen die sogenannten **Peptide;** die Verbindung zahlreicher Peptide führt zu den eigentlichen Eiweißkörpern **(Proteine).** Daneben gibt es Verbindungen zwischen Eiweiß und anderen Stoffklassen, die als zusammengesetzte Eiweißkörper oder **Proteide** bezeichnet werden. Dazu rechnen die Kerneiweißkörper (Nukleoproteide), dann bestimmte Farbstoffe (= Chromoproteide) wie das Hämoglobin (Häm + Globin). Aus dem Hämoglobin entstehen im Körper Gallenfarbstoffe (Bilirubin, Biliverdin), Harnfarbstoffe (Urobilinogen, Urobilin) und Kotfarbstoff (Sterkobilin).

Eiweißträger in der tierischen Nahrung sind z. B. Muskelfleisch, Ei, Milch, Käse, Fisch. Pflanzliches Eiweiß kommt in geringen Mengen in jeder pflanzlichen Nahrung vor, besonders reichlich in Erbsen, Bohnen, Linsen, Sojabohnen, außerdem auch in Kartoffeln und Körnerfrüchten.

Stoffwechsel und Energiewechsel. Energiegehalt der Nahrung

Die Zuführung des Sauerstoffs durch die Atmung hat den Sinn, Verbrennungsvorgänge im Körper einzuleiten; denn verbrennen heißt eine Verbindung mit Sauerstoff eingehen. Jede Lebensäußerung ist mit Verbrennung von Körpersubstanz verbunden. Große Moleküle organischer Substanzen mit großen chemischen Spannkräften werden dabei in kleine, energiearme Moleküle, die Endprodukte des Stoffwechsels, aufgespalten. Ein Teil der Nahrungsstoffe wird verbrannt und die dabei freiwerdende Energie zur Aufrechterhaltung der inneren und äußeren Arbeit des Organismus (**Betriebsstoffwechsel**) verwandt. Jeder Herzschlag und Atemzug ist ohne Abbau von Nährstoffen undenkbar, zum anderen Teil werden die Nahrungsstoffe zum Aufbau von Körpersubstanz benutzt (**Baustoffwechsel**), auch dabei wird die Energie zum Aufbau körpereigener Substanzen erst gewonnen durch den Abbau anderer Substanzen. Die Gesamtheit der chemischen Umsetzungen im Körper, die infolge derartiger Verbrennungsvorgänge stattfinden, läßt sich aus der **Größe des Sauerstoffverbrauches** ermitteln (**indirekte Kalorimetrie**). Da das Endprodukt dieser Verbrennungsvorgänge entweder direkt oder auf dem Umweg über Arbeit und Reibung ebenfalls in Form von Wärme in Erscheinung tritt, können wir die Gesamtheit dieser Umsetzungen im Körper, den **Stoffwechsel**, auch quantitativ aus der **Größe der Wärmeabgabe** ermitteln (**direkte Kalorimetrie**). Beide Untersuchungsprinzipien führen zu übereinstimmenden Resultaten.

Als **Brennmaterial** kommen im Organismus die drei Gruppen der Nahrungsstoffe: Eiweiß, Fette und Kohlenhydrate (Zucker, Stärke u. a.) in Betracht. Schon im physikalischen Versuch, im sog. **Verbrennungskalorimeter**, einer in Wasser versenkten Taucherglocke, läßt sich zeigen, daß bei der Verbrennung dieser Stoffe Wärme frei wird. Wir messen die dabei entstehende Wärme entsprechend der Definition der Kalorie (als der Wärmemenge, die 1 kg Wasser um 1° C zu erwärmen vermag) aus Wassermenge mal Temperatursteigerung[1]). Als Standardzahlen *(Rubner)* ergeben sich bei der Verbrennung im Organismus für

1 g Zucker	4,1 Kalorien,
1 g Fett	9,3 Kalorien und
1 g Eiweiß	4,1 Kalorien.

Beim Eiweiß ist zu berücksichtigen, daß bei diesem Nahrungsstoff der Stickstoff in der Leber über Ammoniak in Harnstoff eingebaut und dieser durch die Nieren ausgeschieden wird (s. S. 252), während der stickstofffreie Rest des Eiweißes zu Kohlendioxyd und Wasser verbrannt wird. Wenn wir Harnstoff in einem Verbrennungskalorimeter untersuchen, so ergibt sich hierbei noch ein Freiwerden von Wärme; der *„physikalisch-chemische Brennwert" des Eiweißes* (= 5,5 Kal.) ist also um den Brennwert des entstehenden Harnstoffs höher als der ebengenannte *„physiologische Brennwert" des Eiweißes im Körper* (= 4,1 Kal.). Bei Kohlenhydraten und Fetten findet

[1]) Kilokalorie, meist kcal abgekürzt. In den nachfolgenden Ausführungen handelt es sich stets um sog. große Kalorien, also Kilokalorien. – Nachdem mit unendlicher Mühe die Ernährungswissenschaftler die Bevölkerung zu kalorienbewußtem Denken und Handeln geführt haben, soll nun bedauerlicherweise in dem „Internationalen Einheitensystem" (mit einer Übergangsfrist bis zum 31. 12. 1977) die Kalorie mit ihrer – zugegebenerweise recht willkürlichen – Definition wegfallen und durch das **Joule** bzw. **Kilojoule** (kJ) als Maßeinheit ersetzt werden. Da ein Strom von 1 Ampère Stromstärke beim Durchfluß durch einen Draht von 1 Ohm Widerstand in 1 Sekunde eine Wärmemenge von 0,24 cal entwickelt (**Joulesches Gesetz**), ist 1 kJ = 0,24 (genau 0,239) kcal. 1 kcal ist dann 4,184 kJ. Für praktische Bedürfnisse dürfte es bei der Umrechnung von Kalorien in Joule genügen, mit dem abgerundeten Wert von 4,2 zu multiplizieren. – Übrigens soll Joule nicht, wie bei uns üblich, wie „dʒu:l" ausgesprochen werden, sondern als „dʒu:l"!.

im Körper wie auch im Verbrennungskalorimeter eine vollständige Verbrennung bis zu Kohlendioxyd (CO_2) und Wasser (H_2O) statt. – Über den Kalorienwert der einzelnen Nahrungsmittel s. S. 239.

Das für den Organismus Entscheidende sind nicht die in Gramm meßbaren Mengen der Nahrungsstoffe, sondern ihr energetischer Wert, d. h. die zu liefernden Kalorien. Das beweist uns das Verhalten des hungernden Organismus; denn im **Hungerzustand** werden zeitlich nacheinander zunächst die leicht verfügbaren Zuckervorräte in Muskulatur und Leber zur Energielieferung herangezogen, danach werden die Fettdepots im Körper beansprucht und schließlich erst die im eigentlichen Sinne körpereigene eiweißhaltige Substanz verbrannt. Obwohl also dabei nacheinander Nahrungsstoffe von jeweils verschiedenem Kaloriengehalt verbrannt werden, bleibt dabei die Kalorienabgabe, also die Wärmeproduktion des Körpers auf Grund der Verbrennungen, zunächst konstant. Der Körper reguliert also, indem er im Stadium der vorwiegenden Fettverbrennungen mengenmäßig weniger als die Hälfte verbrennt wegen des mehr als doppelt so großen Kaloriengehaltes von 1 g Fett. Die Nahrungsstoffe vertreten sich also nach ihrem Kaloriengehalt (1 g KH oder Eiweiß = 0,44 g Fett) (sog. **isodyname Vertretung**). Gerade das Beispiel des hungernden Organismus zeigt uns die Wichtigkeit der energetischen Betrachtung des Stoffwechsels und der Ernährung, der als Einheit also die Wärmeeinheit, die **Kalorie,** zugrunde zu legen ist.

Auch noch in anderer Hinsicht arbeitet der hungernde Organismus mit einer erstaunlichen Zweckmäßigkeit; denn die einzelnen Organe werden bei dem Abbau der Körpersubstanz verschieden stark herangezogen; das Fett schwindet fast vollständig, die Leber vermindert ihr Gewicht etwa bis zur Hälfte, die Muskulatur um ein Drittel, während Herz und Hirn nur mit etwa 3% an der Abmagerung beteiligt sind. Das hat nicht etwa seinen Grund darin, daß der Stoffwechsel dieser Organe so verschieden intensiv ist – dann müßten ja die beinah als tote Substanz des Körpers aufzufassenden Fettvorräte den intensivsten Stoffwechsel haben! –, sondern es findet während des allgemeinen Abbaus eine **Stoffwanderung** zu den beiden lebenswichtigen Organen, dem Herzen und dem Gehirn, statt. Das erstaunlichste Beispiel für eine solche Stoffwanderung kennen wir aus der Biologie des Rheinlachses, der das Meer verläßt, um im Oberrhein zu laichen. Während dieser 6–9 Monate dauernden Wanderung nimmt er keine Nahrung zu sich, leistet dabei die erhebliche Arbeit des Stromaufschwimmens und entwickelt zugleich aus der Körpersubstanz seine Geschlechtsdrüsen; es werden also dabei große Organmassen (die Fettvorräte der Haut und des Gekröses sowie Muskulatur) aufgelöst und zum Aufbau eines anderen Organs verwendet! So kann auch der gesteigerte Kalkbedarf des wachsenden Fötus aus dem mütterlichen Skelett gedeckt werden, wenn dem bekannten Kalkhunger der Schwangeren nicht Genüge getan wird.

Energieumsatz. Direkte und indirekte Kalorimetrie

Die Kalorienproduktion des Organismus läßt sich in einem **Kalorimeter** direkt bestimmen, einem Apparat, in dem man durch wärmeisolierende Umwandungen den Verlust von Wärme verhindert und die vom Organismus darin gebildete Wärme mit Hilfe von durchgeleitetem Eiswasser ableitet **(direkte Kalorimetrie).** Wir halten also dabei das Tier oder den Menschen während der ganzen Dauer des Versuchs unter gleicher Temperatur und können daher für diese bestimmte Zeitdauer aus Wassermenge mal Temperatursteigerung die Kalorienproduktion direkt ermitteln. Natürlich ist der Bau genauer Kalorimeter für Versuche am Menschen außerordentlich kompliziert, besonders wenn man gleichzeitig die gesteigerte Wärmeabgabe bei körperlicher Arbeit quantitativ ermitteln will. Deswegen ist der methodisch bequemere Weg der oben erwähnte indirekte, aus dem bei der Verbrennung stattfindenden *Sauerstoffverbrauch* die Wärmeabgabe zu ermitteln. Ihm liegt die Überlegung zugrunde: Je größer der Sauerstoffverbrauch ist, desto mehr

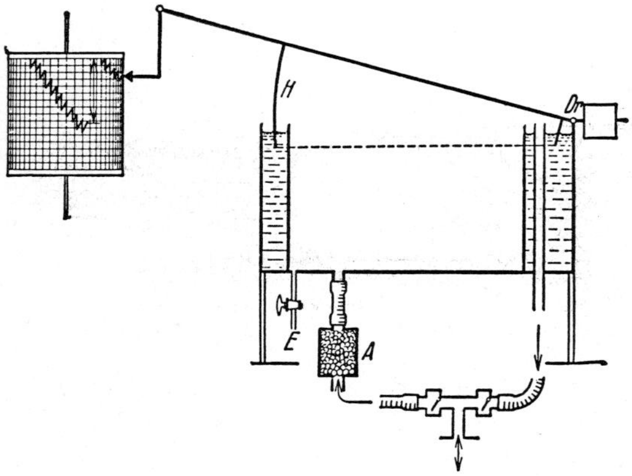

Abb. 187. Schema des *Krogh*schen Spirometers zur Messung des Sauerstoffverbrauchs.

Nahrungsstoffe werden verbrannt und desto mehr Kalorien werden daher entstehen und abgegeben werden. Dieser Weg der **indirekten Kalorimetrie** ist für die Untersuchung am Krankenbett und bei körperlicher Arbeit sehr wertvoll.

Für klinische Zwecke bedient man sich vielfach des **Kroghschen Spirometers** (Abb. 187). Die Versuchsperson atmet dabei reinen Sauerstoff aus dem Spirometerraum ein. Die Ausatmungsluft wird durch ein Ventil über A in den Spirometerraum zurückgeleitet. In A wird CO_2 durch Natronkalk absorbiert. Der bewegliche Spirometerdeckel senkt sich entsprechend der Verminderung des O_2-Volumens. – Bei körperlicher Arbeit braucht man nur die Versuchsperson durch ein Ventil atmen zu lassen und die Ausatmungsluft in einem luftdichten Sack (sog. *Douglas*sack), der z. B. auf dem Rücken transportiert werden kann, aufzufangen (s. Abb. 188, 189, 190). Aus Zeit-

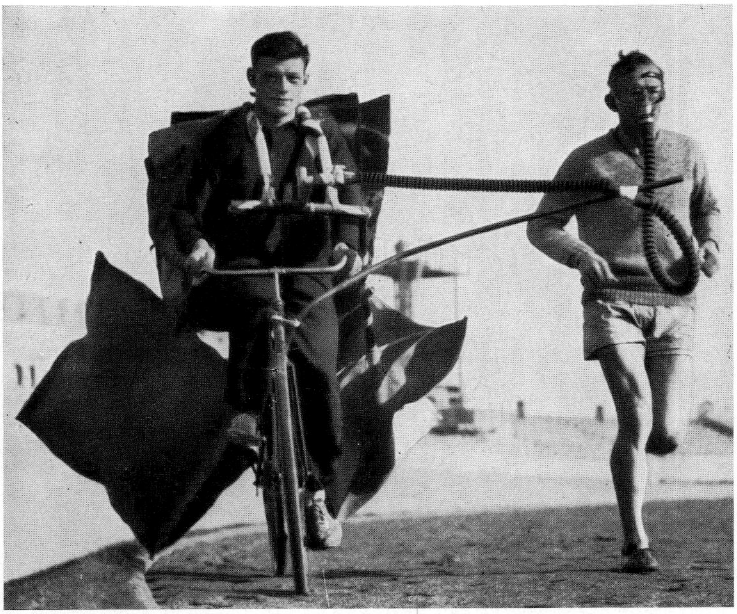

Abb. 188. Versuchsanordnung zur Gewinnung der Ausatmungsluft eines Läufers zur Untersuchung des Arbeitsstoffwechsels.

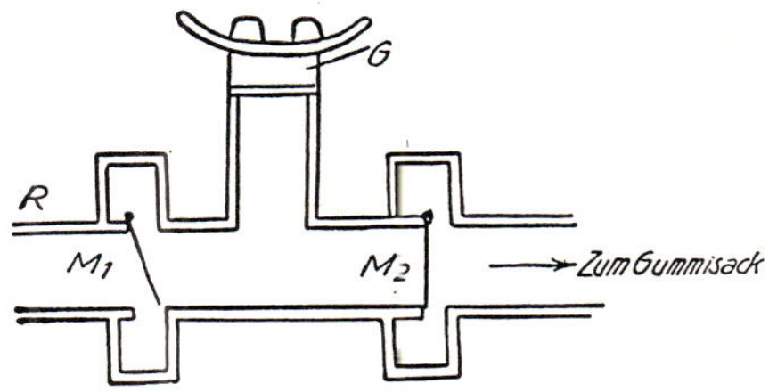

Abb. 189. Gummimundstück (G) und Ventilanordnung (M_1 und M_2) zur Trennung der Ein- und Ausatmungsluft.

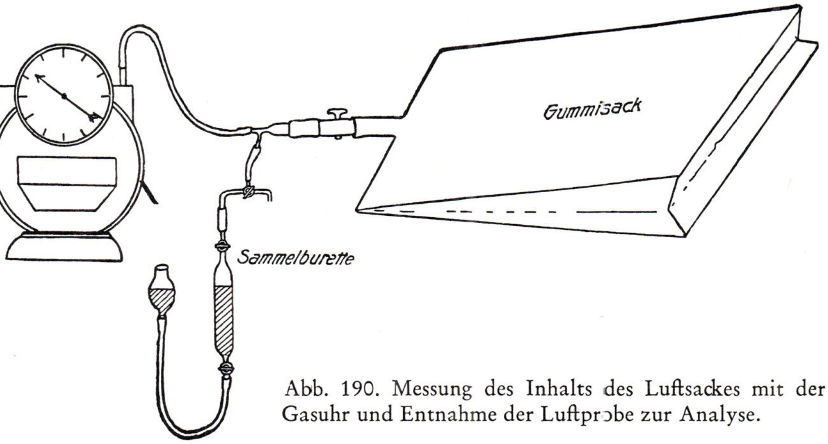

Abb. 190. Messung des Inhalts des Luftsackes mit der Gasuhr und Entnahme der Luftprobe zur Analyse.

dauer des Versuchs, ausgeatmeter Luftmenge und deren Sauerstoffgehalt läßt sich der Sauerstoffverbrauch ermitteln, da der Sauerstoffgehalt der Einatmungsluft bekannt ist. Der **Sauerstoffverbrauch** ergibt sich also aus der *Differenz zwischen eingeatmeter und ausgeatmeter Sauerstoffmenge.* Bei 15 Atemzügen pro Minute von je 500 cm³ Atemtiefe sind bei einem O_2-Gehalt der Einatmungsluft von 21% und einem O_2-Gehalt der Ausatmungsluft von 17% vom Organismus 4% von 7500 cm³, d. h. **(250 bis) 300 cm³ O_2 pro Minute** verbraucht worden (pro kg und Std.: ¼ l O_2). Die Ausrechnung der dabei produzierten Kalorien ist allerdings nicht so einfach; denn erstens verbrauchen Eiweiß, Fett und Kohlenhydrate je Gramm zur Verbrennung verschiedene Mengen an Sauerstoff, und zweitens entwickeln sie, wie wir sahen, verschiedene Wärmemengen bei ihrer Verbrennung.

Wir müssen also außer der **Menge** des verbrauchten Sauerstoffs auch wissen, **was** verbrannt wurde. Auch diese Aussage können wir auf Grund der Analyse des respiratorischen Gaswechsels machen, indem wir das abgegebene Kohlendioxyd ins Verhältnis setzen zum verbrauchten Sauerstoff. Am Beispiel des Zuckers wird das deutlich: er verbrennt zu Kohlendioxyd und Wasser. Da Zucker die chemische Grundformel $C_6H_{12}O_6$ hat, können außer 6 Molekülen H_2O noch 6 Moleküle CO_2 entstehen, wenn 6 O_2-Moleküle durch die Atmung bereitgestellt werden. Das Verhältnis $\frac{CO_2}{O_2}$, also das **Verhältnis der Kohlendioxydproduktion zum Sauerstoffverbrauch,** der sog. **respiratorische Quotient,** ist also bei Zuckerverbrennung = 1. Bei Eiweißverbrennung ergibt sich ein respiratorischer Quotient von 0,8, bei Fettverbrennung von 0,7 und bei der üblichen gemischten Kost von 0,85. Nach den gleichen Überlegungen erhalten wir auch die Menge des für 1 g Zucker zur Verbrennung benötigten Sauerstoffs. Wenn **1 g Zucker 800 cm³ Sauerstoff verbraucht und 4 Kalorien erzeugt,** werden bei einem Sauerstoffverbrauch von 1000 cm³ 5 Kalorien frei. Bei einem Stoffwechselversuch, der den respiratorischen Quotienten von 1 ergab, bei dem also nur Kohlenhydrate verbrannt wurden, brauchen wir deshalb lediglich die Zahl der verbrauchten Liter Sauerstoff mit 5 zu multiplizieren, um die Kalorien zu erhalten. Wir nennen diese Zahl daher den **kalorischen Wert des Sauerstoffs.** Er schwankt je nach dem respiratorischen Quotienten zwischen 4,7 und 5,0 Kal. pro l O_2 (4,87 bei einem RQ von 0.85).

Grundumsatz. Leistungszuwachs

Wir haben damit die direkte und die indirekte Methode kennengelernt, mit denen es möglich ist, die Gesamtheit der chemischen Umsetzungen des Körpers zu ermitteln. Es ist zweckmäßig, diese Berechnung auf eine Einheit des Körpergewichts zurückzuführen, und wir beziehen deshalb beim Vergleich zwischen verschiedenen Tierarten – das gleiche gilt entsprechend für Menschen verschiedener Größe – die Kalorienproduktion auf 1 kg Körpergewicht. Dabei ergibt sich die interessante Abhängigkeit, daß der **Kalorienumsatz je kg** um so größer ist, je kleiner das Tier ist. Während wir für den erwachsenen Menschen **je kg und Std. 1—1¼ Kal.** ansetzen können, beträgt dieser Wert z. B. beim Meerschweinchen 6–9, bei der Ratte bereits 12–15 und bei der Maus 18–20 Kal. pro kg und Std.

Man hat diesen verschieden großen Kalorienbedarf je Gewichtseinheit mit der relativ größeren Körperoberfläche und der damit verbundenen größeren Wärmeabgabe bei kleineren Organismen in Zusammenhang gebracht. Innerhalb derselben Tierspezies (z. B. bei Hunden von 3–30 kg!) ergibt sich annähernd eine gleiche Kalorienproduktion **je m^2 Körperoberfläche.** Ob allerdings in der statistischen Beziehung dieser sog. **Oberflächenregel** auch das kausale Erklärungsprinzip vollständig aufgedeckt ist, sei dahingestellt, zumal die Körperoberfläche natürlich ganz verschiedene Werte bei der Ausmessung ergibt, wenn man auch die feinsten Hautfalten mit berücksichtigen würde; auch ist unentschieden, ob man Lungen- und Darmoberfläche mit zur Körperoberfläche rechnen soll, und schließlich ist die Wärmeabgabe je nach der Beschaffenheit der Haut (Fell, Haarkleid, Fettpolster usw.) recht unterschiedlich.

Für den ruhenden Menschen beträgt die Kalorienabgabe bei Zimmertemperatur und fehlender Nahrungsaufnahme täglich etwa **1400–1800 Kal.** oder m. a. W. etwas mehr als **1 Kal. pro kg und Std.** oder (bei 60 kg Körpergewicht) **1 Kal. pro Minute**[1]). Dieser sog. **Ruhe- oder Grundumsatz** ist von einer Reihe von Faktoren abhängig, namentlich vom Alter. Er verhält sich beim Säugling, Knaben, Erwachsenen und Greis ungefähr wie 140:120:100:80. Der physiologische Schwankungsbereich auch beim einzelnen Menschen ist mit etwa ± 10% anzusetzen. Die Frau hat infolge der stärkeren Ausbildung des Unterhautfettgewebes einen um etwa 5% geringeren Grundumsatz. Schon bei **Nahrungsaufnahme** wird durch die dabei geleistete Verdauungsarbeit der Umsatz erheblich erhöht, so daß wir ihn dann mit etwa **2200 Kal. täglich** ansetzen. Außerdem haben namentlich die aus dem Nahrungseiweiß stammenden, im Blut kreisenden Aminosäuren die eigenartige Fähigkeit, den Umsatz erheblich (um durchschnittlich 17%) in die Höhe zu treiben (sog. *spezifisch-dynamische Wirkung)* (eiweißreiche Diät bei Abmagerungskuren!) (betr. Abhängigkeit von der inneren Sekretion s. S. 263 ff.).

Zu dem auf den ruhenden Menschen (mit oder ohne Verdauungsarbeit) bezogenen Umsatz kommt bei körperlicher Arbeit eine entsprechende Kalorienproduktion hinzu, der sog. **Leistungszuwachs.** Er ist im Organismus also im wesentlichen durch Muskelarbeit bedingt; Sitzen erhöht den Umsatz bereits um 5–10%, Stehen um 20–30%, Bergsteigen um 600–900%, oder – in anderer Angabe – braucht man zum Schwimmen etwa 550 Kal. in der Stunde, zum Laufen 500 Kal., beim schnellen Gehen und beim Tanzen 240 Kal., beim langsamen Gehen 140 Kal., beim Stehen 40 Kal. und, wie wir gleich noch sehen werden, zum Denken praktisch überhaupt keine Kalorien. Je nach dem Grad der körperlichen Betätigung steigen danach der gesamte Kalorienumsatz auf **3000 bis 5000 Kal.** (Näheres s. S. 235.)

Diese Angaben sind noch in anderer Hinsicht von Interesse. Wenn man beim Wandern etwa 200 Kal. in der Stunde verbraucht, zeigt uns das auch, wie schwer es ist, durch

---

[1]) Aus der oben erwähnten Größe des Sauerstoffverbrauchs des Menschen (¼ l pro min oder 15 l pro Stunde oder 360 l pro Tag) und dem kalorischen Wert des Sauerstoffs = 5 ergibt sich (als oberster Wert) ein Grundumsatz von 1800 Kal. pro Tag.

körperliche Betätigung eine Abnahme des Körpergewichtes zu erreichen. Bei einer dreistündigen flotten Wanderung verbraucht man also etwa 600 Kal. (s. o.), durch Verzehr einer 100-g-Tafel Schokolade nach der Wanderung ist der Kalorienverbrauch wieder ausgeglichen (s. Tabelle S. 239)! Das spricht nicht gegen das für den Kreislauf so nützliche Wandern, aber zur Erzielung einer Gewichtsabnahme muß die Verminderung der zugeführten Nahrungskalorien (das F. d. H.!) hinzukommen!

Wirkungsgrad körperlicher Arbeit

Schon in der älteren Physik interessierte man sich für die Beziehungen zwischen geleisteter mechanischer Arbeit und Kalorienproduktion. Es sei nur an den Versuch von *Joule* erinnert, bei der mechanischen Arbeit der Drehung von Flügelrädern in Wasser dessen Erwärmung zu bestimmen! Gleichzeitig unternahm man es damals schon, diese Vorstellungen auf den arbeitenden Organismus zu übertragen. Die Beziehung zwischen Arbeit und Wärme kommt in der Physik in dem sog. **mechanischen Wärmeäquivalent** zum Ausdruck, d. h. einer Kalorie entsprechen 427 mkp, also die Arbeit beim Heben von 427 kp um 1 m oder von 1 kp um 427 m *(J. R. Mayer).*

Um beim Menschen zu ermitteln, wieviel mkp mit einer Kalorie geleistet werden können, ist man so vorgegangen, daß man bei Anwendung der indirekten Kalorimetrie, also der Bestimmung des Sauerstoffverbrauchs, vom Brienzer See aus das Faulhorn bestiegen hat. Wenn man von der dabei geleisteten Kalorienproduktion die Wärmeabgabe abzieht, die bei der Begehung eines gleichlangen horizontalen Weges stattfindet, so ergibt sich daraus der Kalorienverbrauch für die Arbeit der Hebung des Körpergewichtes um die Höhe der Bergbesteigung. Auf Grund derartiger Versuche ergibt sich als mechanisches Wärmeäquivalent unter physiologischen Bedingungen: **1 Kalorie = 85 mkp.** Der **Wirkungsgrad** der menschlichen Arbeitsmaschine, wenn wir sie einmal so betrachten wollen, beträgt also rund 20–30%. Je nach Übung und Trainingszustand kann er bis 35% betragen. Wir bezeichnen als **Wirkungsgrad (oder Nutzeffekt)** also das Verhältnis der in mechanische Arbeit umgesetzten Energie zu den bei dieser Umwandlung vom Körper verbrauchten Kalorien. Auch in der Technik wird ein 100%iger Wirkungsgrad, wobei also aus einer Kalorie (z. B. = ⅛ g Kohle) 427 mkp Arbeit gewonnen würde, nicht erreicht, weil ein Teil als Wärme verlorengeht, wie das z. B. bei der Lokomotive deutlich wird. Eine Dampfmaschine erreicht etwa 12%, ein Dieselmotor 35% als Wirkungsgrad! Ziel der Technik ist natürlich, einen möglichst hohen Wirkungsgrad zu erreichen.

Quelle der Muskelkraft und geistige Arbeit

In diesem Zusammenhang ist noch die Frage zu erörtern, welcher Nahrungsstoff (Eiweiß, Fett oder Kohlenhydrate) als **Quelle der Muskelkraft** in Frage kommt. Namentlich aus der Untersuchung des Muskelstoffwechsels bei der Arbeit (s. S. 290 ff.) geht hervor, daß die **Kohlenhydrate** die Hauptenergiespender für Muskelarbeit sind. Dem entspricht auch der Kohlenhydrathunger im Training und die Bevorzugung leicht verdaulicher Kohlenhydrate (Zucker, Schokolade, Keks) als Proviant bei Bergtouren. Entsprechend ist auch die Muskulatur des Trainierten kohlenhydratreicher als die des Untrainierten. – In der Sauerstoffaufnahmefähigkeit und dem Zuckervorrat des Körpers ist also eine Grenze der körperlichen Leistungsfähigkeit gegeben. Die Besonderheit, daß die Muskulatur ihre Leistung darüber hinaus noch dadurch steigern kann, daß sie eine „Sauerstoffschuld" eingeht, die erst nach der Arbeit in der Erholungsphase getilgt wird, wird noch besprochen werden (S. 291).

Bei angestrengtester Arbeit (Laufen, Rudern) werden pro min etwa 4 l O_2 verbraucht. (Bei einem Skilangläufer stellte man sogar als höchsten Wert 5,88 l/min fest!) Einem Verbrauch von 4 l O_2/min entsprechen 20 Kal./min oder 5 g Zucker/min. Der Vorrat in den Muskeln beträgt etwa 350 g, dazu kommt der Vorrat der Leber mit 100–200 g. Wir können also die verfügbare Kohlenhydratmenge mit 500 g ansetzen. Das reicht also für eine maximal angestrengte Arbeit von 100 min Dauer. Die Zuckeraufnahme vor (sportlicher) Arbeit ist also unnötig; die einzige Ausnahme macht der Marathonlauf (160 min Dauer), bei dem der Gesamtvorrat an Kohlenhydraten erschöpft wird und der sonst konstant gehaltene Blutzuckerspiegel tatsächlich erniedrigt gefunden wird. Der Marathonlauf wird also außer mit Herz, Lungen und Muskulatur auch mit den Organen des Zuckerstoffwechsels (Leber und Bauchspeicheldrüse) gewonnen!

Eigenartig liegen die Verhältnisse bei der **geistigen Arbeit.** Die beim Abdrücken der Halsschlagadern schnell eintretende Ohnmacht zeigt uns schon, wie außerordentlich empfindlich das Zentralnervensystem gegen Sauerstoffmangel ist. Tatsächlich hat dieses Organ auch einen erheblichen Anteil am Stoffwechsel des Gesamtorganismus. Dennoch finden wir bei geistigen Anstrengungen Stoff- und Energiewechsel nicht sicher nachweisbar erhöht. Die geringen Steigerungen, die dabei beobachtet werden können, beruhen zum großen Teil auf der bei jeder geistigen Arbeit unvermeidlichen erhöhten Muskelspannung. Wir werden auf diese Frage bei der Besprechung des Zentralnervensystems (S. 316) noch einmal zurückkommen.

Die Temperaturregulation

Es ist erstaunlich, welch große Temperaturunterschiede der Mensch aushalten kann, auf der einen Seite die »sibirische Kälte« oder beim Aufstieg in 11 000 m Höhe die Temperatur von –56° C, auf der anderen Seite – nach einem alten Versuch aus dem Jahre 1775 – das Extrem von 120° Lufttemperatur bei einem viertelstündigem Aufenthalt in trockener Luft – in derselben Zeit würde unter gleichen Bedingungen ein Beefsteak gar! Andererseits ist der Temperaturbereich des »optimalen Wohlbefindens« sehr eng, auf nur wenige Grad beschränkt.

Während beim Kaltblüter mit sinkender Außentemperatur die Körpertemperatur und der Energieumsatz, gemessen am Sauerstoffverbrauch, absinken und schließlich alle Lebensvorgänge zunehmend träger ablaufen, steigt beim Warmblüter der Energieumsatz unterhalb einer bestimmten Temperatur und ebenso steigt der Energieumsatz auch bei höherer Temperatur. Es gibt also einen „metabolisch indifferenten Bereich". Den Gründen für die Umsatzsteigerung ober- und unterhalb des metabolisch indifferenten Bereichs haben wir nun im einzelnen nachzugehen.

Maßnahmen bei Auskühlung des Körpers

Wir sahen, daß im Organismus Wärme durch chemische Verbrennungsvorgänge erzeugt wird. So entstammen etwa 1/3 der Wärmeproduktion aus der „inneren Arbeit" von Herz, Leber, Nieren usw., 2/3 aus der Tätigkeit der Skelettmuskulatur. Die Erfahrung des täglichen Lebens zeigt uns, daß der Körper bei der Gefahr einer **Auskühlung** regulatorisch eingreift und zum Ausgleich vornehmlich durch Muskelkontraktionen vermehrt chemische Körpersubstanz verbrennt und so eine gesteigerte Wärmeproduktion veranlaßt (**chemische Temperaturregulation**). Außer durch willkürliche Bewegungen geschieht das auch durch unwillkürliche Steigerung der Muskelspannung und durch das bekannte Kältezittern, durch das eine Stoffwechselsteigerung erzielt werden kann, die dem vier- bis fünffachen des Grundumsatzes entspricht. Die bekannte Gänsehaut ist nichts anderes als eine Kontraktion der kleinsten Hautmuskeln (der Haarbalgmuskeln). Die Bedeutung der Muskelanspannungen für die Wärmeproduktion zeigt sich auch darin, daß in einem warmen Bad der Muskeltonus sehr gering wird, was ärztlich bei palpatorischer Untersuchung des Bauches zur Verminderung einer störenden Bauchdeckenspannung ausgenutzt wird, während bei kalter Umgebungstemperatur der Muskeltonus erhöht wird. Auch in der chemischen Zentrale des Körpers, der Leber, und in den stark durchbluteten Depots aus sog. braunem Fettgewebe kann durch direkten (sympathischen) Nerveneinfluß der Umfang des Verbrennungsprozesses gesteigert werden. Weiter ist bekannt, daß zur Verminderung der Wärmeabgabe die Durchblutung der Haut eingeschränkt wird durch zentral bedingte Einstellung der Gefäßweite durch das Vasomotorenzentrum (Hautblässe) (s. S. 191 ff.). Auch das Zusammenkauern bei Kälte dient der Verminderung der wärmeabgebenden Körperoberfläche.

Da Alkoholgenuß die Hautgefäße erweitert und die Haut daher stärker durchblutet wird, schafft er zwar ein gewisses Wärmegefühl, doch ist infolge der damit verbundenen erhöhten Wärmeabgabe die Gefahr des Erfrierens bedeutend größer, zumal durch das hinzukommende Schlafbedürfnis die Muskeltätigkeit erheblich eingeschränkt wird.

Maßnahmen bei Überwärmung des Körpers

Die Körpertemperatur ergibt sich aus Wärmeproduktion und Wärmeabgabe. Aus der Größe des täglichen Grundumsatzes (s. S. 226) ergibt sich eine stündliche Wärmeproduktion von (1700:24 =) 70 Kal.; nach der Definition der Kalorie (s. S. 222) bedeutet das, daß bereits unter Grundumsatzbedingungen die Körpertemperatur stündlich um 1° C steigen würde, wenn keine Wärmeabgabe erfolgte! Es ergibt sich daraus die weitere Frage, über welche Möglichkeiten der Körper verfügt, um die produzierte Wärme und besonders bei der Gefahr der **Überwärmung** seinen Wärmeüberschuß wieder loszuwerden. Hier wirken vornehmlich **physikalische Vorgänge.** Dafür kommen mehrere Möglichkeiten in Betracht, einmal die **Wärmeleitung**, die in der auf der Körperoberfläche haftenden ruhenden Luftschicht sattfindet, deren Dicke von einigen mm vor allem von der Windgeschwindigkeit abhängt. Außerhalb dieser die Haut umgebenden Grenzschicht erfolgt ein zusätzlichere Wärmeabtransport durch vorbeistreichende Luft, also eine Wärmeabgabe durch **Konvektion.** Außer Leitung und Konvektion erfolgt noch eine Wärmeabgabe durch **Strahlung,** d. h. einen Wärmetransport von einer Oberfläche zu einer anderen von niedriger Temperatur ohne physikalischen Kontakt zwischen beiden (z. B. auch Fußböden, Wände, Möbel usw.). Von der Tatsache der Wärmeabstrahlung kann man sich leicht dadurch überzeugen, daß man die Handflächen auf geringem Abstand einander nähert oder auch eine Handfläche nahe an die Wange bringt. Natürlich ist bei starker Sonneneinstrahlung auch ein körperwärts gerichteter Wärmestrom möglich. Normalerweise erfolgen etwa 60% der Wärmeabgabe durch Strahlung und (wegen des schlechten Wärmeleitungsvermögens der Luft) nur 15% durch Leitung und Konvektion. 75% der Wärmeabgabe erfolgen also normalerweise durch Strahlung, Leitung und Konvektion. Weitere 20% werden auf dem Wege der **Wasserverdunstung** abgegeben, die entweder unmerklich durch Haut und Lungen vor sich geht (sog. perspiratio insensibilis) oder durch Schweißproduktion aus den Schweißdrüsen der Haut. Die Wasserproduktion aus den Schweißdrüsen ist in der Lage, dem Körper einen erheblichen Teil seiner Wärme zu entziehen, wenn die Möglichkeit der Verdunstung besteht (darum auch am unbekleideten Körper wirksamer!); denn die Verdunstungswärme des Wassers beträgt für 1 l annähernd 600 Kal. Durch 5 l Schweiß – Größenordnungen, die tatsächlich vorkommen und die dann selbstverständlich einen Ersatz durch entsprechende Flüssigkeits- und Salzzufuhr fordern, – läßt sich also eine Wärmeproduktion von 3000 Kal. noch fortschaffen, wenn infolge sehr hoher Außentemperatur (Tropen!) Leitung und Strahlung zur Wärmeabgabe nicht mehr in Betracht kommen; besonders wichtig ist dabei die Tatsache, daß es bei starkem Schwitzen zu erheblichen Kochsalzverlusten des Körpers kommt (Kochsalzhunger der Hitzearbeiter!). Schwierig wird die Frage der Wärmeregulation für den Organismus besonders dann, wenn bei gleichzeitiger hoher Außentemperatur die Luft bereits mit Wasserdampf gesättigt ist, wie das besonders an schwülen Tagen bei bedecktem Himmel der Fall ist. Es muß dann notwendigerweise wegen des Versagens der genannten Möglichkeiten der Wärmeabgabe zur Wärmestauung im Körper kommen: es tritt **Hitzschlag** ein[1])[2]). Die engen Beziehungen zwischen Wärmeregulation und Kreislaufregu-

---

[1]) **Sonnenstich** ist dagegen die direkte Einwirkung der strahlenden Energie der Sonne auf den Kopf, die zu einer Entzündung der Hirnhäute führt.

[2]) Auch bei der sog. „schlechten Luft" spielen Wärmestauung und Feuchtigkeit durch Wasserdampfabgabe infolge der Menschenansammlung neben Geruchsempfindungen die größte Rolle. Verminderter Sauerstoffgehalt und sogar sehr stark vermehrter Kohlendioxydgehalt der Luft genügen immer noch, um den Gaswechsel ausreichend zu unterhalten. Ebenso ist auch die „gute Landluft" nicht gesünder wegen eines größeren Sauerstoffgehaltes, sondern weil sie freier ist von die Atemwege reizenden Staubpartikelchen und Dämpfen und weil vor allem die ultravioletten, biologisch hochwirksamen Strahlen der Sonne (s. S. 244) nicht wie in der Großstadt zum großen Teil durch eine Dunstschicht (wie übrigens auch durch Fensterglas) absorbiert werden.

lation (s. S. 191) zeigen sich auch hier. Die Erweiterung des gesamten Gefäßgebietes der Haut führt wegen der relativ geringen Blutmenge des Organismus zum Absinken des Blutdrucks, besonders wenn nach einer reichlichen Mahlzeit gleichzeitig das Gefäßsystem der Baucheingeweide stark erweitert ist (Ohnmacht durch ein warmes Bad nach einer Mahlzeit!). Bei Tieren, die nicht oder kaum über Schweißdrüsen verfügen, wie z. B. bei Hunden, sehen wir als letztes Mittel der Wärmeabgabe eine enorme Vermehrung der Ventilationsgröße durch eine *Tachypnoe* mit einer erhöhten Abdunstung von Mund und Zunge. Statt einer Ruheatmung von z. B. 6 l in der Minute werden bis zu 75 l Luft beim Hecheln hin und her befördert! Solche Wärmeverluste durch gesteigerte Wasserverdunstung spielen in großen Höhen wegen des dort fehlenden Wasserdampfes eine bedeutsame Rolle. Daß wir selbst durch Art und Farbe der **Kleidung** weitgehend den Körper in seinem Bestreben unterstützen, je nach der Außentemperatur Wärme festzuhalten oder leicht abzuschieben, ist allgemein bekannt. Die ruhende Luftschicht der Kleider wirkt wie ein Doppelfenster und kann den Verlust durch Leitung (wegen des schlechten Wärmeleitungsvermögens der Luft) erheblich einschränken. Durch die ruhende Luftschicht der Kleider schaffen wir uns zwischen Haut und Kleidung gewissermaßen ein subtropisches Klima von etwa 30° C! Durch bewegte Luft wird dagegen Wärme vermehrt abtransportiert (Wärmekonvektion – Abkühlung in Wind und Zugluft!). Da Wasser die Wärme weit besser als Luft leitet, haben feuchte Kleider ein viel besseres Wärmeleitungsvermögen als trockene. Ebenso wird auch bei Durchfeuchtung der obersten Hautschichten deren Wärmeleitfähigkeit ganz erheblich gesteigert. Aus diesen Gründen wird ein kaltes, aber trockenes Klima weit besser vertragen als ein feuchtes und mäßig kaltes.

Die Gesamtheit der Umweltfaktoren, die für den Wärmeaustausch an der Körperoberfläche maßgebend sind, fassen wir als **Klima** zusammen. Es genügt dabei, wie wir eben sahen, keineswegs allein die Angabe der **Lufttemperatur,** von Bedeutung ist weiter die **Luftfeuchte,** sahen wir ja schon, daß hohe Außentemperaturen bei feuchter Luft weniger gut vertragen werden, da die hohe Luftfeuchte die Möglichkeit der Wasserverdunstung einschränkt. Die Dicke der ruhenden Luftschicht auf der Körperoberfläche hängt wesentlich von der **Windgeschwindigkeit** ab. Ihre Bedeutung für Wärmeleitung und Konvektion wurde ebenfalls schon erwähnt. Schließlich hat noch die **Wandtemperatur** (die Strahlungstemperatur der umgebenden Flächen) eine erhebliche Bedeutung: in einem Raum mit kalten Wänden kann der Körper erhebliche Wärmemengen verlieren, auch wenn die Luft warm ist, und umgekehrt kann man dem Organismus durch Strahlungsheizung oder ein Sonnenbad auch bei niedriger Außentemperatur erhebliche Wärmemengen zuführen.

Die Körpertemperatur

Mannigfach sind also die Möglichkeiten, wie teils unwillkürlich, teils willkürlich Wärmeproduktion und -abgabe geregelt werden. Das Erstaunlichste dabei ist aber, daß Produktion und Abgabe in so fein aufeinander abgestimmter Weise reguliert werden, daß die **Körpertemperatur** recht konstant gehalten wird. Allerdings wird es an dieser Stelle nötig sein, den Begriff „Körpertemperatur" genauer festzulegen. Da im Innern des Organismus dauernd Wärme erzeugt wird, die nach außen abgegeben wird, muß ein Temperaturgefälle zwischen den inneren und äußeren Teilen des Organismus bestehen. Bei der Besprechung der Durchblutungsregelung im Dienste der Temperaturregulation haben wir darauf bereits hingewiesen. Am besten unterscheidet man dabei die mehr oder weniger **poikilotherme Körperschale,** zu der wir vor allem Haut und Extremitäten rechnen, und einen **homoiothermen Körperkern** mit den Organen im Innern des Rumpfes und des Kopfes, die zugleich auch einen besonders hohen Anteil an der Wärmeproduktion des Orga-

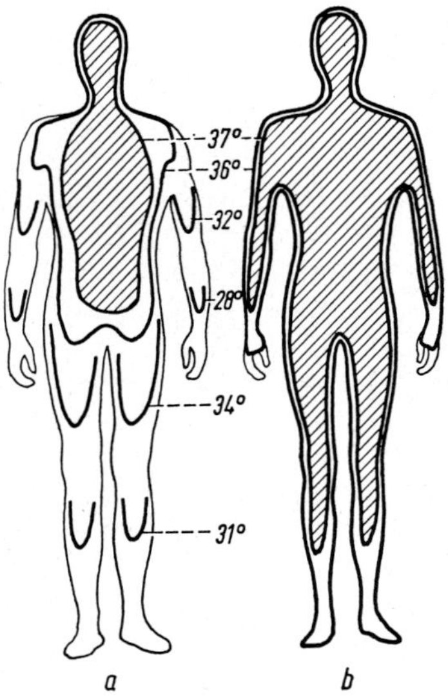

Abb. 191. Schematisierte Isothermen in der Körperschale, a) bei niedriger und b) bei hoher Außentemperatur. Man beachte die Vergrößerung des homoiothermen Kerns bei hoher Außentemperatur (nach *J. Aschoff* und *R. Wever*).

nismus haben (wegen der Fachausdrücke s. S. 167). Die Abb. 191 a zeigt schematisch »Isothermen“ des Körpers im Bereich von 28–37°. Dunkler gezeichnet hebt sich davon der Körperkern ab. Abb. 191 b zeigt weiter, daß bei hohen Außentemperaturen Kern und Schale nur geringe Temperaturunterschiede aufweisen, während bei niedriger Außentemperatur besonders die distalen Extremitätenteile eine niedrigere Temperatur haben. Die Grenze zwischen Kern und Schale kann also sehr variieren. Schon diese Feststellungen zeigen, daß es „die“ Körpertemperatur gar nicht gibt. Da der Wärmeausgleich im Körper wegen des besseren Wärmeleitungsvermögens des Blutes im Vergleich mit dem Gewebe auf dem Blutweg erfolgt und das aus dem Körper herkommende Blut sich herznahe vermischt, könnte man als „mittlere Körpertemperatur“ die Temperatur des herznahen venösen Blutes festlegen. Aber in den Lungen findet bereits eine Abkühlung statt, so daß eine Temperaturdifferenz von $^1/_2$° C zwischen rechter und linker Herzkammer besteht! Abgesehen davon, daß der Begriff der mittleren Körpertemperatur wenig brauchbar ist, würden auch erhebliche meßtechnische Schwierigkeiten dafür bestehen. Wir werden gleich noch sehen, daß das Zwischenhirn von entscheidender temperaturregulierender Bedeutung ist. Darum müßte man eigentlich genau die Temperatur des Zwischenhirns kennen und als entscheidenes Maß festlegen, da auf diese jeweils geregelt wird. Da das meßtechnisch erst recht nicht möglich ist, wählt man als Ort der Messung die Achselhöhle, die Mundhöhle oder besser das Rectum oder die Vagina. Die Meßwerte von Mundhöhle und Rectum liegen um etwa 0,5° C höher als die Werte in der Axilla. Zur genauen Messung ist die axillare Messung ungeeignet. **Die Rectaltemperatur entspricht noch am ehesten der Kerntemperatur und wird daher praktisch als Maß der Körpertemperatur genommen.** Als besonders konstant hat sich dabei die morgendliche Aufwachtemperatur unter Grundumsatzbedingungen (!) erwiesen, die sog. *Basaltemperatur*, die bei der Frau bedeutsame zyklische Schwankungen aufweist (s. dazu S. 276).

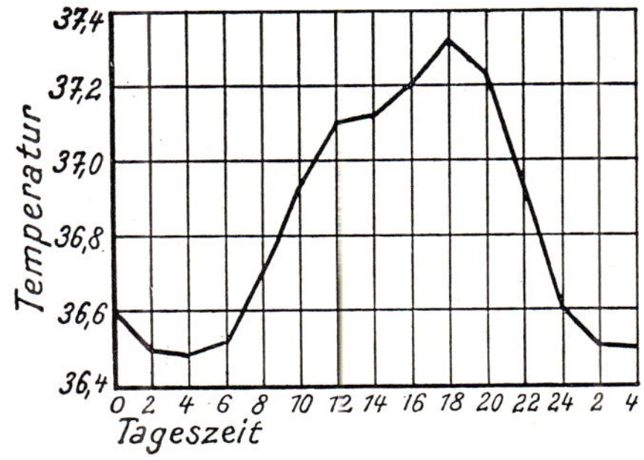

Abb. 192. Tagesschwankungen der Körpertemperatur.

Die Rectaltemperatur zeigt deutliche **Tagesschwankungen,** eine Steigerung um etwa 1° C bis gegen 6 Uhr nachmittags und ein Minimum in den frühen Morgenstunden (Abb. 192). Es handelt sich dabei um einen „endogenen" Rhythmus, der auch bei einem Wechsel von Tag- zu Nachtschicht zunächst erhalten bleibt. Bei einer Seereise mit Verschiebung der Ortszeit kommt es zur völligen Anpassung an die neue Ortszeit erst im Laufe von mehreren Tagen. Äußere „Zeitgeber" können also dann den endogenen Rhythmus verändern, so wie das auch beim Schlaf-Wach-Rhythmus der Fall ist (s. S. 320). Die Bedeutung der konstanten Körpertemperatur für die stets gleichbleibende Funktion wird durch die Beziehungen zwischen Reaktionsgeschwindigkeit und Temperatur erhellt (s. S. 169, 281, Fermente, Herztätigkeit, Nervenleitung u. a.). Bei schwerer körperlicher Arbeit kommen andererseits größere Temperatursteigerungen vor (bis 40° C wurde beobachtet). Nach einstündigem Marsch messen wir im Darm (rektal) bereits eine Temperatur von 37,7° C. Auch nach einer reichlichen Mahlzeit erhöht sich bereits die Körpertemperatur. Hier gerät der Körper also in bezug auf seine Wärmeabgabe schon in gewisse Schwierigkeiten, die ja besonders in der Neigung zum Schwitzen bei einer reichlichen Mahlzeit zum Ausdruck kommen. Menschen mit einem stark ausgebildeten Fettpolster sind dabei in viel größerem Ausmaß genötigt, Wärme durch Schweißsekretion abzutransportieren, da Fett außerordentlich gut wärmeisolierend wirkt (warmblütige Wale!). Im Schlaf finden (ebenso wie in der Narkose) stärkere Wärmeverluste statt, Kältereize wirken dann bei nicht zu großer Erschöpfung als Weckreize auch für die normale Regulationsfähigkeit.

Besondere Verhältnisse liegen beim **Aufenthalt im Wasser** vor, hier erfolgt die Wärmeabgabe praktisch nur durch Leitung und Konvektion. Im Wasser sind infolge seines größeren Wärmeleitvermögens die Wärmeverluste durch Leitung wesentlich größer. Schon bei 20° Wassertemperatur kommt der Körper an die kritische Grenze seiner Wärmeverluste, er beginnt auszukühlen. Da die Hautdurchblutung dabei stark gedrosselt ist, hängt das Ausmaß der Wärmeabgabe entscheidend von der Dicke des subkutanen Fettpolsters ab. Beim Schwimmen werden die Wärmeverluste durch Konvektion durch die Bewegungen größer, magere Menschen frieren darum beim Schwimmen stärker als bei ruhigem Verhalten, da die größeren Wärmeverluste durch die gesteigerte Wärmebildung nicht ausgeglichen werden. Menschen mit gut ausgebildetem Fettpolster haben dagegen geringere Wärmeverluste bei niedriger Wassertemperatur, sie werden durch die gesteigerte Wärmebildung bei den Schwimmbewegungen wärmer. So wird verständlich, daß Menschen, die regelmäßig und häufig schwimmen, dazu neigen, ihr subkutanes Fettpolster stärker auszubilden.

Die eigentliche Temperaturregulation

Alle diese Beobachtungen weisen auf eine **planmäßige zentralnervöse Regulation** hin, wobei in einer äußerst feinen Abstimmung aufeinander die physikalischen und chemischen Regulationsmöglichkeiten der Körpertemperatur geleitet werden. Da für diese Regulation unwillkürliche Muskelspannung, Schweißdrüsensekretion, Gefäßweitenänderungen usw. betätigt werden, müssen wir solche wärmeregulierenden Zentren in höheren Gehirnteilen annehmen. Die geringe Regulationsfähigkeit der Neugeborenen und ihre große Fieberbereitschaft beruhen darauf, daß bei ihnen die höheren Hirnteile noch nicht voll funktionstüchtig sind. Tatsächlich können wir die Existenz eines solchen im Zwischenhirn gelegenen, anatomisch recht ausgebreiteten **Wärmezentrums** experimentell beweisen. Der Einstich mit einer Nadel in eine bestimmte Gegend des Gehirns bewirkt eine Steigerung der Körpertemperatur *(Wärmestich)*. Daß es sich hierbei um eine Reizung des Wärmeregulationsgebietes handelt, zeigt die Tatsache, daß dieses *„Stichfieber"* beim Liegenlassen der Nadel in einigen Tagen abklingt. Bilden wir diese Nadel als Elektrode aus, so können wir dann durch elektrische Reizung nach Belieben ein Ansteigen der Körpertemperatur herbeiführen. Wie beim Atemzentrum ergibt sich daraus die Frage, welcher Art der adäquate (d. h. zuständige) Reiz für dieses Wärmezentrum ist. Eine wesentliche Rolle spielen dabei die **nervösen Temperaturempfänger der Haut,** bei denen Warm- und Kaltempfänger unterschieden werden können. Abweichungen der Körpertemperatur werden den Zentren durch diese „Temperaturfühler" mitgeteilt. Neben der Hauttemperatur stellt auch die *Bluttemperatur* einen adäquaten Reiz für die **Temperaturregulationszentren** dar. Bei diesen können wir etwas schematisiert unterscheiden: 1. ein **Kühlzentrum,** das durch Warmrezeptoren und Erhöhung der Körpertemperatur aktiviert wird und durch Auslösung von Schweißsekretion und Gefäßerweiterung eine Senkung der Körpertemperatur veranlaßt, und 2. ein weniger streng lokalisiertes **Erwärmungszentrum,** das durch Kaltrezeptoren aktiviert wird und durch Erhöhung des Muskeltonus und Verengerung der Hautgefäße ein Steigen der Körpertemperatur bewirkt. Diese Regulationen sind besonders narkoseempfindlich; darum führt eine Narkose so leicht zur Auskühlung des Organismus. Daß andererseits künstlich ein erhebliches Absinken der Körpertemperatur für begrenzte Zeit herbeigeführt werden kann, sei besonders vermerkt; in der Chirurgie spielt eine solche **Hypothermie** eine wichtige Rolle für die Durchführbarkeit mancher Operationen, da das abgekühlte Gewebe weniger Sauerstoff benötigt.

Wenn durch Bakteriengifte oder durch im Blut kreisende Eiweißabbauprodukte das hierfür besonders empfindliche Temperaturregulationszentrum gereizt wird, reagiert der Körper darauf mit **Fieber.** Das bedeutet durchaus nicht ein völliges Versagen der Wärmeregulation. Die Schweißausbrüche im Fieber weisen ja schon darauf hin. Auch der fiebernde Organismus reguliert, wenn auch weniger präzise. In der Sprache der Kybernetik liegt eine Sollwertverstellung der Reglerzentren vor, vergleichbar mit der Einstellung eines Thermostaten auf eine höhere Temperatur. Nach dem, was wir früher über die Abwehrreaktionen des Körpers gegen parenteral zugeführtes Eiweiß kennengelernt haben (s. S. 199 f.), gehört auch das Fieber mit zu diesen Vorgängen. Die oft heilkräftige Bedeutung des Fiebers mit der damit Hand in Hand gehenden gesteigerten Abwehr des Körpers macht sich der Arzt zunutze, indem er durch parenterale Zufuhr von Eiweiß, z. B. durch Bluteinspritzungen in die Muskeln, in dosierbarer Form Fieber hervorruft.

Die Ernährung

Kalorienbedarf

Die Betrachtung des Gesamtstoffwechsels gibt uns die Grundzüge einer physiologisch begründeten Ernährungslehre; denn damit der Körper im Stoffwechselgleichgewicht bleibt, d. h. an Gewicht weder zu- noch abnimmt, ist es notwendig, daß die Kalorienzufuhr gleich der Kalorienabgabe ist. Voraussetzung dafür ist die Richtigkeit der Annahme, daß die Wärmemenge, die z. B. bei der momentanen Verbrennung von 1 g Zucker im Verbrennungskalorimeter frei wird, gleich der Summe der einzelnen Wärmemengen ist, die bei dem stufenweisen Abbau des Zuckers im Körper frei werden (**Gesetz der konstanten Wärmesummen**). Von *Rubner* ist durch langjährige Stoffwechsel- und Ernährungsversuche dieser Beweis mit einer außerordentlichen Genauigkeit geführt worden, so daß damit grundlegend die Gültigkeit der Energiegesetze der unbelebten Welt (Gesetz von der Erhaltung der Materie und von der Erhaltung der Energie) für den Organismus bewiesen wurde. Die Betrachtung des hungernden Organismus (S. 223) zeigt uns, daß für eine physiologisch richtige Ernährungsberechnung die Einheit der Kalorie zugrunde gelegt werden muß. Weiter sahen wir, daß der **Kalorienbedarf** in erster Linie vom Grad der körperlichen Betätigung abhängt.

Dementsprechend läßt sich folgende Einteilung zugrunde legen. Der **Kalorienbedarf** beträgt

bei einem Körpergewicht von	60 bzw 75 kg
bei sitzender Tätigkeit	2000–2500 Kal.
bei mittlerer bis schwerer körperlicher Arbeit	3000–3500 Kal.
bei Schwerstarbeit	4000–4500 Kal.

Der **Nahrungsbedarf** des Menschen ist also ziemlich hoch. Nehmen wir für 100 g unserer Nahrung einen durchschnittlichen Kaloriengehalt von 200 Kal. an (s. Tabelle S. 239), benötigen wir für 3000 Kal. pro Tag 1,5 kg Nahrungsmittel, d. h. pro Jahr müssen wir dem Organismus 500 kg (10 Zentner) Nahrung zuführen, also das 7fache seines Körpergewichtes, damit er sein Gewicht konstant hält, also weder zu- noch abnimmt. Die oben gemachte Angabe, daß der Nahrungsbedarf des Menschen ziemlich hoch ist, darf nicht zu Mißverständnissen führen. Die Fettsucht ist eins der wichtigen medizinischen Probleme der heutigen Zeit. Die tägliche Kalorieneinnahme ist während der letzten 90 Jahre in Deutschland um durchschnittlich 250 Kal. angestiegen, obwohl der Kalorienbedarf gleichzeitig erheblich zurückging. Die Zahl der körperlich leicht Arbeitenden hat sich in dem angegebenen Zeitraum verdreifacht und der Anteil der Schwerstarbeiter ging von 14% durch den Einsatz der Maschinen auf 1% zurück. Ebenso verhält es sich in der privaten Sphäre (elektrische Haushaltsgeräte, Aufzüge, Rasenmäher, Ölheizung, Autos bis zur elektrischen Zahnputzmaschine!).

Auf S. 227 wurde schon darauf hingewiesen, wie schwer es ist, durch körperliche Arbeit allein eine einmal erreichte Adipositas zu reduzieren, also die Fettdepots zu verkleinern (nicht etwa das Gewicht durch Wasserausscheidung zu vermindern!) Das Entscheidende ist daher die kalorienreduzierte Mischkost (ggf. bis zu 1000 Kal. pro Tag). –

Das **„Normalgewicht"** des Menschen (von 150–180 cm Größe) sollte nach der *Broca*schen Formel so viel Kilogramm sein, wie die Größe 100 cm übersteigt. Das Gewicht mit der höchsten Lebenserwartung, das sog. **„Idealgewicht,“** erhält man nach einem weiteren Abzug von 5–10% für Männer, von 10–15% für Frauen. Wer sein Idealgewicht um mehr als 20% überschreitet, ist behandlungsbedürftig.

Der Fettbedarf

Zwar kann der Körper Fett aus Kohlenhydraten selbst aufbauen (Mast!), aber das erlaubt noch nicht die Schlußfolgerung, daß Fett entbehrlich ist. Einmal ist es erforderlich zur Resorption der fettlöslichen Vitamine, von denen noch zu sprechen sein wird (S. 241), dann gibt es sog. essentielle Fettsäuren wie z. B. die Linol- und Linolensäure, die der Organismus nicht selbst herzustellen vermag und auf deren Zufuhr er unbedingt angewiesen ist. Es handelt sich dabei um die sog. mehrfach ungesättigten Fettsäuren, auf die wir weiter unten noch zurückkommen werden. – Bei Schwerarbeit ist der Kalorienbedarf ohne erhöhte Fettzufuhr nur schwer zu decken. Auch hat Fett den höchsten Sättigungswert, entsprechend kann bei höherem Fettgehalt das Volumen der Nahrung und die Zahl der Mahlzeiten vermindert werden, andererseits führt zu hoher Fettgehalt der Nahrung besonders leicht zur Überernährung und zur Fettsucht.

Fragen wir nun nach der **zweckmäßigen Menge der Fettzufuhr.** Wir sahen, daß sich Eiweiß, Fett und Kohlenhydrate „isodynam“ vertreten können. Das trifft für Kohlenhydrate und Fett, die beide die im eigentlichen Sinne speicherungsfähige Energieträger sind, sehr weitgehend auch für die praktische Ernährung zu. Wir wissen, daß in manchen Gegenden Deutschlands die körperlich schwer arbeitende Bevölkerung ihren Kalorienbedarf vorzugsweise aus Kohlenhydraten deckt, während in anderen Gegenden erhebliche Fettzulagen üblich sind. Die Ernährungswissenschaftler halten eine **tägliche Fettzufuhr von 50–60 g** für zweckmäßig, bei Schwerstarbeit etwa 100 g pro Tag. Vergleichen wir damit den tatsächlichen Fettverzehr: Im Durchschnitt betrug in der Bundesrepublik 1972 der Fettverbrauch pro Kopf und Tag 140 g! Früher war man weitgehend der Meinung, daß die Bevölkerung instinktiv die ihr am besten zusagende, bekömmlichste Form der Ernähnung wählen würde und stellte deshalb umfangreiche Erhebungen an über die Zusammensetzung der Nahrung bei frei gewählter Kost. Wir wissen heute, daß erhöhter Fett- und besonders erhöhter Cholesteringehalt im Blut („Hyperlipidämie“ und „Hypercholesterinämie“) (neben dem Zigarettenkonsum!) einen entscheidend wichtigen Risikofaktor für die so stark zunehmenden Herzkranzgefäßerkrankungen (Herzinfarkt!) und für die Arteriosklerose überhaupt darstellt. Nun sind offenbar fettarme Kostformen (mit maximal 25% Fettkalorien) in der Lage, die erhöhte Serumcholesterinkonzentration (über 220 mg%) zu senken! Da aber eine derartige Kost nicht unseren üblichen Verzehrsgewohnheiten entspricht, bietet sich als Ausweg der teilweise Austausch gesättigter Fettsäuren durch die mehrfach ungesättigten Fettsäuren (meist in Pflanzenfetten) an, wodurch die Blutcholesterinwerte ebenfalls gesenkt werden können. Besonders zu beachten ist in diesem Zusammenhang der Gehalt an „unsichtbaren Fetten“. Außer den von Natur aus fetthaltigen Nahrungsmitteln (Fleisch, Käse) enthalten besonders Würste, Backwaren und Schokolade in erheblicher Menge unsichtbare Fette. Dabei handelt es sich überwiegend um gesättigte Fettsäuren! Es wird deshalb mehr und mehr ein zusätzliches Angebot an Lebensmitteln (z. B. Back- und Fleischwaren) mit vermindertem Fettgehalt und veränderter Fettzusammensetzung angestrebt. Lebensmittel mit vermindertem Fettgehalt sind Magermilch, Magerkäse, Magerquark, extra magere Fleischsorten und die meisten Fischarten. Bei Lebensmitteln mit veränderter Fettzusammensetzung (Milch, Schlagsahne, Eiscreme) wird das Milchfett weitgehend entzogen und durch Pflanzenöle ersetzt, neuerdings wird auch bei Wurstwaren versucht, tierische gesättigte Fettsäuren durch mehrfach ungesättigte Fettsäuren zu ersetzen. Bei der ständigen Zunahme der Todesfälle an Herzinfarkt erfordern die hier angeschnittenen Fragen erhöhte Beachtung!

Der Eiweißbedarf

Bei der oft mit großer Heftigkeit umstrittenen Frage der vegetarischen Ernährung müssen wir die Verhältnisse der **Eiweißernährung** besonders berücksichtigen; denn Eiweiß läßt sich nicht völlig durch isodyname Mengen der anderen Nahrungsstoffe ersetzen. Über die Menge des Eiweißumsatzes im Körper können wir uns leicht vergewissern, indem wir den Gehalt des Harns an Stickstoff (N) bestimmen, da der Stickstoff des Eiweißes im Harnstoff wieder durch die Nieren ausgeschieden wird (s. S. 222). Die Feststellungen ergaben, daß sowohl im Hungerzustand als auch bei eiweißfreier Ernährung täglich Stickstoff im Harn ausgeschieden wird. Diese tägliche Stickstoffausscheidung ist – abgesehen von dem Verlust durch die Absonderung von Verdauungssäften und Schweiß – durch die Arbeitsleistung der Körperzellen bedingt, die sich ebenso wie die Eisenteile einer Maschine abnutzen. Man bezeichnet daher diese bei eiweißfreier Ernährung stattfindende tägliche N-Ausscheidung als **„Abnutzungsquote"**.

Die Menge des täglichen Nahrungseiweißes kann man aber nicht ohne weiteres auf die Größe der Abnutzungsquote beschränken, weil zum Aufbau des arteigenen Eiweißes aus dem artfremden Nahrungseiweiß die verschiedenen Eiweißbausteine (Aminosäuren) in ausreichender Menge zur Verfügung stehen müssen; denn von den das Eiweiß aufbauenden Aminosäuren vermag der Organismus acht bestimmte Aminosäuren nicht selbst zu synthetisieren. Das Fehlen nur einer Aminosäure würde aber die Bildung eines großen Eiweißmoleküls unmöglich machen, und damit würde eine größere Anzahl anderer Aminosäuren für den Ersatz von Körpereiweiß nutzlos werden. Der Körper ist also auf die Zufuhr dieser sog. **essentiellen Aminosäuren** in bestimmter Menge angewiesen. Diese Bedingung ist bei Ernährung mit animalischem Eiweiß (Fleisch, Eier, Milch und Milchprodukte) besser erfüllt als bei Ernährung mit vegetabilischem Eiweiß. Fast vollwertiges Eiweiß enthalten die Kartoffeln (allerdings nur zu 1–2%), die Sojabohnen und Süßlupinen, nicht dagegen Getreide und Hülsenfrüchte, obwohl sie reichlich vegetabilisches Eiweiß enthalten. Die einzelnen Eiweißsorten haben also eine verschiedene **„biologische Wertigkeit"**. Vollwertig ist ein Nahrungseiweiß dann, wenn aus 100 g dieses Eiweißes auch 100 g körpereigenes Eiweiß synthetisiert werden können.

Am deutlichsten zeigt das jener Versuch aus der Französischen Revolution, Insassen von Gefängnissen mit **Leim** zu ernähren, dem z. B. die essentielle Aminosäure Tryptophan fehlt. Dieser Gedanke ist gar nicht so absurd, wie er zunächst erscheint; denn ein Viertel der Bestandteile des Fleisches ist sog. kollagenes, d. h. leimbildendes Gewebe (Sulze!). Wegen der darin fehlenden lebenswichtigen Bausteine scheiterte der Versuch der Leimernährung, während durch Zugabe der genannten Eiweißbausteine grundsätzlich eine vollwertige Eiweißnahrung gegeben wäre.

Obwohl Eiweiß — mengenmäßig betrachtet — bekanntlich ein teures Nahrungsmittel ist, erscheint es nicht zweckmäßig, dem Körper über längere Zeit nur das Eiweißminimum in der Nahrung zuzuführen. Die Erfahrungen namentlich der Weltkriegsernährung sprechen dafür, daß dabei offenbar doch die Leistungsfähigkeit in körperlicher wie seelischer Hinsicht und die Widerstandsfähigkeit gegen Infektionen beeinträchtigt werden. Aus all diesen Gründen werden wir die **zweckmäßige Eiweißmenge** höher, etwa mit **70 g je Tag (1 g pro kg Körpergewicht)** ansetzen; bei Schwerarbeit, während der Schwangerschaft und Stillperiode erhöht sich der Wert auf etwa 1,5 g/kg. Voraussetzung ist dabei, daß das Eiweiß z. T. vollwertig ist, was man am besten dadurch erreicht, daß man ein Drittel des Gesamteiweißbedarfs durch tierisches Eiweiß deckt. Bei richtig zusammengesetzter Nahrung kann übrigens diese Eiweißmenge besonders bei Zulage von Milch und Eiern auch aus vegetabilischer Kost bestritten werden.

Bei der ausschließlichen **Rohkosternährung,** der neuerdings oft genannten Sonderform des Vegetarismus, liegt allerdings die Gefahr des Absinkens der Eiweißmenge auf ungenügende Werte vor.

Der Vorteil des Kochens, Bratens und Backens liegt darin, daß dadurch die Zellulosehüllen der Nahrung zersprengt und so die von ihnen eingeschlossenen Nahrungsstoffe nutzbar gemacht werden.

Beispiele sind bekannt, daß sogar Athleten bei körperlicher Arbeit mit einer geringeren Eiweißmenge im Gleichgewicht geblieben sind. Sportler und Soldaten konnten mit 40–60 g Eiweiß täglich vegetarisch ausreichend ernährt werden. Allerdings ist es eine andere Frage, ob diese Beobachtungen ohne Schaden für die Gesamtbevölkerung verallgemeinert werden dürfen, namentlich wenn die Abwehrkräfte des Organismus zum Schutz gegen Infektionen beansprucht werden. Die tägliche Eiweißmenge höher als 80–100 g heraufzusetzen, scheint andererseits – namentlich wegen der Preisfrage – als unnötig, wenn auch eine Gefährlichkeit reichlicherer Eiweißernährung durchaus nicht bewiesen ist. Für den Menschen liegt die obere Grenze bei etwa 350 g je Tag, also bei ungefähr der Hälfte des Kalorienbedarfs. Diese Grenze ist dadurch gegeben, daß bei noch höheren Mengen das Eiweiß nicht mehr verdaut und resorbiert werden kann und es so durch die Darmbakterien zur Eiweißfäulnis im Darm kommt. – Anatomisch betrachtet (Gebiß und Darmlänge!) steht der Mensch zwischen Karnivoren und Herbivoren (= Fleisch- bzw. Pflanzenfressern); die rein vegetarische Ernährung bedeutet eine relativ starke Belastung des Verdauungskanals infolge der größeren Menge aufzunehmender Nahrung (s. Kalorientafel S. 239); entsprechend weisen Pflanzenfresser auch eine relativ große Darmlänge auf.

Die hier angegebene zweckmäßige Eiweißmenge ist weitgehend von Beruf und körperlicher Arbeit unabhängig. Diese wird ja, wie oben gezeigt wurde, vornehmlich aus Kohlenhydraten bestritten. Bei schwerer Muskelarbeit ist es wegen der damit verbundenen größeren Kalorienzufuhr daher möglich, den infolge erhöhter Abnutzung etwas größeren Eiweißbedarf (s. o.) auch durch eiweißärmere Nahrungsmittel (Brot, Kartoffeln, Reis) weitgehend zu decken (mit 1200 g Reis erhält der Kuli 75 g Eiweiß und 3900 Kal.; 1800 g Brot und 125 g Käse ergeben bereits 100 g Eiweiß und 5100 Kal.). Bei sitzender Lebensweise und geringem Kalorienbedarf ist ein Ersatz durch kalorienärmere, aber eiweißreichere Nahrungsmittel erwünscht (Fleisch, Fisch, Milch, Eier, Käse), wodurch gleichzeitig die Belastung des Magen-Darm-Kanals und die damit verbundene Kreislaufbeanspruchung vermindert wird. Das größere Eiweißverlangen (Zunahme des Fleischverbrauchs) ist als Zeichen der Kulturentwicklung (Ersatz der schweren körperlichen Arbeit durch die Maschine in Industrie und Landwirtschaft) physiologisch begründet. Entsprechend ist auch der Verbrauch an Brotgetreide und Kartoffeln in den 30 Jahren vor dem ersten Weltkrieg der gleiche geblieben, während der Viehbestand sehr gestiegen ist. Ein einseitiger Fleischgenuß führt zu einer Gefährdung der Vitaminversorgung und wegen der Zellulosearmut zu einer zunehmenden Darmträgheit. Ein vernünftiger Ausgleich ist durch Zulage von Obst, Salaten und Brot gegeben.

Eine weit über die zweckmäßige Menge hinausgehende Eiweißernährung erscheint auch aus dem Grunde nicht notwendig, weil Eiweiß normalerweise nicht angesetzt wird. Die zugeführte Menge, gleichgültig ob sie groß oder klein ist, wird am ehesten zum **Betriebsstoffwechsel** verbraucht; der Körper ist also mit jeder des „physiologische Eiweißminimum" von tgl. 40 g überschreitenden Eiweißmenge der Nahrung im **„Stickstoffgleichgewicht"**, d. h. die ausgeschiedene Stickstoffmenge ist als Folge der Verbrennung des aufgenommenen Eiweißes gleich der im Nahrungseiweiß zugeführten Stickstoffmenge. Eiweiß wird nur dann in erheblicher Menge im Körper zurückbehalten und zum **Baustoffwechsel** herangezogen, wenn neue eiweißhaltige Körpersubstanz gebildet werden soll, also im Wachstum, in der Rekonvaleszenz, in der Schwangerschaft und beim Sport. Außerdem findet aus nicht ganz geklärten Gründen ein Eiweißansatz auch unter der Wirkung des Höhenklimas statt.

Kalorienwert der Nahrungsmittel

Unter dem Gesichtspunkt einer zweckmäßig zusammengesetzten Nahrung ist das Studium der **Kalorientafel** besonders interessant. Sie gibt **für je 100 g** eines Nahrungsmittels den Gehalt an Eiweiß, Fett und Kohlenhydraten und den Kalorienwert an.

Hier sei nur ein kurzer Auszug **für je 100 g** gegeben:

Wasser, auch Mineralwasser	:	0 Kal.
Obst und Obstsäfte	:	40 – 60 Kal.
Milch	:	60 – 70 Kal.
Wein	:	60 – 70 Kal.
Bier	:	45 Kal.
Weinbrand	:	220 Kal.
Suppen, gebunden oder mit Einlage (Fleischbrühe nur 15 Kal.!)	:	350–400 Kal.
Kartoffeln (geschält)	:	85 Kal.
Salate	:	10 – 15 Kal.
Gemüse (auch grüne Erbsen und Bohnen), Sauerkraut und Pilze	:	15 – 40 Kal.
Hülsenfrüchte (Leguminosen) (20% Eiweiß)	:	350 Kal.
Reis, Haferflocken, Nudeln, Mehl	:	350–400 Kal.
mageres Fleisch, auch Leber, Niere, Wild, Huhn (15–20% Eiweiß)	:	100–150 Kal.
fettes Fleisch	:	250–450 Kal.
Speck (je nach Fettgehalt)	:	600–850 Kal.
Fleischwurst	:	250 Kal.
Blutwurst, Bratwurst, Leberwurst	:	450–500 Kal.
Brot	:	250 Kal.
Butter und Margarine (80% Fett)	:	750 Kal.
Olivenöl und Schweineschmalz	:	950 Kal.
Käse (je nach Fettgehalt) (15–30% Eiweiß)	:	200–400 Kal.
Quark	:	100–200 Kal.
Fische und Krabben	:	50–100 Kal.
Aal und Bismarckhering	:	200 Kal.
Eier (1 Ei von 57 g : 85 Kal.)	:	150 Kal.
Nüsse (15–20% Eiweiß, daher von Vegetariern neben Leguminosen bevorzugt, aber kostspielig!)	:	650–700 Kal.
Schlagsahne, Marmelade und Honig	:	um 300 Kal.
Bonbons	:	400 Kal.
Pralinen	:	450 Kal.
Marzipan	:	500 Kal.
Schokolade	:	550 Kal.

Von besonderem Interesse ist die Frage, ob **Alkohol** unter Energieproduktion verbrannt wird. Sein Brennwert ist sogar recht erheblich: 1 g = 7 Kal. Bei der Diskussion der Alkoholfrage ist es also vom ernährungsphysiologischen Standpunkt falsch, ihm an sich den Charakter als Energiespender abzusprechen. Auf seine Rolle bei der Wärmeregulation, namentlich bei der Gefahr der Auskühlung, sei nochmals hingewiesen (S. 229). Es sei schon hier erwähnt, daß unter Alkohol die sensorischen und intellektuellen Vorgänge (Reaktionszeit, Addieren, Auswendiglernen usw.) von vornherein erschwert werden, motorisch findet sich zunächst und nur vorübergehend eine Steigerung der Leistungsfähigkeit mit erhöhtem Kraftbewußtsein und Einschränkung des Ermüdungsgefühls.

Wasserbedarf. Mineralsalzbedarf

Neben der kalorienmäßig ausreichenden Ernährung ist vor allem noch die schon öfter (s. S. 206, 230) erwähnte Notwendigkeit der **Wasser- und Salzzufuhr** zu betonen[1]). Der Verdurstungstod erfolgt bekanntlich früher als der Hungertod, bereits wenn der Körper etwa 15% seines Wasserbestandes verloren hat. Die **Wasserabgabe** erfolgt dauernd durch Harn, Kot und Schweiß und als Wasserdampf durch die Atmung (s. S. 230). Die Eindickung des Blutes bei starken Wasserverlusten (wie z. B. bei der Cholera) zeigt die Bedeutung der Wasseraufnahme. Daß schließlich nur in wasserlöslicher Form die Aufnahme der Nahrungsstoffe in das Blut möglich ist, wird bei der Besprechung der Resorption (S. 247) erörtert. Die Aufnahme von Salzen erfolgt in ausreichendem Maße mit der Nahrung, nur die Zufuhr von **Kochsalz** (Natriumchlorid) ist namentlich bei pflanzlicher Ernährung zusätzlich erforderlich. Bei starkem Schwitzen sind es vor allem die erheblichen Kochsalzverluste des Körpers, die die wesentlichste Ursache für die Störungen beim Hitzschlag darstellen. Während der Schwangerschaft kommt es außerdem zum **Kalkhunger** wegen der Bereitstellung großer Kalkmengen zum Knochenaufbau des Fötus. Für das Kleinkind ist die Milch die wichtigste Kalziumquelle. – Der Bedeutung der Salzzufuhr begegnen wir verschiedentlich: das Herz schlägt in physiologischer Kochsalzlösung (ohne K- und Ca-Zusatz) zunehmend schwächer bis zum „Kochsalzstillstand" (s. S. 205). Die Blut- und Milchgerinnung wird nach Ausfällen des Kalziums aufgehoben (S. 199, 246). Erniedrigung des Kalziumspiegels des Blutes (Hypokalzämie) führt zu Krämpfen des Bewegungsapparates, eine Hyperkalzämie zum Verlust der neuromuskulären Erregbarkeit (s. S. 266). Die organische Substanz wird, wie die Beispiele zeigen, erst funktionsfähig durch die anorganische! Eine Abweichung vom normalen Kalzium- und Kaliumgehalt ist daher für den Körper äußerst giftig. Viele zum Stofferhalt erforderlichen Mineralstoffe werden nur in kleinsten Mengen benötigt und dann **Spurenelemente** genannt. Sie sind weit verbreitet und meist in ausreichender Menge in der Nahrung enthalten. Unter den Schwermetallen stehen Eisen (Hämoglobin!) und Zink an erster Stelle. Jodmangel ist das bekannteste Beispiel für einen derartigen Mangelzustand (S. 265).

Die Vitamine

Daß die rein energetische, kalorienmäßige Betrachtung der Ernährung allein nicht ausreichend ist, zeigt besonders die Entdeckung der Vitamine. Als Vitamine bezeichnen wir jene sog. **akzessorischen Nährstoffe,** deren Zufuhr mit der Nahrung in minimalen Mengen, die kalorienmäßig gar nicht in Betracht kommen, zur Aufrechterhaltung der Gesundheit des Organismus unbedingt notwendig ist und deren Synthese (im Gegensatz zu den Hormonen) nicht im menschlichen Organismus erfolgt. Allerdings sind die Grenzen zwischen den drei großen Gruppen der *„Wirkstoffe"*, den Hormonen, Vitaminen und Fermenten, unscharf geworden. Wir werden sehen, daß in manchen Fällen Vitamine, z. B. das Vitamin C, von den meisten Tieren im Körper synthetisiert werden können und daß Vitamine andererseits Bestandteile von Fermenten sind. Die Abgrenzung wird dadurch noch schwieriger, daß z. B. beim Vitamin D die Umwandlung aus dem Provitamin auch im Körper selbst erfolgen kann und manche Vitamine, z. B. die Vitamine B_{12} und K, in ausreichender Menge durch unsere Darmbakterien synthetisiert werden. – Ausgangspunkt der Lehre von den Vitaminen waren vor allem jene uralten Beobachtungen auf den langen Reisen der Segelschiffe, daß beim Fehlen von Frischgemüse die Besatzung unter eigenartigen Erscheinungen erkrankte, die mit Zahnfleischblutungen, Gelenk- und

[1]) Täglicher Wasserbedarf etwa 3 l.

Orientierungsstufe Osnabrück, den ....

"In der Wüste"

August-Hölscher-Straße 36

4500 Osnabrück

Liebe Eltern!

Ihre Tochter / ~~Ihr Sohn~~ Ulrike Herder ..... ist in den mündlichen Leistungen im Fach Biologie schwächer als in den schriftlichen Leistungen. Da die mündlichen Leistungen zur Ermittlung der Zensur wesentlich ist, hielt ich es für wichtig, Sie entsprechend zu informieren.

Mit freundlichem Gruß

Trapp

Ich habe vom Inhalt des vorliegenden Schreibens Kenntnis genommen.

Unterschrift der Eltern ....

Knochenhautblutungen begannen (**Skorbut**), zu allgemeiner Hinfälligkeit führten und durch Zufuhr kleinster Mengen von Frischgemüse fast momentan geheilt werden konnten. Auch bei Kleinkindern erlebte man ein ganz ähnliches Krankheitsbild, das man darum auch den *infantilen Skorbut* nannte, wenn die Kinder vorwiegend mit zu lange gekochter Milch ernährt wurden. Auch hier genügen Frischgemüse und Obstsäfte, um die Erkrankung prompt zum Verschwinden zu bringen.

Den Anstoß zur Erforschung der Vitamine gab eine namentlich in Indien vorkommende derartige Mangelkrankheit, die **Beri-Beri-Krankheit**, die überall da auftritt, wo sich die eingeborene Bevölkerung mit poliertem, d. h. der äußeren Kleieschicht beraubtem Reis ernährt. Eine unter gleichen Erscheinungen (Nervenlähmung und Muskelschwund, sog. Polyneuritis) verlaufende Erkrankung beobachtete der holländische Regierungsarzt *Eijkman* bei Hühnern. Die um 1897 daraufhin von ihm angestellten Tierversuche sind von einem ungeheuren Segen für die Menschheit gewesen; es gelang schon damals, das wirksame Prinzip der Reisschale zur Heilung jener Krankheit zu verwenden. Bis zur Aufklärung der chemischen Konstitution dieser Vitamine und ihrer synthetischen Herstellung führte ein mühevoller experimenteller Weg, der heute noch nicht abgeschlossen ist und der mit Großtaten der physiologisch-chemischen Forschung verknüpft ist.

Man bezeichnet die Vitamine heute meist nach den Anfangsbuchstaben des Alphabets. **A, D, E und K sind fettlöslich, während B und C wasserlöslich sind.**

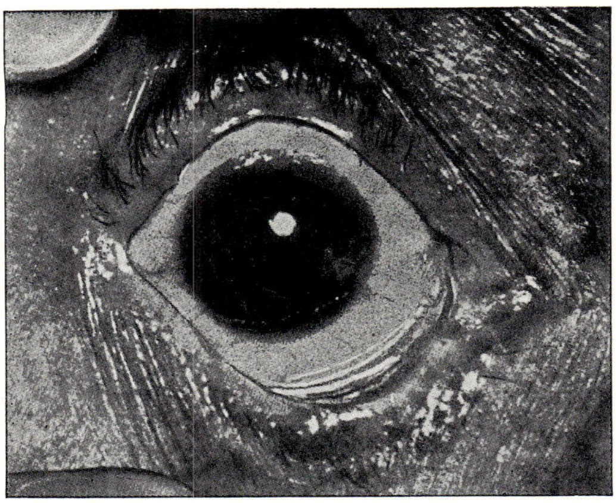

Abb. 193. Hornhautveränderungen bei A-Avitaminose (nach *Bürger*).

Das **Vitamin A (Axerophthol, Retinol)** dient vornehmlich dem Schutz der obersten Zellschichten von Haut und Schleimhäuten (**Epithelschutzvitamin**). Die wichtigste Mangelerscheinung besteht in der Verhornung der obersten Epithelschichten besonders der Schleimhäute. Am Auge kommt es zu Epithelveränderungen der Hornhaut und zur Verhornung der Bindehäute mit Versiegen der Tränendrüsen – daher die Bezeichnung als **antixerophthalmisches Vitamin**; anschließend eintretende Infektionen führen dann zur Erweichung der Hornhaut *(Keratomalacie)* mit nachfolgender Erblindung (Abb. 193). Als erstes Zeichen einer solchen A-Avitaminose tritt **Nachtblindheit** auf, was sicher damit zusammenhängt, daß das Vitamin A besonders reichlich auch in der Netzhaut des Auges abgelagert wird. Es hat engste chemische Beziehungen zum Sehpurpur der Netzhaut, der für das Nachtsehen von Bedeutung ist. Der Tagesbedarf des Menschen an Vitamin A, das übrigens leicht oxydativ zerstört wird, beträgt etwa 2 mg. Es entsteht aus bestimmten Pflanzenfarbstoffen, den sog. **Karotinen**, die besonders in Karotten, Mohrrüben, Tomaten, Apfelsinen, Salat, Grünkohl und Spinat enthalten sind. Diese Vorstufe, das sog. Provitamin, findet sich also in pflanzlichen Produkten. Durch das Ferment Karotinase entsteht aus den Karotinfarbstoffen das farblose Vitamin A. Da dieses Vitamin einerseits in der Leber gespeichert wird, andererseits in die Milch übertritt, ist es – außer im Eigelb – besonders reichlich in Lebertran und Butter enthalten; es fehlt also in den pflanzlichen Nahrungsmitteln. Mangelerscheinungen an Vitamin A treten darum in Hungerzeiten besonders leicht bei Mangel an Milchprodukten auf, besonders bei Ernährung von Kleinkindern mit Magermilch und Margarine. Aufgrund dessen wird heute vielfach der Margarine künstlich das Vitamin zugefügt.

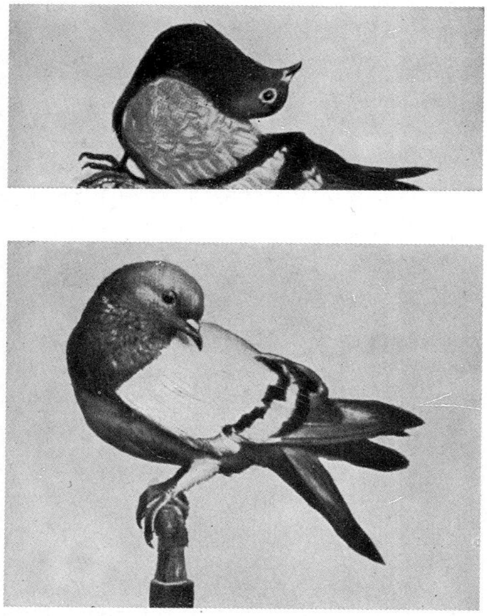

a

b

Abb. 194. Beri-Beri-Taube.
a) Krampftaube. Folge des Fehlens von Vitamin B_1 b) Die Taube hat sich nach Zufuhr von 0,0025 mg Vitamin B_1 erholt.

Das **Vitamin B_1 (Aneurin oder Thiamin)** ist das zuerst entdeckte Vitamin, dessen Fehlen die *Beri-Beri*-Krankheit hervorruft, deren Hauptzeichen Nervenlähmung, Wachstumshemmung und Herzschwäche sind. Da es in der Reiskleie vorhanden ist, finden wir B_1-Mangelkrankheiten überall da, wo einseitige Ernährung mit poliertem Reis üblich ist, also vor allem in Ostasien; einseitige Ernährung mit unpoliertem Reis verhindert die Erkrankung, und die ausgebrochene Erkrankung kann durch Reiskleie geheilt werden. Dieses sog. **antineuritische Vitamin** findet sich besonders reichlich in der Getreidekleie (Vollkornbrot!) und in der Bäckerhefe, außerdem in geringerer Menge auch in Fleisch und Kartoffeln. Bei einseitiger Kohlenhydraternährung, vor allem mit Weißbrot und Zucker, besteht die Gefahr des B_1-Mangels. Chemisch fand man bei Vitamin-B_1-Mangel eine Anhäufung von Brenztraubensäure, die dann nicht weiter durch Abspaltung von Kohlendioxyd abgebaut wird und die Ursache von Herzschwäche und Krämpfen ist (Abb. 194). Damit konnte aufgeklärt werden, daß das Vitamin Bestandteil von Fermenten wird, die in den intermediären Kohlenhydratstoffwechsel eingreifen. Auch hier liegt der Tagesbedarf des Menschen nur bei 1–2 mg; er ist naturgemäß abhängig vom Kohlenhydratgehalt der Nahrung und steigt darum bei verstärkter Muskelarbeit, bei Stoffwechselsteigerungen und in der Gravidität. Da das Vitamin B_1 wenig hitzebeständig ist, fehlt es in der Brotrinde und ebenso auch in Pumpernickel, Knäckebrot und Zwieback, bei denen beim Backprozeß höhere Hitzegrade im Innern auftreten. Kochen vermindert den Vitamin-B_1-Gehalt etwa auf die Hälfte.

Auch das **Vitamin B_2 (Riboflavin)** hat eine solche fermentative Wirkung im Stoffwechsel. Es ist Bestandteil der Wirkgruppe in den **gelben Atmungsfermenten,** die in jeder Zelle vorkommen und deren Fehlen in der Nahrung Wachstumsstillstand bewirkt. Es handelt sich um einen gelbgrünlichen, fluoreszierenden Farbstoff in Pflanzen- und Tierreich, der wegen seines reichlichen Vorkommens in der Molke **Laktoflavin** genannt wurde. Reichlich findet es sich auch in Leber und Hefe. Vielleicht hat sein Vorkommen in der Netzhaut und die Lichtempfindlichkeit dieser Substanz etwas mit dem Chemismus des Dämmersehens zu tun. Auch hier liegt der Tagesbedarf bei etwa 1 mg. Da es in fast sämtlichen Nahrungsmitteln vorkommt, kann der tägliche Bedarf leicht gedeckt werden. Im Gegensatz zum Vitamin B_1 ist B_2 sehr hitzebeständig.

Zur Vitamin-B-Gruppe gehört weiter das **antianämische Vitamin B_{12},** dessen Mangel die sog. perniziöse Anämie hervorruft, bei der die Erythrozyten im Übermaß zerstört werden und die Neubildung aus dem Knochenmark abwegig verläuft. Von entscheidender Bedeutung war die Entdeckung der Heilbarkeit durch Verabfolgung roher Leber und die Isolierung des Vitamin B_{12} **(Cobalamin),** das sich also im tierischen (!) Eiweiß (Fleisch, Leber, Eier) findet. Außerdem wird es übrigens reichlich durch die Darmbakterien synthetisiert. Der Nahrungsfaktor **(extrinsic factor)** ist nur wirksam, wenn ein von der Magenschleimhaut gebildeter Eiweißstoff, der **intrinsic factor,** vorhanden ist. Bei der perniziösen Anämie fehlt dieser infolge Atrophie der Magenschleimhaut, so daß deshalb die Aufnahme des extrinsic factors ins Blut, seine Resorption, behindert wird. Zur Wirksamkeit des Vitamin B_{12} sind also beide Faktoren notwendig.

Vitamin C ist das Vitamin der am längsten bekannten Mangelkrankheit, des **Skorbuts,** und der entsprechenden Erkrankungen bei Kleinkindern. In Frischgemüse, Obst (Apfelsine, Tomate) und Sauerkraut ist es reichlich vorhanden, vor allem auch in der Kartoffel, am reichlichsten in der Paprikaschote, in Hagebutten und in Zitronen. So erklärt sich die Erfahrung der alten Seefahrer, daß ausreichender Genuß von Zitronen vor der Skorbutkrankheit schützt. Die oxydative Zerstörung des Vitamin C beim Kochen ist bei den einzelnen Nahrungsmitteln sehr verschieden. Meist ist der Verlust durch die Zubereitung der Nahrung erheblich, besonders bei den verschiedenen Kohlsorten. Eine bemerkenswerte Ausnahme macht die Kartoffel, die für unsere Ernährung auch darum von besonderer Bedeutung ist. Deren Gehalt an Vitamin C ist zur Zeit der Ernte am größten und nimmt – ebenso auch bei Äpfeln – mit der Dauer der Lagerung ab. Darum ist die Dekkung des Vitamin-C-Bedarfs in den Frühjahrsmonaten am schwierigsten. Auch dieses **antiskorbutische Vitamin** spielt eine Rolle im chemischen Zwischenstoffwechsel, es ist von allgemeiner Bedeutung für die Bildung des Binde- und Stützgewebes. Es wird auch als **Askorbinsäure** bezeichnet und stellt ein relativ einfaches Kohlenhydrat dar, das eigenartigerweise trotzdem von der Leber (bei Mensch, Affe, Reh und Meerschweinchen) nicht synthetisiert werden kann. Es ist das einzige Vitamin, bei dem der Tagesbedarf (etwa 50 mg) relativ hoch ist. Als angeblicher Schutz gegen Infektionen (Grippe) und als Mittel gegen die bekannte Frühjahrsmüdigkeit wird es oft verwandt.

Beim **Vitamin D (Calciferol)** ist die Erforschung von ganz besonderem Segen für die Menschheit gewesen. Wenn wir heute die Rachitis, die sog. englische Krankheit, im Aussterben sehen und damit auch jene bedauerlichen Fälle sich immer mehr vermindern, bei denen durch ein rachitisch verengtes Becken der normale Ablauf der Geburt nicht möglich ist, so verdanken wir das den Forschungen über das Zustandekommen der Rachitis und der Rolle, die das Vitamin D dabei hat. Die Schwere der Veränderungen bei ausgeprägter Rachitis zeigt Abb. 195. Es ergeben sich Erweichungen der Schädelknochen („Quadratschädel"), Verkrümmungen der Beine („Säbelbeine"), Verengungen des Beckens und Verdickungen an den Rippenknorpeln („Rosenkranz" und „Hühnerbrust"). Am deutlichsten sind die Veränderungen an den langen Röhrenknochen (s. Abb. 195). Ausgangspunkt der Entdeckung des **antirachitischen Vitamins D** war die Beobachtung, daß diese Erscheinungen in ihrem Beginn aufgehalten werden können, wenn man die Kinder mit Höhensonne

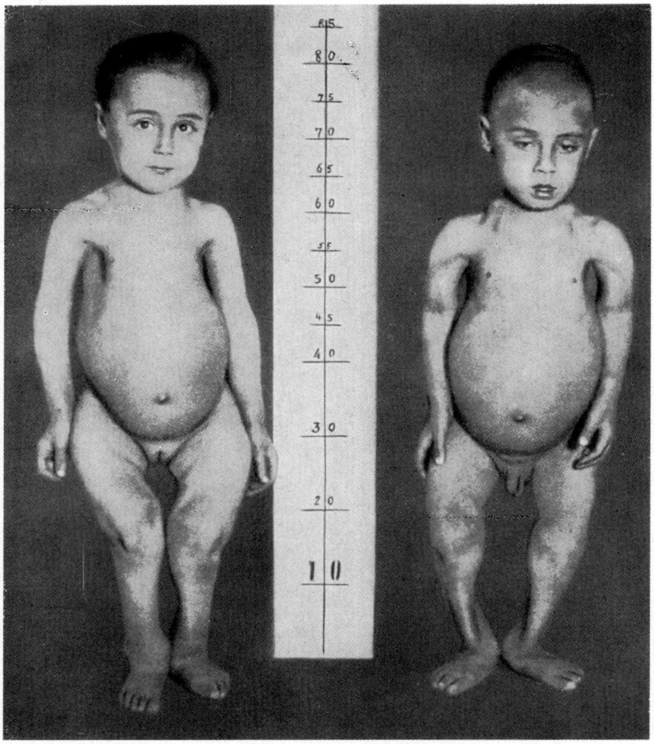

Abb. 195. Verunstaltungen des Brustkorbs, der Schlüsselbeine, des Schädels und der Extremitäten bei schwerer Rachitis mit zurückgebliebenem Längenwachstum *(v. Pfaundler).*

bestrahlt. Auch die Verabfolgung ultraviolett bestrahlter Nahrungsmittel vermag die Rachitis zu heilen. In Körper- und Nährstoffen sind also Vorstufen des Vitamins, sog. Provitamine, enthalten, aus denen durch die ultravioletten Strahlen das Vitamin entsteht. Daher auch die Bedeutung des Sonnenlichts zur Verhütung der Rachitis, bei der es sich um eine Störung des Kalk-Phosphorstoffwechsels mit unzureichender Kalkablagerung an der Knorpelknochengrenze, also in der Wachstumszone des Knochens, handelt. Infolge gestörter Kalziumablagerung auch in den Knochen selbst werden diese weich und verbiegen sich bei Belastungen. Reichlich findet sich Vitamin D in Hefe, Milch, Butter und Eidotter, besonders im Lebertran der Knochenfische, namentlich in der Dorschleber und in ganz großen Mengen in der Leber von Heilbutt und Thunfisch. Man unterteilt heute das Provitamin D in das pflanzliche Ergosterin = **Provitamin D_2** und das tierische, in der Leber vorkommende **Provitamin D_3,** das chemisch einen Cholesterinabkömmling darstellt. Durch die Reindarstellung konnte die Gefahr der Überdosierung beseitigt werden, die bei Vitamin-D-Zufuhr zu beachten ist. Es kommt dann zu Kalkablagerungen besonders in den Gefäßwänden und der Muskulatur bei gleichzeitiger Entkalkung des Knochens. Der Tagesbedarf des Kleinkindes beträgt nur 2–4 γ reinen Vitamins, der des Erwachsenen etwa 10 γ pro Tag ($1\gamma = {}^1/_{1000}$ mg); besonders in der Schwangerschaft und in der Stillperiode ist die ausreichende Versorgung des Organismus mit Vitamin D von Bedeutung. Das Vitamin ist übrigens unempfindlich gegen Kochen.

Weiter ist noch das fettlösliche **Vitamin E (Tokopherol)** bekannt, dessen Fehlen bei beiden Geschlechtern (namentlich bei Ratten) neben anderen Störungen die Fähigkeit aufhebt,

Nachkommenschaft zu erzeugen bzw. zu entwickeln. Dieses sog. **Fertilitätsvitamin** (oder **Antisterilitätsvitamin**) findet sich besonders reichlich in jungen grünen Getreidekeimlingen, daneben auch in grünen Salaten. Seine Verabreichung hat bereits große landwirtschaftliche Bedeutung erlangt, da sich durch Verabreichung von Weizenkeimöl das Verwerfen der Rinder stark vermindern läßt. -- Von Bedeutung sind noch einige weitere Vitamine, besonders das **antihämorrhagische Vitamin K,** das für die Prothrombinbildung in der Leber und damit für den normalen Ablauf der Blutgerinnung unerläßlich ist. Deshalb kommt es bei Vitamin-K-Mangel zur verzögerten Blutgerinnung (Hämorrhagien). Mangelerscheinungen sind beim Menschen selten, weil die Darmbakterienflora reichlich Vitamin K produziert; bei Schädigung der Darmflora durch Antibiotika (Sulfonamide) können Blutungsneigungen auftreten. Weitere durch Vitaminmangel hervorgerufene Krankheiten sind bei unseren Ernährungsgewohnheiten von geringerer Bedeutung.

Wegen des weitgehenden Interesses, das der Vitaminforschung in der Allgemeinheit entgegengebracht wird, sei besonders betont, daß eine Furcht vor Vitaminmangel bei „natürlicher" Ernährung nicht begründet ist, wobei darunter eine Mischkost zu verstehen ist. Ein erhöhter Vitaminbedarf liegt vor im Wachstum, während der Schwangerschaft, bei Schwerarbeit und fieberhaften Erkrankungen. Bei Zulage von Frischgemüse und Obst zur Nahrung werden sie jedoch normalerweise in genügend reichlicher Menge dem Körper angeboten. Es sei nur noch darauf hingewiesen, daß die Annahme ein Irrtum ist, daß Vegetarier oder Rohköstler in ihrer Vitaminversorgung im Vorteil seien. Wir sahen ja, daß Leber, Eier und Milch oft vitaminreicher sind. Auch gute Konserven sind vitaminreicher als unreifes oder welkes Obst und Gemüse. Nur empfiehlt es sich, die Konserven gegen Luftsauerstoff abgeschlossen im Wasserbad zu erwärmen (Sauerstoffempfindlichkeit von C!). Bei richtiger Zubereitung (nicht zu langem Kochen und Warmhalten der Speisen) und bei Verwendung des Kochwassers (Wasserlöslichkeit von B und C!) bleibt ein ausreichend großer Teil der Vitamine erhalten.

Die Verdauung und Ausscheidung

Übersicht über die wichtigsten Fermente (Enzyme) des Verdauungskanals

1. **Speichel** (tgl. 1½ l):
Amylase (Ptyalin, Speicheldiastase) spaltet **Amylum** (pflanzliche Stärke) über **Erythro-** und **Achroodextrin** zu **Maltose,**
Maltase spaltet **Maltose** zu **Glukose;** außerdem enthält der Speichel in geringer Menge **Lipase, Protease** und **Peptidase.**

2. **Magensaft** (tgl. 2½ l) (pH etwa 1,0–1,5):
Pepsin, als **Pepsinogen** oder **Propepsin** in den **Hauptzellen der Magenschleimhaut** gebildet, wird durch die Salzsäure des Magens aktiviert und spaltet dann bei saurer Reaktion das durch die Salzsäure gequollene Eiweiß (**Acidalbumin**) bis zu (wasserlöslichen) **Polypeptiden.** Die **Salzsäure** (0,3%) stammt aus den **Belegzellen** der Schleimhaut und wirkt gleichzeitig **antibakteriell.** Das Optimum der **Pepsinwirkung** liegt bei pH 1,5–2, während das ebenfalls eiweißspaltende Ferment **Kathepsin** sein pH-Optimum bei 5–7 hat. **Labferment (Chymosin, Rennin)** führt bei Anwesenheit von **Kalzium** zur Milchgerinnung (Umwandlung des Caseinogen der Milch in das unlösliche Casein) (vorhanden bei Säuglingen und Kleinkindern und im Kälbermagen, sonst erfolgt die **Labwirkung** durch das **Pepsin** und **Trypsin). Lipase** (in geringer Menge) spaltet Fette.

3. **Bauchspeichelsaft (Pankreassaft)** (tgl. etwa 2 l) reagiert alkalisch wegen seines Natriumbikarbonatgehaltes (pH = 8–9) und neutralisiert daher die Magensalzsäure. Aus **Trypsinogen** entsteht im Darm das **Trypsin,** es spaltet sog. Peptidbindungen des Eiweißes (außer Elastin und Keratin) bei schwach alkalischer Reaktion bis zu wasserlöslichen **Peptiden** und **Aminosäuren** nach Aktivierung der Vorstufe Trypsinogen durch die **Enteropeptidase** (auch **Enterokinase** genannt) der Darmschleimhaut.

   Auch das ebenfalls Peptidbindungen spaltende **Chymotrypsin** wird im Pankreas als **Chymotrypsinogen** gebildet; zur Aktivierung ist Trypsin erforderlich.
Peptidasen (Erepsin) spalten Peptide zu Aminosäuren,
Pankreasamylase spaltet (wie **Speichelamylase**) pflanzliche Stärke (**Amylum**) und tierische Stärke (**Glykogen**) (nicht Zellulose!),
Maltase spaltet **Malzzucker,**
Laktase spaltet **Milchzucker,**
Lipase (oder **Steapsin**) spaltet Fette in **Glyzerin und Fettsäuren.** Die Angriffsfläche der Lipase wird dadurch vergrößert, daß das Fett mit Hilfe der Gallensäuren in eine feine Emulsion gebracht wird. Gleichzeitig werden die (wasserunlöslichen) Fettsäuren durch eine besondere Verbindung mit den Gallensäuren in eine wasserlösliche Form gebracht.

4. **Darmsaft** enthält Fermente, die Zwischenprodukte des Abbaus spalten:
Peptidasen (Erepsin) spalten **Peptide** zu Aminosäuren,
Maltase spaltet **Malzzucker** zu Glukose,
Laktase spaltet **Milchzucker** in Glukose und Galaktose,
Nuklease spaltet **Nukleinsäuren,**
Lipase spaltet **Fette.**

Betrachten wir nun die Umwandlungen, denen die Nahrungsmittel unterworfen werden, um in das Gefüge des Organismus hineinzupassen; denn die Aufgabe des Verdauungsapparats ist es, die Nahrungsmittel und Nahrungsstoffe in eine wasserlösliche Form zu bringen, so daß sie durch die Darmwand namentlich des Dünndarms durchtreten können, um in Blut und Lymphe aufgenommen (**Resorption**) und als körpereigene Substanz den Organzellen einverleibt (**Assimilation**) bzw. zur Energiegewinnung abgebaut (verbrannt) zu werden (**Dissimilation**). Für den Vorgang der Resorption steht dem Körper ähnlich wie in der Lunge eine große Oberfläche zur Verfügung, da die Darmschleimhaut durch viele Falten und daraufgesetzte Zotten (handschuhfingerartige Ausstülpungen) eine mächtige Vergrößerung ihrer Fläche erfährt. Rhythmische Kontraktionen der glatten Muskulatur der Zotten, die sog. **Zottenpumpe,** erhöhen die Resorptionsgeschwindigkeit und führen die resorbierten Stoffe über die Blutkapillaren zum Pfortader-Lebersystem oder durch den Lymphraum der Zotte über das Chylusgefäß zum Brustmilchgang (Ductus thoracicus) (s. Abb. 129). Als treibende Kräfte des Stofftransports liegt im einfachsten Fall der Diffusion ein Konzentrationsgefälle vor (s. S. 205). So wird z. B. der Sauerstoff im Organismus vorwiegend durch Diffusion transportiert. Bei der Resorption spielen jedoch einfache physikalische Vorgänge wie Filtration, Osmose und die dem Konzentrationsgefälle folgende Diffusion der gelösten Stoffe nur eine untergeordnete Rolle. Bedeutsamer ist der **Stofftransport durch Membrane,** der in hohem Maße selektiv arbeitet und sogar in der Lage ist, bestimmte Stoffe g e g e n ein Konzentrationsgefälle zu transportieren. Dazu ist natürlich eine Zufuhr von Energie erforderlich; wir sprechen dann von einem **aktiven Transport.** Derartige stoffwechselabhängige, aktive Transportmechanismen spielen bei der Resorption im Darm die entscheidende Rolle, ebenso bei der Harnbildung in der Niere und bei der Produktion von Drüsensekreten.

Ort der Resorption ist vor allem der **Dünndarm,** im Magen erfolgt nur eine geringfügige Resorption, und normalerweise ist die Resorption der Nährstoffe im Jejunum beendet. Außer der täglichen Flüssigkeitszufuhr werden auch die täglich produzierten 7–9 l Verdauungssäfte – das ist mehr als das Dreifache der Blutplasmamenge! – überwiegend im Dünndarm resorbiert. Die Resorption der einzelnen Nahrungsstoffe wird im Zusammenhang mit ihrer Verdauung (S. 250 ff.) besprochen werden.

Die Verdauungssäfte

Schon in der **Mundhöhle** beginnt mit der grobmechanischen Zerkleinerung, Durchfeuchtung und Aufweichung der aufgenommenen Nahrung auch die erste Verdauung durch die Sekrete der drei Mundspeicheldrüsen. Der **Speichel,** der täglich in einer Menge von 1½ l produziert wird, enthält als wichtigstes Ferment das Ptyalin, das Amylum (pflanzliche Stärke) bis zu Maltose spaltet, das Ferment Maltase des Pankreas- und Darmsaftes spaltet dann die Maltose zu Glucose. Der Speichel enthält außer Rhodansalz und Kalziumbikarbonat, das durch Abgabe von Kohlendioxyd zu Kalziumkarbonat (Zahnstein) werden kann, eine eiweißartige Substanz, das **Muzin,** das wegen seiner Klebrigkeit für die Formung und das Schlüpfrigmachen eines gleitfähigen Bissens von Bedeutung ist. Die Speichelsekretion wird nervös-reflektorisch in Gang gesetzt und unterhalten, wobei neben Erregungen von den Berührungs- und Schmerzrezeptoren der gesamten Mundhöhle besonders Geschmacks- und Geruchsempfindungen, aber auch schon Erinnerungen und Vorstellungen z. B. akustischer und optischer Art (Gong, Tellergeräusch, Speisekarte, gedeckter Tisch) eine wesentliche Rolle spielt, so daß „einem das Wasser im Munde zusammenläuft"; es kann so die minutlich produzierte Speichelmenge maximal bis auf das 15fache der Ruhesekretion gesteigert werden. Künstliche Reizung der parasymphatischen sekretorischen Fasern (in der Chorda tympani) ergibt je nach Reizart und -frequenz mal einen reichlichen, dünnflüssigen, mal einen stark mukösen, eiweißhaltigen Speichel. Reizung sympathischer Fasern ergibt geringe, außerordendlich muköse Sekretmengen. Auch bei der natürlichen Auslösung der Speichelsekretion kann hier reichlicher, dünnflüssiger „Verdünnungs- oder Spülspeichel" oder ein „Verdauungsspeichel" mit höherem Ferment- und Muzingehalt produziert werden. Dabei kann der Druck im Ausführungsgang der Drüse größer als der Blutdruck sein, so daß es sich schon aus diesem Grunde bei der Speichelsekretion nicht um einen einfachen Filtrationsvorgang handeln kann.

Der **Magensaft** wird normalerweise täglich in einer Menge von 2,5 l sezerniert. Im Fundusteil des Magens liefern die Belegzellen die **Salzsäure** (0,3%); die Salzsäure erfüllt eine Reihe von Funktionen, es kommt durch sie zur Denaturierung und Quellung der Eiweißkörper, wodurch die eiweißspaltenden Fermente des Magensaftes leichter angreifen können; zugleich ist durch die Salzsäure des Magensaftes das Optimum für die Fermentwirkung gegeben, außerdem wirkt sie antibakteriell, es erfolgt also eine weitgehende Sterilisierung der aufgenommenen Nahrung, was von besonderer Bedeutung ist, da die mit der Nahrung aufgenommenen Bakterien anderenfalls sozusagen in einen Brutofen von 37° C gelangen und zur Fäulnis der Nahrung im Magen führen würden. Die **Fermente** des Magensaftes stellen eiweißspaltende Fermente dar, deren wichtigste, das *Pepsinogen,* in den Hauptzellen der Schleimhaut des Magenfundus gebildet wird. Es wird aktiviert zu **Pepsin,** das das Eiweiß zu seinen Bruchstücken, den Peptiden, abbaut.

Der leere, ruhende Magen liefert weder Salzsäure noch Fermente, er produziert lediglich eine schleimige, stark mit Muzin angereicherte Flüssigkeit als Sekret der *Magenschleimdrüsen.* Der Schleimüberzug hält die Feuchtigkeit der Schleimhaut aufrecht und schützt die Magenwände vor einer „Selbstverdauung des Magens".

Bei der Magensaftsekretion können wir verschiedene **Phasen der Saftsekretion** unterscheiden. Die **erste Phase** erfolgt bereits, ehe die Nahrung den Magen erreicht hat. Bei der Speichelsekretion wurde schon darauf verwiesen, wie allgemein bei den Verdauungsdrüsen nervöse Impulse und psychische Einwirkungen mitsprechen, wenn uns beim Anblick einer Speise „das Wasser im Munde zusammenläuft" oder Ärger uns „auf den Magen schlägt", ja, die bloßen Vorstellungen von Geruchs- und Geschmacksempfindungen können genügen, um eine erste Saftsekretion auszulösen, den sog. „Appetitsaft". Umgekehrt können auch unangenehme Gerüche und Gesichtseindrücke (Ekel!) Sekretionsreflexe unterdrücken. Der russische Physiologe *Pawlow* hat im Experiment zeigen können, wie Menge und Zusammensetzung der Verdauungssäfte weitgehend von solchen psychischen Einflüssen abhängig sind. Wenn man an Tieren sog. Fisteln anlegt, also z. B. einen Speicheldrüsenausführungsgang, einen Gallengang o. a. in die Haut verpflanzt und das Sekret nach außen abfließen läßt, kann man eingehend untersuchen, wie bereits optische, akustische u. a. Reize (gedeckte Tafel, Gong, Geruch usw.) genügen, um die Verdauungsdrüsen zur Sekretion zu veranlassen. Alle diese unter Mitwirkung der Psyche (durch Lernvorgänge) ausgelösten Vorgänge fassen wir unter dem Namen der *„bedingten Reflexe"*

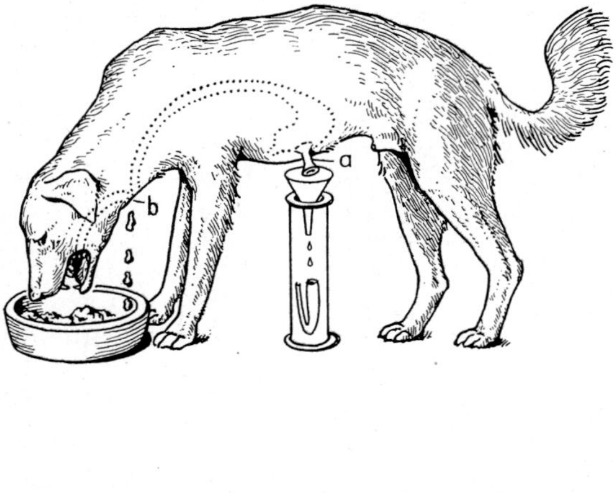

Abb. 196. Scheinfütterung eines Hundes mit Magen- und Speiseröhrenfistel. (Nach *Pawlow*).

zusammen. Es handelt sich dabei um nervöse Umschaltungen (Reflexe), die unter Beteiligung der Hirnrinde ablaufen. Wir befinden uns hier in dem Grenzgebiet physiologischen Geschehens, wo „höchste Nerventätigkeit“ und Psyche sich berühren. Daß die Sekretion des verdauenden Magensaftes einsetzt, wenn Speise in den Mund genommen wird, zeigt besonders deutlich die sog. *„Scheinfütterung“* nach *Pawlow* (Abb. 196) bei einem Hund mit Magen- und Speiseröhrenfistel, bei dem die aufgenommene Nahrung gar nicht in den Magen gelangt, eine Versuchsanordnung, bei der man außerdem „reinen“ Magensaft erhalten kann. Es handelt sich also bei der Magensaftsekretion um Reflexe wie bei der Speichelsekretion. Wir nennen diese erste Phase der Magensaftsekretion daher die **nervale Phase.**

Die stundenlang anhaltende Sekretion nach Eintritt der Speise in den Magen, die zweite Phase der Magensaftsekretion, wird vom Pylorusteil des Magens aus unterhalten und heißt daher die **gastrische Phase.** Verschiedene Maßnahmen können die Magenschleimhaut (auch am entnervten Magen!) zur Sekretion anregen, vor allem solche chemischer Natur. So sind besonders Alkohol (Apéritif!) und Coffein sekretionsfördernd. Auch der Wert der Fleischbrühe liegt nicht in ihrem Kaloriengehalt (s. Tab. S. 239), sondern vornehmlich in ihrer sekretionsfördernden Wirkung, ihrem Gehalt an sog. *Extraktivstoffen;* als solche wirken auch die beim Braten und Backen entstehenden Röstprodukte. Am besten wirken bereits angedaute Speisen (besonders von Fleisch) bei der Berührung mit dem Pylorusteil der Magenschleimhaut. Bei Fütterung eines Hundes ist die Menge des gebildeten Magensaftes und dessen verdauende Wirkung erheblich größer als nach direktem Hineinlegen einer entsprechenden Fleischmenge in den Magen! Bei der Berührung der Pylorusschleimhaut mit den genannten sekretionsanregenden Stoffen wird ein als **Gastrin** bezeichneter Wirkstoff erzeugt, der auf dem Blutwege die Magendrüsen zur Sekretion veranlaßt.

An diese gastrische (oder humorale) Phase schließt sich noch eine **dritte intestinale Phase** an, wenn angedauter Speisebrei in das Duodenum übertritt; auch hier wird ein Stoff gebildet, der – ins Blut resorbiert – die Magendrüsensekretion anregt, und zwar sowohl die Salzsäure- als auch die Fermentproduktion. Bei Anwesenheit von Fett im Duodenum wird andererseits ein Stoff gebildet, der auf dem Blutweg Sekretion und Motorik des Magens hemmt. Fette Speisen werden daher als „schwer und magendrückend“ empfunden.

Auch die Sekretion von **Pankreassaft** erfolgt in beträchtlicher Menge, täglich etwa 2 l, und wird wie die Magensaftsekretion nervös-reflektorisch von der Mundschleimhaut und humoral-chemisch von der Duodenalschleimhaut aus auf dem Blutwege unterhalten; auf dem Blutweg wirkt – analog dem Gastrin – das *Sekretin,* das die sezernierte Menge steigert, und das *Pankreozymin,* das mehr den Fermentgehalt erhöht. Der reflektorische Vorgang ist es offenbar, der die Sekretbildung in Gang setzt, unterhalten wird sie dann durch die Sekretine. Übrigens liefert die Darmschleimhaut auch für die Darmzottenbewegung und die Gallenblasenentleerung entsprechende Wirkstoffe.

Der *Pankreassaft* neutralisiert die Magensalzsäure durch seinen Bikarbonatgehalt. Sein wichtigstes Ferment ist das *Trypsin,* das in seiner inaktiven Vorstufe *Trypsinogen* genannt wird. Es bewirkt die weitere Eiweißspaltung, außerdem enthält der Pankreassaft Fermente für den Stärke- und Fettabbau.

Der **Darmsaft,** mit etwa 3 l pro Tag die größte Sekretionsmenge des Organismus, enthält in großer Zahl weitere Fermente, die die Zwischenprodukte des Abbaus weiter spalten bis zu ihren resorptionsfähigen Formen (S. 246).

Die **Galle** ist zugleich Sekret und Exkret. Sie wird in einer täglichen Menge von etwa 1/2 l fast kontinuierlich in der Leber gebildet und zum Teil unmittelbar in den Darm abgegeben, zum anderen Teil wird sie in der Gallenblase gespeichert, dort durch Wasserresorption eingedickt, mit Muzin angereichert und im Bedarfsfall in den Darm abgegeben. Die **Entleerung der Gallenblase** erfolgt durch Kontraktion der glatten Wandmuskulatur unter gleichzeitiger Öffnung der Schließmuskulatur und wird auf nervösem und humoralem

Wege ausgelöst. Die nervös-reflektorische Entleerung erfolgt über den *N. vagus*, der humorale Mechanismus über einen von der Darmschleimhaut gebildeten Wirkstoff, *Cholecystokinin* genannt. Daß auch psychische Einflüsse eine Kontraktion der Gallenblase auslösen und so bei Vorhandensein von Gallensteinen zu einem Gallensteinanfall führen können, ist allgemein bekannt. Als gallentreibende Mittel (sog. Cholagoga) wirken besonders der Eintritt von Mageninhalt (besonders von Eiweißspaltprodukten) ins Duodenum, weiter Fette (Olivenöl) und Eigelb (Mayonnaise!). – Unter ganz ähnlichen Bedingungen wie die Gallenblasenentleerung wird auch die **Gallenbildung** in der Leber beeinflußt durch einen Wirkstoff der Duodenalschleimhaut, *Hepatokrinin* genannt. Eine verstärkte Gallensekretion tritt bald nach der Nahrungsaufnahme vor allem durch die Gallensäuren und die Fette bzw. Fettsäuren ein, die durch Resorption aus dem Darm ins Blut gelangen. Dadurch wird die Sekretion von Hepatokrinin in der Duodenalschleimhaut gefördert und so die Menge des Gallensaftes gesteigert. Also auch die wertvollen und daher im Darm wieder rückresorbierten *Gallensäuren* regen die Gallenbildung an. Die Gallensäuren stellen das für die Verdauung wichtigste Sekret der Leber dar und haben besondere Bedeutung für die Fettverdauung. – Die **Gallenfarbstoffe** *(Bilirubin,* daneben *Biliverdin)* stellen Abbauprodukte des Hämoglobins dar. Die Umwandlung des Blutfarbstoffs zugrunde gegangener Blutkörperchen kann man bei Blutergüssen an der Verfärbung der Haut (blau-grün-gelb) direkt sehen! Der mit der Galle in den Darm ausgeschiedene Gallenfarbstoff wird (als Urobilinogen) größtenteils rückresorbiert; die Gallenfarbstoffe machen also auch einen „enterohepatischen Kreislauf" durch, obwohl eine physiologische Funktion der Gallenfarbstoffe nicht bekannt ist. Möglicherweise werden sie wieder zur Synthese des Blutfarbstoffs verwertet. Im Dickdarm erfolgt zum Teil eine Umwandlung zu *Stercobilin,* dem braunen Farbstoff der Faeces. – Als weiterer Gallenbestandteil ist schließlich noch das *Cholesterin* zu nennen, das häufig zur Bildung von Gallensteinen führt. Auch das Cholesterin stammt aus dem dauernden Abbau von Erythrozyten und stellt ein Abfallprodukt des Stoffwechsels, ein Exkret, dar.

Verdauung und Resorption der Kohlenhydrate

Zahlreiche Verdauungsdrüsen ergießen, wie wir sahen, ihre fermenthaltigen Sekrete über die aufgenommene Nahrung. Durch den Mundspeichel wird die **Verdauung der Kohlenhydrate** eingeleitet. Diese bestehen aus mehr oder weniger komplizierten Kombinationen von **einfachen Zuckern** (Monosaccharide), deren chemische Grundformel $C_6H_{12}O_6$ ist. Treten zwei solche Moleküle (unter Wasseraustritt) zusammen, so nennen wir ein derartiges Zuckermolekül ein Disaccharid; fügen sich viele solcher Zuckerbausteine wie z. B. bei der tierischen und pflanzlichen Stärke (Glykogen bzw. Amylum) zu einem Molekülverband zusammen, so liegt ein Polysaccharid vor. Resorbiert werden die Kohlenhydrate als Monosaccharide, u. U. auch als Disaccharide. Aufgabe der Verdauung ist also die fermentative Spaltung der meist als Polysaccharide mit der Nahrung aufgenommenen Kohlenhydrate bis zu Monosacchariden (Glukose). Die Verdauung der Stärke beginnt durch die **Fermente des Speichels** (Ptyalin und Maltase); wenn auch diese Aufspaltung durch den Speichel in der Mundhöhle selbst noch gering ist – Stärke wird ja bei normaler Aufenthaltsdauer im Mund noch nicht süß! –, so wird sie doch infolge der Schichtung der Speise im Magen zunächst weiter fortgesetzt, bis die von der Magenwand abgeschiedene Salzsäure den Mageninhalt ganz durchtränkt hat und die Fermente dadurch unwirksam macht. Neu aufgenommen wird der Zuckerabbau dann wieder durch die **Fermente des Pankreassaftes** (Bauchspeicheldrüse). Nach erfolgter Aufspaltung wird der Zucker ins Blut aufgenommen. Da die Zuckerresorption direkt in die Blutbahn erfolgt, weist die vom Darm zur Leber führende Pfortader bereits normalerweise einen erhöhten Blutzuckergehalt auf, während sonst der Blutzucker – von krankhaften Störungen wie bei der Zuckerkrankheit abgesehen – außerordentlich konstant ist (0,1 g %); denn der Überschuß wird in Leber und Muskel als Vorrat deponiert. Daß tatsächlich die Aufspaltung zu Monosacchariden in erster Linie zum Zwecke der Aufsaugung (Resorption) notwendig ist, zeigt uns die Tatsache, daß der Zucker vom Organismus in der **Leber** wieder als Polysaccharid (tierische Stärke, Glykogen) deponiert wird. Aus dem Vorrat in Leber, Muskeln und Blut wird vornehmlich die Arbeitsleistung der Muskulatur bestritten (s. S. 227 und 290 f.). Wir sahen ja, daß Kohlenhydrate die Quelle der Muskelkraft sind. Bei übermäßiger Kohlenhydratzufuhr vermag der Körper diese in Fett umzuwandeln und als Depotfett namentlich im Unterhautbindegewebe abzulagern (Mast).

Die Verdauung und Resorption der Fette

Die (wasserunlöslichen) Fette werden hauptsächlich erst im Dünndarm durch das im Pankreassaft enthaltene Ferment Lipase in die beiden Komponenten, das (wasserlösliche) Glyzerin und die Fettsäuren, gespalten. Kurzkettige Fettsäuren können wegen ihrer Wasserlöslichkeit unmittelbar resorbiert werden; die wasserunlöslichen langkettigen Fettsäuren werden durch Bildung von Seifen und Komplexen mit Gallensäuren („Gallenseifen") ebenfalls wasserlöslich gemacht. In den Darmwandzellen kommt es dann bereits wieder zur Bildung von unlöslichem Neutralfett (also Glyzerin-Fettsäure-Verbindungen); der Abtransport erfolgt unter Mitwirkung der Zottenpumpe über das Lymphsystem, so daß die Lymphgefäße des Mesenteriums dann milchigweiß aussehen, ebenso wird dann das Blutserum durch seinen Fettgehalt („Lipämie") milchig (Abb. 197). Fett kann, wie wir heute wissen, aber auch ungespalten in die ableitenden Lymphwege resorbiert werden.

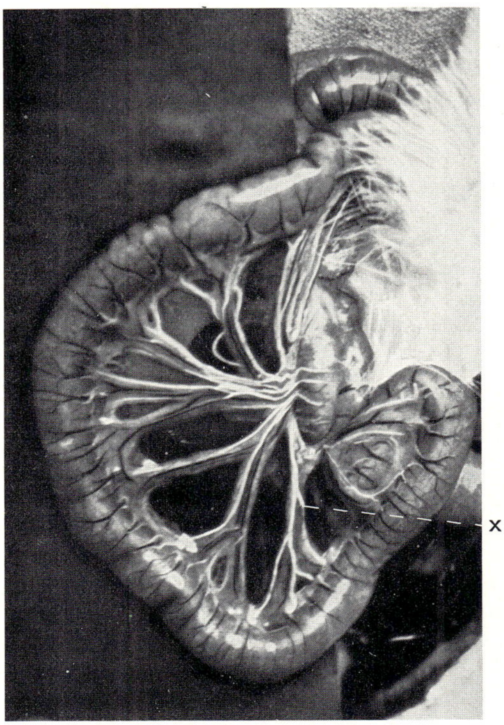

Abb. 197. Darm eines Versuchstiers nach reichlicher Fettfütterung. Sichtbarwerden der mit Fettchylus gefüllten Lymphgefäße des Dünndarms (X) *(Plattner)*.

Andererseits wird nicht das gesamte Fett über das Lymphgefäßsystem resorbiert und abgeführt, sondern besonders die wasserlöslichen kurzen Fettsäuren und ebenso das Glyzerin gehen bei der Resorption auch direkt in die Blutbahn. Für den unterschiedlichen Resorptionsweg ist wahrscheinlich die Wasserlöslichkeit von Bedeutung. Die schnelle Resynthese der nur für den Durchtritt durch die Darmzotten gespaltenen Fette und die Tatsache, daß Fett auch ungespalten als feinste Tröpfchen aufgenommen werden kann, macht verständlich, daß im Depotfett die verschiedenen Fette oft im gleichen Verhältnis wie in der Nahrung anzutreffen sind. Jedenfalls sind für die Fettresorption die fettspaltenden Fermente (Pankreaslipase) und die Gallensäuren von wesentlicher Bedeutung, und das Fehlen von Pankreaslipase und von Galle im Darm führt zu schweren Störungen der Fettresorption.

Ein *Verschluß des Gallengangs* durch einen Gallenstein hat die bekannte Gelbsucht zur Folge, da Gallenfarbstoffe infolge Stauung in der Leber ins Blut übertreten. Wegen des Fehlens der Gallensäuren im Darm tritt eine Störung der Fettverdauung ein, unverdautes Fett umhüllt Eiweiß im Darm und verhindert damit den Fermentzutritt, und es kommt daher zur Eiweißfäulnis. Auch ist die normalerweise im Darm erfolgende Umwandlung des Gallenfarbstoffs in den braunen Farbstoff der Faeces dann nicht mehr möglich.

Die Verdauung und Resorption des Eiweißes

Während wir beim Fett sahen, daß artfremdes Nahrungsfett zu körpereigenem Depotfett werden kann, liegen die Verhältnisse beim Eiweiß ganz anders. Wir sahen S. 199 f., daß Eiweiß durch die Verdauungsvorgänge unbedingt seines Artcharakters entkleidet werden muß. Erst die Resorption als Aminosäuren ergibt die für den Organismus zuträgliche Art der Zufuhr (auch bei der „parenteralen" Ernährung auf dem Blutwege!). Die fermentative **Aufspaltung des Eiweißes** beginnt, wie wir bereits sahen, durch ein von der Magenwand gebildetes Ferment, wobei die *Magensalzsäure* das Pepsinogen zum wirksamen Ferment *Pepsin* aktiviert und zugleich das Eiweiß durch Umwandlung zu Acidalbumin für die Einwirkung des Ferments vorbereitet.

Die den Eiweißkörpern verwandten Stützsubstanzen werden dabei verschieden stark angegriffen, z. B. das Kollagen der Bindegewebsfasern sehr leicht, nachdem es vorher durch die Salzsäure zu Leim quillt, während das Elastin der elastischen Fasern schwer und das Keratin der Hornsubstanzen (Haare, Nägel, Federn) gar nicht angegriffen werden. Schon die Tatsache, daß Magenextirpierte auch ohne Magen ihre Verdauungsarbeit gut bewältigen können, zeigt, daß sicher nur ein kleiner Teil des Nahrungseiweißes im Magen fermentativ aufgeschlossen wird. Die Hauptbedeutung für diese „Proteolyse" haben das Trypsin des Pankreas und die Fermente des Darmsaftes, so daß schließlich der Durchtritt des aufgenommenen Eiweißes in Form der gut wasserlöslichen und für den Körper zuträglichen Aminosäuren direkt in die Blutbahn möglich wird. In der Leber werden dann die Aminogruppen (NH_2) der Aminosäuren unter Verwendung von Kohlendioxyd (CO_2) zu **Harnstoff** [$CO(NH_2)_2$] aufgebaut und dieser durch die Nieren ausgeschieden, während der stickstofffreie Rest des Eiweißes ebenso wie Fett und Kohlenhydrate zu Kohlensäure und Wasser verbrannt werden[1]) (s. S. 254).

---

[1]) Als *Wöhler* im Jahre 1828 die synthetische Darstellung des Harnstoffs im Reagenzglas gelang, wurde die bis dahin geltende Annahme hinfällig, daß nur die in der unbelebten Welt vorkommenden Stoffe (der „anorganischen" Chemie, Mineralchemie) synthetisch herstellbar seien. Mit der chemischen Synthese des Harnstoffs aus „anorganischen" Stoffen war damit zugleich grundsätzlich die Annahme widerlegt, daß die kohlenstoffhaltigen Substanzen (= „organische Chemie") nur im Organismus durch eine besondere „Lebenskraft" entstehen sollten (sog. älterer Vitalismus).

Die Leber

Wir sahen, daß nach dem im Magen-Darm-Kanal erfolgten Abbau der Nahrungsstoffe bis zu ihrer resorptionsfähigen Form Zucker und Aminosäuren direkt durch die Pfortader und die Fette auf dem Umweg über den Brustmilchgang dem venösen Blut und damit der **Leber** zugeführt werden. Wir sahen weiter, daß sich in der von der Leber produzierten Galle zwar keine Verdauungsfermente befinden, daß sie aber Stoffe enthält, die für Verdauung und Resorption von wesentlicher Bedeutung sind (Gallensäuren), daß andererseits auch Stoffe auf diesem Wege vom Organismus endgültig ausgeschieden werden. Die Leber ist also zugleich **Sekretions- und Exkretionsorgan.** Es sei an dieser Stelle eine Zusammenstellung der wichtigsten Funktionen dieses Organs gegeben, bei dem wir schon bei der Besprechung des Kreislaufs sahen, daß es bei einer sehr hohen Grunddurchblutung gleichzeitig ein erhebliches **Blutdepot** enthalten kann, das je nach Bedarf in die zirkulierende Blutmenge einbezogen wird (S. 191 ff). Man kann das daran erkennen, daß durch sympathische Reizung eine Abnahme des Lebervolumens infolge der Depotblutentspeicherung erfolgt. Weiter sahen wir bereits S. 199, daß die wichtigsten Faktoren der Blutgerinnung, das **Fibrinogen** und das **Prothrombin,** in der Leber gebildet werden, auch ein „Antithrombin", das die Blutgerinnung verhindert, kann aus Leber gewonnen werden und wird daher **Heparin** genannt. Die Bildung des Prothrombin geht in der Leber unter Beteiligung des Vitamin K vor sich; ein Mangel daran führt zur Verminderung der Prothrombinbildung und damit zu Gerinnungsstörungen des Blutes. Daß zahlreiche weitere **Vitamine** in der Leber in erheblicher Menge gespeichert werden, besonders die Vitamine A, B_2, B_{12} und D, ergab sich bereits bei der Besprechung der Vitamine. Für die Zeiten vitaminarmer Ernährung (Wintermonate) steht so normalerweise ein ausreichender Vorrat davon zur Verfügung. Dieses Organ ist so vitaminreich, daß z. B. die auf S. 243 erwähnten perniziöse Anämie durch Verabfolgung roher Leber geheilt werden kann. – Aber auch im **Stoffwechsel der Hauptnahrungsstoffe** ist die Leber von entscheidender Bedeutung. Darauf weist schon die Tatsache hin, daß das Darmblut zuerst zur Leber geleitet wird und ihm dort der Überschuß an Aminosäuren und Zucker entzogen, verbrannt oder eingestapelt wird und nach Sichtung und chemischem Umbau in der Leber dann in dosierter Form dem kreisenden Blut zugesetzt wird; auch das spezifische **Bluteiweiß** (Albumin) wird hier dem Blut beigefügt. Die aus den Kohlenhydraten der Nahrung stammenden einfachen Zucker (S. 251) werden in der Leber wieder zum Polysaccharid **Glykogen,** der tierischen Stärke, aufgebaut und gespeichert, so daß die Leber bis 200 g davon enthalten kann. Auch die aus dem Muskelstoffwechsel der Kohlenhydrate stammende Milchsäure kann in der Leber wieder zu Glykogen aufgebaut und so verwandt werden, während übrigens das Herz die aus der Muskulatur stammende Milchsäure direkt als Energiespender zu verwerten vermag. Das Glykogen der Leber kann durch Sympathicusreizung aus der Leber entspeichert und dem Blut in dosierter Form – z. B. bei Muskelarbeit – als Glukose beigefügt werden. Wenn bei übermäßiger Zuckerzufuhr mit der Nahrung die Leber nicht noch mehr Glykogen fassen kann oder wenn seelische Erregungen den Tonus des Sympathicus erhöhen, kann die Abgabe von Zucker in das Blut in einer solchen Menge erfolgen, daß der Zuckerüberschuß im Blut – erkennbar an einer Erhöhung des Blutzuckerspiegels – durch die Nieren ausgeschieden wird und im Harn erscheint (**Glykosurie**). Die chemischen Stoffwechselvorgänge in der Leber unterstehen also tiefgreifenden sympathischen Nerveneinflüssen, durch die eine Steigerung aller Verbrennungsprozesse in der Leber erfolgen kann, was z. B. bei der Gefahr der Auskühlung des Organismus sehr bedeutsam ist. Die Leber ist damit einer der wesentlichsten Wärmeerzeuger des Organismus. Neben den nervösen Einflüssen untersteht die Leber zahlreichen **hormonalen Einflüssen.** So kann z. B. auch das Schilddrüsenhormon die Stoffwechselvorgänge in der Leber erhöhen. Die Glykogenspeicherung wird durch das Pankreashormon Insulin gefördert, während das Adrenalin (wie Sympathicusreizung) das Glykogen der Leber mobilisiert. Die Glukocorticoide der Nebennierenrinde (S. 272) sind ebenfalls von großer Bedeutung für den Kohlenhydratstoffwechsel in der Leber. Nach Entfernung der Nebennieren verliert die Leber ihren Glykogengehalt (*Addison*sche Krankheit, s. S. 270). Ebenso wie der schon erwähnte Umbau anderer Zucker (Galaktose, Fruktose) zur Glukose in der Leber erfolgt, so kann die Leber nicht nur aus Milchsäure, sondern auch aus Aminosäuren Glukose neu bilden und Kohlenhydrate in Fette umwandeln (Mast!), die dann je nach Bedarf zwischen Leber und anderen Geweben verschoben werden. Alle diese Stoffwechselvorgänge stehen unter hormonaler Leitung (Insulin, Hypophyse, Nebennierenrinde). – Auch die vom Darm resorbierten **Aminosäuren** gelangen mit dem Pfortaderblut zur Leber und werden dort vorübergehend in Form von Eiweiß (Protein) gespeichert und bei Bedarf wieder zu Aminosäuren abgebaut und an das Blut abgegeben. Der Umbau in andere Aminosäuren und die Abgabe eines bestimmten Aminosäurengemisches findet allerdings seine Grenze darin, daß eine bestimmte Anzahl von Aminosäuren nicht synthetisiert werden kann, so daß wir auf deren Zufuhr mit der Nahrung in ausreichender Menge angewiesen sind, wie schon S. 237 erwähnt wurde. Bevor die Aminosäuren für die Energiegewinnung (S. 238) oder für die Synthese von Kohlenhydraten, Fetten oder anderen Aminosäuren verwendet werden können, muß die Aminogruppe abgespalten werden (S. 252). Diese „Desaminierung“ erfolgt in der Leber, die das N der Nahrung über NH_3 (Ammoniak) in Harnstoff einbaut, der – als ein Stoffwechselendprodukt des Eiweißumsatzes – durch die Nieren ausgeschieden wird. Diese **Harnstoffsynthese** ist eine der zahlreichen **Entgiftungsfunktionen** der Leber. Die Wiederverwendung der aus dem Muskelstoffwechsel stammenden Milchsäure gehört ebenfalls dazu. Wenn statt einer (fermentativen) Eiweißverdauung eine (bakterielle) Eiweißfäulnis im Darm erfolgt, entstehen zahlreiche giftige Zwischenprodukte, die in der Leber durch chemische Bindungen entgiftet werden; selbst von außen aufgenommene Gifte (z. B. Schlafmittel) werden durch raschen Abbau für den Organismus unschädlich gemacht. Zusammenfassend können wir also sagen, daß die Leber **das große biochemische Zentrallaboratorium des Körpers** darstellt, dessen Ausfall mit dem Fortbestand des Organismus nicht vereinbar ist.

Die motorischen Vorgänge im Verdauungskanal

Ebenso wie die sekretorische Funktion ist auch die **Motorik** des Verdauungsapparats vom Nervensystem abhängig. Schon der **Schluckakt** erfolgt reflektorisch, nur seine Auslösung ist durch Speicheltransport gegen den Rachen hin willkürlich möglich. Ein „trockenes Schlucken“ gibt es nicht! (Weiteres über das Schluckzentrum s. S. 308). Die anschließende Passage durch den **Ösophagus** erfolgt keinesfalls passiv, sondern geschieht durch wellenförmige, zur Kardia hin gerichtete Kontraktionen der Speiseröhre; selbst Flüssigkeiten laufen nicht passiv durch den Ösophagus in den Magen, sondern werden durch kräftige Kontraktionswellen in den Magen „gespritzt“. – Normalerweise ist die Kardia verschlossen und öffnet sich beim Eintreffen einer peristaltischen Welle des Ösophagus, dessen Dehnung den Öffnungsreflex auslöst.

Die Muskulatur des **Magens** paßt sich der jeweiligen Füllung an, so daß bei leerem Magen die Wände dicht aneinander liegen, nur am oberen Ende befindet sich eine aus verschluckter Luft bestehende *„Magenblase“* (s. Abb. 198). Bei Eintritt von Nahrung geben die muskulären Wandungen mehr und mehr nach, ohne daß eine merkliche Spannung auftritt; dabei schichtet sich die Speise im Magen so, daß die am längsten im Magen befindliche Nahrung in der Pylorusregion liegt, die zuletzt aufgenommene an der kleinen Kurvatur. Dadurch wird erreicht, daß die Speichelverdauung, vor allem der Stärkeabbau, zunächst noch weitergeht und nicht gleich die gesamte Nahrung mit der

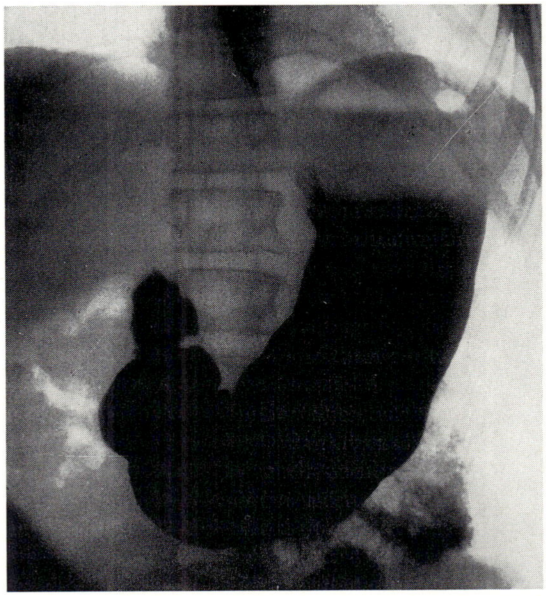

Abb. 198. Röntgenaufnahme des Magens vom Menschen nach Füllung mit Kontrastbrei. Man beachte die Magenblase und die tiefe Einschnürung durch eine peristaltische Welle. Am Magenausgang ist ein Teil des Inhalts bereits in den Anfang des Zwölffingerdarms übergetreten.

Magenschleimhaut und dem stark sauren Magensaft in Berührung kommt. Erst nach einiger Zeit beginnen ringförmige Einschnürungen des Magens, die duodenalwärts laufenden peristaltischen Wellen, die in Abb. 198 sehr schön erkennbar sind. So wird nach und nach der ganze Mageninhalt mit der Schleimhaut in Berührung gebracht und mit Magensaft vermischt. Der breiige Mageninhalt – Chymus genannt – wird schließlich durch solche peristaltischen Schübe durch den Pylorus in das Duodenum entleert. Die peristaltischen Wellen laufen auch am leeren Magen ab, ja sogar am entnervten und am isolierten Magen. Sie sind Ausdruck einer autonomen Betätigung der glatten Muskulatur, die allerdings – wie auch am Darm – durch den N. vagus gefördert und durch den Sympathikus (Ärger!) gehemmt werden kann – also umgekehrt wie beim Herzen! – Bei der reichlichen nervösen Versorgung des Magens wird so seine „Launenhaftigkeit" verständlich. Das *Nietzsche*-Wort, daß „ein schlechter Magen der Vater des Pessimismus" sei, läßt sich also auch im Sinne der bedingten Reflexe umkehren! Die *Verweildauer* der Speise im Magen ist sehr unterschiedlich. Da Fette die Peristaltik stark schwächen, können Reste einer fettreichen Nahrung bis zu 6 Stunden im Magen bleiben, sie werden daher als „schwer und magendrückend" empfunden, besonders bei solchen Fetten, deren Schmelzpunkt oberhalb der Körpertemperatur liegt (Hammelfett und Rindertalg). Leicht verdauliche Speisen – das sind meist Kohlenhydrate – halten sich dagegen nur 1–2 Stunden im Magen, offenbar werden schon zu Beginn der Magenverdauung größere, unaufgeschlossene Nahrungsmengen ins Duodenum entleert.

Es wurde oben schon erwähnt, daß auch der leere Magen rhythmische Kontraktionswellen hat, auch im länger dauernden Hungerzustand finden ständig peristaltische Bewegungen statt. Die Leerkontraktionen während des Hungerns werden oft als wesentliche Ursache des **Hungergefühls** angenommen, was allerdings nicht immer der Fall ist. Bei dem Hungergefühl scheint es sich um ein sehr komplexes Geschehen zu handeln, bei dessen Auslösung eine Vielzahl von Mechanismen mitwirken. Die Leerkontraktionen des Magens werden durch das Hormon der Bauchspeicheldrüse, das Insulin, gesteigert. Daher nahm man auch an, daß die durch Insulin bewirkte Blutzuckersenkung an der Auslösung des Hungergefühls beteiligt sei. Durch Insulininjektionen läßt sich in der Tat Heißhunger auslösen, was ärztlich zur Erzielung einer Mast bei hochgradiger Abmagerung erfolgreich angewandt wird. Wie komplex dieses Problem ist, zeigt weiter die Tatsache, daß Hungergefühl auch auftritt, wenn der Magen mit unverdaulichen Dingen (Röntgenbrei) gefüllt wird. Durch Kauen von Kokablättern (Kokain enthaltend) stumpfen manche Eingeborene Südamerikas die sensiblen Nerven der Magenwand ab und bekämpfen so das Hungergefühl. Aber auch solche Leute, denen der Magen entfernt wurde, zeigen Hungergefühl. Das Problem wird noch komplexer durch die Tatsache, daß im Hypothalamus besondere Sättigungs- und Freßzentren anzunehmen sind, wie auf S. 323 näher ausgeführt wird.

Für die ausgiebige Durchmischung des Darminhalts mit den Verdauungssäften sorgen die im **Dünndarm** besonders ausgeprägten motorischen Betätigungen jeweils kleinerer Darmabschnitte in Form von **Mischbewegungen,** dies sind entweder *rhythmische Segmentierungen* in Form von abschnittsweise erfolgter Kontraktion und Erschlaffung der Ringmuskulatur, wodurch der Darm durch tiefe Einschnürungsringe unterteilt wird, oder *Pendelbewegungen* infolge abschnittsweise wechselnder Kontraktion und Erschlaffung der Längsmuskulatur. Beide Vorgänge dienen dem Hin- und Herschieben des Darminhalts auf der Schleimhaut. **Transportbewegungen** werden bewirkt durch die *peristaltischen Wellen,* die an jeder Stelle des Darmes durch Dehnung der Wand hervorgerufen werden können. Daher führt schlackenreiche Nahrung wie grobes Brot und Pflanzenkost zu einer lebhafteren Peristaltik als flüssige oder breiige Kost. Da die Auslösung peristaltischer Wellen durch die Wanddehnung, also durch die Darmfüllung erfolgt, genügen geringe Erhöhungen des Füllungsdrucks, um eine lebhafte Peristaltik hervorzurufen. Die nervöse Beeinflußbarkeit entspricht der des Magens. – Spitze Gegenstände wie Knochensplitter, Nägel oder Nadeln passieren den Darm meist mit dem stumpfen Ende voran, da sich beim Einspießen dieser spitzen Gegenstände eine Delle durch einen umgebenden Kontraktionswall bildet; auf diese Weise wird der Fremdkörper mit dem anderen, stumpfen Ende weitergeführt.

Vorgänge im Dickdarm. Kotentleerung

Schließlich greifen im Dickdarm besonders bei pflanzlicher Kost noch **Bakterien** in großer Zahl in den Abbau der bisher der (fermentativen) Verdauung entgangenen Substanzen ein[1]), die wir dann bei Kohlenhydraten **Gärung** und bei Eiweiß **Fäulnis** nennen. Namentlich Kohlenhydrate werden im Dickdarm noch aufgespalten und dadurch besonders die von Zellulose umschlossene Nahrung z. T. noch nutzbar gemacht. Unverdaute Nahrungsreste sind bei gemischter Kost mit etwa 5–10% anzusetzen. Sie finden sich wegen der schweren Erschließbarkeit der Zellulose durch den menschlichen Körper vorwiegend bei vegetarischer Ernährung (Rohkost!). Auch bei zu reichlicher Eiweißernährung wird das fermentativ nicht mehr aufspaltbare Eiweiß bakteriell zersetzt. Weiter finden im Dickdarm eine Durchmischung des Darminhalts mit Dickdarmschleim und eine Rückresorption von Wasser (besonders auch des Wassers der Verdauungssäfte!) und damit eine *Eindickung* des Darminhalts statt – daher der Name! –; diese Eindickung wird durch eine hier auftretende neue Bewegungsrichtung, die Antiperistaltik, gegen die geschlossene Klappe am Übergang von Dünndarm zu Dickdarm (Valvula coli) kräftig unterstützt. Allerdings darf die Rückresorption von Wasser im Dickdarm nicht überschätzt werden; denn die Wasserrückresorption im Dünndarm ist weit größer! Der Übertritt vom Dünndarm in den Dickdarm erfolgt in Schüben. Im Anschluß an eine Mahlzeit ist die motorische Aktivität des terminalen Ileums gesteigert (**gastroilealer Reflex**). Entsprechend führt auch die Aufnahme einer Mahlzeit, sogar ein Gespräch über das Essen in wenigen Minuten zu einer Aktivitätssteigerung des Colon mit verstärkter Mo-

---

[1]) Darmbakterien: Bact. coli und lactis aerogenes zur Vergärung von Kohlenhydraten (Zellulose!) und Bac. putrificus zur Eiweißfäulnis.

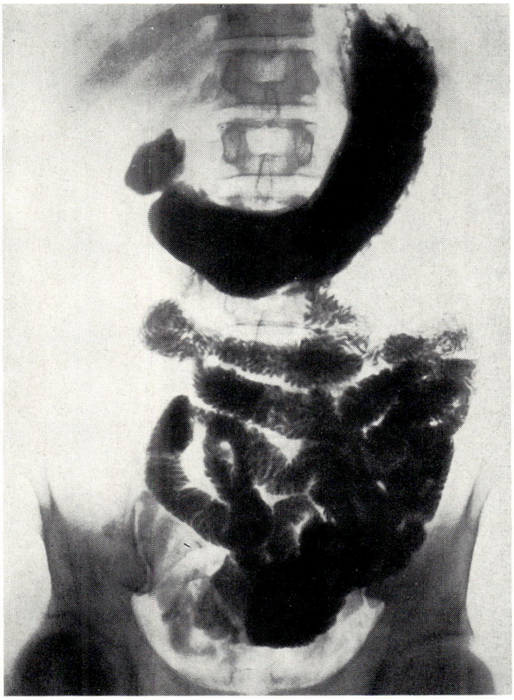

Abb. 199. Röntgenaufnahme zur Zeit der Dünndarmfüllung. Man erkennt die zahlreichen Schleimhautfalten und den noch gefüllten Magen.

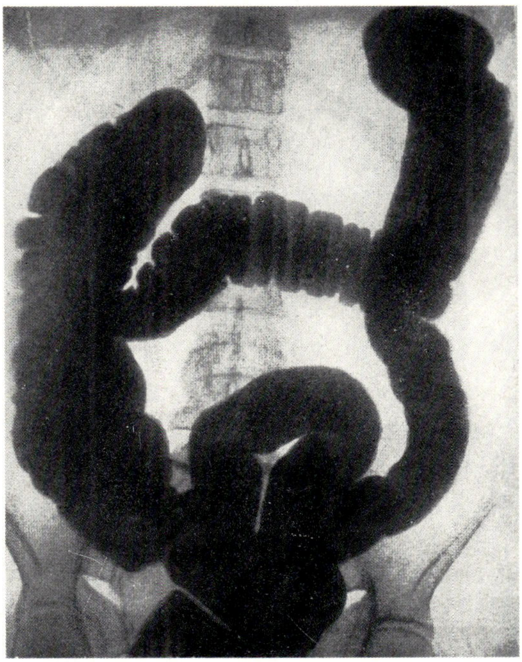

Abb. 200. Röntgenaufnahme zur Zeit der Dickdarmfüllung mit den charakteristischen tiefen Einschnürungen des Dickdarms.

torik, Schleimsekretion und Hyperämie (**gastrocolischer Reflex**). Besonders ausgeprägt sind bei der Dickdarmmotorik rhythmische Segmentierungen durch Kontraktionen der Ringmuskalatur, wie die Röntgenaufnahme in Abb. 200 sehr schön zeigt. Der Coloninhalt wird durch sog. **Massenbewegung** weiter transportiert, bei der sich weite Strecken von Caecum und Colon simultan kontrahieren und so der Inhalt als Ganzes abwärts in Colon descendens und Rectum verschoben wird, ein Vorgang, der normalerweise nur zwei- bis viermal täglich abläuft und dessen Frequenzen durch Laxantien erheblich gesteigert werden kann.

Eine Zunahme des Wassergehaltes der Faeces führt zur Diarrhoe. Dieser Effekt kann auf verschiedene Weise erreicht werden. Bestimmte **Laxantien** (sog. salinische Abführmittel) bewirken als schwer resorbierbare Salze ein osmotisch bedingtes Festhalten von Wasser im Darm, ebenso wirken Zucker, die nicht vollständig resorbiert werden. Andere Laxantien (z. B. Rizinusöl) hemmen die Wasserresorption oder bewirken sogar eine Sekretion von Wasser in das Colon, gleichzeitig steigern sie die Motilität des Colon. Alle diese Laxantien können erhebliche Nebenwirkungen haben (Leberschäden, Kaliumverluste und Schädigungen der Darmmuskulatur bis zum Tonusverlust) und sind daher möglichst zu meiden. Zur „Erziehung" des Enddarms reichen praktisch immer einige konsequent durchgeführte Maßnahmen aus, z. B. die Auslösung des oben erwähnten gastrocolischen Reflexes durch Trinken eines Glases Fruchtsaft auf nüchternen Magen, schlackenreiche Kost (Gemüse, Obst, Salate, Vollkornbrot) und körperliche Betätigung (Gymnastik, Bauchmassage).

Die Entleerung des Enddarms, die **Defäkation,** wird ausgelöst durch Erregungen, die durch die erhöhte Wandspannung des Rectums beim Übertritt der Faeces ins Rectum ausgelöst werden. Reflektorisch setzt dann bei gleichzeitiger Erschlaffung der Schließmuskeln eine Kontraktion der Enddarmmuskulatur mit Unterstützung durch die Muskeln der Bauchpresse ein. Die geordnete Zusammenarbeit wird ebenso wie bei der Blasenentleerung geregelt durch besondere nervöse Zentren im unteren Rückenmarksende (S. 304). Übergeordnet befindet sich im verlängerten Mark (Medulla oblongata) – nahe dem Brechzentrum – ein besonderes Defäkationszentrum (s. auch Abb. 258 auf S. 322). So wird verständlich, daß durch Erziehung usw. diese Vorgänge zu bedingten Reflexen werden, die situationsbedingt gehemmt oder enthemmt werden können. Eigenartigerweise erfolgt auch nach Zerstörung der Rückenmarkzentren nach einiger Zeit eine gewisse Funktionswiederherstellung. – Der **Stuhl (Faeces)** besteht außer etwa 75% Wasser aus unverdauten oder unverdaulichen Nahrungsresten, aus Schleim und Verdauungssäften, soweit sie nicht rücksorbiert werden, aus einer großen Menge meist toter Bakterien (besonders Bact. coli) und abgeschilferten Darmepithelien sowie geringen Mengen von Schwermetallsalzen, die von der Schleimhaut des Dickdarms ausgeschieden werden. Das Sterkobilin, der Farbstoff des Kotes, ist ein Abkömmling der Gallenfarbstoffe.

Die Nieren

Die Leistungen der Nieren

Außer Darmkanal, Lungen und Schweißdrüsen sind als besonders wichtige Ausscheidungsorgane noch die Nieren zu besprechen. Durch sie werden namentlich die **Stoffwechselprodukte des Eiweißumsatzes** entfernt, zugleich wird durch die Nieren der **Wasser- und Salzhaushalt** des Körpers geregelt. Außerdem wirken die Nieren mit bei der **Aufrechterhaltung der Reaktion des Blutes**, indem sie bei Gefahr einer Übersäuerung (Azidose) Säuren und bei Verschiebung der Reaktion des Blutes nach der basischen Seite (Alkalose) Alkali im Überschuß ausscheiden. Durch die Nieren erfolgt also mit erstaunlicher Präzision eine ständige **chemische Überprüfung des Blutes.** Entsprechend groß ist daher die Durchblutung der Nieren (etwa 1 l Blut pro min, d. h. dieselbe Menge, die in der gleichen Zeit durch beide Unterextremitäten fließt oder m. a. W.: schon 5 min nach dem ersten Durchgang geht das Blut zum zweitenmal durch die Nieren). Zur Produktion von täglich durchschnittlich 1500 cm^3 Harn passieren also täglich 1500 l Blut die Nieren, so daß trotz des besonders hohen Sauerstoffverbrauchs dieses Organs das Nierenvenenblut hellrot abfließt, also eine geringe O_2-Ausschöpfung zeigt. Die lebenswichtige Funktion dieses Organs kommt auch darin zum Ausdruck, daß es nicht zu kreislaufregulatorischen Maßnahmen herangezogen wird. Ein großer Teil der Herzkreislaufarbeit geschieht also im Interesse dieses Organs, wie überhaupt zwischen Nieren und Kreislauf engste Beziehungen auch in Krankheitszuständen bestehen. Die Aufgabe der Nieren besteht jedenfalls nicht einfach in der Entfernung überschüssiger Flüssigkeitsmengen. Schon die Tatsache, daß z. B. bei starkem Schwitzen nur etwa 0,4 l und bei starker Flüssigkeitszufuhr bis 4 l Harn täglich bereitet werden, der in dem ersten Fall sehr konzentriert (hypertonisch), in dem anderen Fall stark verdünnt (hypotonisch) ist, zeigt, daß die Nieren sowohl eine recht erhebliche **Verdünnungsarbeit** als auch eine starke **Konzentrierungsarbeit** leisten können. Dabei kann das spezifische Gewicht des Harns zwischen 1,002 und 1,040 g/cm^3 schwanken (normal meist 1,017–1,020). Gewöhnlich ist der Harn konzentrierter als das Blut. Das benutzt man auch zur Funktionsprüfung der Niere beim **Volhardschen Versuch:** Im Durstversuch vermindert sich die Harnmenge auf etwa 400 cm^3 täglich mit einem spezifischen Gewicht von etwa 1,030, während $1^1/_2$ l Wasser normalerweise unter starkem Absinken des spezifischen Gewichts in 4 Stunden ausgeschieden werden (**„Wasserstoß“**). Der kranken Niere fehlt dieses Anpassungsvermögen hinsichtlich der auszuscheidenden Wassermenge und auch des spezifischen Gewichts. Bei völligem Ausfall der Funktion einer Niere vermag die andere gesunde Niere deren Funktion unter Größenzunahme zu übernehmen (sog. kompensatorische Hypertrophie). Bei Ausfall beider Nieren tritt in kurzer Zeit Vergiftung des Organismus durch die nicht ausgeschiedenen Stoffwechselschlacken ein (sog. Urämie). In solchen Fällen ist es neuerdings möglich, das Blut durch komplizierte Auswaschapparaturen, die sog. „künstliche Niere“, von den Stoffwechselschlacken zu befreien, auch wird die Übertragung (Transplantation) gesunder Nieren als Ersatz für die funktionsunfähige als lebensrettender Eingriff vorgenommen.

Harnbestandteile

Der wichtigste Harnbestandteil ist mit täglich 30–40 g der in der Leber gebildete **Harnstoff,** der ein Stoffwechselendprodukt des Eiweißumsatzes darstellt. Weiter finden sich im Harn die schwer wasserlösliche **Harnsäure,** die aus dem Eiweiß der Zellkerne (Purinstoffwechsel) stammt, und das aus der Fleischnahrung und dem Muskelstoffwechsel herkommende **Kreatinin** (täglich 1–2 g). Beim Ausfall der Nierenfunktion kommt es daher zum Ansteigen der stickstoffhaltigen Blutbestandteile, die – unter Ausnahme der Bluteiweißkörper – als **Reststickstoff** zusammengefaßt werden. Erhöhung des Rest-N führt zur Vergiftung des Körpers durch diese Substanzen (Urämie). Besonders stark wechselt der Gehalt des Harns an *Ammoniak,* das durch die in Leber und Niere erfolgende Desaminierung der Aminosäuren entsteht (s. S. 254). Bei einem Überangebot auszuscheidender Säuren wird die Harnstoffbildung eingeschränkt und die Base Ammoniak zur Neutralisierung der Säuren eingesetzt; diese werden in Form von **Ammoniumsalzen** ausgeschieden, und so wird Alkali bei der Aufrechterhaltung der Absolutreaktion des Körpers eingespart. Die **Absolutreaktion des Harns** ist gewöhnlich leicht sauer bis neutral (PH 5–7). Während der Verdauung (HCl-Sekretion!) wird der Harn alkalischer, bei CO_2-Retention wird die Alkaliausscheidung eingeschränkt und der Harn daher sauer. Die **Farbstoffe des Harns** sind das aus dem Eiweißstoffwechsel stammende **Urochrom** und das von den Gallenfarbstoffen herkommende **Urobilinogen.**

Der Mechanismus der Harnbereitung

Die vielseitigen Leistungen der Niere, die wir oben im Überblick kennengelernt haben, werfen die Frage auf, welche Mechanismen der Harnbildung im einzelnen zugrunde liegen. Wie im anatomischen Teil gezeigt wurde, baut sich die Niere aus einer Vielzahl funktioneller Einheiten auf, die als *Nephrone* bezeichnet werden (Abb. 201 und Abb. 87, S. 110 im anatomischen Teil des Buches). Diese bestehen aus dem Glomerulus, dem Gefäßknäuel, mit der *Bowman*schen Kapsel und dem Tubulusapparat. Die **Glomeruli** lassen

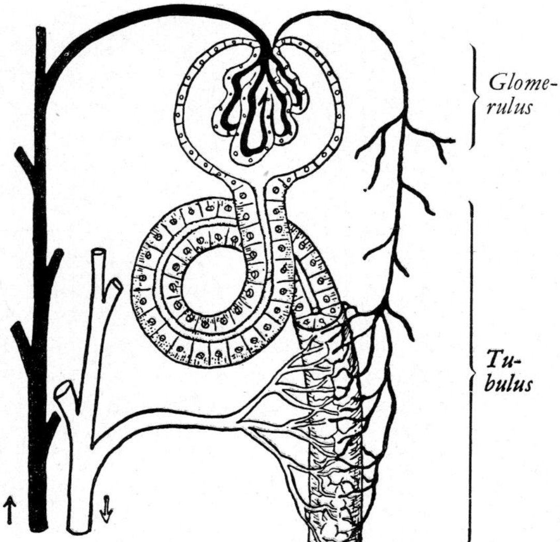

Abb. 201. Schema des funktionellen Aufbaus der Niere (Orig.).

durch die Wandung der Kapillarschlingen mit Hilfe der Triebkraft des Blutdrucks den sogenannten „Primärharn" hindurchtreten. Die Menge dieses in den Glomeruli filtrierten Primärharns ist erheblich, sie beträgt täglich etwa 170 l!

Dieser Primärharn ist eine Flüssigkeit, die außer den Kolloiden alle im Blut gelösten Stoffe in der gleichen Konzentration wie das Blutplasma enthält. Der Primärharn stellt demnach ein **Ultrafiltrat** dar, das beispielsweise noch einen der Plasmakonzentration entsprechenden Glukosegehalt aufweist, dagegen praktisch eiweißfrei ist. Erst unter pathologischen Bedingungen kann das Membranfilter der Glomeruluskapillaren auch für die Bluteiweißkörper durchlässig werden (Albuminurie). Die grundsätzliche Gültigkeit dieser Auffassung wurde mit verschiedener Versuchsmethodik experimentell bestätigt. So konnte durch Punktion des *Bowman*schen Kapselraumes und durch mikrochemische Analyse der Punktatflüssigkeit nachgewiesen werden, daß der Primärharn tatsächlich ein Ultrafiltrat darstellt. Zu den gleichen Schlußfolgerungen führten weitere Untersuchungen an der Froschniere, bei der sich Glomeruli und Tubuli auf Grund einer getrennten Gefäßversorgung durch Vergiftung wahlweise ausschalten lassen.

Der in den Glomeruluskapillaren herrschende hydrostatische Druck stellt, wie oben bereits erwähnt, die treibende Kraft des Filtrationsprozesses dar. Der Kapillardruck hat dabei mehrere Gegenkräfte zu überwinden, und zwar einmal den kolloidosmotischen Druck der Bluteiweißkörper, d. h. die wasseranziehende Kraft der Eiweißkörper des Plasmas, der etwa 20 mm Hg beträgt, und zum anderen den Innendruck in der *Bowman*schen Kapsel. Daraus ergibt sich der **„effektive Filtrationsdruck"**.

Wird der Blutdruck im arteriellen System, der die Höhe des Kapillardruckes mitbestimmt, stufenweise erhöht, so nimmt das Filtratvolumen innerhalb bestimmter Bereiche linear mit dem Druckanstieg zu. Bei einer Verminderung des arteriellen Druckes wird andererseits eine Grenze erreicht, bei der der effektive Filtrationsdruck auf Null absinkt oder sogar negativ wird. Damit hört jede Harnbildung auf. Dieser auch klinisch wichtige kritische Blutdruckbereich liegt bei Messungen in der Arteria brachialis zwischen etwa 70 und 40 mm Hg. Eine Abnahme des Glomerulusfiltrates kann sich auch dann ergeben, wenn der kolloidosmotische Druck der Bluteiweißkörper steigt oder der Druck im *Bowman*schen Kapselraum z. B. infolge einer Harnstauung zunimmt.

Wie wir bereits bei der Besprechung des *Volhard*schen Wasser- und Durstversuchs feststellten, ist die Niere in der Lage, den endgültig ausgeschiedenen Harn in Abhängigkeit von der Größe des Wasserangebots mehr oder minder stark zu konzentrieren. Diese Tatsache weist bereits darauf hin, daß im **Tubulusapparat Wasser** aus dem Ultrafiltrat der Glomeruli wieder entfernt wird. Es sei schon an dieser Stelle vermerkt, daß auch das abführende Sammelrohrsystem funktionell dem Tubulusapparat zuzurechnen ist. Da, wie wir oben sahen, täglich 170 l Primärharn in den Glomeruli abgepreßt, aber nur etwa $1^1/_2$ l Harn täglich ausgeschieden werden, werden also etwa $168^1/_2$ l Wasser aus den Tubuli in das Blut rückresorbiert. An diesem Vorgang der Wasserrückresorption ist das S. 268 noch zu besprechende Hormon Adiuretin des Hypophysenhinterlappens beteiligt. Weiterhin muß auch die **Glukose**, die normalerweise im Blasenharn fehlt, aus dem zunächst zuckerhaltigen Ultrafiltrat über die Tubulusepithelien wieder ins Blut zurückgelangen. Ähnlichen **Resorptionsprozessen** unterliegen auch andere gelöste Substanzen wie Kochsalz, Bikarbonat, Aminosäuren und Harnstoff. Diese werden jedoch nur in einem mehr oder minder großen Teilbetrag rückresorbiert.

Alle Substanzen, die wie die Glukose erst dann im endgültigen Harn erscheinen, wenn sie im Glomerulusfiltrat eine bestimmte Grenzmenge pro Zeiteinheit überschreiten, werden als **Schwellenstoffe** bezeichnet. Zu dieser Kategorie zählen praktisch alle Stoffe, die der Organismus in irgendeiner Form wieder verwenden kann und dementsprechend aktiv rückresorbiert. So stellen neben der Glukose Chlor-, Sulfat- und Phosphat-Ionen typische Schwellenstoffe dar. Als **Nichtschwellenstoffe** werden demgegenüber solche Substanzen benannt, die unabhängig von einer bestimmten Grenzmenge proportional ihrer Konzentration im endgültigen Harn erscheinen. Bei diesen Nichtschwellenstoffen handelt es sich vorwiegend um Stoffwechselschlacken wie Harnstoff, Kreatinin, Harnsäure usw., die keiner aktiven Rückresorption unterliegen, sondern nur teilweise und in begrenztem Umfange passiv zurückdiffundieren.

Mit der Rückresorption von Wasser und gelösten Substanzen, die wir bisher kennengelernt haben, ist die Funktion des Tubulusapparates aber noch nicht erschöpft. Es hat sich nämlich gezeigt, daß im Blasenurin Stoffe auftreten können, die im Ultrafiltrat der Glomeruli fehlen oder nur in Mengen vorhanden sind, die mit den endgültig ausgeschiedenen nicht übereinstimmen. Diese Tatsache führt zu dem Schluß, daß die Tubuluszellen auch zu einer sekretorischen Leistung befähigt sind. Eine solche **aktive Sekretion** von Stoffen in das Tubuluslumen betrifft außer den in der Niere gebildeten Ammoniumsalzen vorwiegend körperfremde Substanzen.

Bei der Untersuchung der Ausscheidungsverhältnisse verschiedener Substanzen hat sich gezeigt, daß einzelne Nichtschwellenstoffe im Verlauf der Tubuluspassage weder rückresorbiert noch zusätzlich sezerniert werden. Einen solchen Stoff stellt beispielsweise das biologisch wenig aktive Polysaccharid **Inulin** dar. Mit Hilfe dieser Substanz ist es möglich, das Volumen des Ultrafiltrats, das von den Glomeruli in einer bestimmten Zeit ausgeschieden wird, quantitativ zu ermitteln.

Wenn die Inulinkonzentrationen im Ultrafiltrat und im Blutplasma übereinstimmen, dann muß das Filtratvolumen gleich derjenigen Plasmamenge sein, die das Inulin zuvor gelöst enthielt oder – mit anderen Worten – von ihm „gereinigt" worden ist. Dieses Plasmavolumen wird als die **„Clearance" des Inulins** bezeichnet. Der Ausdruck „Clearance" leitet sich von dem englischen „to clear" (= reinigen) ab und wäre etwa mit „Entharnungsvermögen" zu übersetzen. Bei der „Clearance" handelt es sich um eine rechnerische Größe, da eine vollständige „Reinigung" im Sinne des Wortes in Wirklichkeit nicht vorliegt.

Innere Sekretion

In den Vitaminen lernten wir bereits eine Reihe von Stoffen kennen, die trotz Zufuhr in nur minimalen Mengen in entscheidender Weise in die Funktionen des Organismus eingreifen. In noch weitergehendem Maße sehen wir das bei den Drüsen mit innerer Sekretion, die auf Grund von direkt in die Blutbahn abgegebenen, vom Organismus selbst produzierten Stoffen, den sog. **Hormonen,** Stoffwechsel, Organfunktionen, Wachstum, ja sogar geistig-seelisches Leben zutiefst beeinflussen. Neben der nervösen Steuerung der Organfunktionen lernen wir also hier eine zweite Regulationsmöglichkeit auf dem **Blutwege** kennen. Für die Erforschung der innersekretorischen Organe ist das Tierexperiment unerläßlich; denn es zeigt uns bei operativer Entfernung (Exstirpation) der betreffenden Drüse die danach auftretenden Ausfallserscheinungen. Der Beweis eines hormonalen Vorgangs läßt sich dann dadurch erbringen, daß die Ausfallserscheinungen bekämpft werden können, wenn man ein derartiges Organ (ohne Nervenverbindung!) an einer anderen Stelle des Organismus zur Einheilung bringt (Transplantation) oder Extrakte aus diesem Organ bzw. bei bekannter chemischer Konstitution das wirksame Prinzip, den rein dargestellten Stoff selbst, verabfolgt.

Schilddrüse

Eine Vergrößerung der Schilddrüse ist an bestimmte Gebirgsgegenden gebunden (in Deutschland besonders Alpen und Hochschwarzwald). Der Häufigkeit dieser Erscheinungen in Gebirgsgegenden entspricht die Seltenheit bei Meeresanwohnern. Die Ursache liegt in einem Jodmangel des Bodens (Trinkwasser!), so daß der tägliche **Jodbedarf** nicht gedeckt wird (endemischer Kropf). Beim familiären Kropf ist durch erbliche Enzymdefekte der Jodeinbau und damit die Synthese des Schilddrüsenhormons gestört, es liegt dann also eine Störung der **Jodverwertung** vor. So kennen wir auch Stoffe, die die Jodaufnahme durch die Schilddrüse verhindern; entdeckt wurden sie durch ihr Vorkommen in Kohl und Rüben, deren reichliche Verfütterung bei Kaninchen zur Kropfentstehung führte. Daß die Schilddrüse die Fähigkeit besitzt, Jod aus dem Blut zu speichern, läßt sich sehr schön durch Verabreichung von Spuren radioaktiven Jods demonstrieren. Man kann das zur Bestimmung des von der Schilddrüse aufgenommenen Jods verwenden, und man kann so auch den Gehalt des von der Schilddrüse ausgeschiedenen, an Eiweiß gebundenen radioaktiven Jods im Blutplasma messen. Die Jodprophylaxe, d. h. der Zusatz minimaler Mengen von Jodsalz zum handelsüblichen Kochsalz hat die Häufigkeit der Kropfbildung erheblich zurückgedrängt. Beim weiblichen Geschlecht findet man öfters eine Vergrößerung der Schilddrüse in der Pubertät (sog. Adoleszentenstruma), später auch während der Menstruation und in der Schwangerschaft. Erhöhte Jodzufuhr vermag dann sogar eine Überfunktion der Schilddrüse auszulösen („Jodbasedow").

Unterfunktion der Schilddrüse führt zum Bild des **Myxödems,** bei dem neben einer ausgeprägten Kropfbildung (Struma) ein sulziges Ödem der Haut vorliegt, das der Krankheit den Namen gab. Die Haut wird dabei kühl, trocken und rissig und zeigt beim Eindrücken – im Gegensatz zum echten Ödem – kaum eine Dellenbildung. Gleichzeitig werden Haare und Nägel brüchig, die Tätigkeit des Verdauungsapparates vermindert sich sowohl motorisch als auch sekretorisch, und alle körperlichen und geistigen Funktionsabläufe sind verlangsamt und träge, so daß die Patienten einen apathisch-stumpfen

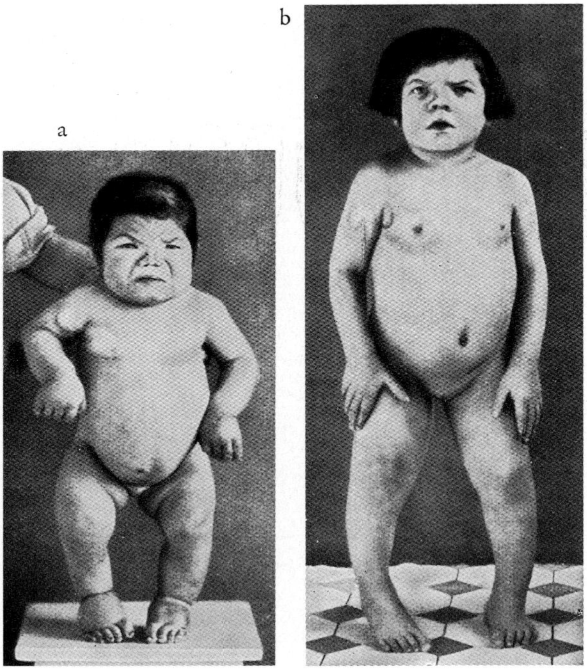

Abb. 202. 17jähriges Mädchen mit schwerer Unterfunktion der Schilddrüse, a) vor, b) nach 13monatiger Thyroxinbehandlung.

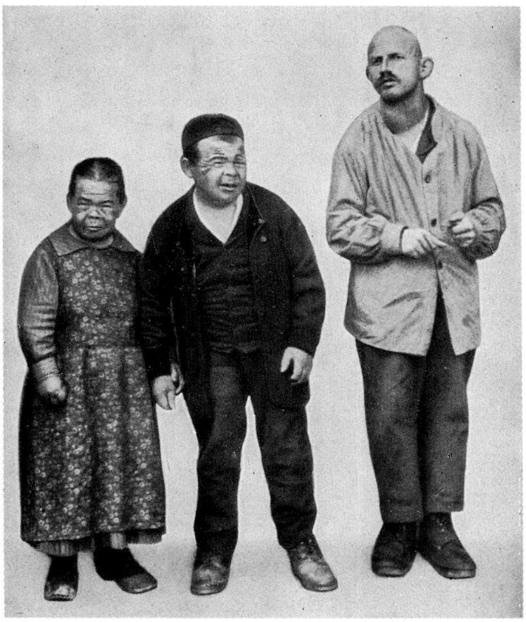

Abb. 203. Zwei kropflose Zwergkretins (Frau 49 Jahre, 124 cm groß, Mann 43 Jahre, 134 cm groß) neben einem kropfigen Kretin von höherem Wuchs und normaler Gesichtshaut.

Gesichtsausdruck erhalten. In dem oben besprochenen Radiojodtest lassen sich eine verminderte Jodaufnahme der Schilddrüse und eine verzögerte Abgabe des Hormons an das Blut feststellen. Schilddrüsenzufuhr vermag den Zustand je nach der Schwere der Ausfallserscheinungen mehr oder weniger weitgehend zu bessern (Abb. 202).

Noch schwerere Erscheinungen zeigt der in bestimmten Gegenden, besonders in den Alpenländern vorkommende **endemische Kretinismus** mit Wachstumshemmung bis zum Zwergwuchs, stumpfem Gesichtsausdruck, watschelndem Gang mit leicht vorgebeugter Haltung, fehlender Pubertätsentwicklung und geistigem Defekt. Abb. 203 zeigt solche Kretins. Die entscheidende ärztliche Maßnahme besteht in der eingangs erwähnten Jodprophylaxe; bei ausgeprägtem Krankheitsbild vermag die Behandlung nicht mehr viel auszurichten.

Alle Zustände von **Überfunktion der Schilddrüse** werden als **Hyperthyreose** zusammengefaßt. Wenn die von dem Merseburger Arzt *v. Basedow* als zusammengehörig erkannten Erscheinungen: Schilddrüsenschwellung, Exophthalmus („Glotzaugen") und Tachykardie vorliegen, pflegt man von **Basedowscher Krankheit** zu sprechen. Die Haut ist im Gegensatz zum Myxödem zart, feucht und gut durchblutet, die allgemeine nervöse Erregbarkeit ist gesteigert, auch psychisch zeigt sich das in Neigung zu Stimmungswechsel, Schlaflosigkeit und gesteigerter geistiger Lebhaftigkeit. Abmagerung infolge Stoffwechselsteigerung („Verbrennen am inneren Feuer") runden das Bild, das oft schon im Gesichtsausdruck als das „Bild des Dauerschrecks" erkennbar ist (Abb. 204). Die Schilddrüse hat offenbar die Aufgabe, Jod in ein Hormon einzubauen, das dann die Stoffwechselaktivität steigert. Als Folge davon kommt es zu einer Beschleunigung der oxydativen Prozesse in den Zellen und zu einer Erhöhung des Grundumsatzes. Die starke Wirkung auf die Entwicklung zeigt am deutlichsten die frühzeitige Metamorphose von Kaulquappen zu kleinen Jungfröschen bei Fütterung mit Schilddrüse (Abb. 205).

Bildung und Ausscheidung des Schilddrüsenhormons unterstehen dem **thyreoidea-stimulierenden Hormon (TSH) des Hypophysenvorderlappens:** Entfernung der Hypophyse führt zum Bild der inaktiven Schilddrüse und zu einem Absinken der Menge des eiweißgebundenen Jods im Blut. Zufuhr des TSH führt zum Bild der aktiven Schilddrüse und zum Anstieg der Menge des eiweißgebundenen Jods im Blut. Schilddrüsenhormon und TSH stehen in Wechselwirkung zueinander, wie wir das oft bei innersekretorischen Drüsen feststellen können: Entfernung der Schilddrüse führt zum Anstieg des TSH im Blut; Zufuhr von Schilddrüsenhormon führt andererseits zum Absinken des TSH im Blut. Solche „Rückmeldekreise" oder „Regelmechanismen" spielen in der neueren

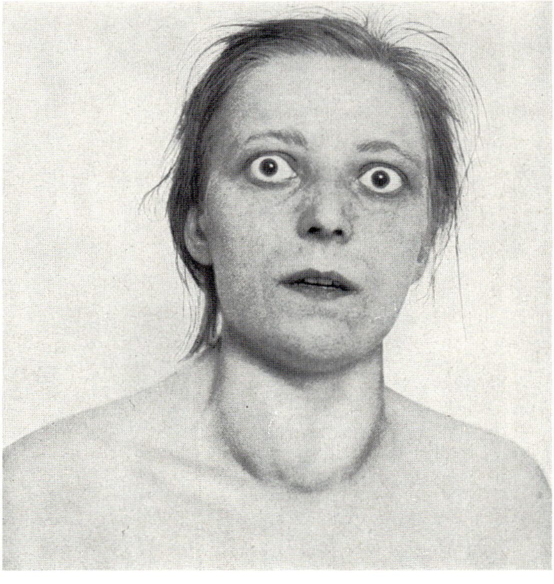

Abb. 204. *Basedow*sche Krankheit.

Betrachtungsweise physiologischer Vorgänge an vielen Stellen eine bedeutsame Rolle. Dabei ist die Ausschüttung des TSH von der Freisetzung von im **Hypothalamus** produzierten Faktoren abhängig (sog. *releasing factors*). So wird verständlich, daß manche Menschen bei übergroßer psychischer Belastung mit gesteigerter Produktion von Schilddrüsenhormon reagieren („Schreck-Basedow"). Entsprechendes ergibt sich, wenn gefangene Wildkaninchen durch ein Frettchen oder einen Hund bedroht werden: sie sterben in kurzer Zeit an einer Schilddrüsenhormonvergiftung (thyreotoxische Krise).

Nebenschilddrüse

Die Behandlung der *Basedow*schen Krankheit besteht in schweren Fällen in einer teilweisen operativen Entfernung der Schilddrüse, jedoch muß sorgfältig darauf geachtet werden, daß die hinter ihr liegenden **Epithelkörperchen (Nebenschilddrüsen, Parathyreoidea)** nicht mitentfernt werden, da der Verlust dieser nur einige zehntel Gramm wiegenden Organe eine außerordentliche Steigerung der Erregbarkeit des neuromuskulären Apparats bis zu schweren tödlichen Krämpfen (sog. **Tetanie**) hervorruft. Die Ursache dieser gesteigerten neuromuskulären Erregbarkeit liegt in einem Absinken des Kalziumspiegels des Blutes, der normalerweise 10 mg⁰/₀ beträgt. Gleichzeitig ist der Phosphatgehalt des Blutes erhöht. Bei 5 mg⁰/₀ Blutkalzium tritt unter Krämpfen der Tod ein. Wir sehen also hier, wie verminderter Kalkgehalt im Blut in einer eigenartigen und tiefgreifenden Beziehung zu der Funktion des Bewegungsapparates steht (s. S. 205, 240). Auch hier läßt sich die innersekretorische Abhängigkeit dieser Funktionen durch Zufuhr von Nebenschilddrüsenhormon (**Parathormon**) erweisen. Auch beim Gesunden wird entsprechend durch Zufuhr von Parathormon der Kalziumspiegel des Blutes erhöht und die neuromuskuläre Erregbarkeit vermindert.

Das Gegenteil der Schilddrüsenwirkung im Kaulquappenversuch, nämlich Riesenlarven (s. Abb. 205), erhält man bei Verfütterung von **Thymus** (Bries), einem Organ, bei dem Name und Funktion gleich dunkel sind. Relativ groß beim Neugeborenen wächst es nur bis zum zweiten oder dritten Lebensjahr und hält sein Gewicht bis zur Pubertät, danach bildet es sich zu unscheinbaren Resten zurück. In neuerer Zeit hat man gefunden, daß die Thymusdrüse im frühesten Lebensalter bedeutsam für die Ausbildung bestimmter Immunreaktionen des Körpers ist (s. S. 201).

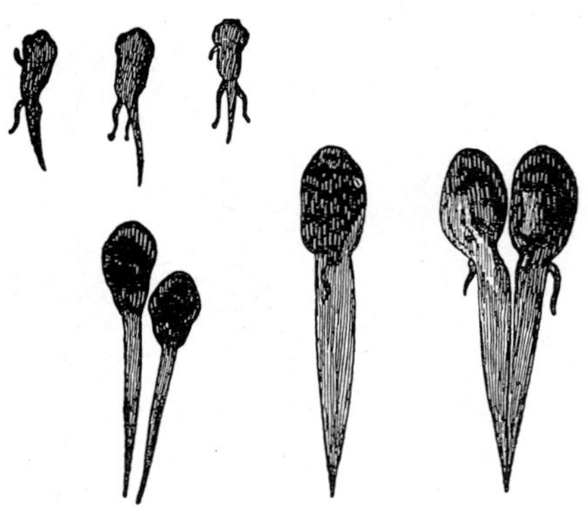

Abb. 205. Froschlarven aus dem gleichen Laich. Links oben drei Larven nach einwöchiger Fütterung mit Schilddrüse; rechts unten drei Larven nach ebenso langer Fütterung mit Thymus; links unten zwei Kontrolltiere *(Gudernatsch)*.

Hypophyse, a) Vorderlappen

Eine besonders deutliche Beziehung zum Wachstum finden wir bei dem **Hirnanhang**, der **Hypophyse,** die aus zwei Teilen besteht und deren Vorderlappen aus drüsigen, deren Hinterlappen aus nervösen Elementen aufgebaut ist. Entsprechend wird der Vorderlappen als Adenohypophyse, der Hinterlappen als Neurohypophyse bezeichnet. Im frühen Lebensalter auftretende Zerstörung des Organs führt zu allgemeinem **Zwergwuchs.** Diese hypophysären Zwerge erkennt man daran, daß sie einen wohlproportionierten Körperbau aufweisen (Liliputaner). Setzt schon beim Jugendlichen eine Überfunktion des Vorderlappens ein, so kommt es dann ganz entsprechend zum **Riesenwuchs (Gigantismus);** nach Abschluß des Körperwachstums tritt dieser dann nur noch an Händen, Füßen, Kinn und Nase auf, die plumper und dicker werden (**Akromegalie**) (s. Abb. 206). Die Störungen beruhen auf einer Über- bzw. Unterproduktion des **Wachstumshormons der Hypophyse, des sog. somatotropen Hormons (STH).**

Gleichzeitig ist der Hypophysenvorderlappen Bildungsort der **gonadotropen Hormone,** d. h. der Hormone, die die Keimdrüsentätigkeit beeinflussen. Nach Ausfall der gonadotropen Hormone erlischt bei beiden Geschlechtern die Keimdrüsentätigkeit. Die Wirkstoffe selbst sind dabei nicht geschlechtsspezifisch, sondern wirken als „übergeordnete Sexualhormone" auf die primären Geschlechtsmerkmale, d. h. die Keimdrüsen, als deren Aktivatoren ein.

Es handelt sich dabei um eine Reihe besonders unterscheidbarer Hormone, und zwar 1.) um das **Follikelreifungshormon oder follikelstimulierende Hormon (FSH),** das auf die Keimdrüsen im Sinne des Follikelwachstums bzw. der Spermiogenese wirkt, aber noch keinen Einfluß auf die Hormonbildung der Keimdrüsen hat. 2.) Die Bildung der Keimdrüsenhormone veranlaßt das **inter-**

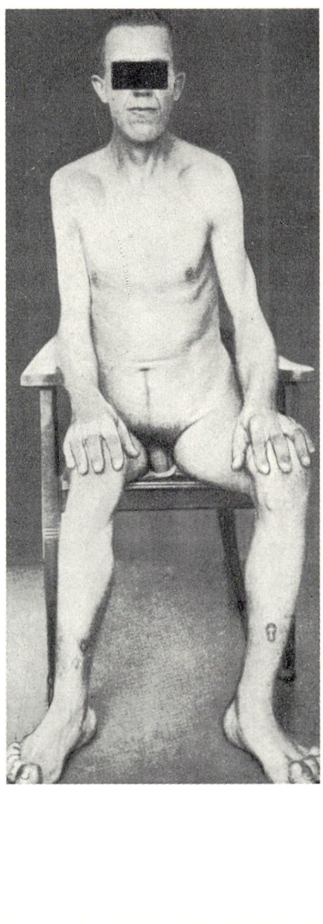

Abb. 206. Akromegalie (übergroße Hände und Füße, stark entwickeltes Kinn).

stitialzellenstimulierende Hormon, das auch das **luteinisierende Hormon** genannt wird **(ICSH oder LH).** Schließlich ist als 3.) das **luteotrope oder laktotrope Hormon (Prolaktin)** zu erwähnen, das zusammen mit dem unter 2.) genannten die Progesteronbildung (s. S. 275 f.) veranlaßt (**LTH**) und nach der Geburt das „Einschießen" der Milch bewirkt. (Die Funktion von LTH beim männlichen Geschlecht ist unbekannt.)

Ein weiteres gonadotrop wirkendes Hormon, das **Choriongonadotropin,** wird schon früh in der Schwangerschaft von der **Placenta** gebildet. Wenn man Schwangerenharn noch nicht geschlechtsreifen (infantilen) weiblichen Mäusen injiziert, führt das in wenigen Tagen zu überstürzter Follikelreifung im Ovar, was makroskopisch an dem Auftreten zahlreicher Blutpunkte bzw. gelber Punkte erkennbar ist. Darauf beruht die **Aschheim-Zondeksche Schwangerschaftsreaktion.** Wesentlich vereinfacht und beschleunigt wurde die **Schwangerschaftsdiagnostik** durch die Entdeckung, daß männliche Frösche und Kröten durch Injektion von Gonadotropin bzw. Schwangerenharn innerhalb weniger Stunden zur Ablage von Spermatozoen veranlaßt werden können. Die Reaktion tritt allerdings auch erst frühestens 14 Tage nach Ausbleiben der Menstruation auf (**Krötentest**). In neuerer Zeit hat sich zur Schwangerschaftsschnelldiagnose ein immunologischer Nachweis von Choriongonadotropin bewährt. Eine weitere Möglichkeit zur Frühdiagnose einer Schwangerschaft, der **Basaltemperaturtest,** wird S. 276 besprochen werden.

Daß die Hypophyse das übergeordnete Hormonzentrum ist, das auf andere innersekretorische Drüsen wirkt, kommt auch darin zum Ausdruck, daß sich im Vorderlappen noch **weitere adenotrope Hormone** nachweisen lassen, die namentlich auf die Schilddrüse und Nebennierenrinde stimulierend wirken (**thyreoidea-stimulierendes** und **adrenocorticotropes Hormon,** abgekürzt: **TSH** und **ACTH**). Daß die Produktion und Ausschüttung der Hormone des Vorderlappens der Hypophyse durch Faktoren des Hypothalamus geregelt werden, wurde oben schon am Beispiel des TSH gezeigt. Im Hyphothalamus werden sowohl die Hypophysentätigkeit stimulierende als auch inhibierende Wirkstoffe gebildet (s. dazu auch S. 277).

b) Hypophysenhinterlappen

Auch aus dem aus nervösen Elementen bestehenden **Hinterlappen** dieses eigenartigen Organs (Neurohypophyse) lassen sich stark wirksame Substanzen gewinnen, die besonders auf die glatte (unwillkürliche) Muskulatur kontraktionsverstärkend wirken. So wirkt das **Ocytocin**[1]) – jedoch nicht während der Schwangerschaft – kontraktionsverstärkend auf die glatte Muskulatur des Uterus (Abb. 207). Möglicherweise wird so die normale Geburt durch Ocytocin eingeleitet. Auch auf die glatte Muskulatur des Dickdarms wirkt es in gleicher Weise kontraktionsverstärkend, ebenso auch auf die der Brustdrüse (Milchejektion!). Das sog. *Vasopressin* wirkt entsprechend auf die glatte Muskulatur des Dünndarms und der Blutgefäße und veranlaßt bei unphysiologisch hohen Dosierungen langdauernde Blutdrucksteigerungen. Es ist identisch mit dem früher als gesondertes Hormon des Hinterlappens bezeichneten **Adiuretin,** das als „diuresehemmendes Hormon" normalerweise die Rückresorption des Wassers in den Tubuli und in den Sammelrohren der Niere fördert und so den Harn konzentriert (**antidiuretisches Hormon, ADH).** Bei völligem Fehlen von Adiuretin kommt es entsprechend zur Ausscheidung von großen Wassermengen durch die Nieren (bis zu 25 l tgl.) mit entsprechenden Durstererscheinungen (**Diabetes insipidus).** Bemerkenswerterweise bewirkt die alleinige Zerstörung des Hinterlappens nicht dieses Krankheitsbild, sondern es tritt nur dann auf, wenn die als Hypothalamus zusammengefaßten benachbarten Hirnbezirke mitzerstört sind, was ein wichtiger Hinweis für die Bildung der Hypophysenhinterlappenhormone an diesen Stellen ist. Die engen Beziehungen zwischen Neurohypophyse und dem angrenzenden Teil des Zwischen-

[1]) Die Schreibweise *Ocytocin* oder noch besser *Okytokin* ist der älteren Schreibweise *Oxytocin* vorzuziehen.

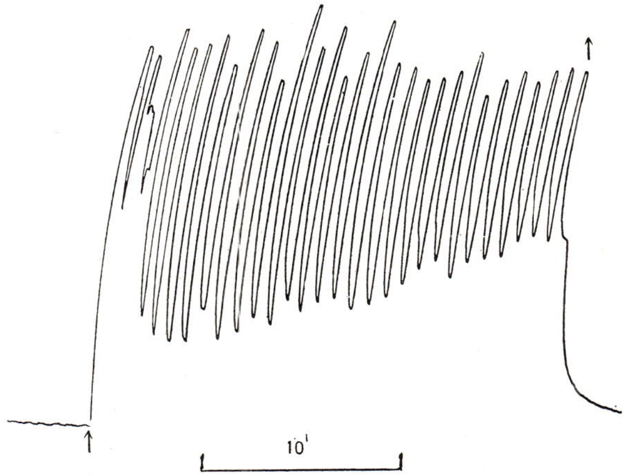

Abb. 207. Wirkung von frischer Hinterlappensubstanz der Hypophyse auf den ausgeschnittenen Rattenuterus (nach *P. Trendelenburg*).

hirns ergeben sich auch anatomisch und entwicklungsgeschichtlich. Die Neurosekrete in der Neurohypophyse sind also eigentlich **Hypothalamushormone,** die offenbar in der Neurohypophyse gespeichert werden.

Schließlich findet man noch ein aus dem Zwischenlappen der Hypophyse stammendes Hormon; es bewirkt eine gesteigerte Bildung des Pigmentfarbstoffes Melanin und auf Lichtreiz (namentlich beim Frosch) ein Auseinanderfließen der Pigmentzellen der Haut, so daß die Haut dunkler wird (**melanozytenstimulierendes Hormon, MSH oder Intermedin**). Entsprechendes gilt auch für die Erythrophoren, jene Pigmentzellen, die das Hochzeitskleid der Elritze bewirken. Beim Menschen ist der Zwischenlappen ganz in den Vorderlappen einbezogen.

Bauchspeicheldrüse

Die Herstellung von wirksamen Extrakten aus innersekretorischen Organen ist besonders segensreich bei der **Bauchspeicheldrüse (Pankreas)** geworden.

Als man im Tierexperiment feststellte, daß ein Hund nach Entfernung der Bauchspeicheldrüse die Erscheinungen der **Zuckerkrankheit (Diabetes mellitus)** zeigte, war damit grundsätzlich der Weg zur Aufklärung dieser Erkrankung gegeben. Das Hormon der Bauchspeicheldrüse fördert die Aufnahme von Zucker in die Zellen und verstärkt sowohl den Aufbau des Zuckers in der Leber als auch dessen Abbau im Organismus. Bei verminderter Produktion des Hormons kommt es so zu einer Erhöhung des Blutzuckergehaltes *(Hyperglykämie)* und als Folge davon zur Zuckerausscheidung durch die Nieren *(Glykosurie),* ebenso wie bei einem Übermaß von Zuckerzufuhr auch normalerweise der Überschuß, den Leber und Blut nicht mehr aufnehmen können, durch die Nieren ausgeschieden wird. Die ungenügende Verwertung eines wesentlichen Nahrungsstoffs ist jedoch nicht der katastrophalste Vorgang bei der Zuckerkrankheit, sondern es kommt weiter zum Auftreten von Zwischenprodukten des Fettsäurenabbaus mit der Bildung der sog. Ketonkörper (Azeton, Azetessigsäure, β-Hydroxybuttersäure); sie bringen den Organismus in die Gefahr der Säurevergiftung (Azidose), der im Endstadium der Krankheit, einer tiefen Bewußtlosigkeit (Koma) mit Atemlähmung, der Zuckerkranke bei fehlender Hormonzufuhr schließlich erliegt.

Das Tierexperiment weist also darauf hin, daß der normale Kohlenhydratstoffwechsel durch die Bauchspeicheldrüse innersekretorisch reguliert wird. Wir haben also in diesem Organ die äußere Sekretion mit der Bildung von Verdauungssäften und deren Abgabe in den Dünndarm vereinigt mit der innersekretorischen Funktion der Regulation des Zuckerstoffwechsels, die von bestimmten, mikroskopisch erkennbaren Zellinseln (*Langerhans*sche Inseln) in diesem Organ ausgeübt wird. Dreißig Jahre mühevoller Arbeit waren nötig, bis man nach der Entdeckung ihrer Bedeutung für den Zuckerstoffwechsel aus ihnen in therapeutisch verwertbarer Form das **‚Insulin'** herstellen konnte, durch dessen regelmäßige Verabreichung auch schwer Zuckerkranke vor dem Koma bewahrt werden können, da es sowohl beim Diabetiker als auch beim Gesunden eine Senkung des Blutzuckergehaltes bewirkt. Überdosierungen sind gefährlich, da bei starkem Absinken des Blutzuckergehaltes Bewußtlosigkeit und Tod im sog. **hypoglykämischen Schock** eintreten können; rasche Gaben von Traubenzucker wirken dabei oft lebensrettend.

Ein weiteres, ebenfalls in den *Langerhans*schen Inseln gebildetes Hormon – **Glukagon** genannt – ruft andererseits durch Abbau des Glykogens in der Leber das Gegenteil einer Insulinwirkung, eine Erhöhung des Blutzuckerspiegels, eine Hyperglykämie, hervor.

Nebennieren

Der Gegenspieler des Insulins ist das **Adrenalin**, ein im **Mark der Nebennieren** produziertes Hormon. Von ihm wird im Gegensatz zum Insulin Zucker in der Leber mobilisiert und ins Blut ausgeschüttet. Bei der Besprechung des Herzens erfuhren wir schon, daß Adrenalin die gleichen Wirkungen auf die Herztätigkeit ausübt wie die Reizung der sympathischen Herznerven. Ganz allgemein wirkt **Adrenalin** im Körper als **Reizmittel des Sympathicus.** Schon $^1/_{1000}$ mg ist beim Menschen wirksam. So erzeugt es in kleinen Mengen durch Kontraktion der Gefäßmuskulatur, Beschleunigung der Herztätigkeit und Entleerung des Blutdepots starke Blutdrucksteigerungen (s. Abb. 163 u. S. 193 f.). Ein Millionstel mg bewirkt beim Frosch bereits eine Verlangsamung des Blutaustritts aus einem angeschnittenen Gefäß infolge Vasokonstriktion. Da es in physiologisch vorkommender Dosierung je nach der Stoffwechsellage des Organs (s. S. 190) im tätigen Gebiet Gefäßerweiterung und im untätigen Gebiet Gefäßverengerung bewirkt, steht das Adrenalin ebenfalls im Dienst der Regulation der Blutverteilung. Die Muskulatur der Luftröhrenäste wird erschlafft (Asthmamittel!), die Peristaltik von Magen und Darm wird vermindert, die Pupille im Auge erweitert, das Glykogen der Leber mobilisiert und der Stoffwechsel gesteigert. So ist durch diesen Stoff, der als erstes Hormon synthetisch hergestellt werden konnte (Methylaminoaethanolbrenzkatechin), eine weitestgehende Beeinflussung der verschiedensten Organe des Körpers möglich. – Neben dem Adrenalin enthält das Mark auch noch **Noradrenalin,** dem chemisch die Methylgruppe fehlt. Bei ihm steht die Gefäßwirkung ganz im Vordergrund, während die Stoffwechselwirkungen stark zurücktreten. Aus den Nebennieren werden beide Hormone etwa zu gleichen Teilen ausgeschüttet, während als Überträgersubstanz an den sympathischen Nervenendigungen (s. S. 170, 321) überwiegend Noradrenalin freigesetzt wird. Die Flüchtigkeit seiner Wirkung beruht auf seiner raschen oxydativen Zerstörbarkeit.

Die Exstirpation beider Nebennieren führt, falls keine „akzessorischen Nebennieren" vorliegen, meist zum Tode unter ähnlichen Erscheinungen, wie sie schon länger als **Addisonsche Krankheit** nach tuberkulöser Zerstörung beider Nebennieren bekannt sind. Das Hauptsymptom ist eine allgemeine, ausgeprägte Muskelschwäche (Adynamie) und eine schwarzbraune Pigmentierung der dem Licht ausgesetzten Hautstellen (Gesicht und Hände), außerdem Stoffwechsel-, Blutdruck- und Blutzuckerabfall, Abmagerung, Ermüdbarkeit und schließlich Atemlähmung (Abb. 208). Die **Nebennierenrinde** hat sich als der

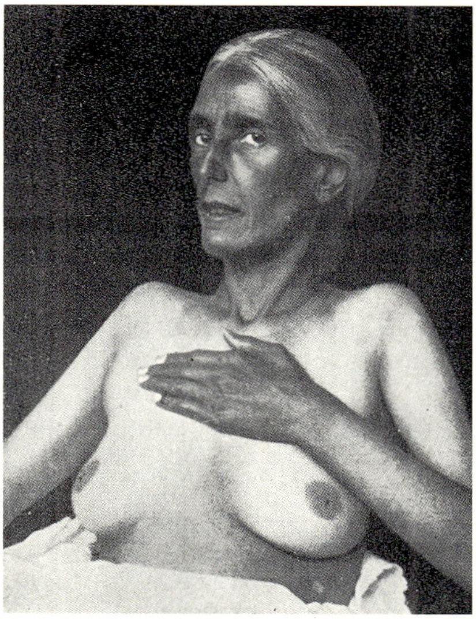

Abb. 208. *Addison*sche Krankheit (Verfärbung von Gesicht und Händen, Vergreisung und Abmagerung).

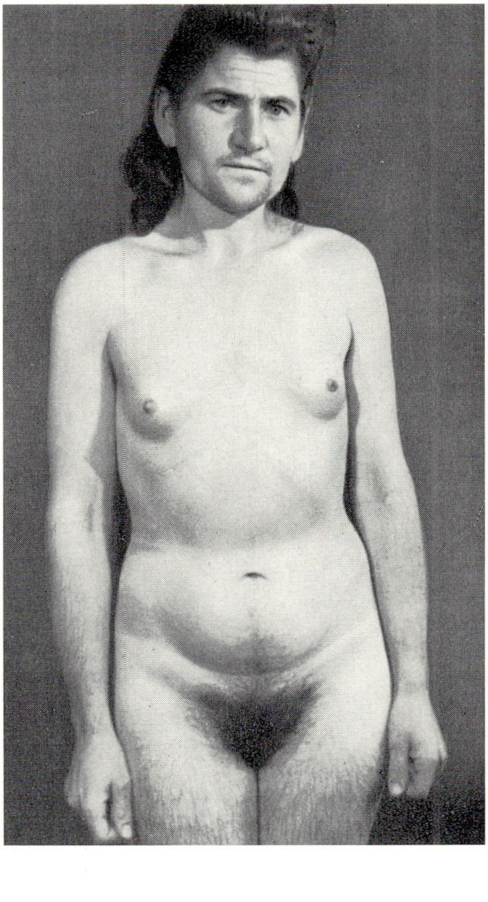

Abb. 209. Virilismus einer 24jährigen Frau mit Nebennierengeschwulst. Männliche Körperform, männlicher Gesichtsausdruck, Bartwuchs, zurückgebildete Mammae, männlicher Behaarungstyp der Schamhaargegend, tiefe Stimme, derbe Haut, Pseudohermaphroditismus externus feminae (Hypertrophie der Clitoris mit Umbildung zu einem penisähnlichen Gebilde). Rückbildung der Erscheinungen nach Tumorentfernung *(Gebauer und Linke)*.

lebensnotwendige Teil des Organs ergeben, auf deren Ausfall beruhen die schweren Allgemeinerscheinungen; denn die Nebennierenrindenhormone, **Corticoide** genannt, sind von großer Bedeutung für den **Kohlenhydratstoffwechsel** und den **Mineralstoffwechsel.** Das wichtigste Hormon aus der Gruppe der **Glukocorticoide** ist das **Cortisol.** Die Glukocorticoide greifen tief in den Kohlenhydratstoffwechsel ein und beeinflussen in besonders bedeutungsvoller Weise Entzündung und Wundheilung unter Bremsung der natürlichen Abwehrreaktionen. Bei körperlichen oder psychischen Belastungen des Organismus, die die Grenze des physiologisch Tragbaren erreichen oder überschreiten (sog. „stress"), unterstützt eine Ausschüttung von Nebennierenrindenhormonen die Umstellungsreaktionen wie auch die Anpassungserscheinungen des Organismus. Vom Hypothalamus aus wird dabei eine vermehrte Abgabe des ACTH aus dem Hypophysenvorderlappen veranlaßt (s. S. 268), das besonders auf die Glukocorticoidbildung einwirkt („Hypophhysen-Nebennierenrindensystem"). – Das wichtigste **Mineralocorticoid** ist das **Aldosteron,** es steigert besonders die Natrium- und damit auch die Wasserrückresorption und die Kaliumausscheidung. Unter den außerhalb der Niere feststellbaren („extrarenalen") Wirkungen ist besonders die Steigerung des Blutdrucks zu nennen. Bei den vielfältigen und tiefgreifenden Wirkungen der Nebennierenrindenhormone ist es verständlich, daß sie klinisch bei vielen Krankheiten erfolgreiche Anwendungen gefunden haben, die die Grenze einer reinen Substitutionstherapie überschritten haben, d. h. die Hormonzufuhr erfolgt nicht lediglich als Ersatz für eine zu geringe Produktion des Hormons im Körper, sondern wegen der besonderen therapeutischen Wirkungen der Hormone. – Eigenartigerweise findet sich in der Nebennierenrinde noch ein Sterinderivat, **Adrenosteron** genannt, das chemisch den Sexualhormonen nahesteht und physiologisch die Wirkung männlicher Sexualhormone hat **(Corticoide mit androgener Wirkung).** Eine Überfunktion der Rinde führt daher bei Knaben zu *sexueller Frühreife* mit vorzeitiger Entwicklung der sekundären Geschlechtsmerkmale **(Pubertas praecox)** und bei Frauen und Mädchen zur *Vermännlichung* **(Virilismus)** mit Vergrößerung der dem männlichen Geschlecht entsprechenden Geschlechtsteile (Hypertrophie der Clitoris). Außerdem findet man bei dieser auch als *„Interrenalismus"* oder *„Pseudohermaphroditismus"* bezeichneten Vermännlichung der Frau Stimmbruch, Bartwuchs und eine starke, dem männlichen Behaarungstyp entsprechende Körperbehaarung (sog. Hirsutismus) (Abb. 209).

Sexualhormone

Auch bei der Besprechung der **Keimdrüsen** (Hoden [Testis] und Eierstock [Ovarium]) begegnen wir ebenso wie bei der Bauchspeicheldrüse einer doppelten sekretorischen Funktion. Die äußere Sekretion besteht bekanntlich in der Bildung von Spermien bzw. Eiern. Die innersekretorische Funktion wird auch hier wieder besonders deutlich durch das Studium der Ausfallserscheinungen bei der **Kastration** Jugendlicher, die dann dauernd auf der infantilen Entwicklungsstufe stehenbleiben, d. h. die Geschlechtsreife tritt nicht ein und die typischen sekundären Geschlechtsmerkmale werden nicht ausgebildet (Haremswächter im Orient, Sekte der Skopzen in Rumänien, früher auch zur Erhaltung von Knabenstimmen im Chorgesang). Bei Kastration von Erwachsenen zeigen die äußeren Geschlechtsteile Rückbildung, Brunsterscheinungen (Menstruation) und Geschlechtstrieb hören auf, die sekundären Geschlechtsmerkmale bilden sich z. T. zurück. Die Aufgabe der Geschlechtshormone ist es also, die sekundären Geschlechtsmerkmale zur Entfaltung zu bringen, wie das in der Pubertät der Fall ist. (Unter *primären Geschlechtsmerkmalen* sind nur die Keimdrüsen zu verstehen. Die *sekundären Geschlechtsmerkmale* werden in genitale und extragenitale eingeteilt, zu den letzteren gehören z. B. Körperform, Behaarung, psychisches Verhalten.) Weitere sekundäre Störungen zeigen sich besonders deutlich am

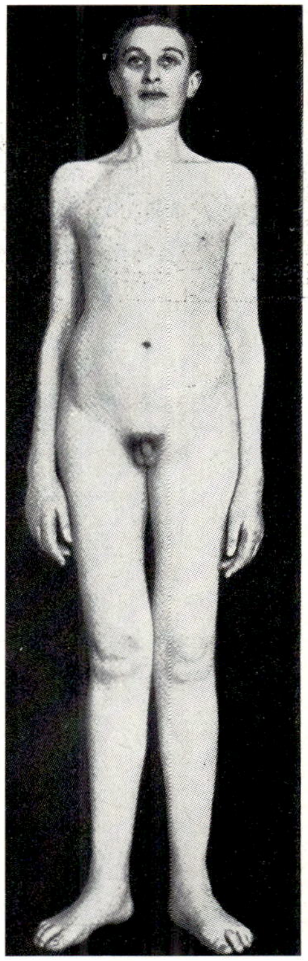

Abb. 210

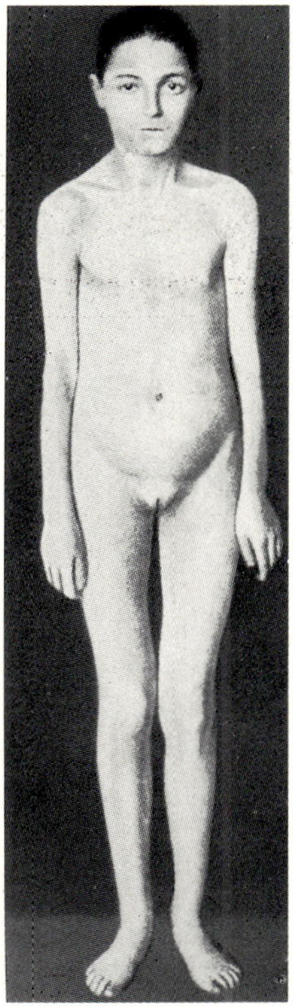

Abb. 211

Abb. 210. Hochwuchstyp des Eunuchoidismus *(W. Falta)*.
Abb. 211. Infantilismus (30jährige Frau *(Meige)*.

Skelett, in dem die Extremitäten übermäßig lang im Verhältnis zum Rumpf wachsen (**eunuchoider Hochwuchs**) (s. Abb. 210). Gleichzeitig behalten Becken und Brustdrüse bei der Frau die kindlichen Formen bei; beim Manne bleibt die in der Pubertät auftretende Umbildung des Kehlkopfs (Stimmbruch) aus. Ferner kommt es nicht oder nur spärlich zu der charakteristischen Behaarung durch Scham-, Achsel- und Barthaare. Hand in Hand damit erfolgen tiefgreifende Veränderungen des Stoffwechsels, die in einer erheblichen Verminderung des Grundumsatzes und reichlicher Fettablagerung deutlich werden (von Viehzüchtern zur Mästung ausgenutzt) (**eunuchoide Fettsucht**). Auch die Psyche bleibt auf der kindlichen Stufe (Willensschwäche, leichte Beeinflußbarkeit, Eitelkeit). Eine Unterentwicklung der Keimdrüsen ergibt dieselben Erscheinungen in mehr oder weniger starker Ausprägung (**Infantilismus**) (s. Abb. 211).

Der experimentelle Beweis dieser innersekretorischen Funktionen wurde schon 1849 von dem Göttinger Physiologen *Berthold* erbracht. Es gelang ihm, bei kastrierten Hähnen transplantierte Hoden zur Einheilung zu bringen; diese Tiere blieben dadurch im Gegensatz zum Kapaun im Besitz der Eigenschaften ihres Geschlechts (Kamm, Halslappen, Kampflust). Diese damals vorbildlicherweise auf nur 5 Druckseiten veröffentlichten Versuche, die allerdings 40 Jahre lang wenig beachtet wurden, bilden den Ausgangspunkt der Lehre von der inneren Sekretion überhaupt. Auf Grund dieser Versuche schloß er damals folgerichtig, daß „dabei eine Einwirkung auf das Blut und dann eine entsprechende Einwirkung des Blutes auf den allgemeinen Organismus überhaupt vorhanden sein muß". Inzwischen ist es auch am Menschen gelungen, durch Hodentransplantationen Unfallverletzte vor den Erscheinungen des Kastratentums zu bewahren. Häufiger ist die Übertragung von Ovarien gelungen, die die Aufhebung der beginnenden Rückbildung des Uterus und den Wiedereintritt der Menstruation (d. h. der periodischen, mit Blutungen verbundenen Abstoßung der für die Eieinbettung vorbereiteten Uterusschleimhaut) zur Folge hat. Zwar sind die Versuche, dadurch die Erscheinungen des Alterns endgültig aufzuheben, nur von vorübergehendem Erfolg gewesen, zumal das transplantierte Gewebe im Laufe der Zeit meist wieder resorbiert wird. Am überzeugendsten wurde der innersekretorische Charakter durch Vertauschung der Keimdrüsen männlicher und weiblicher Tiere erwiesen, indem Männchen so „femininisiert“ und Weibchen „maskulinisiert“ wurden.

Besonders erfolgreich ist in neuerer Zeit die chemische Erforschung der Sexualhormone gewesen; sowohl das männliche als auch das weibliche Hormon liegen in kristallinischer Form vor, nachdem die Isolierung, Strukturaufklärung und Synthese der verschiedenen geschlechtsspezifischen Hormone gelungen ist. Sie leiten sich in naher chemischer Verwandtschaft mit den Gallensäuren und den D-Vitaminen von der Gruppe der Sterine ab (S. 221).

Als **männliche Sexualhormone** finden wir im Hoden das **Testosteron** und in Blut und Harn als schwächer wirksame Ausscheidungsform das **Androsteron;** sie sind bei den verschiedenen Tieren identisch, also artunspezifisch. Zum Nachweis benutzt man meist das Wachstum des Kammes beim kastrierten Hahn **(Hahnenkammtest),** um den Gehalt an wirksamen Hormonen in Gewebsextrakten oder Körperflüssigkeiten zu bestimmen (s. Abb. 212); sie lassen sich übrigens auch im weiblichen Organismus nachweisen.

Zum Verständnis der **weiblichen Sexualhormone (Östrogene und Gestagene)** müssen wir einen kurzen Blick auf die Anatomie des Ovars werfen. In diesem Organ entsteht der sog. Primärfollikel, der sich zum reifen Follikel entwickelt. Dieser besteht aus einem

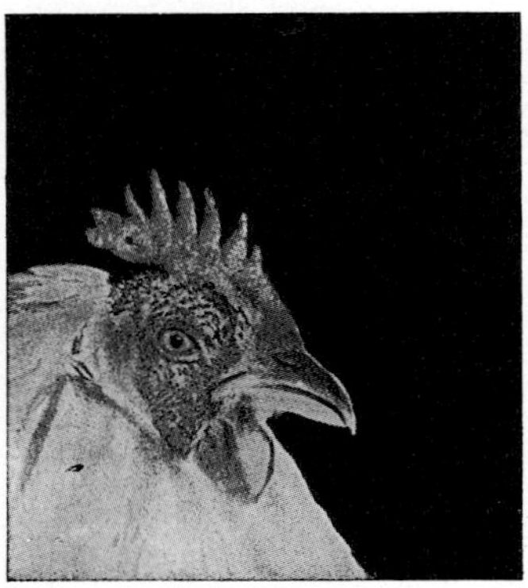

a

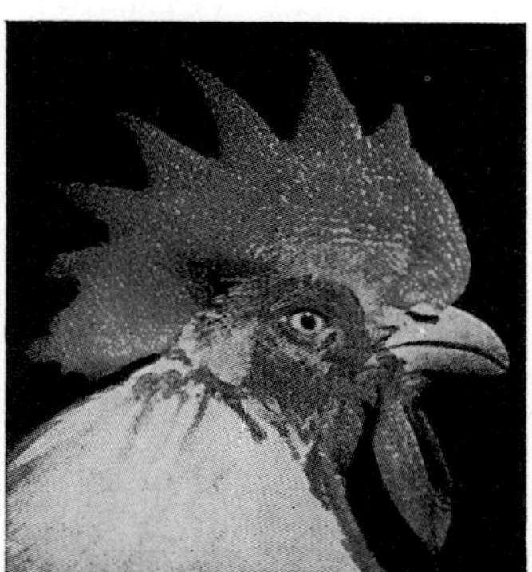

b

Abb. 212. Entwicklung des Kammes beim kastrierten Hahn nach Zufuhr von männlichem Sexualhormon a) vor, b) nach Behandlung.

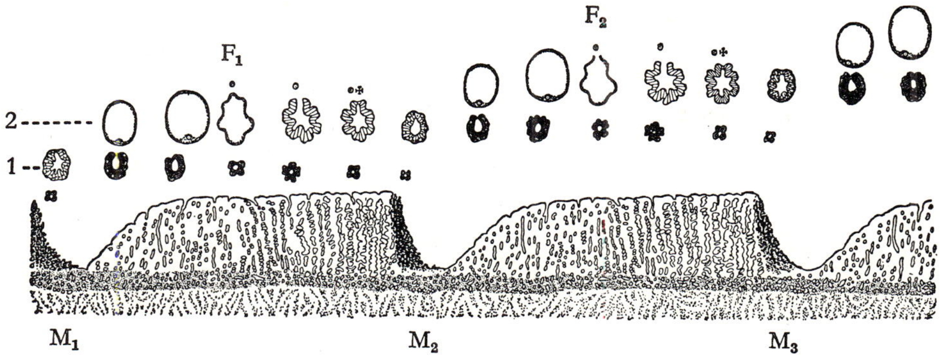

Abb. 213. Schema der zyklischen Veränderungen der Uterusschleimhaut. Zeile 1 zeigt die Rückbildung eines Gelbkörpers aus der Periode vor der Menstruation M_1, Zeile 2 zeigt die Entwicklung des Follikels, bei F_1 und F_2 den Follikelsprung, den Zeitpunkt des Absterbens des Eies bei + und die Umwandlung des Follikels zum Gelbkörper. Nach der Menstruation proliferiert die Schleimhaut wieder und wird vor der nächsten Menstruation drüsig umgewandelt (nach *R. Schröder*).

mit Follikelzellen ausgekleideten und mit Flüssigkeit gefüllten Hohlraum, der die Eizelle enthält. Mit Eintritt der Pubertät setzt die Follikelreifung erstmalig ein. Im sog. Intermenstruum (zwischen 11. und 21. Tag nach Beginn der Menstruation) wird das Ei beim Follikelsprung ausgestoßen (Ovulation) und durch die Tube im Genitalschlauch abwärts befördert. Im Fall einer Befruchtung bettet es sich in die Uterusschleimhaut ein und entwickelt sich weiter, sonst stirbt es ab und wird nach außen entleert. Aus den Resten des Follikels entsteht unter Einlagerung von Fett und gelben Farbstoffen der sog. **Gelbkörper,** das **Corpus luteum.** Er hinterläßt nach seiner Rückbildung am Ovarium eine Narbe; kommt es zur Befruchtung, so vergrößert er sich in der Schwangerschaft zunächst weiter. Entsprechend den Veränderungen, die der reifende Follikel und der Gelbkörper erfahren, unterscheiden wir das **Follikelhormon, die Hormone der Östrongruppe oder Östrogene,** und das **Corpus-luteum-Hormon, die Gestagene, speziell das Progesteron.** Das **Follikelhormon** können wir als das brunsthervorrufende Hormon bezeichnen, das die Ausbildung der sekundären Geschlechtsmerkmale veranlaßt. Nachgewiesen wird es durch eigenartige Veränderungen, die es in der Scheidenschleimhaut der üblichen Laboratoriumsnagetiere (Maus, Ratte, Kaninchen) hervorruft. Im Ruhestadium (Diöstrus) findet man im Vaginalabstrich nur Schleim und Leukozyten, mit der Follikelreifung finden sich im Östrus, der Brunstperiode, massenhaft abgestoßene verhornte Epithelzellen (sog. **Schollenstadium**). Nach dem Follikelsprung und mit der Ausbildung des Corpus luteum wird die Scheidenschleimhaut wieder dünner und die Schollen verschwinden. An diesen Veränderungen läßt sich das Follikelhormon an vorher kastrierten Tieren nachweisen. Auch beim Menschen findet man Veränderungen an den Epithelzellen der Scheidenschleimhaut, die die Feststellung der jeweiligen **Zyklusphase** ermöglichen; die Veränderungen betreffen besonders die Färbbarkeit der Epithelzellen der Vaginaschleimhaut, die unter Östrogeneinfluß azidophil und unter Progesteroneinfluß basophil werden. In besonderem Maße betreffen die Veränderungen beim Menschen die Uterusschleimhaut. Sie nimmt an Dicke zu, die Drüsen wachsen und strecken sich bis zum Zeitpunkt des Follikelsprunges (sog. **Proliferationsphase**). Nach dem Follikelsprung, also mit der Entwicklung des Corpus luteum, erfolgt die **Sekretionsphase** (oder **Transformationsphase**), die die Uterusschleimhaut für die Einbettung des Eies umwandelt. Kam es nicht zur Befruchtung, so stößt sich etwa 14 Tage nach dem Follikelsprung die stark durchblutete und sezernierende Uterusschleimhaut unter Blutungen ab **(Menstruation)** (Abb. 213 und 121).

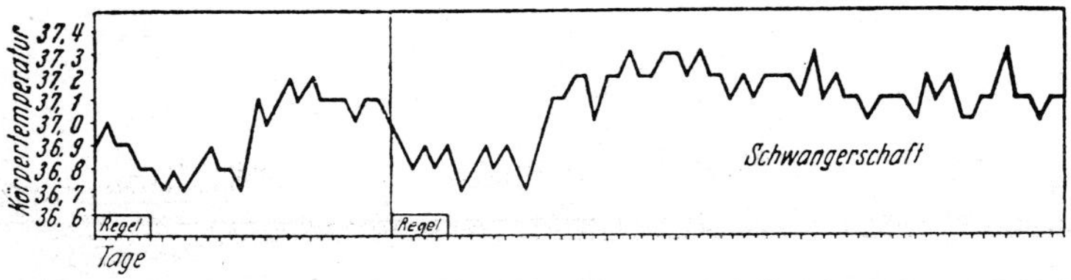

Abb. 214. Verhalten der Basaltemperatur bei normalem Zyklus und bei Gravidität (nach *Döring*).

Die jeweilige Zyklusphase der Frau läßt sich sehr genau auch durch die Messung der morgendlichen Aufwachtemperatur erfassen. Diese sog. Basaltemperatur liegt in der Follikelphase vor der Ovulation unter 36,9° C und steigt 1–2 Tage nach der Ovulation in der Corpus-luteum-Phase über 36,9° C. Bei einer Gravidität bleibt diese Temperaturerhöhung länger (bis zum 4. Monat) bestehen **(Basaltemperaturtest)** (Abb. 214). Die regelmäßige Messung ermöglicht den Nachweis der Ovulation und damit auch des **Konzeptionsoptimums,** allerdings mit der Einschränkung, daß die Ovulation dem Temperatursprung 1–2 Tage vorausgeht. Die Ermittlung des *Konzeptionsoptimums und der sog. unfruchtbaren Tage der Frau* ergibt sich aus den Voraussetzungen, daß die Befruchtungsfähigkeit sowohl des Eies als auch der Spermatozoen von kurzer Dauer ist, so daß die Konzeptionsfähigkeit auf wenige Tage beschränkt ist (s. Abb. 215). Da die postovulatorische Phase eine ziemlich konstante Dauer hat, kann man den Ovulationstermin auch vom Beginn der nächsten Menstruation an zurückrechnen (sog. *Kalendermethode*). Das setzt allerdings den Fall eines konstanten Menstruationsintervalls voraus; je größer dessen Schwankungen sind, desto größer ist naturgemäß die Unsicherheit der Methode.

Unter den **Gestagenen**[1]) ist das **Progesteron** das wichtigste, das sich schon im reifenden Follikel, noch mehr aber nach der Ovulation im Corpus luteum nachweisen läßt **(Corpusluteum-Hormon).** Nach dem Follikelsprung veranlaßt es die bereits erwähnte Sekretionsphase der Uterusschleimhaut und damit deren Vorbereitung für die Einnistung des

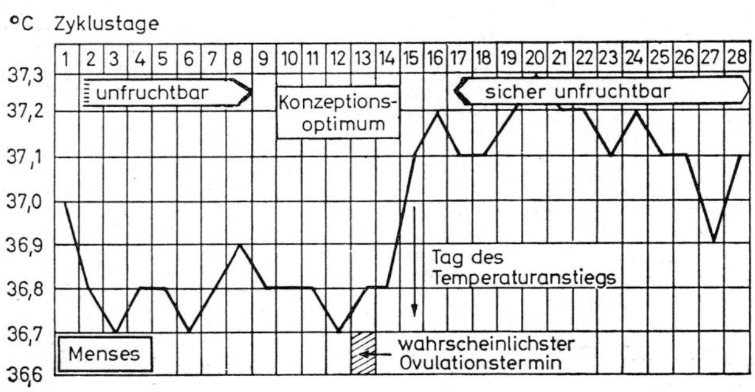

Abb. 215. Basaltemperaturkurve einer geschlechtsreifen Frau. Während der Follikelphase ist die Basaltemperatur niedrig (*„hypotherme Phase"*) mit Werten um 36,7–36,8° C. Im abgebildeten Beispiel steigt die Temperatur am 15. Zyklustag an und bewegt sich während der Gelbkörperphase auf erhöhten Werten um 37,1–37,2° C (*„hypertherme Phase"*). Bei der „strengen Form der Temperaturmethode" rechnet man als unfruchtbar nur die Zeit vom dritten Tag der hyperthermen Phase bis zum Beginn der folgenden Menses, im Beispiel vom 17.–28. Zyklustag (*„sicher unfruchtbare Tage"*). Die postmentruelle Zeitspanne wird von der Menstruation bis sechs Tage vor dem frühesten registrierten Temperaturanstieg gerechnet und ist nicht ganz sicher unfruchtbar (nach *G. K. Döring*).

[1]) gestatio = Schwangerschaft oder Gravidität

befruchteten Eis, die Nidation. Die volle Bedeutung des Progesterons tritt erst bei einer **Gravidität** zutage. So beruht die im Basaltemperaturtest vorliegende Steigerung der Körpertemperatur und ebenso auch die Steigerung von Atmung und Pulsfrequenz nach dem Follikelsprung und in den ersten drei Monaten der Gravidität auf einer zentralen Wirkung des Progesterons. In der Gravidität übernimmt sehr bald die Placenta die Bildung von Progesteron. Die innere Sekretion des Corpus luteum graviditatis überbrückt also sozusagen die Zeitspanne, bis die Placenta in steigendem Maße sowohl Gestagene als auch Östrogene bildet mit den für die Gravidität spezifischen Wirkungen, d. h. das weitere Wachsen der Uterusmuskulatur und die Verhinderung weiterer Eireifungen, Ovulationen und menstruellen Blutungen. Gestagene haben also eine ovulationshemmende Wirkung, aber auch Östrogenzufuhr vermag die Ovulation durch Hemmung der Gonadotropinsekretion zu unterdrücken. Diese Erkenntnisse führten in neuerer Zeit zur Herstellung oral zu verabreichender **Antikonzeptiva,** bei denen Gestagene und Östrogene zusammen verabreicht werden. In der Uterusschleimhaut laufen dann Proliferations- und Sekretionsphase nebeneinander ab, nach Absetzen der Hormonzufuhr erfolgt (ohne eine vorausgegangene Ovulation!) eine menstruationsähnliche sog. Abbruchblutung. – Die Keimdrüsenhormone veranlassen zusammen mit anderen Hormonen in der Gravidität auch den Aufbau der **Brustdrüse** zu einem funktionsbereiten Organ, während die Auslösung der Sekretion der Mamma nach der Geburt, das „Einschießen der Milch“, entscheidend vom luteotropen Hormon der Hypophyse abhängt (s. S. 268), das offenbar während der Gravidität durch die Keimdrüsenhormone gehemmt wird. Östrogene sind in der Natur sehr verbreitet – sie finden sich auch in Keimdrüsen, Blut und Harn männlicher Tiere, ja sogar im Pflanzenreich (Moor!), ebenso wie Androgene auch im Ovarium gebildet werden; das Corpus-luteum-Hormon wird dagegen nur im weiblichen Organismus angetroffen.

Bei der Besprechung der Hypophyse (s. S. 267 f.) wurde schon erwähnt, wie die Entwicklung der Follikel und der Corpora lutea von den Hormonen des Hypophysenvorderlappens gesteuert wird. Mit seiner Entfernung erlischt bei beiden Geschlechtern die Keimdrüsentätigkeit. Hypophyse und Keimdrüsen stehen in tiefgreifenden Wechselwirkungen zueinander: Erlöschen der Keimdrüsentätigkeit bewirkt verstärkte Hypophysentätigkeit und umgekehrt wird bei verstärker Keimdrüsentätigkeit die Sekretion des Hypophysenvorderlappens vermindert. Wir sahen ja oben, daß durch Zufuhr von Gestagenen und Östrogenen neben anderen Wirkungen die Bildung von follikelstimulierendem Hormon der Hypophyse unterbunden werden kann. An diesem Zusammenwirken von Hypophyse und Keimdrüsen sind nervöse Zentralstellen im Zwischenhirn beteiligt. Im Gebiet des Hypothalamus lassen sich bestimmte Areale – allerdings mit unscharfen, sich z. T. überschneidenden Begrenzungen – aufweisen, die für die Sekretion des FSH- bzw. LH-freisetzenden Faktors zuständig sind, ohne die keine Bildung und Ausschüttung der Hypophysenhormone zustandekommt *(releasing factors).* So erklärt sich wahrscheinlich die Regulation der zyklischen Schwankungen in der Sexualfunktion der Frau, und so wird auch deren psychische Abhängigkeit verständlich. Überhaupt steht die Gesamtheit der innersekretorischen Drüsen in solchen tiefgreifenden Wechselwirkungen zueinander, wie das bereits beim Schilddrüsenhormon gezeigt wurde.

Die Nerven

Reiz — Erregung — Reaktion am Erfolgsorgan

Die bisher betrachteten Funktionen des Körpers stehen letztlich alle im Dienste der Aufgabe, den Stoffwechsel des Körpers, das wesentliche Kennzeichen der lebenden Substanz, zu erhalten. Da diese Eigenschaft des Stoffwechsels der gesamten belebten Natur zukommt, pflegt man diesen Teil der Physiologie auch als *Physiologie der vegetativen Funktionen* abzugrenzen von der **Physiologie der animalen Funktionen,** also jenen Fähigkeiten, die im wesentlichen nur dem tierischen Organismus zukommen, mit anderen Worten: der Physiologie der **Ernährung** stellen wir die Physiologie der **Bewegung und Empfindung** gegenüber. Charakteristisch für diese Funktionen ist das Vorhandensein von Nervenbahnen, die Erregungen je nach ihrer Aufgabe zentrifugal oder zentripetal leiten, also (in bezug auf das Gehirn) „efferente" oder „afferente" Nerven sind. Nach eingebürgertem Sprachgebrauch spricht man wohl meist kurz von motorischen und sensiblen Nerven, je nachdem, ob diese Bahnen Bewegung oder Empfindung vermitteln. Zu den motorischen rechnen wir noch die efferenten Nerven hinzu, die nicht einen Muskel, sondern eine Drüse versorgen, also sekretorische Funktion haben. Beim Eintritt in das Rückenmark trennen sich die im gemischten peripheren Nerven verlaufenden Fasern je nach ihrer Funktion, die motorischen verlaufen durch die Vorderwurzeln des Rückenmarks, die sensiblen durch die Hinterwurzeln.

Bei der Betrachtung der Funktionen des peripheren motorischen Nerven wird die Notwendigkeit der Trennung in die drei Begriffe: **Reiz — Erregung — Reaktion am Erfolgsorgan** deutlich (S. 167 f.). Am überlebenden Organ, an dem einfachen Untersuchungsobjekt des Nerv-Muskelpräparats vom Frosch, können wir das anschaulich studieren (Abb. 220)! Die Möglichkeiten der Reizung, der Bestimmung der Erregbarkeit usw. sind die gleichen wie am Herzen, die Methode der Wahl ist auch hier wiederum die elektrische Reizung, da die mechanische, thermische oder chemisch-osmotische Reizung in Reizstärke und Reizzeit schwer abstufbar ist und leicht Schädigungen des Gewebes hinterläßt[1]) (s. S. 171).

Die genauere Untersuchung der **Gesetze einer elektrischen Reizung** ergibt, daß bei einem Stromstoß (s. Abb. 216) außer der Höhe, d. h. der *Intensität* des Stromes, auch seine *Anstiegssteilheit* (s. Abb. 217) von Bedeutung ist. Derselbe Reiz (gleiche Intensität!) kann unwirksam werden, wenn er langsam ansteigt („sich einschleicht"), für die Öffnung des Stromes gilt das gleiche (Fall des „Ausschleichens"). Außerdem ist auch seine *Dauer* von Bedeutung (Abb. 218). Denn unterhalb einer bestimmten Minimalzeit wird ein Stromstoß gleicher Stromstärke unwirksam. Abb. 218 zeigt die Minimalzeiten von drei verschiedenen, gleich wirksamen Stromstößen: je höher die Stromstärke, um so kürzer ist die zugehörige Minimalzeit. Bei Verwendung von *Wechselstrom* vermindert sich mit steigender Frequenz die Dauer der einzelnen Stromstöße, in die wir den Wechselstrom zerlegt denken können. Abb. 219 zeigt die gedachte Zerlegung eines Wechselstromes in einzelne Stromstöße wechselnder Richtung (1–4). Ein hochfrequenter Wechselstrom entfaltet also keine Reizwirkung, wohl aber – wie jeder elektrische Strom in Abhängigkeit von Stromstärke, Widerstand und Dauer der Durchströmung – eine Wärmewirkung (vgl. Heizplatte, Glühbirne, Bügeleisen usw.). Diese heil-

[1]) Eine chemisch-osmotische Reizung muß z. B. bei Gewebsinjektionen vermieden werden, damit das einzuspritzende Mittel weder durch seine chemische Zusammensetzung noch durch seine Konzentration schmerzerregend wirkt.

Abb. 216. Rechteckiger Stromstoß.
S = Schließung,
Ö = Öffnung,
I = Intensität (Stromstärke)

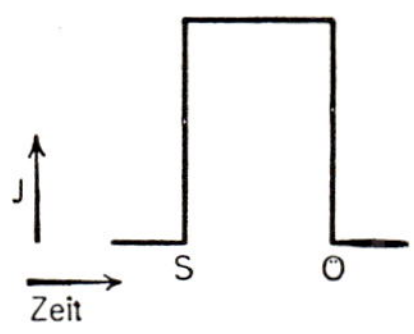

Abb. 217. Einschleichen u. Ausschleichen eines Stromes.

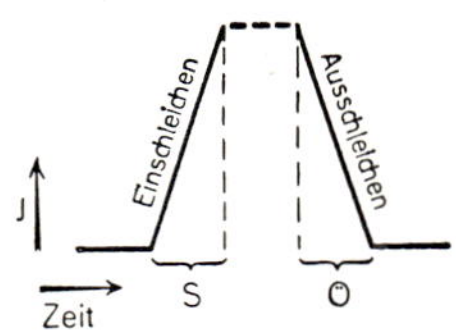

Abb. 218. 3 Stromstöße verschiedener Intensität, bei höherer Stromstärke liegt eine kürzere Minimalzeit vor.

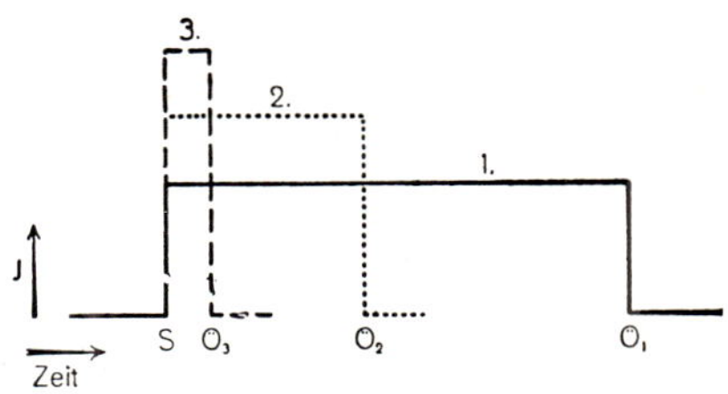

Abb. 219. Zerlegung eines Wechselstroms in einzelne Stromstöße (1–4), S = Schließung, Ö = Öffnung.

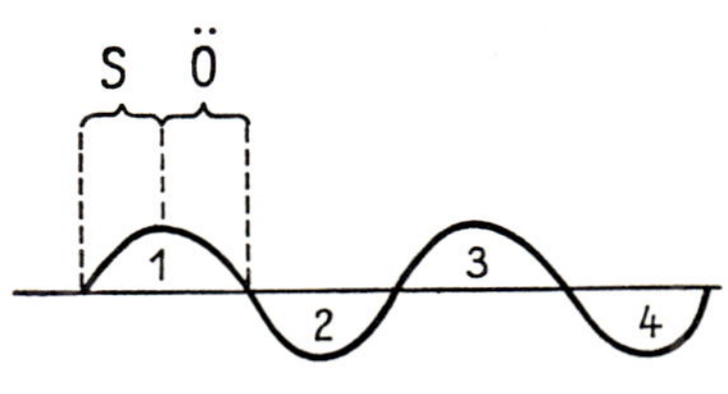

same Wärmewirkung wird bei der **Diathermie** ausgenutzt. – Wenn man die eine der beiden Elektroden punktförmig, die andere großflächig gestaltet, ist die wirksame Stromdichte, d. i. die Stromstärke pro Flächeneinheit, und damit die Wärmewirkung an der punktförmigen Elektrode so groß, daß es an eng begrenzter Stelle zur Verkochung des Gewebes kommt, was in der Chirurgie bei Anwendung des **elektrischen Messers** mit Vorteil ausgenutzt wird.

Am Ort der Reizung entsteht der Vorgang der **Erregung**, der mit meßbarer Geschwindigkeit geleitet wird und auch hier von einem elektrischen Geschehen, dem Aktionsstrom der Nerven, begleitet ist. Beim Übergang von Nerv auf Muskel, an der neuromuskulären Endplatte (Abb. 221), erzeugt deren Erregung eine Erregung des Muskels, als deren äußeres Kennzeichen wir wiederum einen Aktionsstrom und den darauffolgenden mechanischen Vorgang der Zusammenziehung (Kontraktion) des Muskels feststellen können.

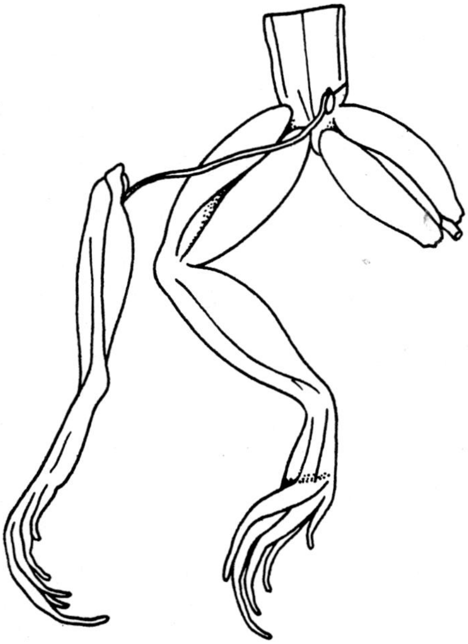

Abb. 220. Herstellung eines Nerv-Muskelpräparates vom Frosch.

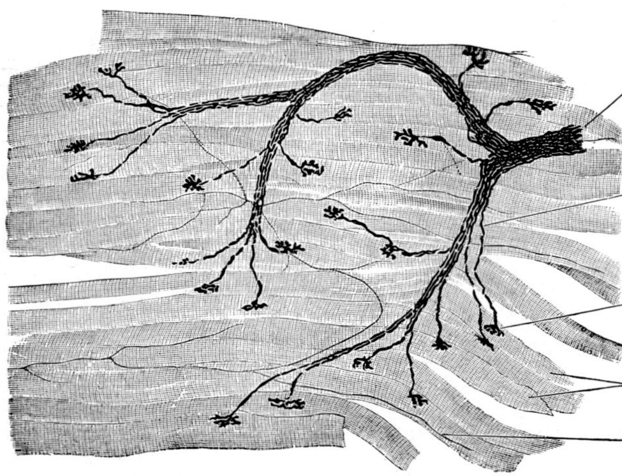

Abb. 221. Quergestreifter Muskel mit seinen Nerven im mikroskopischen Bild *(Stöhr-Möllendorff)*.

Leitungsgeschwindigkeit der Erregung. Leitungsblock. Unermüdbarkeit

Erst 1851 stellte *Helmholtz* fest, daß die **Erregungsleitung** im Nerven nicht, wie man bisher annahm, „blitzschnell wie ein Gedanke" vor sich geht.

Wenn man nämlich in einer langen Nervenstrecke eines Nerv-Muskelpräparats einmal muskelnahe und einmal muskelfern reizt und bei hoher Registriergeschwindigkeit auf einem sich schnell drehenden Kymographion Reizmomente und Muskelzuckungen registriert, so findet man, daß die Kontraktion bei muskelferner Reizung des Nerven später

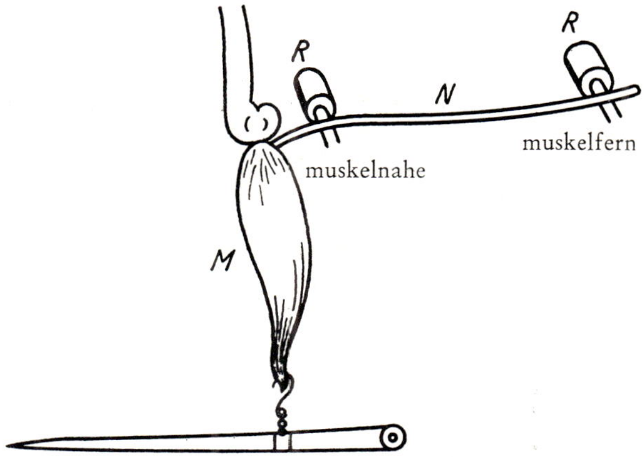

Abb. 222.
Versuchsanordnung zur Bestimmung der Leitungsgeschwindigkeit im Nerven.
M = Muskel,
N = Nerv,
R = Reizelektrode

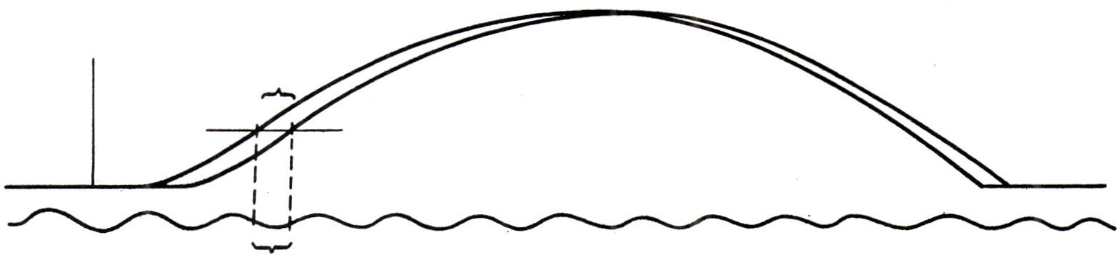

Differenz der Latenzzeiten

Abb. 223. Aufschrift der Muskelzuckungen bei Reizung vom Nerven aus in der Versuchsanordnung der Abb. 222. Zeit in $^1/_{100}$ sec.

einsetzt als bei muskelnaher Reizung. Aus dem Zeitunterschied können wir bei Berücksichtigung der Länge der Nervenstrecke zwischen beiden Reizorten die Geschwindigkeit der Erregungsleitung im Nerven bestimmen (Geschwindigkeit = Weg in der Zeiteinheit) (s. Abb. 222 und 223).

Für einen motorischen Impuls beträgt die **Leitungsgeschwindigkeit** etwa 100 m/sec, also fast 400 Kilometer pro Std.! Die Leitung der Erregung im Nerven ist also ein Vorgang, der Zeit braucht; auch hier finden wir bei Prüfung seiner Temperaturabhängigkeit die Gültigkeit der *van't Hoff*schen Regel, die wir schon beim Herzen kennenlernten (s. S. 169). Daß nervöse Leitungen also mit chemischen Umsetzungen und damit auch mit Zeitverbrauch verbunden sind, macht uns die Prüfung der Reaktionszeit und die Berücksichtigung der sog. „persönlichen Zeit" beim Astronomen verständlich, wenn z. B. der Moment zu markieren ist, in dem ein Stern gerade durch das Fadenkreuz eines Fernrohres hindurchgeht. Interessant ist, daß die Erregungen der einzelnen sensiblen Qualitäten, d. h. von Druck, Temperatur und Schmerz, in bestimmten, verschieden dicken Nervenfasern und mit verschiedener Geschwindigkeit geleitet werden. Die Werte schwanken zwischen 1 m/sec und 120 m/sec.

Der Vergleich der Leitungsgeschwindigkeit im Nerven mit der der Elektrizität – 300 Millionen m je Sekunde – zeigt, daß das Beispiel des elektrischen Kabels ein zwar viel gebrauchter, aber schlechter Vergleich mit dem Nerven ist, besonders auch deshalb, weil wir im Nerven z. B. beim Quetschen mit einer Pinzette eine **Blockierung der Erregungsleitung** erhalten, auch wenn die anatomische Kontinuität erhalten bleibt. Erregung und Erregungsleitung sind eben Lebensprozesse! Die Möglichkeit einer Blockierung der

Erregungsleitung im Nerven verwendet man in der Chirurgie, indem man z. B. in der Achselhöhle oder Leistengegend die dort verlaufenden großen Nervenstämme durch Injektion mit örtlich betäubenden Substanzen umspült und damit vorübergehend sowohl eine motorische Lähmung als auch eine „Leitungsanästhesie“ einer ganzen Extremität hervorrufen kann.

Ein eigenartiges Gift, das Pfeilgift der Indianer, das sog. **Curare,** hat die Wirkung, eine solche Blockierung der Erregungsleitung im ganzen Körper gerade an jenen Stellen hervorzurufen, wo die Erregungen vom Nerven auf den Muskel übergehen. Dringt dieses Gift in die Blutbahn, so erfolgt daher eine zunehmende Lähmung der gesamten willkürlichen Muskeln des Körpers bei erhaltenem Bewußtsein und schließlich qualvoller Tod infolge Erstickung durch Lähmung der Atemmuskeln. Die Erregungsleitung im Nerven und die direkte Erregbarkeit des Muskels bleibt also dabei erhalten, nur die indirekte Reizbarkeit (d. h. vom Nerven aus) ist durch **Blockierung der motorischen Endplatte** am Übergang vom Nerv auf Muskel aufgehoben. Schon normalerweise ist die Endplatte von erheblicher Bedeutung für den Übergang der Erregung vom Nerv auf den Muskel. Dafür spricht schon der hier stattfindende Zeitverbrauch. Es wurde nachgewiesen, daß vom Nerven aus ein chemischer Erregungsstoff (Azetylcholin) freigesetzt wird, der an der Endplatte ein lokales Aktionspotential bewirkt. Dieses Endplattenpotential wirkt dann reizend auf die Muskelfaser und setzt sie so in Erregung.

Durch eine zeitweise Blockierung der Erregungsleitung im Nerven, wie man sie z. B. durch Chloroformdämpfe vornehmen kann, können wir noch eine andere erstaunliche Feststellung machen! Dehnen wir eine solche Blockade über viele Stunden aus und reizen dabei den Nerven des Nerv-Muskelpräparats oberhalb der Blockadestelle unentwegt weiter, so finden wir bei Freigabe der Blockierung selbst noch nach 12 Stunden ein sofortiges Ansprechen des Muskels; das bedeutet, daß unablässig während dieser Zeit Erregungen von der Reizstelle bis zur Blockadestelle geleitet worden sind, daß also ein peripherer Nerv **praktisch unermüdbar** ist. So beweisen auch tagelang dauernde Zahnschmerzen die ununterbrochene Leitung von Schmerzerregungen in denselben Nervenfasern! Was bei längerer Reizung des Nerv-Muskelpräparats versagt, ist der Muskel, während der Nerv einen so geringen Stoffwechsel aufweist, daß eine Ermüdung in ihm erst bei gänzlichem Abschluß von Sauerstoff, also z. B. in einer reinen Stickstoffatmosphäre, nachweisbar ist. Nach völliger Abdrosselung des Blutstroms wird ein Nerv beim Warmblüter allerdings in etwa einer halben Stunde unerregbar, bei Freigabe der Durchblutung stellt sich jedoch die Erregbarkeit schon in einer halben Minute wieder her. Auch nach einigen Stunden kehrt die Erregbarkeit sicher noch wieder. Das ist praktisch wichtig bei Extremitätenabschnürungen, wie sie bei Verblutungsgefahr vorgenommen werden! Man ist übereingekommen, als Höchstdauer einer solchen Extremitätenabschnürung einen Zeitraum bis zu zwei Stunden zuzulassen.

Den minimalen chemischen Umsetzungen im Nerven sowohl in Ruhe als auch bei Erregung entspricht die geringfügige dabei entstehende **Wärme.** Bei einer Reizdauer von 1 sec produziert 1 g Nerv nur etwa 10^{-6} kal.[1]). Bei Reizung des Nerven wird im zugehörigen Muskel ungefähr ein eine Million mal größerer Energiebetrag in Freiheit gesetzt als in ihm selbst frei wird. Die bei der Nervenleitung vor sich gehenden chemischen Veränderungen sind naturgemäß bei der Geschwindigkeit bis zu 120 m/sec schwer analysierbar. Soweit wir wissen, entsprechen sie weitgehend den Stoffwechselvorgängen des Muskels, weisen also auch eine Tätigkeitsphase und eine „nachhinkende“ Erholungsphase auf (s. S. 291).

---

[1]) 1 kal. = $^1/_{1000}$ Kalorie (s. S. 222).

Die Muskeln

Muskelreizung, Erregbarkeit und Latenzzeit

Alle mechanische Arbeit im Körper geschieht durch Muskelkontraktion. Um uns den Vorgang der Muskelkontraktion zu veranschaulichen, greifen wir auch hier wieder am besten auf das einfache Versuchsobjekt eines Froschmuskels zurück (Abb. 224). Ebenso wie wir einen aus dem Körper herausgenommenen Muskel als überlebendes Organ indirekt, d. h. vom Nerven aus reizen können, erhalten wir auch bei direkter Reizung des Muskels eine Zuckung, die auf einer Rußtrommel registriert werden kann (Abb. 225). Zu dieser **Reizung** kann man mechanische Einwirkungen (Schlag, Stoß), chemische Stoffe, thermische Reize und die besonders geeigneten elektrischen Reize verwenden. Diese bevorzugen wir deshalb, weil sie besonders leicht nach Reizstärke und Reizdauer abstufbar sind und die geringsten Schädigungen hinterlassen. Die Eigenschaft des Muskels, durch Reizung in einen Zustand besonderer Aktivität, nämlich vom Zustand der Ruhe in den Zustand der Erregung überzugehen, heißt Reizbarkeit oder Erregbarkeit. Die **Erregbarkeit** ist definiert durch den reziproken Wert des Schwellenreizes (s. S. 171 f.). Der Reiz löst die Erregung aus, welche ihrerseits den Vorgang der Kontraktion in Gang setzt. Läßt man einen wirksamen elektrischen Reiz auf einen Muskel einwirken, so liegt zwischen dem Reizmoment und dem Beginn der Kontraktion eine Zeitspanne, die als mechanische **Latenzzeit** bezeichnet wird, in der also mit Zeitverbrauch das äußere physikalische Geschehen, der Reiz, selbst wenn er momentan wie der elektrische Reiz den Muskel seiner ganzen Länge nach durchsetzt, in das biologische Geschehen des Kontraktionsvorgangs umgewandelt wird. In dieser Latenzzeit finden wichtige Prozesse statt, welche sich zwischen Reiz und Verkürzungsbeginn einschieben. Es handelt sich um Ionenverschiebungen durch den elektrischen Strom, um das Einsetzen des Erregungsvorganges und um Umlagerungen der Eiweißmoleküle des Muskels zu Beginn des Verkürzungsvorgangs. Zur Messung dieser Latenzzeit registriert man den Verkürzungsvorgang des Muskels auf einer schnellaufenden Rußtrommel (Kymographion) und markiert gleichzeitig den Zeitpunkt der Reizung auf der Kurve. In die so ermittelte Latenzzeit geht natürlich auch

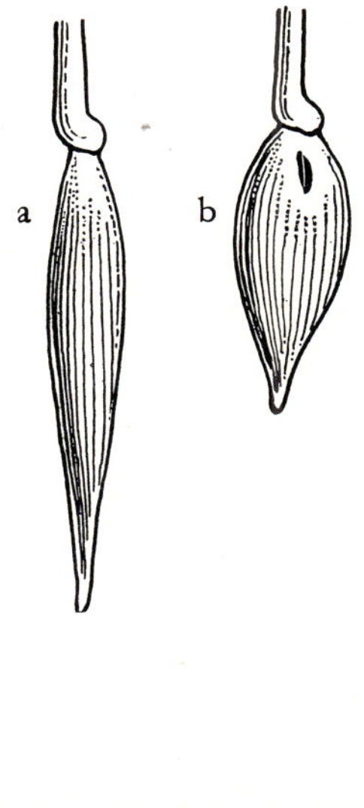

Abb. 224. a) erschlaffter (ruhender), b) kontrahierter Muskel.

die Zeit ein, die durch die Trägheit des Registrierinstruments bedingt ist. Bei Bestimmung mit feineren Methoden und unter Berücksichtigung der „Latenz des Registrierinstruments" ergibt sich die **wahre Latenzzeit** für den quergestreiften Muskel mit etwa $^1/_{1000}$ sec.

Die Erregungsleitung im Muskel

Die Skelettmuskelfaser geht zunächst nur am Reizort in den Zustand der Erregung über. Weder bei künstlicher noch bei natürlicher Reizung wird die ganze Faser gleichzeitig vom Reiz getroffen und in Erregung versetzt. Die Erregung beginnt vielmehr örtlich an umschriebener Stelle und breitet sich von da aus schnell über die ganze Faser durch den Vorgang der Erregungsleitung aus. Das ist wichtig, da ihr der natürliche Reiz vom Nerven her in der Regel nur an wenigen Stellen zufließt, nämlich an den motorischen Endplatten des Nerven (Abb. 221). Die Geschwindigkeit der **Erregungsleitung** beträgt im Skelettmuskel des Menschen etwa 4–5 m/sec. Die Muskelfaser besitzt dabei die Fähigkeit zur doppelsinnigen Leitung, d. h. zur Fortleitung der Erregung und Kontraktion nach beiden Richtungen. Da die einzelne Erregungswelle nur eine sehr kurze Dauer hat und sehr schnell weiterwandert, ist es bei langen Fasern möglich, daß mehrere Kontraktionswellen auf ihr Platz haben. Der Mechanismus der Erregungsleitung im Muskel ist ein elektrischer. Er entspricht dem, was im Nervenkapitel ausgeführt wurde. Die Erregungs- und Kontraktionswelle greift von einer Skelettmuskelfaser nie auf die benachbarte Faser über. Jede Faser bedarf vielmehr eines eigenen Anstoßes, sowohl bei der künstlichen Reizung als auch bei der Erregung vom Nerven her („isolierte Leitung").

Als **„motorische Einheit"** betrachtet man die motorische Vorderhornzelle des Rückenmarks mit dem zugehörigen Achsenzylinder und den davon innervierten Muskelfasern. Die Anzahl der Muskelfasern, die zu einer motorischen Einheit gehört, wechselt stark, bei den Extremitätenmuskeln zwischen 500 und 2000 Fasern, bei den mit besonders großer Präzision arbeitenden Augenmuskeln beträgt sie nur etwa 17 Fasern pro Einheit.

Die isometrische und isotonische Muskelzuckung

Diejenige Eigenschaft, welche die Muskelfaser vor allen anderen Gewebselementen des Körpers auszeichnet, ist die **Kontraktilität.** Die Muskelkontraktion kann sich, wie schon im anatomischen Teil gezeigt wurde, vorwiegend in einer Verkürzung (einer Längenänderung) oder auch in der Entwicklung von Spannung äußern. Das läßt sich im Experiment in der Anordnung der Abb. 225 gut beobachten. Wir können den Muskel entweder nur an seinem einen Ende befestigen und das andere höchstens mit einem leichten Hebel zum Zweck der Registrierung verbinden; dann ist der Muskel in der Lage, als Folge der Reizung seine Länge zu verändern, sich also ohne besondere Spannungsänderung zu verkürzen. Eine solche Zuckung nennt man wegen der gleichbleibenden Spannung eine **isotonische**. Die Bewegungen der Gliedmaßen beim Gehen, Springen, Armheben, Rumpfbeugen und dergl. sind vorwiegend solche Verkürzungskontraktionen. Die andere Möglichkeit ist die, daß wir den Muskel an beiden Enden fixieren, so daß er nicht mehr in der Lage ist, seine Länge zu ändern. Dann erfolgt eine **isometrische Kontraktion,** bei der also nur eine Vermehrung der Spannung im Muskel auftritt. Wenn wir an uns selbst Ursprungsort und Ansatzstelle eines Muskels fixieren (z. B. den Arm versteifen), können wir uns eine derartige isometrische Kontraktion anschaulich machen (z. B. auch in den Kaumuskeln gut fühlbar; denn der M. masseter preßt die Gebißhälften beim Kauakt aufeinander, ohne die Befestigungspunkte des Muskels einander nähern zu können). Solche

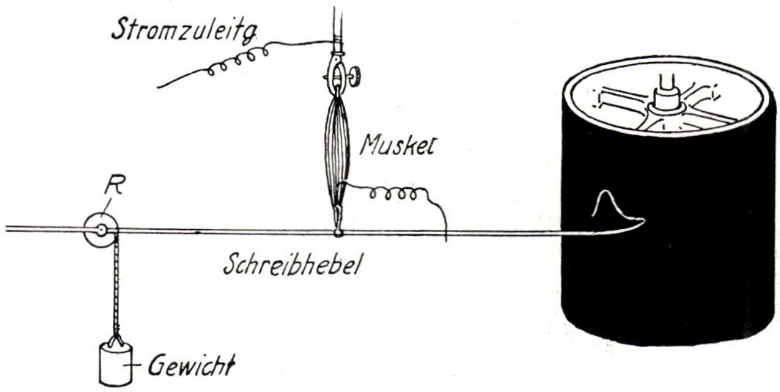

Abb. 225. Anordnung zur Registrierung isotonischer Muskelzuckungen mittels Schreibhebel auf einer berußten Trommel (sog. Kymographion).

isometrischen Kontraktionen, also Kraftentwicklung ohne Verkürzung, liegen der sog. Haltearbeit (oder statischen Arbeit) zugrunde. Die Feststellung des Kopfes durch die Halsmuskeln, die Feststellung des Rumpfes in den Hüftgelenken und dergl., kurz gesagt, alle Haltefunktionen beruhen auf Spannungskontraktionen. Da z. B. die Schwerelinie des Körpers vor die Achse der Sprunggelenke fällt, muß die senkrechte Körperstellung durch dauernde Anspannung der Wadenmuskulatur aufrechterhalten werden. Von Bedeutung ist weiter in diesem Zusammenhang, daß sich unsere Skelettmuskeln normalerweise stets im Zustand einer sogar recht erheblichen *Vordehnung* befinden; das zeigt die Tatsache, daß der Muskel bei einem Sehnenabriß zusammenschnurrt. Mit der Vordehnung nimmt die Längenänderung bei isotonischer Kontraktion und ebenso auch die Spannungsänderung bei isometrischer Kontraktion zu, m. a. W. das isotonische und das isometrische Maximum der Muskelkontraktion wird größer.

Die Einzelzuckung und deren Summierung

Die Dauer einer einzelnen **Zuckung** erweist sich als recht kurz und beträgt beim Frosch etwa 0,1 sec. Man vergleiche damit die Werte für den Herzmuskel von 1 sec (beim Menschen etwa $^1/_5$ sec) und für den glatten Muskel mit 50–100 sec! Die Form der Einzelzuckung zeigt einen aufsteigenden Kurvenschenkel (Verkürzung), einen Gipfel und einen absteigenden Schenkel (Erschlaffung). Den Grad der Verkürzung, die **Hubhöhe,** können wir leicht mit der angegebenen Methode ermitteln und finden sie abhängig von der Temperatur, der Reizstärke, der Faserlänge und der Belastung. Bei tiefen Temperaturen verläuft die Zuckung langsamer und bei höheren Temperaturen entsprechend rascher. Daß die Länge einer Muskelfaser für die erreichbare Hubhöhe von Bedeutung ist, ist leicht einzusehen. Je länger eine Faser ist, um so stärker kann sie sich verkürzen. Die maximale prozentuale Verkürzung eines Muskels beträgt etwa 50% seiner Ruhelänge. Wenn umfangreiche Bewegungsausmaße, also ausgiebige Exkursionen nötig sind, ist daher ein langer Muskel zweckmäßig. Die Abhängigkeit von der Reizstärke zeigt uns, daß der Muskel ganz anders reagiert, als wir es beim Herzmuskel kennengelernt haben (s. S. 172). Sonst wäre ja auch die **Abstufbarkeit** unserer Bewegungen – für die Empfindungen gilt das gleiche! – nicht möglich. Allerdings ist es heute gesichert, daß der Vorgang in der einzelnen Muskelfaser und auch der Erregungsvorgang der Nervenfaser dem Alles-oder-Nichts-Gesetz folgt. Die Abstufbarkeit einer Bewegung erklärt sich dann so, daß sich bei starken Kontraktionen mehr Muskelfasern schneller nacheinander betätigen (**örtliche und zeitliche Summierung**), daß sich also die Zahl der tätigen Muskelfasern ändert und die

Häufigkeit der Erregungen verschieden ist. Bei Anwendung maximaler Reize erhält man sog. **Maximalzuckungen,** deren Hubhöhe nicht weiter durch Reizverstärkung gesteigert werden kann, weil dann eben bereits alle Fasern beteiligt sind. Bei der willkürlichen Innervation sind solche maximalen Zuckungen niemals erreichbar, sondern es finden sich immer noch neben tätigen Fasern auch ruhende. Bei reflektorischen Kontraktionen kann allerdings die Zahl der tätigen Muskelfasern und die Kraft der Kontraktion so groß werden, daß sogar Muskelabrisse eintreten können.

Muskelarbeit, Muskelermüdung und Muskelkraft

Schließlich ist das Ausmaß der Hubhöhe noch von der Belastung des Muskels abhängig. Sie nimmt natürlich mit steigender Belastung ab. Die Abnahme erfolgt jedoch nicht so, daß z. B. bei einer Verdopplung des angehängten Gewichts die Hubhöhe auf die Hälfte absinkt, sondern die Verminderung der Hubhöhe ist wesentlich geringer. Daraus folgt, daß mit steigender Belastung das **Produkt aus Gewicht × Hubhöhe, die Arbeit des Muskels** – gemessen in mkg[1]) – größer wird. Der belastete Muskel arbeitet also – natürlich bis zu einer gewissen Grenze – ökonomischer als der unbelastete. Eine weitere aus dem täglichen Leben allbekannte Erscheinung wird durch die graphische Aufschrift der Kontraktionen des isolierten Muskels veranschaulicht: bei fortdauernder Reizung sehen wir, wie die Hubhöhen allmählich absinken. Der Muskel ermüdet, kurze Ruhepausen lassen ihn sich bald wieder erholen, jedoch versagt er schneller als zuvor. Am Menschen pflegt man solche **Ermüdungskurven** mit dem **Ergographen** aufzuschreiben (Abb. 226, 227), wobei natürlich Belastung, Reiztempo, Erholungspausen und Übung eine große Rolle spielen. Nach dem Takt eines Metronoms wird dabei z. B. von einem Finger ein bestimmtes Gewicht rhythmisch gehoben und gesenkt, und der Weg, den dieses Gewicht beschreibt, auf einer berußten Trommel aufgeschrieben (Arbeit = Gewicht × Hubhöhe).

Wenn man die Belastung eines Muskels weiter steigert, so daß die Hubhöhe gerade eben = 0 wird, hat man am isolierten Organ damit die Möglichkeit, die Kraft eines Muskels zu ermitteln. Die **Muskelkraft** wird also **in kg** gemessen und stellt das Gewicht dar, das der Muskel gerade eben noch oder nicht mehr von seiner Unterlage abheben kann. Sahen wir oben, daß das Ausmaß der Verkürzung begreiflicherweise von der Faserlänge abhängig ist, so finden wir, daß die Muskelkraft durch die **Zahl** der vorhandenen Fasern bedingt ist; es werden daher Muskeln mit parallel gestellten langen Fasern eine größere Hubhöhe aufweisen, während Muskeln mit schräg gestelltem Faserverlauf, also mit kurzen Fasern in gefiederter Anordnung, eine größere Kraft entwickeln. Wir beziehen deshalb die Muskelkraft auf den *physiologischen Querschnitt,* d. h. die senkrecht zur Faserrichtung gelegte Ebene, da wir dadurch die Anzahl der Fasern erfassen. Auf den Quadratzentimeter dieser Fläche bezogen beträgt dann die **absolute Muskelkraft** beim Menschen etwa 6 kg. Bei einer Adynamie (s. S. 270) ist dieser Wert herabgesetzt.

[1]) heute meist in mkp (meter-kilopond) angegeben.

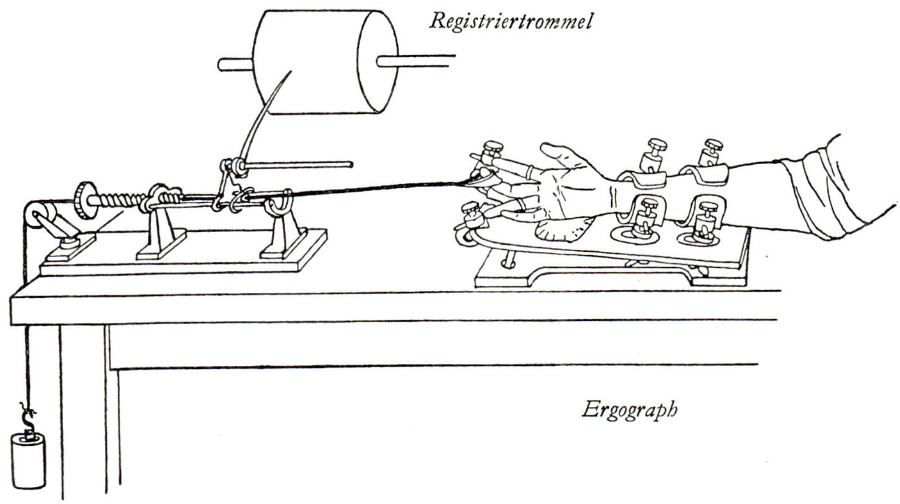

Abb. 226. Ergograph zur Aufschrift einer Muskelarbeit (ein bestimmtes Gewicht wird rhythmisch nach dem Schlag eines Metronoms gehoben und die Hubhöhe auf einer Rußtrommel registriert, s. Abb. 227).

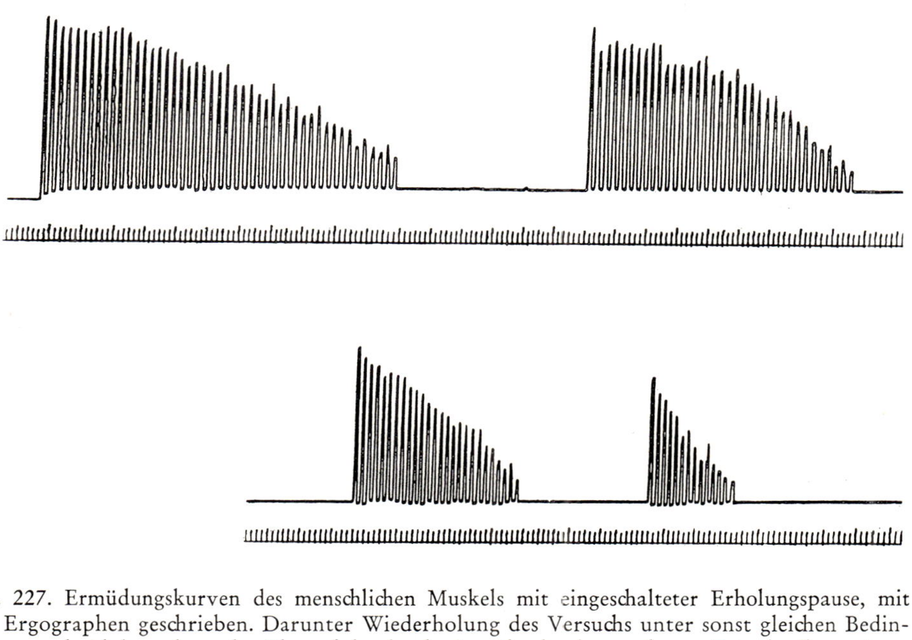

Abb. 227. Ermüdungskurven des menschlichen Muskels mit eingeschalteter Erholungspause, mit dem Ergographen geschrieben. Darunter Wiederholung des Versuchs unter sonst gleichen Bedingungen nach Abdrosselung der Blutzufuhr durch eine Blutdruckmanschette. Zeitschreibung 1 sec (Orig).

Tetanus, Elektromyogramm und Muskelton

Die einzelne Muskelzuckung ist von relativ kurzer Dauer. Für einen recht kleinen Zeitabschnitt vor Beginn des Kontraktionsvorgangs ist die Muskelfaser völlig unerregbar für einen zweiten Reiz, m. a. W.: die **Refraktärphase** der quergestreiften Muskelfaser ist sehr kurz, sie beträgt etwa 1 msec und endet schon zu Beginn der Kontraktionskurve. Das gestattet im Experiment, auf eine im Ablauf befindliche Kontraktion eine zweite Kontraktion aufzusetzen, wenn man im Anstieg oder auf dem Gipfel der Kontraktionskurve einen zweiten Reiz einwirken läßt. Die zweite Kontraktion setzt sich dann auf die erste so auf, daß es zu einer Vergrößerung der Hubhöhe kommt, die Einzelzuckungen summieren sich. Läßt man auf den zweiten Reiz einen dritten und vierten folgen, so tritt eine weitere **Summation der Hubhöhen** ein. Läßt man schließlich die Reize in schneller Folge auf den Muskel einwirken, so wird er in einen Zustand der Dauerkontraktion versetzt, den wir als **Tetanus** bezeichnen. Bei ausreichend hohen Reizfrequenzen kann eine vollständige Verschmelzung der Einzelzuckungen erzielt werden (**glatter oder vollständiger Tetanus**). Bei geringerer Reizfrequenz sind die Einzelzuckungen noch erkennbar (**unvollständiger Tetanus**) (Abb. 228). **Alle unsere Willkürbewegungen sind solche tetanischen Kontraktionen vom Typus des vollständigen Tetanus:** hinter dem glatten Ablauf einer Bewegung verbirgt sich in Wirklichkeit eine diskontinuierliche frequente Tätigkeit des Muskels. Da die Einzelzuckungen in einer solchen Kurve wegen der hohen Reizfrequenz nicht mehr erkennbar sind, die Kurve also mechanisch glatt verläuft, müssen wir nach anderen Vorgängen suchen, um diese Diskontinuität (Rhythmizität) der Vorgänge bei der Willkürkontraktion zu erweisen. Dazu dient vor allem die Aufzeichnung der jede Einzelzuckung begleitenden Aktionsströme. Sowohl im Nerven *(Elektroneurogramm)* als auch im Muskel (**Elektromyogramm**) haben sie eine hohe Frequenz bis zu 100–150 Einzelimpulsen je Sekunde, wie an den zackenförmigen Oszillationen bei der Aufschrift mit einem geeigneten Galvanometer erkennbar ist (Abb. 229)[1]. Auch noch ein anderes Be-

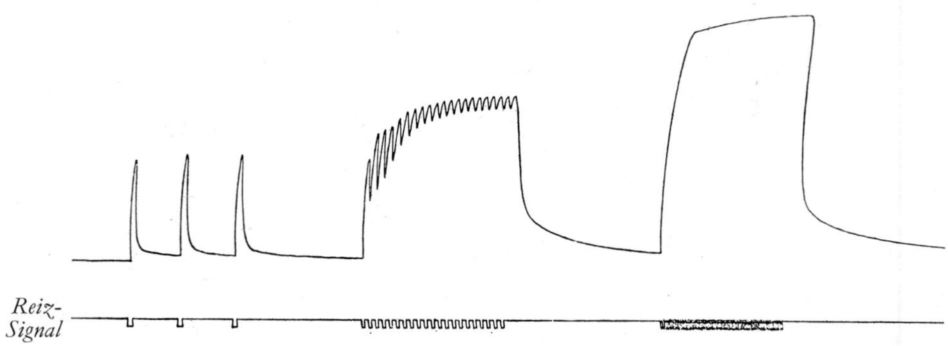

Abb. 228.

[1]) Die Versuche *Galvanis* über die „tierische Elektrizität" (1791) und ihre Fortführung und physikalische Deutung durch *Volta* waren der Ausgangspunkt der Elektrizitätslehre überhaupt! – Auch die Schläge der schon im Altertum bekannten elektrischen Fische sind nichts anderes als besonders starke Aktionsstromentladungen, denen wie bei einer Akkumulatorenbatterie Spannungen von mehreren 100 Volt zugrunde liegen.

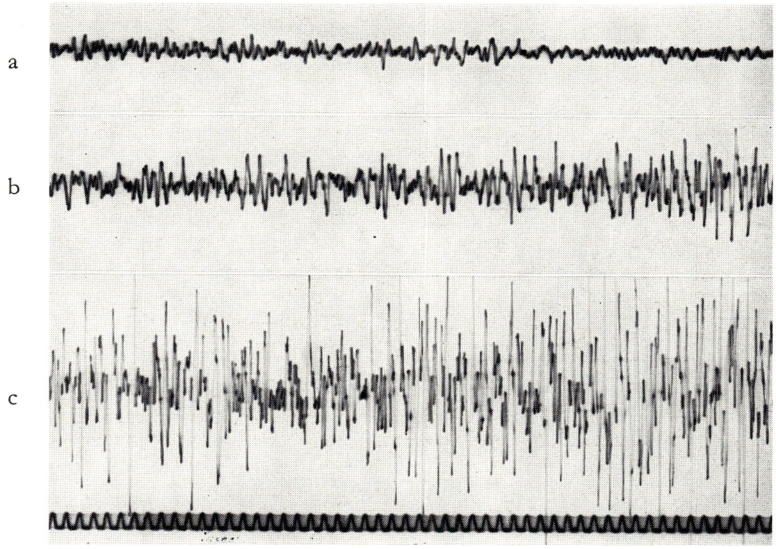

Abb. 229. Muskelaktionsströme beim Menschen (Elektromyogramm)
a) kontraktiler Ruhetonus, b) Einsetzen einer Willkürkontraktion, c) maximale Kontraktion. Zeitschreibung $^1/_{50}$ sec (Orig.).

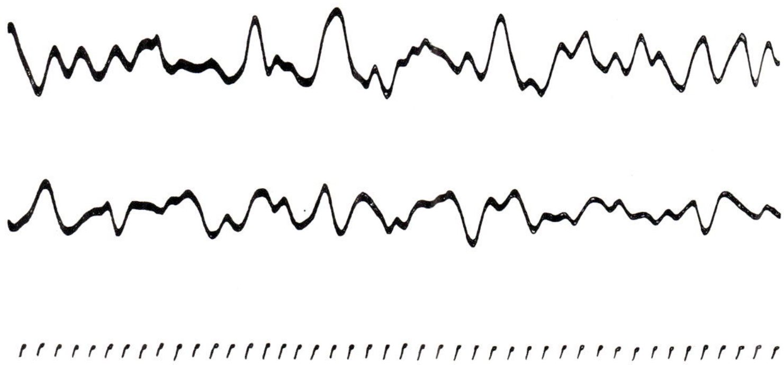

Abb. 230. Schallaufschrift des Muskeltons des Menschen bei Willkürkontraktion, Zeitschreibung in $^1/_{100}$ sec (vgl. Abb. 142 und 287) *(W. Trendelenburg und E. Schütz)*.

gleitphänomen der Muskelkontraktion zeigt uns die Diskontinuität des Tetanus. Wenn eine tetanische Kontraktion sich aus maximal 100–150 Einzelaktionen zusammensetzt, so muß auch in der entsprechenden Frequenz die umgebende Luft erschüttert werden und sich dadurch ein Geräusch, der sog. **Muskelton,** in entsprechender „Ton"höhe ergeben. Man kann sich leicht von diesem jede Kontraktion begleitenden Muskelton überzeugen, wenn man die sich stark kontrahierenden Armmuskeln dicht an die Ohrmuschel preßt oder bei mit den Fingern verschlossenen Gehörgängen die Kaumuskeln innerviert (Abb. 230).

Die Stoffwechselvorgänge bei der Muskelkontraktion

a) Die anoxydative Phase

Die im Muskel stattfindenden chemischen Umsetzungen sind in ihren Grundzügen klargestellt. Schon bei der Besprechung des Stoffwechsels sahen wir, daß die Kohlenhydrate die Quelle der Muskelkraft sind (s. S. 227). Die Energie in den Kohlenhydraten ist jedoch für die Muskeltätigkeit nicht rasch genug verfügbar. Die **erste Energiebereitstellung** erfolgt bereits aus der Umwandlung von **Adenosintriphosphorsäure (ATP)** in Adenosindiphosphorsäure *(ADP)* und ein Molekül Phosphorsäure (1. in Abb. 231). Um den ATP-Vorrat zu erhalten, ist eine Resynthese von ADP in ATP erforderlich. Die hierzu nötige Energie kann rasch aus dem Zerfall von **Phosphokreatin** in Kreatin und Phosphorsäure geliefert werden. Ist wieder genügend ATP vorhanden, so wird mit ihrer Zerfallsenergie andererseits auch das Phosphokreatin resynthetisiert. Diese gegenseitige Ergänzung von ATP und Phosphokreatin wird als *Lohmannsche Reaktion* zusammengefaßt (s. hierzu und zu den folgenden Ausführungen Abb. 231!). In der Hauptsache wird der ATP-Vorrat jedoch bei dem stufenweisen **Abbau des Glykogens** aufgefüllt, das den dritten Energiespeicher darstellt (3. in Abb. 231). Die wichtigste der dabei erfolgenden Zwischenreaktionen ist die Kopplung von Phosphorsäure an Zucker (sog. phosphorylierte Zwischenstufe). Die zur Phosphorylierung verwandte Phosphorsäure wird während des weiteren anoxydativen Abbaus des Zuckers nicht mehr benötigt und steht wieder zur Auffüllung des ATP-Vorrats zur Verfügung (Substratphosphorylierung). Wegen der vielen dabei stattfindenden Zwischenreaktionen erfordert dieser Prozeß allerdings mehr Zeit als die Auffüllung des ATP-Vorrats aus dem Phosphokreatin-Zerfall. Es ergibt sich aus diesen Zusammenhängen die grundsätzlich wichtige Feststellung, daß der Muskel auch ohne Sauerstoff (anoxydativ oder anaerob) Arbeit leisten kann; denn auch der Abbau des Glykogens bis zur Brenztraubensäure findet anoxydativ statt, wobei dann die Brenztraubensäure zu Milchsäure reduziert werden kann. Der Muskel bleibt also auch ohne Sauerstoffverbrauch unter Säurebildung arbeitsfähig.

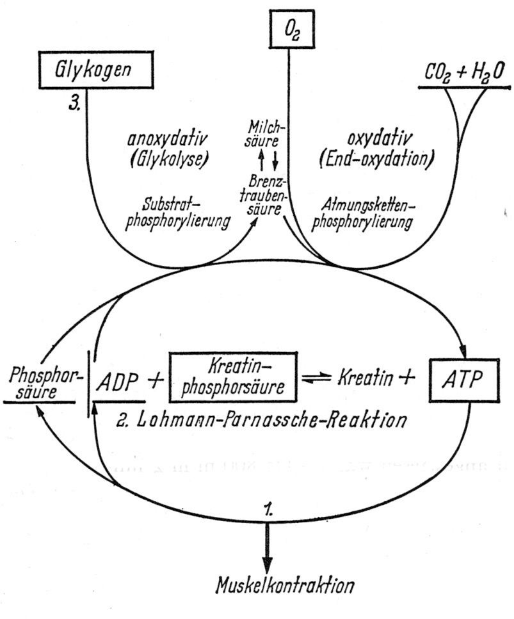

Abb. 231. Grundzüge der chemischen Umsetzungen im Muskel (Orig.).

b) Die oxydative Phase und die Sauerstoffschuld

In Gegenwart von Sauerstoff werden Brenztraubensäure (und Milchsäure) dann weiter oxydativ, d. h. unter Sauerstoffverbrauch abgebaut. Auch bei den oxydativen Abbauvorgängen wird die Oxydationsenergie dazu verwandt, aus ADP und freiem Phosphat ATP zu resynthetisieren (sog. Atmungskettenphosphorylierung). Der Muskel entnimmt dem durchströmenden Blut den Sauerstoff zum großen Teil erst nach der Kontraktion, man sagt: die **„Sauerstoffschuld"** an den Muskel wird erst nachträglich getilgt, wenn die Oxydation der entstandenen Säuren stattfindet. Bei der Betrachtung der Höhenphysiologie sahen wir schon die Schwierigkeit, daß wir Sauerstoff im Gegensatz zu den Nährstoffen nicht in unserem Körper speichern können. Bei dem erhöhten Sauerstoffbedarf während körperlicher Arbeit wird diese Schwierigkeit also z. T. dadurch umgangen, daß während der Arbeit eine Sauerstoffschuld eingegangen wird, die erst nach der Arbeit in der oxydativen Phase abgetragen wird. Namentlich beim Kurzstreckenlauf ist diese Sauerstoffschuld zur Erzielung der Leistung der wichtigste Faktor[1]). Durch die indirekte Kalorimetrie, also aus dem Sauerstoffverbrauch das Ausmaß der Umsetzungen im Körper zu ermitteln, ist unter körperlicher Arbeit wegen der anoxydativen Phase des Muskelstoffwechsels also nur dann möglich, wenn diese „Nachatmung" nach der Arbeit mit in die Untersuchung einbezogen wird!

Da die Sauerstoffzufuhr nicht immer dem Bedarf entspricht, ist es von größter Bedeutung, daß **anaerobe Energiereserven** im Muskel zur Bedarfsdeckung herangezogen werden können, und zwar der geringe ATP-Vorrat, der etwas größere an Phosphokreatin und der größte an Glykogen (bis Brenztraubensäure bzw. Milchsäure). Allerdings ist der Energiegewinn aus dem anaeroben Abbau der Kohlenhydrate gering gegenüber dem aus dem **aeroben Abbau der Brenztraubensäure,** daher stellen die großen Glykogenvorräte und deren oxydativer Abbau die Quelle für die weiteren Energiebereitstellungen dar. Während der gesamte Phosphatgehalt des Muskels konstant bleibt, muß der Vorrat an Glykogen immer wieder durch Glukosezufuhr aufgefüllt werden (Blutzucker, Leber, Nahrung).

c) Die Wärmebildung im Muskel

Nach dem, was wir über die Beziehungen zwischen chemischen Stoffwechselumsetzungen und **Wärmebildung** kennengelernt haben, werden wir auch beim Muskel erwarten, daß diese sich in zwei Phasen abspielt, und zwar eine mit der Kontraktionsdauer übereinstimmende **initiale Wärmebildung,** der eine „verzögerte Wärmebildung" nachfolgt. Die Verkürzung ist als der eigentlich aktive, energieverbrauchende Prozeß anzusehen, da die Erschlaffung nicht mit einer zusätzlichen Wärmebildung einhergeht. Bei tetanischer Rei-

---

[1]) Die O_2-Aufnahme bei angestrengter Arbeit beträgt etwa 4 l pro min (s. S. 228). Ein Kurzstreckenläufer erreicht nach 100 m bereits eine O_2-Schuld von 8 l; das entspricht einer maximal möglichen Arbeit von 2 min Dauer, wenn der O_2-Bedarf durch gleichzeitige Belieferung vom Blut her gedeckt wird. In Wirklichkeit werden 100 m aber in 10–11 sec geleistet. Das bedeutet, daß der Mensch durch die Möglichkeit, eine O_2-Schuld einzugehen, imstande ist, sich kurzfristig etwa 10mal so heftig anzustrengen, als er es könnte, wenn er lediglich auf den Gleichlauf von Sauerstoffzufuhr und Arbeit angewiesen wäre. – Da 800 m in 2 min gelaufen werden, beträgt die größte Sauerstoffmenge, die in dieser Zeit verbraucht werden kann, 8 l. Die gesamte erforderliche Sauerstoffmenge beträgt aber dafür 24 l, folglich wird eine Schuld von 16 l eingegangen. Auch beim 5000-m-Lauf, der in 15 min gelaufen wird, beträgt der Vorschuß auf verspätete O_2-Zufuhr immer noch 20% des Gesamtverbrauchs (größte Aufnahmefähigkeit in 15 min: 60 l, maximal mögliche Sauerstoffschuld: 16 l).

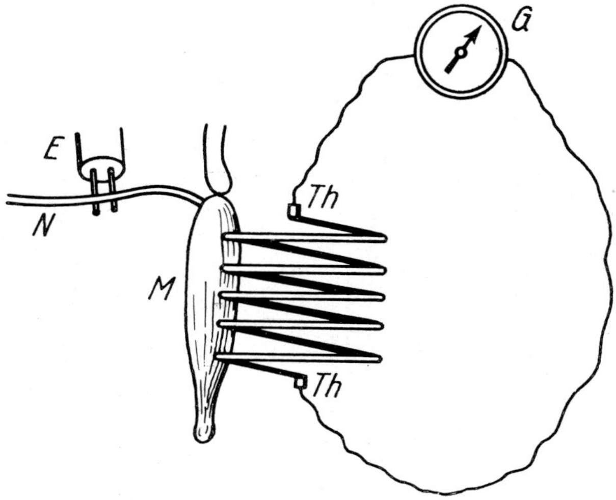

Abb. 232. Thermoelektrische Versuchsanordnung zum Nachweis der Wärmebildung bei der Muskelzuckung. N = Nerv, E = Reizelektrode, M = Muskel, Th = Thermoelement (die eine Lötstellenreihe befindet sich am Muskel, die andere in Luft), G = Galvanometer.

zung ist natürlich die Unterhaltung der Kontraktion (Plateau der Zuckungskurve) mit Wärmebildung verbunden. Dieser unter aeroben und anaeroben Bedingungen gleichgroßen initialen Wärmebildung, die also nicht oxydativen Ursprungs sein kann, folgt die **verzögerte Wärmebildung,** die langsam danach (nach erfolgter Erschlaffung) auftritt und als **Erholungswärme** bezeichnet wird. Sie ist unter anaeroben Bedingungen geringfügig und unter aeroben Bedingungen wegen ihrer langen Dauer in ihrer Gesamtwärme etwa ebenso groß wie die während der Kontraktion entwickelte. Tatsächlich entspricht einer nur wenige Sekunden dauernden Reizung des Muskels eine Wärmeproduktion von mehreren Minuten. Auch am isolierten Muskel ist das mit Hilfe der **thermoelektrischen Methode** nachweisbar (s. Abb. 232). Diese beruht darauf, daß die Lötstellen zweier verschiedener Metalle, wenn sie verschiedene Temperatur haben, einen schwachen elektrischen Strom liefern. Es ist eine außerordentlich mühsame Arbeit gewesen, genügend empfindliche Thermoelemente und ausreichend schnell reagierende Galvanometer zu entwickeln, um den zeitlichen Ablauf dieser Wärmeproduktion einigermaßen getreu zu erfassen. Der zeitliche Ablauf solcher Vorgänge ist mit solchen physikalischen Mitteln natürlich grundsätzlich eher mit Aussicht auf Erfolg erfaßbar als auf dem Weg der chemischen Analyse. Außer der Ermittlung des zeitlichen Ablaufs der Energieumwandlungen im Muskel ist es das Ziel solcher Wärmemessungen, den **Wirkungsgrad** der Muskeltätigkeit festzustellen, d. h. das Verhältnis der als mechanische Arbeit in Erscheinung tretenden Energie zu der umgesetzten Gesamtenergie (s. S. 227). Der Wirkungsgrad der Muskulatur ergibt sich dabei mit 25–35%. Die stärkste Wärmeentwicklung im Muskel findet bei der isometrischen Betätigungsform statt, wenn er also an der Verkürzung gehindert wird und nur Spannung entwickeln kann. Darum zeigen auch „Schwerathleten“ stärkere Wärmeproduktion (Schweißausbruch!) als „Leichtathleten“; denn bei der schwerathletischen Arbeit spielen isometrische Kontraktionen die Hauptrolle. Die Bedeutung von Muskelspannung und -kontraktion für die Temperaturregulation wurde bereits auf S. 229 abgehandelt.

Die Feinstruktur des Muskels und der Kontraktionsvorgang

Das kontraktile Element der Muskelfasern stellen die **Muskelfibrillen** dar. Das Protein des Fibrillenapparates, an dem sich die Verkürzung abspielt, besteht im wesentlichen aus parallel zueinander liegenden Filamenten aus **(L-)Myosin** und **Aktin.** Die **Querstreifung** der Myofibrillen ist dadurch bedingt, daß über die ganze Länge der Fasern dunklere (optisch dichtere) A-Abschnitte mit helleren (optisch dünneren) I-Abschnitten abwechseln. Die **A-Abschnitte** sind im polarisierten Licht stark doppelbrechend (anisotrop) und weisen die dickeren Filamente aus Myosin auf, das die Ursache für die große optische Dichte und die starke Doppelbrechung ist; die Myosinfilamente sind von einigen dünneren Aktinfilamenten umgeben, die den **I-Abschnitt** bilden und bis in die Zwischenräume der dickeren Filamente des A-Abschnittes hineinziehen, lediglich im Mittelbereich des A-Streifens lassen sie die hellere Zohne H frei, in deren Mitte sich eine Membran befindet. Mitten durch den I-Abschnitt zieht die Quermembran Z, so daß das Fach zwischen zwei Z-Linien ein sog. **Sarkomer** darstellt, das beim Warmblütermuskel etwa 2 μ lang ist (Abb. 233).

Bei Längenänderung des Muskels gleiten die A- und I-Filamente aneinander vorbei, ohne ihre eigene Länge wesentlich zu ändern; bei einer passiven Dehnung können die I-Filamente sogar aus dem A-Abschnitt heraustreten, dadurch werden die I-Bande und die H-Zone größer. Bei einer Verkürzung werden die I-Filamente in die A-Bande

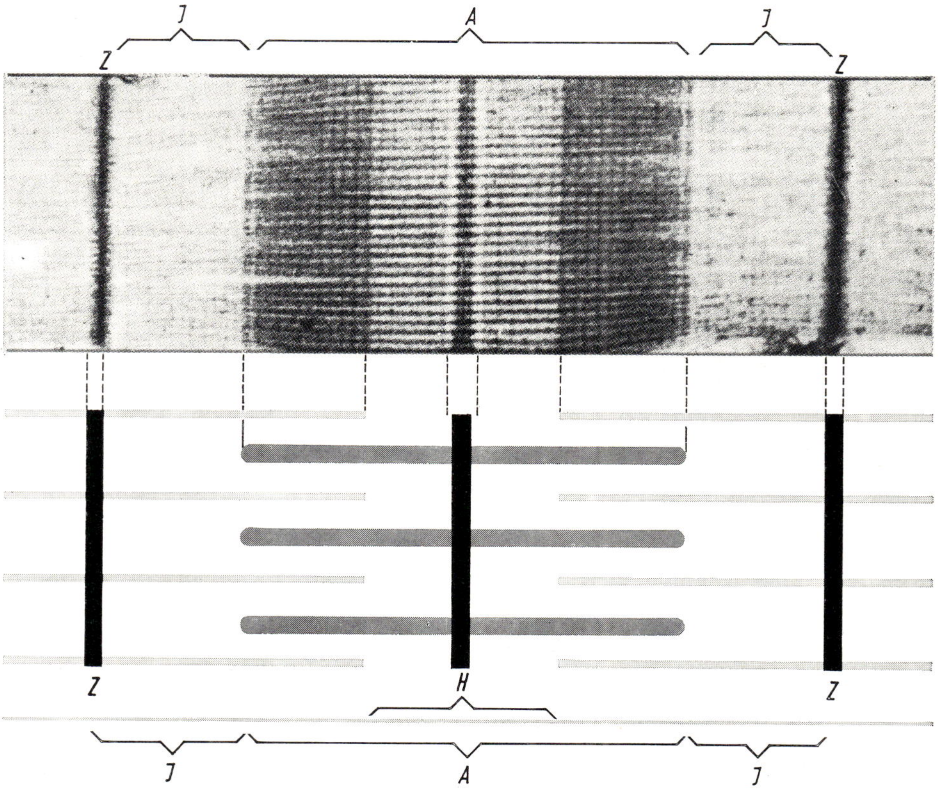

Abb. 233. Die dünnen Aktinfilamente sind hellgrau gezeichnet, die dicken Myosinfilamente dunkelgrau. Ihre Anordnung ergibt das elektronenmikroskopische Bild eines Sarkomers (oberes Bild). (nach *G. Steiger*, modifiz.)

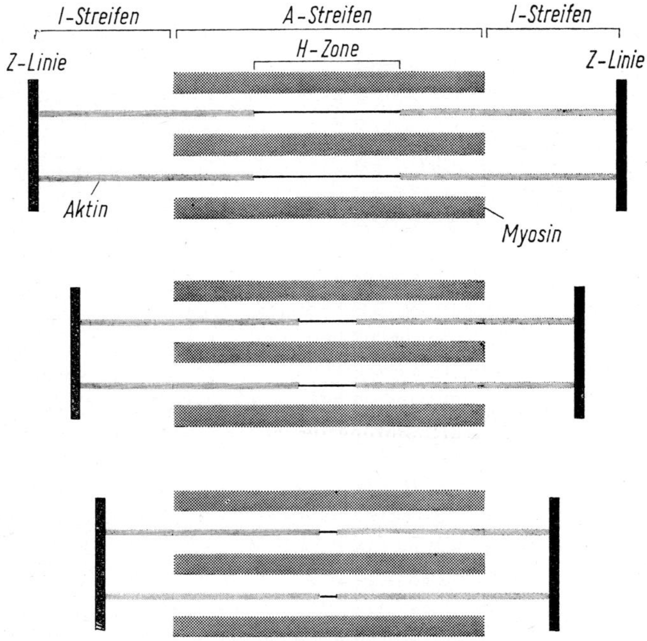

Abb. 234. Feinstruktur eines Sarkomers. Oben: im gedehnten Zustand, Mitte: normal, unten: kontrahiert. Die Aktinfilamente gleiten bei Dehnung nach außen, die Abstände der Z-Linien werden größer; bei Kontraktion werden die Aktinfilamente in die Myosinfilamente hineingezogen, die Abstände der Z-Linien werden geringer.

(unter Bildung von Aktomyosin) hineingezogen, die I-Bande und die H-Zone werden schmaler; bei starker Verkürzung stoßen die I-Filamente in der Mitte von A aufeinander und die A-Filamente gegen die Z-Scheibe, so daß der I-Abschnitt völlig verschwindet. So wie die Finger der einen Hand mehr oder weniger weit zwischen die der anderen Hand geschoben werden können, erfolgt **Verkürzung und Erschlaffung also durch gegenseitige Verschiebung dieser längenkonstanten Filamente** (Abb. 234).

Über die **Auslösung des Kontraktionsvorgangs** durch den vorhergehenden der Erregung, wie er sich uns im Aktionsstrom repräsentiert, wissen wir heute, daß für diese **„elektromechanische Koppelung"** das Kalzium-Ion eine Schlüsselstellung einnimmt. Sobald an der Zellmembran eine Erregung abläuft, werden intrazellulär Kalzium-Ionen freigesetzt, die zwischen die kontraktilen Elemente, die Aktin- und Myosinfilamente, gelangen. Dabei kommt es zur Bindung zwischen beiden Strukturen, zur Bildung des **Aktomyosins,** indem das Kalzium-Ion den Kontakt zwischen ihnen herstellt und so den Verkürzungsvorgang einleitet. Die Anwesenheit von (ungespaltener) ATP bewirkt dabei zunächst, daß das Aktomyosin weich und dehnbar wird, so daß sich Myosin- und Aktinfilamente gegenseitig verschieben können; diese sog. **Weichmacherfunktion der ATP** ist also Voraussetzung für Kontraktion und Erschlaffung. **Das Aktomyosin hat nun weiter die Fähigkeit, ATP zu spalten und sich dabei zu verkürzen.** Die Kontraktion beruht also auf einem Zusammenwirken von Aktin, Myosin und ATP, wobei weiter noch Kalzium- und Magnesium-Ionen von Bedeutung sind. **Der Zerfall der ATP stellt also nicht nur die primäre Energiequelle für die Muskelarbeit dar, sondern ist auch der Vorgang, durch den das kontraktile Protein, das Aktomyosin, zur Kontraktion gebracht wird.**

Die **Totenstarre** hängt mit dem Zerfall der ATP zusammen und weist auf die Erschöpfung des ATP-Vorrats hin, die dann zu Starrezuständen führt (fehlende Weichmacherfunktion der

ATP!). Die Leichenstarre tritt daher je nach der dem Tode vorausgegangenen Beanspruchung früher oder später ein: bei einem ausgeruhten Muskel erst nach Stunden, während z. B. gehetztes Wild fast unmittelbar nach dem Tode starr wird. Entsprechend tritt die Starre sehr früh am Herzmuskel und an der Kaumuskulatur auf, und Wärme und Sauerstoffmangel begünstigen den Eintritt der Starre. Alles das zeigt den Fortgang der anaeroben energieliefernden Stoffwechselvorgänge im Muskel nach dem Tode, bis dann die Strukturzerstörung der Muskelfasern die Lösung der Totenstarre herbeiführt. Aus diesen Beobachtungen ergeben sich gerichtsmedizinisch Hinweise auf den ungefähren Eintritt des Todes.

Die Umstellungen im Körper bei Muskelarbeit

Dauer und Größe der Arbeitsleistung ist also letztlich abhängig von der Sauerstoffbelieferung an die Muskeln. Diese wiederum hängt von der Leistungsfähigkeit des Herzens, des Kreislaufs und des Blutes ab; denn die Durchblutung des Muskels dient der Heranschaffung von Sauerstoff und Nährstoffen, dem Abtransport von Stoffwechselschlacken und der Verteilung der bei der Kontraktion entstehenden Wärme. Drosselung der Blutzufuhr (enge Strumpfbänder) führt infolgedessen zu frühzeitiger Muskelermüdung (vgl. Abb. 227). Die Eröffnung der Blutgefäße des Muskels erfolgt durch die Stoffwechselprodukte selbst infolge ihrer lokalchemischen Einwirkungen auf die Arteriolen. Gleichzeitig erfolgen vasomotorisch bedingte Änderungen der Durchblutung (s. dazu S. 190). Dabei ist die Blutbelieferung sehr genau an die Leistung des Muskels angepaßt (s. Abb. 161). Gleichzeitig mit der Steigerung des Minutenvolumens des Herzens steigt (durch das Kohlendioxyd) auch das Minutenvolumen der Atmung, um eine ausreichende Sauerstoffbelieferung der Muskeln zu ermöglichen. Die größte Sauerstoffaufnahme, die bis jetzt bei einem Skilangläufer festgestellt wurde, betrug 5,9 l pro Minute. Das bedeutet eine gewaltige Steigerung des Minutenvolumens des Herzens (auf 20–30 l) zum Zwecke des Sauerstofftransports und einen vielfachen Umlauf des Blutes in der Minute. Es ergibt sich daraus, daß jede Unzulänglichkeit im Kranzadersystem des Herzens oder in der Ventilfunktion der Herzklappen sich ungünstig auf langdauernde Leistungen auswirken muß. Auch die Bewegungsart ist wesentlich für Blutumlauf und Sauerstoffverbrauch; denn wie früher ausgeführt wurde, fördern kräftige schnelle Bewegungen den Blutumlauf durch die Pumpwirkung der Muskulatur auf die Venen, während bei isometrischen Kontraktionen eine geringere Muskeldurchblutung vorliegt (Umfallen bei zu langem Stehen ohne eingeschaltete Bewegungsphasen, stärkere Muskelermüdung bei reiner Haltearbeit). Deswegen ist der Sauerstoffverbrauch z. B. während des Laufes größer als während der Übungen, bei denen die Muskulatur lange steif gehalten wird, wie z. B. beim Rudern. Darum ist es auch zum Zwecke einer schnellen Erholung nach körperlicher Arbeit nicht ratsam, still zu liegen, wobei der Blutkreislauf durch die Muskeln träger vor sich geht. Bewegung und Massage vermehren den Blutumlauf, verkürzen die Erholungszeit und beseitigen auch am schnellsten den bekannten Muskelkater.

Der „tote Punkt"

Nach dem, was wir über das Verhalten von Kreislauf und Atmung kennengelernt haben, sei in diesem Zusammenhang noch eine Tatsache besprochen, die den meisten Sporttreibenden aus der Erfahrung bekannt ist, nämlich die Erscheinung des sog. **„toten Punktes"**. Während einer Arbeitsleistung kann ein Zustand eintreten, der mit dem Gefühl der Erschöpfung mit gleichzeitiger Steigerung der Atem- und Herzfrequenz, quälender Atemnot und dem Gefühl der Schwere der arbeitenden Muskeln verbunden ist. „Der Organismus kann mit der Leistung nicht mehr Schritt halten", es kommt zu einer vorübergehenden Verminderung der Leistung, die wenigstens 10–30 sec dauert; danach folgt ein Gleichgewichtszustand (steady state), in dem die Atmung erleichtert ist (second wind) und die Leistung sich wieder steigert. Pulsfrequenz und Sauerstoffverbrauch bleiben jetzt auf gleichbleibendem Niveau. Man hat das mit der Tatsache des Muskelstoffwechsels in Beziehung gebracht, daß nämlich die Sauerstoffaufnahme jetzt wieder dem Verbrauch entspricht, die Sauerstoffschuld im Beginn des „steady state" also dieselbe wie bei Beendigung der Arbeit als Zeichen des Gleichgewichtes ist. Wird dieser Ausgleich nicht erreicht, so kommt es unter zunehmendem O_2-Bedarf zur Erschöpfung; wenn die Leistung nur allmählich gesteigert wird, kann der „tote Punkt" fortfallen. Auch an den Abfall des Blutzuckers und an die bei der Arbeit notwendig werdende Umstellung der Blutversorgung im Organismus wie auch an die nicht vollständige Ablüftung des Kohlendioxyds aus den Lungen hat man als ursächliches Moment gedacht. Jedenfalls dauert der tote Punkt so lange, bis Kreislauf und Atmung wieder an die Erfordernisse angepaßt sind. Der „second wind" ist das Zeichen der wiederhergestellten Anpassung der Ventilation. Dieser Ausgleich tritt beim Kurzstreckenlauf wegen der kurzen Zeit (10–11 sec) überhaupt nicht ein, bei mittleren Strecken nach 300–400 m, beim Bergsteigen in der ersten Stunde, beim Skilanglauf wird er in der Regel zwischen dem 4. bis 6. km erreicht.

Die Ermüdung

Auch die **Ermüdung** hängt eng mit den Stoffwechselvorgängen im Muskel zusammen. Wie wir oben sahen, ist der Eintritt der Ermüdung am isolierten Muskel leicht an der Abnahme der Hubhöhen erkennbar (S. 286 f.). Aber bei Ermüdung des Organismus durch Muskelarbeit liegen die Verhältnisse viel komplizierter. So sicher wie der Eintritt der Ermüdung nach der Muskelarbeit ist, so unsicher ist die Existenz der oft genannten „Ermüdungsstoffe"; denn daß diese Stoffe Ermüdung hervorrufen, ist nicht bewiesen, sondern lediglich die Tatsache, daß sich der Stoffwechsel mit dem Auftreten der Ermüdung ändert (gleichzeitig – ursächlich?). In erster Linie hat man natürlich an die Anhäufung der Milchsäure gedacht. Auch spielt die Frage nach der Sauerstoffschuld hier mit hinein, und schließlich kommen Änderungen der Muskeleiweißkörper in Betracht. Außer dem Verhalten der Muskeln kommen noch die Fragen der Durchblutungsregulation und eine Mitbeteiligung des Gehirns hinzu (Koordinationsstörungen in den Bewegungen bei großer Ermüdung, Reflexermüdung, Versagen der Sinnesorgane usw., vgl. Abstieg nach ermüdenden Bergtouren!). Endlich weisen viele aus dem täglichen Leben bekannte Tatsachen darauf hin, ein wie komplexes Problem hier vorliegt. Rhythmus der Arbeit und psychische Einflüsse spielen für den Eintritt der Ermüdung eine große Rolle (Marschmusik! durchtanzte Nächte!). Wenn man das alles berücksichtigt, ist es verständlich, daß es keine Methode gibt, die Ermüdung exakt zu messen. Schließlich ist das Ermüdungs*gefühl* weitgehend unabhängig davon eine Frage des Willens und der Empfindungsstärke, kann es doch bei den einzelnen Menschen in allen Stadien der Arbeit auftreten!

Bei diesem Stand der Frage nach dem Wesen der Muskelkontraktion und der Ermüdung muß natürlich auch eine Theorie der **Massage** unbefriedigend sein. Im Vordergrund steht eine örtliche Wirkung auf die Haut- und Muskeldurchblutung. Gleichzeitig ist sie meist mit einer erhöhten Ausscheidung von Wasser verbunden, das wahrscheinlich aus den Muskeln stammt. Weiter soll durch direkte Einwirkung auf die Muskelsubstanz ihre Weichheit (Plastizität) durch Verminderung der inneren Reibung erhöht werden, hinzu kommen reflektorische Beziehungen zwischen der Haut und den inneren Organen. Mehr vermögen wir z. Z. nicht mit Sicherheit über die physiologischen Wirkungen der Massage auszusagen. Gesondert zu betrachten sind daneben die indirekten Massagewirkungen: Vertiefung der Atmung, Veränderung von Pulsfrequenz und Blutdruck, Lockerung und psychische Entspannung, außerdem im speziellen Fall der Bauchmassage gesteigerte Darmperistaltik und verstärkter Gallenfluß.

Die glatte Muskulatur

Jeder Muskel hat auch in scheinbarer Ruhe einen bestimmten Spannungszustand, der z. B. im Schlaf und in einem warmen Bad vermindert ist (s. dazu S. 229, 317). In Abb. 229 sahen wir, daß dieser Tonus der Skelettmuskulatur nur quantitativ verschieden von der Willkürkontraktion ist; denn er besteht aus Kontraktionen von nur wenigen Fasern in geringer Frequenz. Abb. 229 zeigt an Hand der Muskelaktionsströme den Übergang dieses Ruhetonus zu einer Willkürkontraktion des Muskels. Wir nennen daher diesen Tonus, der der Aufrechterhaltung eines bestimmten Spannungszustandes dient, einen **kontraktilen Tonus.** Weil die Skelettmuskulatur, wie wir sahen, große Ansprüche an den Stoffwechsel stellt, hat bereits die Aufrechterhaltung des Skelettmuskeltonus einen erheblichen Anteil am Gesamtstoffwechsel des Körpers. Die ermüdende Wirkung langer Autofahrten (auch der Mitfahrer, besonders in Kleinwagen!) ist zum großen Teil durch die dabei auftretenden ständigen Tonusänderungen der Skelettmuskulatur bedingt!

Diesen willkürlichen Muskeln des Skeletts, die mikroskopisch durch eine feine Querstreifung besonders gekennzeichnet sind (s. Abb. 221 und 233), steht die **glatte Muskulatur** des Körpers gegenüber, die wir vorzugsweise an den Blutgefäßen, am Uterus und im Verdauungstrakt, an Ureter und Blase und an den Schließmuskeln des Magen-, Darm- und Blasenausgangs vorfinden. Sie steht im Dienst der „häuslichen Verrichtungen" des Körpers wie Verdauung, Ausscheidung, Kontrolle der Blutgefäße usw. Diesen Muskeln fehlt die Querstreifung der Skelettmuskulatur. Der **Tonus der glatten Muskulatur** ist zwar grundsätzlich auch ein kontraktiler Tonus, d. h. es handelt sich um Tetani der glatten Muskulatur, jedoch verkürzen sich die glatten Muskeln und erschlaffen ebenso auch mit einer sehr geringen Geschwindigkeit, so daß Dauerkontraktionen bei einer sehr niedrigen Frequenz von nur wenigen Kontraktionen pro min möglich sind; es liegt damit ein System vor, das besonders gut zu **Halteleistungen bei relativ geringem Energieaufwand** befähigt ist. Wenn z. B. die Gefäßmuskeln nicht auf diese Weise betätigt würden, würde allein auf die Arbeit des Festhaltens einer bestimmten Gefäßweite ein erheblicher Teil des Gesamtstoffwechsels entfallen! Bei der Besprechung der Durchblutungsregulation (S. 189 f.) haben wir diesen „autonomen Tonus" der Gefäßmuskulatur bereits kennengelernt. Im Vordergrund steht bei der glatten Muskulatur nicht so sehr der Wechsel zwischen Ruhe und Kontraktion wie beim Skelettmuskel, sondern der *Wechsel des jeweiligen Spannungszustandes.* Deshalb finden wir glatte Muskulatur z. B. an den Blutgefäßen, den Eingeweiden und der Pupille.

Eine weitere Besonderheit der glatten Muskulatur betrifft ihr mechanisches Verhalten gegenüber Dehnungen. Hohlorgane aus glatter Muskulatur wie Blase, Uterus usw. erfordern eine Anpassung des Muskels an recht verschiedene Volumina. In der Tat ist die Fähigkeit, sich ohne Entwicklung einer dauernden Gegenkraft, d. h. plastisch zu verlängern, bei der glatten Muskulatur besonders ausgeprägt, m. a. W.: Wenn man einen solchen Muskel dehnt und bei der größeren Länge hält, nimmt die anfänglich entwickelte Spannung bald wieder fast vollständig ab. Am deutlichsten wird das, wenn die Blase langsam gefüllt wird; es kommt dann zu einer weit stärkeren Dehnung mit jedem Füllungszuwachs als bei einer plötzlichen Füllung, bei der der Blaseninnendruck ziemlich schnell ansteigt, während bei der langsamen Füllung nur geringe Drucksteigerungen mit zunehmender Dehnung auftreten. Erst wenn die **„plastische Dehnbarkeit"** erschöpft ist, steigt bei weiterer Füllung der Druck rasch an und es kommt zum Gefühl des Harndrangs. Mit der Entleerung der Blase, der Kontraktion der Blasenmuskulatur, wird diese plastische Nachdehnung wieder rückgängig gemacht, und der Vorgang beginnt von neuem. Andere glatte Muskeln, wie z. B. die Schließmuskeln der Muscheln, sind sogar in der Lage, eine angenommene Länge auch gegen beträchtliche Gegenkräfte lange zu halten, ohne dabei eine wesentliche Stoffwechselsteigerung zu zeigen. Man hat diese

Fähigkeit als **Sperrung** bezeichnet. Es handelt sich also dabei um ein plastisches Verharren in einem verkürzten Zustand bei einer tetanischen Kontraktion: die Muschel schließt ihre Schalen durch eine tetanische Kontraktion, durch die eintretende Sperrung ist sie durch einen passiven, nicht zusätzlich energieverbrauchenden Vorgang befähigt, gegen ihre Öffnung Widerstand zu leisten, ja sie kann jetzt weit größere Gewichte tragen als sie es ohne diese Sperrung könnte. – Schließlich zeigen die glatten Muskeln – besonders bei Dehnungen – eine erhöhte Fähigkeit zur **spontanen Erregungsbildung.** Die automatische Tätigkeit z. B. von Magen und Darm beruht darauf; sie wird durch Nerveneinflüsse und Hormone gesteuert, verstärkt oder herabgesetzt, wie wir schon S. 254 ff. am Beispiel der Darmmotorik sahen, die bei erhöhter Füllung gesteigert und durch das vegetative Nervensystem gehemmt oder gefördert wird.

Das Rückenmark

Da in der Großhirnrinde die Impulse für Willkürbewegungen an die Pyramidenbahnen übermittelt und dorthin auch die in der Peripherie des Körpers ausgelösten Empfindungserregungen geleitet werden, könnte man geneigt sein, die Bedeutung des Rückenmarks nur in der **Funktion der Leitung** motorischer und sensibler Impulse zu sehen. Tatsächlich werden diese ja auch hier auf im einzelnen wohlbekannten Wegen geleitet und damit die Verbindung zwischen Hirnrinde und Körperperipherie hergestellt. Abb. 235

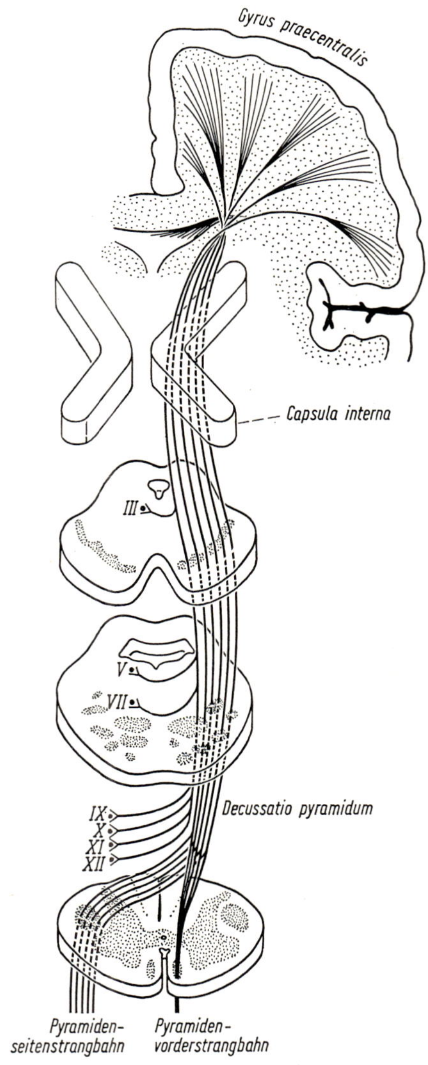

Abb. 235. Verlauf der Pyramidenbahn beim Menschen mit ihrem Ursprung im Gyrus praecentralis (nach *H. Caspers*).

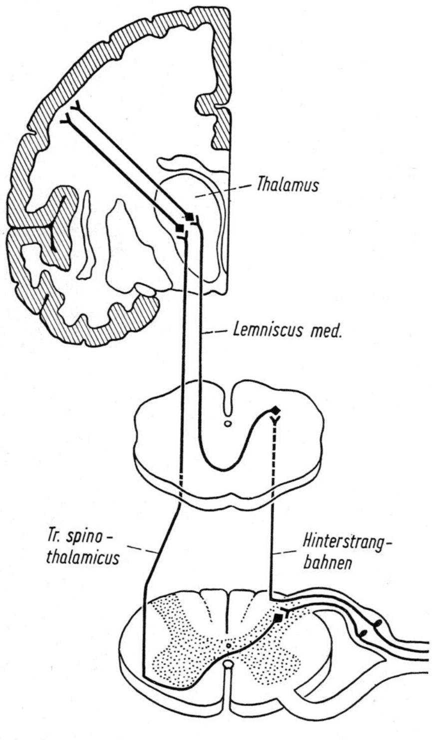

Abb. 236. Bahnen der Oberflächensensibilität *(H. Caspers)*.

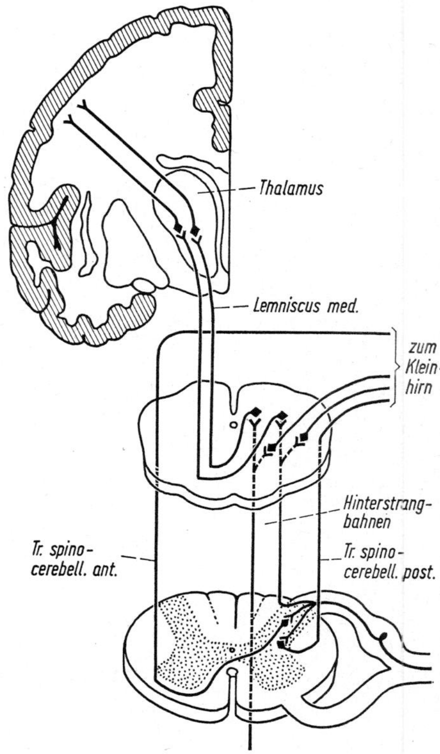

Abb. 237. Bahnen der Tiefensensibilität *(H. Caspers)*.

und 236, 237 zeigen schematisch den Verlauf der Pyramidenbahn für die willkürliche Motorik und die Bahnen für Oberflächensensibilität und für Tiefensensibilität. (Vergleiche die eingehendere Darstellung der Leitungsbahnen des Rückenmarks im anatomischen Teil S. 141 ff.).

Die Kenntnis des Verlaufs dieser Leitungsbahnen stammt aus Beobachtungen der Klinik und des Experiments. Da jede von ihrer Ganglienzelle losgelöste Nervenbahn nach den Gesetzen der **Degeneration** zugrunde geht, ist diese Bahn durch mikroskopische Untersuchung genau verfolgbar[1]). Ist der vorher vorhanden gewesene Funktionsausfall genau untersucht und festgelegt, so ergibt sich daraus die Kenntnis der Funktion dieser Leitungsbahnen. Aus der Klinik ist z. B. ein Krankheitsbild wohlbekannt, bei dem durch Zugrundegehen bestimmter Bahnen im Rückenmark Schmerz- und Temperaturempfindungen an den oberen Extremitäten (infolge Höhlenbildung im Rückenmarksgrau, Syringomyelie) ausfallen, während Berührungs-, Druck- und Bewegungsimpulse ungestört geleitet werden (Mucius Scaevola?!!).

Daß mit diesen Beobachtungen und Feststellungen noch nicht die gesamten wesentlichen Vorgänge bei einer Willkürbewegung erfaßt sind, zeigt ein in der Medizin wohl-

[1]) Die vom Chirurgen oft ausgeführte **Nervennaht** bei Schußverletzungen usw. bedeutet auch keine unmittelbare Wiederherstellung des Leitungsvermögens, sondern weist nur den mit der Nervenzelle (Ganglienzelle) verbundenen, neu auswachsenden Nervenfasern den richtigen Weg zum Einwachsen in die Bahn des zugrunde gehenden peripheren Stückes.

bekanntes Krankheitsbild, die sog. **Tabes dorsalis,** bei der (als Folge syphilitischer Infektion) die Hinterstränge im Rückenmark zugrunde gegangen sind. Der Tabiker kann zwar seine Muskeln innervieren, jedoch zeigt er schwere Gangstörungen, die in einer Ungeordnetheit der Bewegungen, einem Schlenkern und Über-das-Ziel-hinaus-Schießen bestehen, kurz gesagt, einer **Ataxie,** obwohl durch die Hinterstränge nur nichtmotorische Impulse in zentripetaler Richtung geleitet werden. Wir sehen daraus, daß offenbar für die normale Abstufbarkeit und Wohlgeordnetheit der Bewegungen sensible Impulse in großem Maße mitspielen, eine Tatsache, die für das Verständnis jeder Willkürbewegung, besonders aber der sportlichen Bewegung, von großem Interesse ist.

Die Reflexe

Die einleitend aufgezeigten Beziehungen zwischen sensiblen Reizen und motorischer Tätigkeit können wir uns bereits an einem relativ einfachen Versuchsobjekt verdeutlichen. Nehmen wir ein hirnloses, sog. **spinales Tier,** z. B. einen Rückenmarkfrosch, bei dem wir durch die Enthirnung Spontanbewegungen und Empfindungen ausgeschaltet haben, so

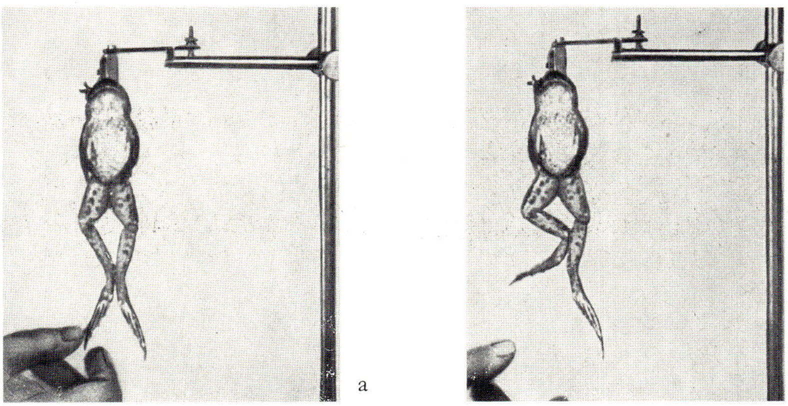

a b

Abb. 238. Kneifreflex am Rückenmarkfrosch (Filmbilder von *W. Trendelenburg*).

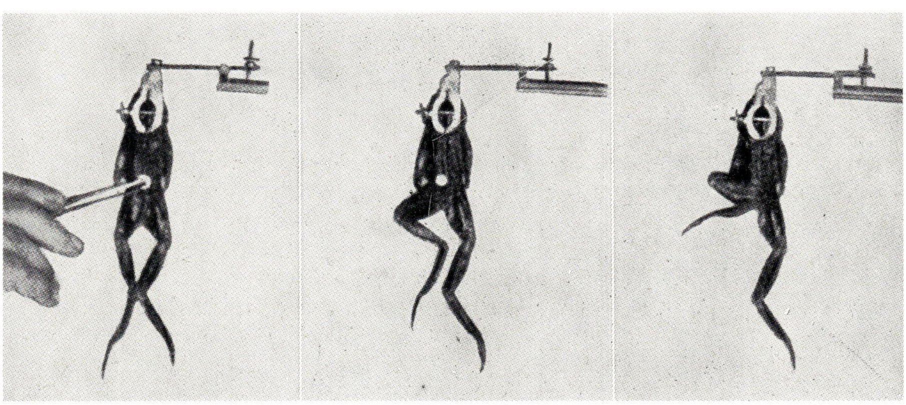

Abb. 239. Wischreflex am Rückenmarkfrosch (Filmbilder von *W. Trendelenburg*).

können wir an einem solchen Tier eine Menge aufschlußreicher Beobachtungen anstellen. Beim Kneifen in die äußersten Zehenspitzen, wo also eine direkte Muskelreizung ganz ausgeschlossen ist, finden wir je nach der Reizstärke ein mehr oder weniger starkes Anziehen des ganzen Beines (*Anziehreflex*, Abb. 238), ja er wird sogar ein auf die Bauch- oder Rückenhaut gelegtes, mit Säure getränktes Stücken Fließpapier mit einer wohlgezielten Wischbewegung fortgeschleudert (*Wischreflex*, Abb. 239)! Beim Froschmännchen löst das Reiben der Brusthaut eine Umklammerungsbewegung der oberen Extremitäten aus (*Umklammerungsreflex*). Schließlich können wir feststellen, daß ein Tier, das in Rückenlage gebracht wird, sich sofort wieder umdreht (*Umdrehreflex*). Hier liegt also offenbar **eine durch sensible Reizung ausgelöste koordinierte Bewegung** vor, also nicht lediglich eine einfache Muskelzuckung wie bei der Reizung des motorischen Nerven. Nach Zerstörung des Rückenmarks ist diese Fähigkeit erloschen, so daß wir folgern können, daß durch den sensiblen Reiz Erregungen im sog. sensiblen Nerven ausgelöst werden und zum Rückenmark laufen. Ohne bis zum Großhirn geleitet zu werden, werden sie schon in tieferen Teilen des Zentralnervensystems auf dafür gewissermaßen vorgesehene motorische Bahnen umgeschaltet und veranlassen die Bewegung. Vorgänge dieser Art, die den Eindruck des Maschinenmäßigen, Gesetzmäßigen machen und unabhängig von Willkür und Bewußtsein ablaufen, nennt man **Reflexe.** Im einfachsten Fall durchläuft eine solche Reflexerregung nur ein sensibles und ein motorisches Neuron. Zwischen beiden können noch innerhalb des Rückenmarks sog. *Zwischenneurone (Schaltneurone)* eingeschaltet sein (Abb. 241). Bei größerer Reizstärke werden die Erregungen auf mehr Schaltneurone umgeschaltet, und so erklärt sich die verschieden starke Ausbreitung z. B. des Anziehreflexes und des Wischreflexes. Die Bahn, die die Erregung von der Stelle der sensiblen Reizung bis zum Ort der motorischen Reaktion durchläuft, also: zentripetaler Nerv – hintere Wurzel – Rückenmark – vordere Wurzel – zentrifugaler Nerv, wollen wir **Reflexbogen** nennen (Abb. 240) und die dazu benötigte Zeit als **Reflexzeit** bezeichnen. Außer den Leitungszeiten in sensiblen und motorischen Nerven kommt hier noch – abgesehen natürlich von der erwähnten Latenzzeit des Muskels – der Zeitverbrauch für die Umschaltung im Rückenmark hinzu. Für Schutzreflexe, wie z. B. die Tränensekretion bei Anwesenheit

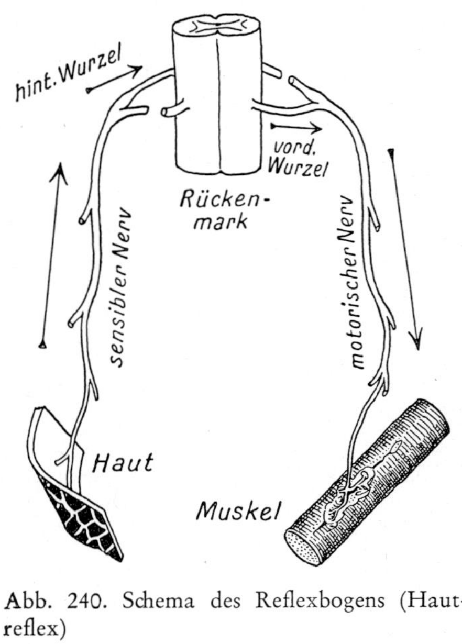

Abb. 240. Schema des Reflexbogens (Hautreflex)

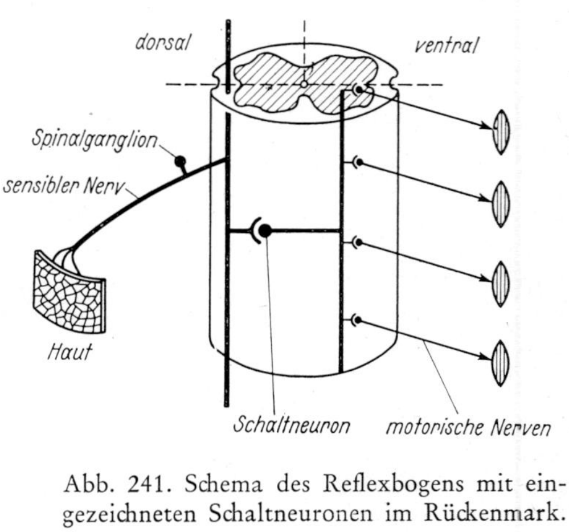

Abb. 241. Schema des Reflexbogens mit eingezeichneten Schaltneuronen im Rückenmark.

von Fremdkörpern im Auge, wird der sichere Eintritt dieser Reaktion und seine schnellere Auslösung durch den reflektorischen Charakter dieses Vorgangs erreicht.

Als derartige **Reflexe beim Menschen** seien erwähnt die Verengerung der Pupille bei Lichteinfall *(Pupillenreflex)*, der Lidschluß bei Berührung der Hornhaut des Auges *(Kornealreflex)*, die Reflexe des Hustens, des Niesens und der Speichelsekretion, die Aufrichtung der Brustwarze bei Bestreichen des Warzenhofes *(Mamillarreflex)*, die zuckende Bewegung der Bauchdeckenmuskeln, wenn man mit einem harten Gegenstand über die Bauchhaut streicht *(Bauchdeckenreflex)*, die Hebung des gleichseitigen Hodens beim Streichen über die Haut an der Innenseite des Oberschenkels *(Cremasterreflex)* und schließlich das Anziehen des Beines und Krümmen der Zehen bei Reizung der Fußsohle *(Plantarreflex)*. – Eine Sonderstellung gegenüber den bisher besprochenen Reflexen nehmen diejenigen Reflexe ein, deren Reizempfänger nicht in der Haut liegen, sondern sich im Muskel selbst befinden, die sog. *Eigenreflexe*. Zu diesen zählen beim Menschen der Patellarsehnen- und Achillessehnenreflex, deren Bedeutung noch näher zu besprechen sein wird (s. S. 305 f.). Der *Patellarsehnenreflex* besteht in einer Streckung im Knie beim Klopfen auf die Sehne unterhalb der Kniescheibe, und der *Achillessehnenreflex* zeigt eine Kontraktion der Wadenmuskulatur bei entsprechender mechanischer Einwirkung auf die Sehne.

Strychnin, Wundstarrkrampf

Die Wirkung eines typischen Reflexgiftes, des Strychnins, macht uns alle diese Zusammenhänge noch deutlicher; denn das **Strychnin** erleichtert gerade jene für die Reflexe charakteristische Umschaltung im Rückenmark von der sensiblen auf die motorische Bahn. Wir finden darum neben einer verkürzten Reflexzeit eine leichtere Auslösbarkeit der Reflexe, eine Steigerung der Reflexerregbarkeit. In fortgeschrittenen Stadien der Strychninvergiftung wird dann nicht nur auf die üblichen Bahnen umgeschaltet, sondern schwache Reize genügen bereits, daß die Erregungen im Rückenmark auch auf andere Bahnen überspringen (Stadium der gesteigerten ungeordneten Reflexe), bis schließlich schwächste Reize, schon ein Klopfen auf die Tischplatte, genügen, um fast sämtliche Körpermuskeln in den charakteristischen **Starrkrampf** verfallen zu lassen. In ganz ähnlicher Weise liegt eine derartige Reflexübererregbarkeit bei der Infektion mit den hauptsächlich in Gartenerde und Pferdedung vorkommenden Tetanusbazillen vor, deren Toxine auch bei leichten sensiblen Reizen bereits den Patienten in **Wundstarrkrampf** verfallen lassen, wenn nicht noch während der Inkubationszeit, d. h. in der Zeit zwischen erfolgter Infektion und dem Beginn der Krankheit, durch möglichst frühzeitige Injektion von Tetanusserum (s. S. 200) der Ausbruch der Erkrankung verhindert wird. Im Fall der Erkrankung kann man nur noch versuchen, durch reichliche und oft wiederholte Gaben von **Narkotika** die Erregbarkeit des Rückenmarks herabzusetzen, um auf diese Weise zu erreichen, daß der Patient die Krankheit übersteht.

Reflexerregbarkeit, Bahnung und Hemmung

Die besonderen Gesetze der Reflexphysiologie können wir uns an unserem Versuchsobjekt, dem spinalen Frosch, deutlich machen. Namentlich der Begriff der **Reflexerregbarkeit** bedarf dabei noch einer Ergänzung. Während wir früher bei Herz, Nerv und Muskel die Erregbarkeit durch den Schwellenreiz definierten (s. S. 172), finden wir hier die eigenartige Tatsache, daß sich die Wirkungen von an und für sich unterschwelligen Einzelreizen, wenn sie genügend schnell aufeinander folgen, summieren können. Als Beispiele für eine solche **Summation unterschwelliger Reize** seien erwähnt: das Husten nach einer längeren Reizung der Kehlkopfschleimhaut durch Fremdkörperpartikelchen, das Niesen nach längerem Jucken in der Nase, die Aufrichtung der Brustwarze nach mechanischer Reizung (Saugen) oder die Auslösung einer Kontraktion der Bauchdeckenmuskeln nach Entlangstreichen über die Bauchdecken.

Bei den angeführten Beispielen handelt es sich immer um eine rasche Folge unterschwelliger Einzelreize, wobei der Einzelreiz allein nicht zur Reflexantwort führen würde. Dem beobachtbaren Vorgang nach ist die Bezeichnung als Summation unterschwelliger Reize also durchaus zutreffend; aber wenn man ihr Zustandekommen näher betrachtet, liegen hier weit kompliziertere physiologische Vorgänge an den Nervenzellen im Rückenmark zugrunde, die man unter dem Begriff der Reflexbahnung bzw. Reflexhemmung zusammenfaßt. **Bahnung und Hemmung** sind grundlegende Begriffe zum Verständnis des Zusammenwirkens aller zentral-nervösen Erregungsabläufe; sie werden bei der Besprechung der „Reiz"-summation deutlich, der in Wirklichkeit folgendes Geschehen zugrunde liegt: Ein schwacher („unterschwelliger") Einzelreiz, der beispielsweise die Pfote eines spinalen Tieres trifft, veranlaßt wenige Hautrezeptoren zu einer niederfrequenten Entladung, die den Vorderhornzellen über die sensiblen Bahnen zugeleitet wird. Diese Entladungen sind durch Aufschrift der Nervenaktionsströme aufweisbar und in Abb. 266 zu erkennen. In dem angeführten Beispiel reichen diese Impulse nicht aus, die motorischen Ganglienzellen zu erregen. Sie sind jedoch nicht völlig wirkungslos, sondern der zuerst eintreffende Nervenimpuls versetzt die Ganglienzelle kurzfristig in einen Zustand etwas gesteigerter Erregbarkeit. Auf diese Weise wird die Schwelle während eines kleinen Zeitraums für die nachfolgende Erregung gesenkt. Folgt sie in einem hinreichend kleinen Zeitintervall, so kann sie wirksam werden. Da der Bahnungserfolg in dem geschilderten Beispiel auf einer kurzen Zeitdifferenz zwischen zwei eintreffenden Impulsen beruht, nennen wir das den Fall der **zeitlichen Bahnung.** Sie wird dadurch hervorgerufen, daß die an der Haut gesetzten Einzelreize genügend rasch aufeinanderfolgen. Auch bei Erhöhung der Reizstärke reagiert der Rezeptor mit einer Steigerung seiner Entladungsfrequenz; so wird verständlich, daß eine Reflexantwort grundsätzlich auch durch einen Einzelreiz auslösbar ist. Ein anderer Bahnungsmechanismus ist der, daß nicht die Entladungsfrequenz, sondern die Zahl der erregten Elemente zunimmt. Dann treffen an verschiedenen Stellen einer Ganglienzelle gleichzeitig mehrere Impulse ein, deren Wirkungen sich ebenfalls zu einer überschwelligen Erregung summieren können. Das wäre dann der Fall einer **räumlichen Bahnung.** Entsprechend können wir uns den Vorgang der **Hemmung** so vorstellen, daß der eintreffende Impuls an der Ganglienzelle kurzfristig einen Zustand etwas herabgesetzter Erregbarkeit bewirkt. Dadurch wird die Wirksamkeit des nächsten eintreffenden Impulses vermindert. Der Fall einer Reflexhemmung läßt sich sehr schön an einem sog. Quakfrosch demonstrieren, bei dem wir das Quaken durch rhythmisches Streichen der Rückenhaut auslösen können. Setzen wir gleichzeitig einen sensiblen Reiz, z. B. durch Kneifen in die Pfote, so wird momentan das Quaken für die Dauer des Anziehreflexes unterbrochen. Daß auch bewußt eine Reflexhemmung möglich ist, zeigt die willkürliche Unterbrechung oder Verhinderung von Husten, Niesen, Weinen usw. Die Erziehung namentlich des Kleinkindes ist zum großen Teil auf die Ausbildung zweckmäßiger Reflexhemmungen und -bahnungen gerichtet! Bei der Spannung der gefüllten Blase oder beim Übertritt von Dickdarminhalt in den Enddarm (Rektum) ist die Dehnung der Wand der auslösende Reiz, der die entsprechenden Reflexvorgänge einleitet, deren Zentrum im unteren Rückenmarksende liegt und deren Unterdrückung durch Heranbildung von Hemmungen vom Großhirn aus auf Grund der Erziehung erreicht wird (vgl. S. 258). Durch das Fehlen bzw. den Ausfall derartiger *„zerebraler Hemmungen"* erklärt sich auch die Steigerung der Reflexerregbarkeit (Hyperreflexie) bei Neugeborenen und nach einem Schlaganfall infolge einer Gehirnblutung. Ein anderes Beispiel demonstriert uns den Vorgang der Reflexhemmung noch deutlicher: In uns schon bekannter Weise reagiert ein spinaler Frosch beim Kneifen in die Pfotenhaut mit einem Anziehen des betreffenden Beines bei gleichzeitiger Streckung des Beines der anderen Extremität *(„ipsilateraler Beugereflex mit gekreuztem Streckreflex")*. Kneifen wir jetzt die andere, frei herabhängende Extremität, so wird nicht nur diese prompt angezogen, sondern im gleichen Augenblick die ursprünglich angezogene Extremität sofort losgelassen. Auf diese Weise kommt eine

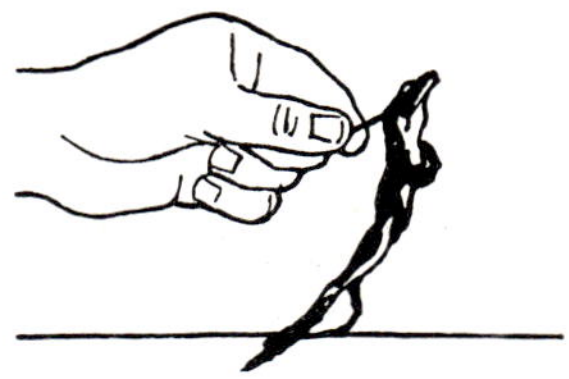

Abb. 242. „Gehender“ Rückenmarkfrosch.

primitive *Lokomotionsbewegung* zustande (Abb. 242). Tatsächlich kann man bei einem spinalen Tier mit guter Reflexerregbarkeit solche regelrechten Gehbewegungen auslösen, wenn man es nur gleichmäßig über die Tischfläche mit den Pfoten herüberführt: die sensible Reizung der Pfote veranlaßt durch Reizsummation das Anziehen eines Beines mit Streckung des anderen Beines. Jetzt findet dieselbe Reizsummation nur noch an diesem Bein statt; erfolgt auch hier die Auslösung des Anziehreflexes, so wird gleichzeitig das zuerst angezogene Bein losgelassen usw. (s. Abb. 242). Wie weitgehend die Lokomotion tatsächlich reflektorische Rückenmarkfunktion ist, zeigt uns das Herumfliegen von Tauben, das Herumlaufen von Hühnern und das Schwimmen von Enten auch noch nach der Köpfung!

Die Tiefensensibilität und die Eigenreflexe

Nachdem wir so die Reflexvorgänge kennengelernt haben, kommen wir auf unsere Ausgangsfrage zurück, welche Bedeutung sie für den normalen Ablauf einer Bewegung haben. Das Beispiel des Tabikers zeigte uns ja oben schon, daß durch die motorische Bahn gewissermaßen nur die Grobeinstellung einer Bewegung veranlaßt wird. Die Feineinstellung, die Abstufung des Ausmaßes der zur Bewegung erforderlichen Kontraktionen, wird während ihres Ablaufes selbst dauernd kontrolliert und korrigiert durch Reflexvorgänge, die also durch sensible Reize ausgelöst werden. Fragen wir nun noch nach der Art solcher sensiblen Reize! Auch hier gibt uns das Krankheitsbild der Tabes Aufschluß. Alle Hautsinne, also Druck-, Berührungs-, Schmerz- und Temperaturempfindungen, können dabei ungestört sein. Hier können wir also die beim Tabiker ausgelöschten sensiblen Reize nicht suchen. Was beim Tabiker ausgefallen ist, ist die sog. **Tiefensensibilität,** also jene Erregungen, die von Muskeln, Sehnen und Gelenken ausgehen und die uns über deren gegenseitige Lage und Haltung orientieren. Darum fehlt bei der Tabes auch – was der Arzt diagnostisch verwertet – der *Patellarsehnenreflex,* eine Kontraktion des vierköpfigen Oberschenkelmuskels (M. quadriceps) mit Vorschleudern des Unterschenkels, wenn man (am besten bei locker herabhängendem Bein) auf die Sehne unterhalb der Kniescheibe klopft und durch die damit verbundene plötzliche Dehnung des Muskels in seiner Längsrichtung (kurz „Zerrung“ genannt) seine eigenen sensiblen Nervenendigungen, die sog. Muskelspindeln, erregt (sog. **Eigenreflex**) (Abb. 243). Derartige **Eigenreflexe** der Muskulatur spielen bei der Ausführung von Bewegungen eine bedeutsame Rolle. Jeder Muskel wirkt bei plötzlichen Dehnungen der Zerrung durch derartige Eigenreflexe entgegen, bei denen also Auslösungsort wie Erfolgsorgan des reflektorischen Vorgangs der Muskel selbst ist. Stellt sich z. B. der Beugebewegung des Unterarms plötzlich ein Widerstand entgegen, so wird zu dessen Überwindung reflektorisch die Spannung des Muskels erhöht. Wird bei gebeugtem Unterarm plötzlich ein Schlag z. B. auf das Handgelenk ausgeübt, dann verhindert der Eigenreflex das Ausweichen (Abb. 244). Ebenso werden die Wadenmuskeln eigenreflektorisch verstärkt angespannt, wenn der Körper bei lockerem Stand, d. h. bei schwach gespannten Wadenmuskeln, plötzlich einen Stoß erfährt. Wenn man mit flach auf den Boden aufgesetzten Fußflächen nach vorn umzufallen versucht, wird diese reflektorische

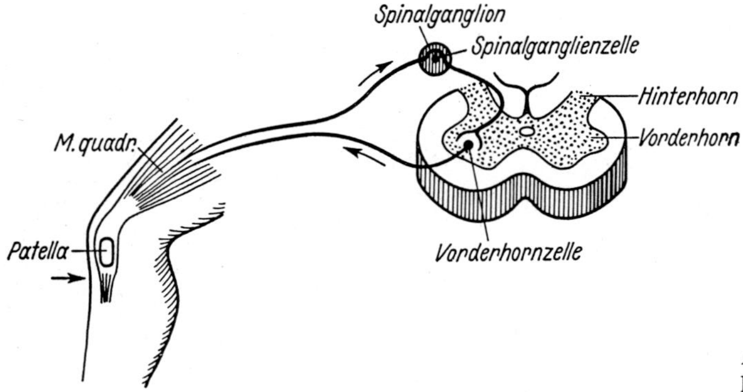

Abb. 243. Schema des Patellarsehnenreflexes.

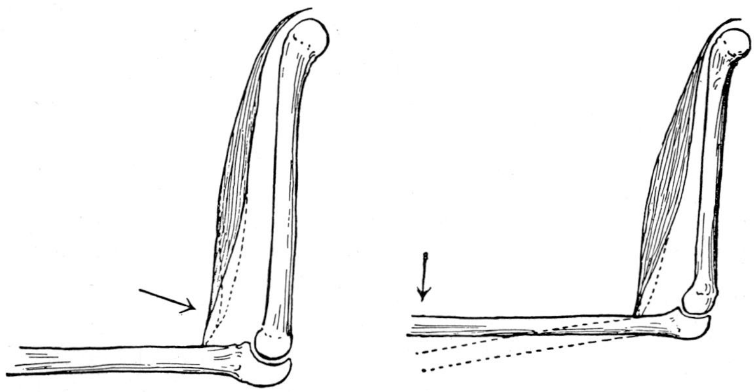

Abb. 244. Die Auslösung des sog. „Bicepsreflexes“ und „Vorderarmperiostreflexes“ erfolgt durch Schlag im Sinne der Pfeile. Beide sind ein und dasselbe, nämlich **Eigenreflexe des Biceps,** und der adäquate Reiz ist, wie auch beim Patellarsehnenreflex, eine Längszerrung des Muskels durch den auslösenden Schlag. Mit dem Periost hat der letztgenannte der beiden Reflexe überhaupt nichts zu tun (nach *P. Hoffmann*).

Muskelspannung an den Wadenmuskeln besonders deutlich wahrnehmbar. Entsprechend werden die Wadenmuskeln beim Aufspringen auf die Fußspitzen plötzlich gedehnt, und durch ihre reflektorisch einsetzende Kontraktion wird der Körper beim Aufspringen federnd abgefangen. Unmerklich werden solche Eigenreflexe in jede Innervation hineingewoben und regulieren sie im Maße der den Muskel treffenden Zerrung.

Fehlen die Erregungen der Tiefensensibilität, so fehlt ein wesentliches Stück der Orientierung; darum fällt der Tabiker auch schwankend um, wenn wir ihn beim Stand mit geschlossenen Füßen und bei geschlossenen Augen sich hinstellen lassen. An diesem Beispiel sehen wir also, wie wichtig für Orientierung, Haltung und Bewegung alle diese im einzelnen kaum übersehbaren, von der Tiefensensibilität vermittelten reflektorischen Vorgänge sind.

Auch durch die erwähnten **Hautsinne** werden uns natürlich dauernd Reflexe vermittelt, besonders durch Berührung, Druck und Dehnung der Haut (Fußsohle!). Ein eindrücklicher Versuch zeigt das: Man hat durch Einspritzung von Anästhetika in die Haut des ganzen Unterarms im Selbstversuch alle diese sensiblen Reize der Haut ausgeschaltet

– und war dann bei verbundenen Augen nicht einmal mehr fähig, einen Bissen mit der Gabel zum Munde zu führen! Wenn bei eisigem Wetter unsere Fingerbewegungen ungeschickt werden, so liegt das auch nicht so sehr daran, daß die Muskeln selbst abgekühlt werden; denn diese liegen ja wohl eingebettet und zugleich gut durchblutet im Unterarm, sondern daran, daß die Kälte das „Gefühl" in den Fingern ausschaltet und wir daher dieser reflektorischen Vorgänge bei Bewegungen der Finger entbehren – also auch eine Ataxie infolge Fehlens sensibler Impulse! Dieses mannigfaltige Ineinandergreifen sensibler und motorischer Impulse bei jeder Bewegung hat man wohl auch als **„Sensomotilität"** bezeichnet; es zeigt deutlich, wieviel Unwillkürliches bei jeder „Willkürbewegung" passiert!

Das Gehirn

Der Hirnstamm

Im **Hirnstamm** begegnen wir noch einmal wie im Rückenmark den beiden Aufgaben: **Vermittlung der Leitung und Sitz lebenswichtiger Reflexfunktionen;** denn hier handelt es sich einmal um die Durchgangsstätte für die wichtigen Bahnen, die das Rückenmark mit dem Großhirn und dem Kleinhirn und diese beiden untereinander verbinden. Als Reflexzentren des Hirnstamms haben wir früher bereits das **Atemzentrum** und das kreislaufregulierende Zentrum (**Vasomotorenzentrum**) kennengelernt. Die nervösen Verbindungen zwischen diesen Zentren garantieren die früher geschilderte enge Verknüpfung zwischen Kreislauf und Atmung. Das seltene Vorkommnis der Geburt großhirnloser Kinder, sog. *Anenzephali,* gibt uns direkt eine Parallele zu unseren Reflexbeobachtungen am spinalen Tier. Es ist ein solcher Anenzephalus beschrieben worden, der fast vier Jahre am Leben blieb. Ein solches Kind bleibt auf der primitiven Stufe des Säuglings stehen, die eigentlichen Leistungen des Großhirns, Erregungen miteinander zu assoziieren und dadurch Übung, Erinnerung und Erfahrung heranzubilden, fehlen vollständig. Aber die für die primitiven Lebensnotwendigkeiten erforderlichen Reflexe sind, wie uns solche Fälle lehren, bei der Geburt schon vorgebildet. So finden wir im Hirnstamm derartige **Reflexzentren** für Schlucken, Kauen, Saugen, Speichelsekretion, Erbrechen, Husten, Niesen, Schreien, Tränensekretion und Lidschluß, alles Vorgänge, die zu ihrer Auslösung und richtigen Betätigung das Zusammenspiel einer Unmenge fein abgestufter sensibler und motorischer Impulse erfordern. Der Reflexcharakter dieser Vorgänge wird z. B. dadurch deutlich, daß nach Anästhesierung des Rachens, also nach Ausschaltung der sensiblen Nervenendigungen, der Schluckreflex nicht mehr auslösbar ist, ebenso fehlt der Lidschluß bei Anästhesie der Hornhaut des Auges. Daß im Hirnstamm auch der Ursprungsort der besonders wichtigen Hirnnerven (mit Ausnahme des Geruchs- und Sehnerven) ist und hier als Sinnesempfindungen die *Geschmackswahrnehmungen* durch besondere Nerven vermittelt werden, ergibt sich bereits aus der anatomischen Betrachtung.

Das Großhirn

Als die charakteristische Leistung des Großhirns können wir die Fähigkeit ansehen, neue Verknüpfungen (**Assoziationen**) zwischen einzelnen Hirnstellen und *dauerhafte Bahnungen* zu prägen, so daß Übung, Erinnerung und Erfahrung den Ablauf der Erregungen beeinflussen. Darum ist der Wegfall von Gedächtnis und Lernfähigkeit ein charakteristisches Merkmal nach Großhirnexstirpation.

Die motorischen Rindenzentren

Bei der Besprechung der Physiologie der **Hirnrinde** kommen wir deshalb mitten hinein in Probleme von ganz besonderer Schwierigkeit, die oft angrenzen an Fragen anderer Wissenschaftsgebiete, namentlich der Psychologie. Es sei nur erinnert an die aus dem Anfang des vorigen Jahrhunderts stammende „Phrenologie", jene Lokalisationslehre, die die verschiedenen seelischen Eigenschaften des Menschens auf die Gehirnoberfläche verteilen wollte – Kindesliebe, Gefallsucht, Ehrlichkeit, Mitleid, Kampfeslust usw. – und, da das Gehirn den Schädel forme, auch aus der Oberflächenform des Schädels diese Eigen-

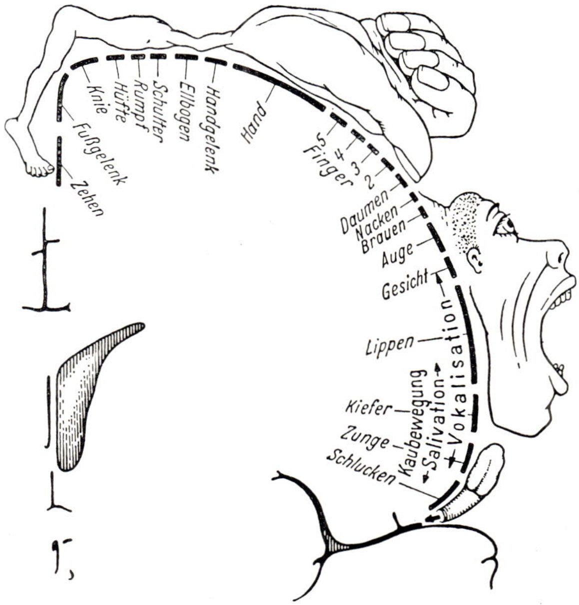

Abb. 245. Motorische Repräsentation des Körpers in der vorderen Zentralwindung des Gehirns beim Menschen (nach *Penfield* and *Rasmussen*).

schaften im Grad ihrer Ausprägung beim Menschen ablesen wollte *(F. J. Gall).* Wenn wir danach fragen, was von dieser **Lokalisationslehre** übriggeblieben ist, so ist das immerhin noch eine Reihe interessanter und wichtiger Beobachtungen, besonders die Tatsache, daß für jede willkürliche Bewegung bestimmte Gebiete der Hirnrinde von besonderer Bedeutung sind, vor allem die vor der Zentralfurche liegende Windung **(vordere Zentralwindung).** Von hier aus werden die motorischen Impulse an die Pyramidenbahn übermittelt; das beweist uns das Experiment. Reizt man elektrisch diese Stellen, so erhält man ganz bestimmte **Bewegungstypen,** z. B. Armbeugung, Armstreckung, Greifbewegung, Kaubewegungen, auch Augapfel- und Lidbewegungen sind durch Reizung benachbarter Hirnstellen auslösbar. Je höher – vergleichend betrachtet – das Tier entwickelt ist, desto mehr solcher einzelnen Reizpunkte (foci) lassen sich an der Hirnrinde feststellen und desto umfangreicher sind die den betreffenden Körperpartien zugeordneten Projektionsgebiete (Abb. 245 und 246). Diese Experimente sind für die praktische Medizin von großem Wert gewesen, denn sie klärten die Krankheitsfälle der sog. **Narbenepilepsie,** bei der z. B. nach einer Schußverletzung Narbengewebe auf diese motorischen Zentren der Hirnrinde reizend wirkt. Dadurch kann ein epileptischer Anfall ausgelöst werden, der mit Krämpfen in dem der Narbe zugehörigen Gebiet beginnt und sich dann nach der anatomischen Nachbarschaft der einzelnen Zentren im gesamten Körper ausbreitet. Die Anordnung dieser **motorischen Zentren** ist kurz gesagt so, als ob im Bereich der vorderen Zentralwindung die Körperregionen des Menschen auf dem Kopfe stehend lokalisiert sind (s. Abbildungen 245, 246). Wie schon erwähnt wurde, sind diejenigen Körpergebiete, die eine besonders fein abgestufte motorische Betätigungsmöglichkeit aufweisen, wie z. B. Hand und Gesicht, an der Hirnrinde auch durch ein besonders großes motorisches Areal vertreten.

Die Existenz dieser motorischen Zentren läßt sich in ähnlicher Weise, wie wir das beim Atem- und Vasomotorenzentrum kennengelernt haben, durch vorübergehende „reizlose Ausschaltung“ beweisen (S. 192, Abb. 162). Schraubt man nach Entfernung eines kreisförmigen Stückes des knöchernen Schädeldachs beim Affen eine gummibespannte Kapsel ein, so kann man beim Durchleiten von Eiswasser eine vorübergehende Lähmung z. B. eines Armes oder Beines erzeugen. Man hat sich

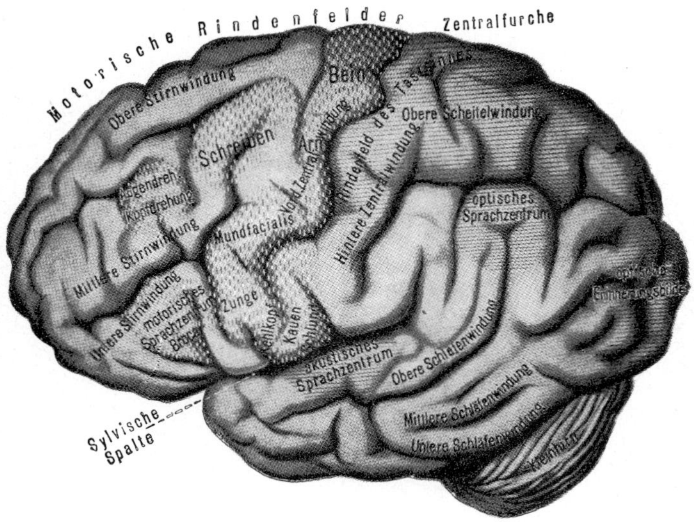

Abb. 246 a. Die konvexe Fläche des Gehirnes mit den Rindenfeldern.

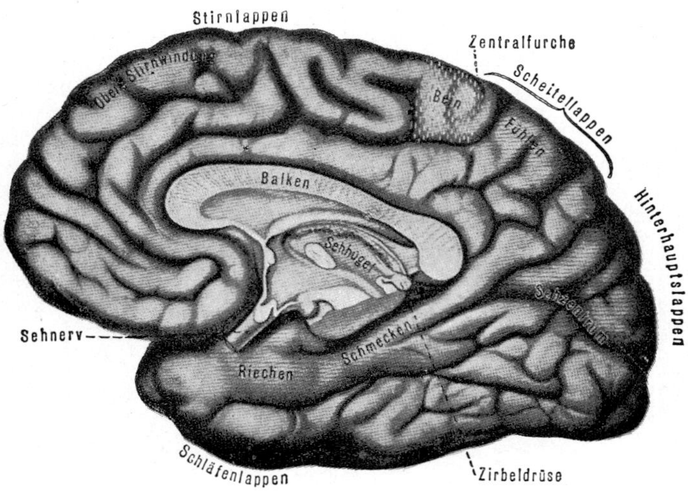

Abb. 246 b. Die mediale Fläche der rechten Hirnhälfte.

diese Erkenntnis für die Behandlung der geschilderten epileptischen Anfälle zunutze gemacht, indem man die Hirnoberfläche operativ freilegt und sie durch elektrische Reizung abtastet. Nach Feststellung des „primär krampfenden Zentrums" wird dieses dann durch Unterschneidung ausgeschaltet. Die danach auftretende Lähmung der betreffenden Extremität ist nur eine vorübergehende, da andere Stellen nach einiger Zeit vikariierend die Funktionen des ausgeschalteten Zentrums weitgehend übernehmen.

Weil die von den motorischen Zentren ausgehenden Bahnen (Pyramidenbahnen) sich in ihrem weiteren Verlauf kreuzen (s. Abb. 235), erhält man bei Zerstörung eines solchen Zentrums der Hirnrinde die Lähmung stets auf der entgegengesetzten Seite, so wie auch bei einem Schlaganfall, einer Blutung im Gehirn durch Gefäßzerreißung (Arterienverkalkung!), bei Unterbrechung der Leitungsbahn die Lähmung immer auf der entgegengesetzten Seite des Blutungsherdes auftritt.

Nur wenn eine Lähmung der rechten Körperhälfte vorliegt, der Blutungsherd im Gehirn also links sitzt, können damit gleichzeitig Sprechstörungen verbunden sein; denn eigenartigerweise ist das **motorische Sprechzentrum**, jenes Zentrum, das die Zusammenarbeit der am Sprechen beteiligten Muskeln ordnet, bei Rechtshändern – das sind etwa 95% der Menschen – in der linken Gehirnhälfte angelegt, und zwar am Fuß der dritten Stirnwindung (**Brocasches Zentrum**). Die Lokalisation der Sprechfunktion und die Tatsache der Rechtshändigkeit der meisten Menschen, die übrigens in entsprechender Weise auch z. B. für Stoßen mit dem Fuß, Augenzukneifen usw. gilt, zeigen uns also, daß normalerweise die linke Gehirnhälfte überwiegt. Das motorische Sprechzentrum vermittelt also die richtige **Koordination der beim Sprechen beteiligten Muskeln.** Daher besteht bei Ausfall dieses Zentrums Sprechunvermögen (**motorische Aphasie**), obwohl die einzelnen beim Sprechen beteiligten Muskeln innerviert werden können und auch Kauen, Schlukken, Pfeifen und Singen möglich ist.

Noch eigenartiger ist die Störung, die damit einhergehen kann, nämlich daß eine Unfähigkeit zum Schreiben vorliegt, obwohl Arm und Hand frei bewegt werden können (**motorische Agraphie**). Es fehlt also die für das Schreiben notwendige **Koordination** der betreffenden Muskeln. Alle diese Störungen liegen also im Bereich des Motorischen und betreffen die geordnete Zusammenarbeit der einzelnen Muskeln. Damit wird die Leistung der Hirnrinde deutlich, ebenso wie uns das Experiment zeigte, daß wir bei Reizung eines peripheren motorischen Nerven Kontraktionen einzelner Muskeln, bei Reizung der motorischen Zone der Hirnrinde Bewegungstypen erhalten.

Die sensorischen und die sensiblen Rindenzentren

Das Unvermögen zu sprechen, eine sog. Aphasie, braucht aber nicht immer ihre Ursache im Motorischen zu haben, sondern es kann sich auch um eine „sensorische Aphasie" handeln. Bei einer teilweisen Zerstörung des Schläfenhirns, der **Hörsphäre**, kann der Betroffene zwar häufig noch hören, aber er versteht die Worte nicht, mit den Wortklängen assoziieren sich keine bestimmten Vorstellungen mehr, die Muttersprache klingt ihm wie eine unbekannte Fremdsprache. Darum weist ein solcher Patient ebenfalls ein Sprechunvermögen auf (**sensorische Aphasie**). Das kann bis zur **„Seelentaubheit"** führen, die darin besteht, daß allgemein Geräusche, wie z. B. das Rasseln eines Schlüsselbundes, das Geräusch der Wasserleitung beim Öffnen des Hahns u. dgl. ohne gleichzeitige optische Wahrnehmung nicht erkannt werden. Übrigens gibt es auch eine entsprechende **Tontaubheit**, d. h. es besteht die Unfähigkeit, Tonhöhen voneinander zu unterscheiden, bzw. es fehlt das Verständnis für die musikalische Verwendung der Tonempfindungen (**Amusie**).

Ganz entsprechend wie im Bereich des Akustischen gibt es solche Störungen auch im Bereich des Sehens. Störungen im Hinterhaupthirn, der **Sehsphäre**, haben daher oft eine **„Seelenblindheit"** zur Folge, d. h. einen mehr oder weniger großen Verlust des optischen Erinnerungsvermögens (Abb. 247). Es wird z. B. ein vorgehaltener Schlüssel als solcher nicht erkannt, ein Hund reagiert nicht auf den Anblick von Futtertrog oder Peitsche. Die optischen Eindrücke werden in ihrer Bedeutung infolge fehlender Verknüpfung mit früheren Erinnerungsbildern nicht mehr erkannt. Dabei können die sonstigen Möglichkeiten der Erinnerung, besonders die akustischen und taktilen, völlig erhalten sein: der Freund wird erst beim Sprechen erkannt, ein Gebrauchsgegenstand erst, wenn er in die Hand gelegt wird.

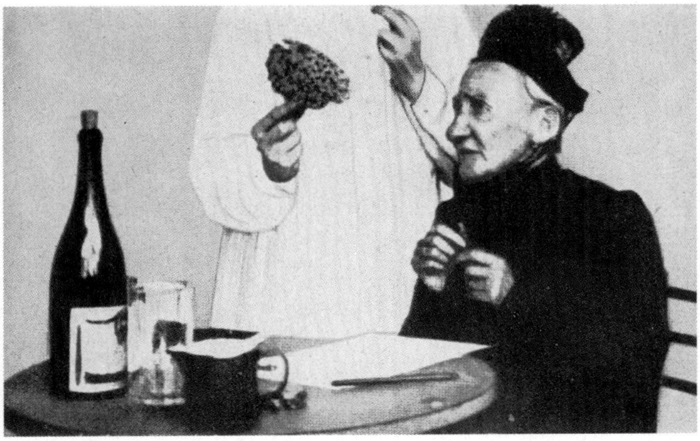

a)

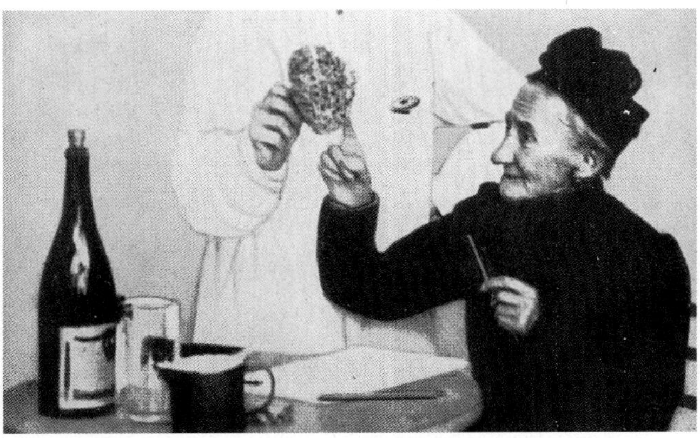

b)

Abb. 247. Seelenblindheit. a) Die Patientin sieht das Objekt, kann es aber nicht erkennen. b) Die Patientin erkennt das Objekt bei Betastung (nach *W. v. Stauffenberg*).

Wie die motorische Aphasie mit einer Agraphie verbunden sein kann, so ist auch eine sensorische Aphasie oft mit einer **Alexie** (Schriftblindheit) verknüpft, d. h. es besteht das Unvermögen, speziell Schriftzeichen zu erkennen. Obwohl die Buchstaben formal nachgezeichnet werden können, also die motorische Seite des Schreibens ungestört ist, fehlt das Erinnerungsvermögen für die Bedeutung der Schriftzeichen (die Alexie ist also zugleich eine sensorische Agraphie!).

Damit haben wir die Lokalisation des Motorischen, des Optischen und des Akustischen kennengelernt, wobei wir die Leistungen der höheren Sinnesorgane als sensorische Empfindungen zusammenfassen. Auch die durch **Hautsinne** und **Tiefensensibilität** vermittelten sensiblen Empfindungen sind einem bestimmten Bezirk der Hirnrinde zugeordnet, und zwar der hinter der Zentralfurche liegenden Windung, der sog. **Körperfühlsphäre** (s. Abb. 248 und zum Vergleich Abb. 245). Einseitige Ausschaltung des ganzen Gyrus postcentralis, der hinteren Zentralwindung, führt zu einem vollständigen Sensibilitätsverlust der anderen Körperseite. Hier wird der natürlich viel schwierigere experimentelle Beweis dadurch geführt, daß man die nach Exstirpation bestimmter Rindenpartien auftretenden Störungen der Oberflächen- und Tiefensensibilität des Körpers feststellt; Störungen in diesen Rindengebieten führen zur Anästhesie bzw. zu Parästhesien (Kribbeln, Jucken usw.).

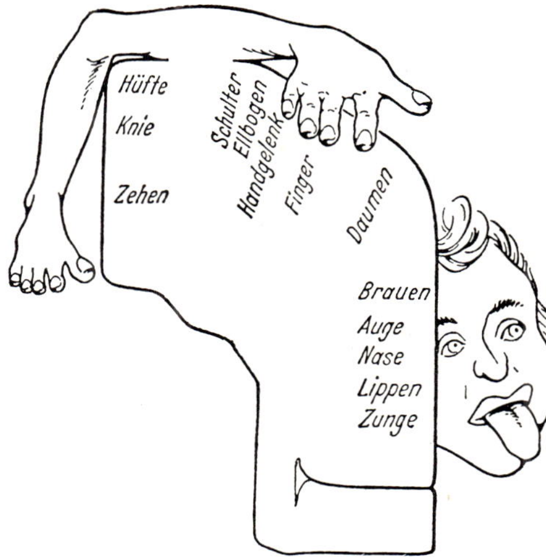

Abb. 248. Sensible Repräsentation des Körpers in der hinteren Zentralwindung des Gehirns beim Menschen *(Langley)*.

Auch ist eine Reizung der Rindengebiete durch Auflegen von Fließpapierstückchen möglich, die mit Strychnin getränkt sind. In der **hinteren Zentralwindung** liegen also offenbar die Endstellen der sensiblen Erregungen. Der Seelenblindheit entsprechende Störungen gibt es – allerdings sehr selten – auch im Bereich des Tastsinnes, so daß ein Gegenstand allein mit Hilfe des Tastsinnes nicht erkannt werden kann (**Stereoagnosie**).

So wie wir im peripheren Nervensystem sensible und motorische Nerven unterscheiden konnten, so spielt sich auch die Mannigfaltigkeit dieser **cerebralen Störungen der assoziativen Verknüpfungen** entweder im Bereich des Sensorischen oder des Motorischen ab. Wir können sie daher unterordnen unter die beiden **Oberbegriffe: Agnosie als Mangel an Erkennungsvermögen** und **Apraxie als Mangel an Handlungsvermögen.** Die Seelenblindheit und die Seelentaubheit ebenso wie die Alexie sind Agnosien, die motorische Aphasie und Agraphie sind Apraxien. Derartige Apraxien können auch ganz isoliert nur für bestimmte Handlungen auftreten, z. B. daß jemand nicht winken, mit der Faust drohen, militärisch grüßen oder ein Zündholz anstecken kann.

Einschränkungen zur Zentrenlehre

Wie wir oben gesehen haben, besitzen sowohl die motorischen als auch die sensiblen und sensorischen Funktionen in der Hirnrinde umschriebene Projektionsfelder, die um so genauer abgrenzbar sind, je weiter die Entwicklung des Gehirns in der aufsteigenden Tierreihe fortschreitet (Abb. 245, 248). Diese Tatsache könnte darauf schließen lassen, daß das Zustandekommen einer Willkürbewegung oder einer bewußten Reizempfindung ausschließlich an engbegrenzte Stellen der Hirnrinde gebunden ist. Eine solche lokalistische Auffassung wurde früher tatsächlich vertreten. Sie spiegelt sich noch in der Bezeichnung der verschiedenen Projektionsfelder als motorische, sensible und sensorische „Zentren" wider. Es sei aber nochmals klargestellt, daß man zwar eine Lähmung, also einen Ausfall der Willkürbewegungen, bei Ausfall von Zentren der vorderen Zentralwindung oder der davon ausgehenden Bahnen (Abb. 235) erhält, daß aber Ausschaltungen in den Rindenregionen *vor* der vorderen Zentralwindung die Unfähigkeit ergeben, komplexe mo-

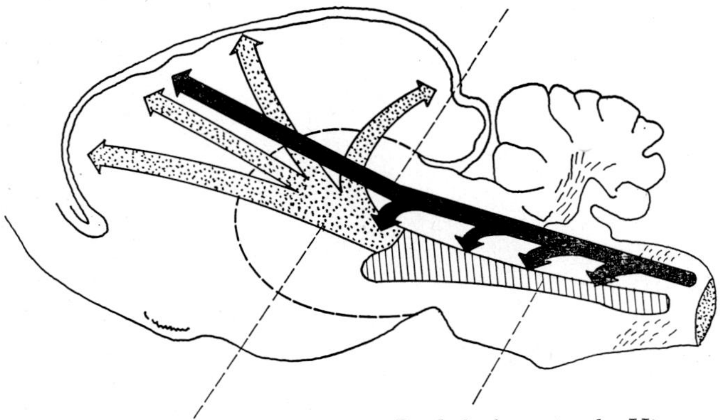

Abb. 249. Schwarz: die spezifische Projektionsbahn. Gestrichelt: die Retikulärformation des Hirnstamms. Punktiert: das diffuse Projektionssystem zur Hirnrinde (Erläuterung im Text).

torische Handlungen auszuführen, also eine Apraxie, während dabei einfache Willkürbewegungen wie Beugung und Streckung einer Extremität ausgeführt werden können. Die bei der Apraxie gestörten Rindenregionen sind also bestimmte sog. **Assoziationsfelder**, die besonders frontal liegen. Wir sahen ja schon, daß das *Broca*sche Sprechzentrum im Frontallappen liegt; es stellt auch ein solches Assoziationsfeld dar! In diese Assoziationsfelder sind übrigens auch subcorticale Hirnstrukturen miteinbezogen. So haben neuere Untersuchungen eindrücklich gezeigt, daß die Hirnrinde nur ein Glied in einer größeren Kette von Hirnstrukturen darstellt, deren Miterregung für das Zustandekommen einer Willkürbewegung oder einer Reizwahrnehmung unerläßlich ist. So fand man beispielsweise, daß die Erregungsleitung vom peripheren Ohr bis zur Hörsphäre der Hirnrinde in der Narkose noch zu einem Zeitpunkt erhalten sein kann, in dem das Bewußtsein und damit auch die Wahrnehmung eines Schallreizes bereits erloschen ist. Es müssen also noch Einflüsse weiterer Hirnstrukturen mitwirken, damit es zur **bewußten Wahrnehmung** kommt. Eine besondere Bedeutung haben dafür bestimmte Anteile des Hirnstamms, die man unter der Bezeichnung **„Retikulärformation"** zusammenfaßt. Sie erhält Impulszuflüsse von allen sensiblen Bahnen und ebenso von den akustischen und optischen Bahnen; ihre afferenten Bahnen erreichen in **diffuser** Projektion fast alle Gebiete des Großhirns. In Abb. 249 leitet die (schwarz gezeichnete) spezifische Projektionsbahn die z. B. durch einen Schallreiz hervorgerufenen Erregungen zur Hörsphäre des Gehirns; dabei werden Erregungen zur Retikulärformation abgezweigt (schraffierter Bezirk), die in diffuser Projektion fast die ganze Hirnrinde erreichen. *Dieses System ist maßgeblich für die bewußte Wahrnehmung der in der spezifischen Projektionsbahn geleiteten Impulse.* Entsprechend führt eine Reizung der Formatio reticularis am schlafenden oder narkotisierten Tier zu einer **Weckreaktion.** Stärkere Aktivitätsverminderungen der retikulären Formation, wie sie in der Narkose und physiologischerweise auch im Schlaf eintreten, haben eine Bewußtlosigkeit mit Aufhebung aller Sinnesempfindungen zur Folge. Auch den Bewußtseinsverlust, der sich bei einer Gehirnerschütterung (Commotio) ergibt, bezieht man auf eine Funktionsstörung dieser retikulären Strukturen des Hirnstammes. *Offenbar bedarf die Hirnrinde zur Aufrechterhaltung ihres Wachzustandes und damit des Bewußtseins dauernder Anstöße aus diesen tiefer gelegenen subkortikalen Gebieten.* Mit der Aktivierung der Großhirnrinde werden über die efferenten Bahnen der Retikulärformation auch die motorischen Vorderhornzellen beeinflußt, indem ihre Durchgängigkeit für Willkürimpulse erhöht, also *die Möglichkeit körperlicher Betätigung verbessert* wird. So führt über dasselbe nervöse Substrat erhöhte Bewußtseinshelligkeit zu erhöhter motorischer Bereitschaft und, da von den absteigenden motorischen Bahnen ebenfalls Impulse zur Retikulärformation abgezeiwt werden, *umgekehrt auch Muskeltätigkeit zu erhöhter Bewußtseinshelligkeit.* Die höheren Funktionsäußerungen des Zentralnervensystems sind also an die Tätigkeit verschiedenster Hirnstrukturen und deren assoziative Verknüpfung gebunden. Die Koppelung von willkürlicher und unwillkürlicher Motorik mit sensiblen, sensorischen und vegetativen Erregungen, die Tatsache, daß „alles mit allem zusammenhängt", findet hier ihre anatomische Grundlage. – Die bekannte Beobachtung, daß man bei aufmerksamem Lesen nicht bemerkt, daß jemand das Zimmer betritt, zeigt uns weiter, daß für die bewußte Wahrnehmung ein „Wandern der Aufmerksamkeit" erforderlich ist, d. h. teils eine Förderung, teils eine Hemmung von Impulsen aus anderen Sinnesorganen. Wir sehen also, daß stets weite Gebiete des Großhirns mitbeteiligt sind. Entsprechendes gilt auch für die Motorik. Auch das Ingangsetzen einer Willkürbewegung bedarf der Zusammenarbeit mit anderen Großhirnfeldern und tiefer subkortikal gelegenen Hirnstrukturen, es handelt sich also – in einem militärischen Vergleich – niemals um „Einzelaktionen" eines Focus der vorderen Zentralwindung, sondern stets um einen „Großeinsatz" vieler miteinander in Verbindung stehender, gleich- und untergeordneter Dienststellen. – So ist auch die **Intelligenz** fraglos nicht eine Funktion einer bestimmt lokalisierbaren Rindenstelle, kommt es doch dabei vor allem darauf an, möglichst schnelle und vor allem richtige assoziative Verknüpfungen unter Verwertung der deponierten Erinnerungsbilder herzustellen! Die allmähliche Heranbildung solcher Verknüpfungen ist beim wachsenden Kleinkind deutlich zu beobachten. Daß dabei das Stirnhirn eine besonders wichtige Rolle spielt, zeigt seine zunehmend stärkere Ausbildung in der aufsteigenden Tierreihe. Auch die Kriegserfahrungen zeigten, daß nach Schußverletzungen des Stirnhirns häufig ein Mangel an Konzentrationsfähigkeit, Aufmerksamkeit und Interesse auftritt.

Die Reaktionszeit

So wie wir beim Reflexbogen kennenlernten, daß die Leitung durch ihn mit **Zeitverbrauch** verbunden ist (S. 302), so trifft das auch für bewußte, willkürliche Reaktionen auf einen Reiz zu, die also unter Mitbeteiligung der Großhirnrinde vor sich gehen. Die einfachste Form einer solchen **Reaktionszeitbestimmung,** die bei den sog. psychotechnischen Eignungsprüfungen viel verwandt wird, besteht darin, daß der Betreffende z. B. den Auftrag erhält, beim Aufleuchten einer Lampe einen elektrischen Tasterschlüssel sofort loszulassen. Durch ein Millisekunden anzeigendes Uhrwerk (Chronoskop) wird die Zeit gemessen, die vom Beginn des Aufleuchtens der Lampe bis zur Unterbrechung des Stromkreises beim Loslassen des Schlüssels vergeht. Bei großer Aufmerksamkeit und Übung erreicht man dann eine für jedes Individuum konstante kürzeste Zeit, die sog. *persönliche Zeit.* Dabei ergibt sich übrigens, daß das Auge träger als das Ohr reagiert. Daß die Schnelligkeit der Reaktion nicht der Intelligenz parallel geht, braucht wohl nicht besonders betont zu werden. Natürlich lassen sich derartige Aufgaben in bestimmter Weise komplizieren. Bei der **Unterscheidungsreaktionszeit** soll der Betreffende z. B. nur auf rotes oder nur auf grünes Licht reagieren. Bei der **Wahlreaktionszeit** werden mehrere Reize gegeben, auf die jeweils verschieden zu reagieren ist, z. B. bei rotem Licht mit der rechten Hand, bei grünem Licht mit der linken Hand. Namentlich die Reaktionszeit mit dazwischengeschalteten bewußten Überlegungen ist unter Sauerstoffmangel des Gehirns deutlich verlängert. Kinder und lebhafte Menschen haben infolge ihrer geringeren Aufmerksamkeit meist eine längere Reaktionszeit. Trotz vermeintlicher Verkürzung wird sie übrigens unter Alkoholeinwirkung – ebenso wie unter Morphium – objektiv länger. Die Bedeutung der Reaktionszeitbestimmung für den Kraftfahrer und für viele Fragen des täglichen Lebens, besonders auch für Fliegereignungsprüfungen, liegt auf der Hand. Eine Reaktionszeit von 0,2 sec bedeutet bei einer Fluggeschwindigkeit von 600 km/st, daß eine „tote" Strecke von 30 m steuerlos durchflogen wird, ehe auf Grund von optischen oder anderen Eindrücken ein entsprechendes Flugmanöver eingeleitet werden kann. Die physikalische Trägheit der Maschine verlängert überdies diese Strecke noch erheblich.

Sauerstoffverbrauch und Durchblutung des Gehirns

Im Gegensatz zum peripheren Nerven stellt das Zentralnervensystem besonders hohe Ansprüche an die **Sauerstoffversorgung,** wie schon die Tatsache zeigt, daß eine kurzdauernde Abklemmung der Blutzufuhr durch Zusammendrücken der Halsschlagadern eine Funktionseinstellung des Zentralnervensystems, eine Ohnmacht, zur Folge hat. Wenn man durch die Bauchwand hindurch beim Kaninchen die Bauchschlagader abdrückt, tritt schon nach 1–2 min eine Lähmung der Hinterbeine infolge der ungenügenden Blutversorgung des Lendenmarkes ein, während der periphere Nerv erst nach einer halbstündigen Gefäßabklemmung seine Erregbarkeit verliert (s. S. 282). Entsprechend verbraucht auch ein Gewebsstück überlebender Gehirnsubstanz wesentlich mehr Sauerstoff in der gleichen Zeit als ein gleich schweres Gewebsstück peripherer Nerven. Unter Berücksichtigung des Gehirngewichts von 1100–1300 g – das sind nur 2% des Körpergewichts! – ergibt sich daraus, daß das Zentralnervensystem am Gesamtsauerstoffverbrauch des Körpers einen relativ großen Anteil – etwa 15% – hat. Gegenüber dem Zustand völliger Entspanntheit (Dösen) steigt außerdem noch der O_2-Verbrauch und auch die Durchblutung bei konzentrierter Aufmerksamkeit um 15%, bei Schreck und Angst sogar um 30% an. Das frühzeitige Versagen namentlich der corticalen Funktionen bei der Höhenkrankheit wird durch die Tatsache verständlich, daß das Gehirn und namentlich die Nervenzellen des Gehirns einen so hohen Sauerstoffverbrauch aufweisen und nicht wie der Muskel eine Sauerstoffschuld einzugehen vermögen. In der Großhirnrinde erfolgt daher am frühesten der Abbau der Funktionen bei Sauerstoffmangel; Aufmerksamkeit, Willensbildung und Urteilsfähigkeit leiden am ehesten, die Reaktionszeit wird länger, die obere Hörgrenze sinkt ab, das Farbenunterscheidungsvermögen vermindert sich, das Gesichtsfeld wird dunkler und in der Schriftprobe ergeben sich Auslassen, Wiederholung und Vorwegnahme von Buchstaben. Dem intensiven Stoffwechsel des Gehirns entspricht auch seine starke **Durchblutung;** etwa ³/₄ l Blut durchströmt in der Minute das Gehirn, das sind 15% der Gesamtblutmenge bzw. des Herzminutenvolumens. Eigenartigerweise lassen sich beim **Gehirnstoffwechsel** zwischen Ruhe und Tätigkeit keine wesentlichen Unterschiede finden, wobei jedoch die Hauptschwierigkeit darin liegt, daß dieses Organ ja eigentlich nie in Ruhe ist, das Träumen im Schlaf weist schon darauf hin.

Die Elektrencephalographie

Die ständige Tätigkeit des Gehirns kommt auch bei der **Elektrencephalographie** zum Ausdruck. Es handelt sich hierbei um die Aufschrift der bioelektrischen Hirnrindentätigkeit. Diese noch junge Forschungsrichtung erbrachte bereits sehr interessante Ergebnisse. Drosselung der Hirndurchblutung bringt die Gehirnströme in wenigen Sekunden zum Verschwinden, während sie auch im Schlaf weiter bestehen bleiben (Abb. 253). Bei der Analyse der unregelmäßig schwankenden Kurven, die man bei Ableitung vom menschlichen Großhirn erhält, kann man zwei große Gruppen von Stromschwankungen unterscheiden, die sog. α-*Wellen von 8–13 Hertz* (= Schwingungen pro sec) und die β-*Wellen von etwa 15–30 Hertz* und geringerer Amplitude. Das Vorherrschen der α-Wellen entspricht der geistigen Ruhe, während die „aktive Form" mit dem Auftreten der kürzeren β-Wellen der geistigen Tätigkeit entspricht und allein schon durch Aufmerksamkeit oder auf einen Sinnesreiz hin (Augenöffnen!) auslösbar ist (Abb. 250). Das Neugeborene zeigt noch keine rhythmische elektrische Hirntätigkeit, sein EEG wird beherrscht von trägen arrhythmischen Wel-

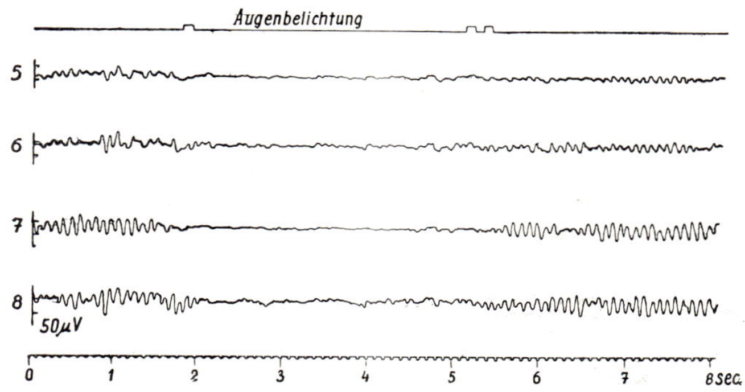

Abb. 250. Elektrencephalogramm mit 10 Hz-Alpha-Wellen, die auf Belichtung gehemmt werden (5 = zentral links, 6 = zentral rechts, 7 = occipital links, 8 = occipital rechts). Die Amplitude der Alpha-Wellen nimmt nach occipital zu (Orig.).

Abb. 251. Einsetzen eines hirnelektrischen Krampfanfalls (spikes and waves) mit gleichzeitiger Bewußtlosigkeit („Absence"). (Orig).

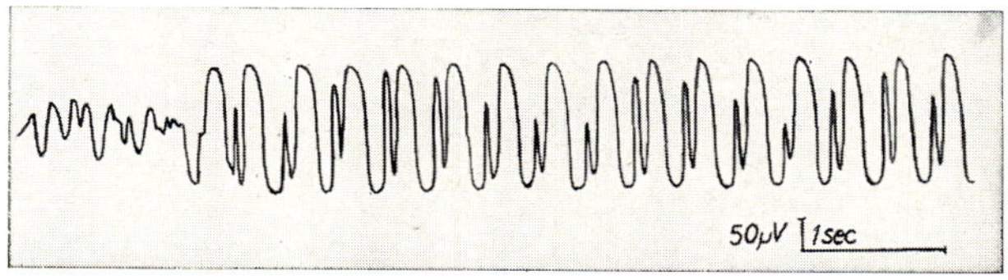

len. Etwa im 4. Lebensmonat kommt es zum Auftreten regelmäßiger Rhythmen über den Zentralwindungen, die dann in den nächsten Monaten auch occipital auftreten. Mit der zunehmenden Ausprägung von α-Wellen treten im Kindesalter die trägen Wellen des Neugeborenen immer mehr zurück. Im schweren Sauerstoffmangel, im Tiefschlaf, in Narkose und bei gestörter Hirnrindentätigkeit treten andererseits langsame Schwankungen von nur wenigen Hertz auf, die bei drohendem Bewußtseinsverlust sogar bis auf 2–3 Hertz heruntergehen *(Zwischen- oder Theta-[ϑ]-Wellen von 4–7 Hz, träge oder Delta-[δ]-Wellen von 1–3 Hz) (Abb.* 253). Über epileptischen Foci ergibt sich andererseits eine übernormale Spannungsproduktion mit besonders großen und steilen Entladungen (**„Krampfströme"**) (Abb. 251), während sich über Hirngeschwülsten fast gar keine Potentialschwankungen registrieren lassen. In der Nachbarschaft eines Tumors findet man dagegen besonders träge Wellen großer Amplitude. Mit der dauernd vorhandenen Elektrizitätsproduktion der Hirnrinde steht die Tatsache in Beziehung, daß geistige Arbeit keine merkliche zusätzliche Stoffwechselerhöhung veranlaßt (s. S. 228). Eine entsprechende Stoffwechselsteigerung wie etwa zwischen Muskeltonus und tetanischer Muskelkontraktion liegt jedenfalls nicht vor.

Der Schlaf

Bei der Betrachtung der Physiologie des Gehirns darf eine der wichtigsten physiologischen Funktionen, der regelmäßige Wechsel zwischen Schlaf- und Wachzustand, nicht unerwähnt bleiben. Die vorübergehende Ausschaltung des Bewußtseins, wie sie im **Schlaf** vorliegt, ist von weittragenden Änderungen im Gesamtorganismus begleitet: der Stoffwechsel ist erniedrigt, die Reflexerregbarkeit und der Tonus der Muskulatur (auch von Blase und Darm) wird herabgesetzt, durch verminderten Tonus der Kaumuskeln kommt es zum Herabsinken des Unterkiefers; das erschlaffte Gaumensegel sinkt bei Rückenlage nach hinten und wird bei Mundatmung durch den Atemluftstrom in die Schwingungen des Schnarchgeräusches versetzt; die Atmung ist verlangsamt und vertieft. Die Empfindlichkeit für Sinneseindrücke ist herabgesetzt, der Herzschlag wird langsamer, auch der Blutdruck ist infolge Nachlassens des Gefäßtonus erniedrigt, ebenso ist die Drüsensekre-

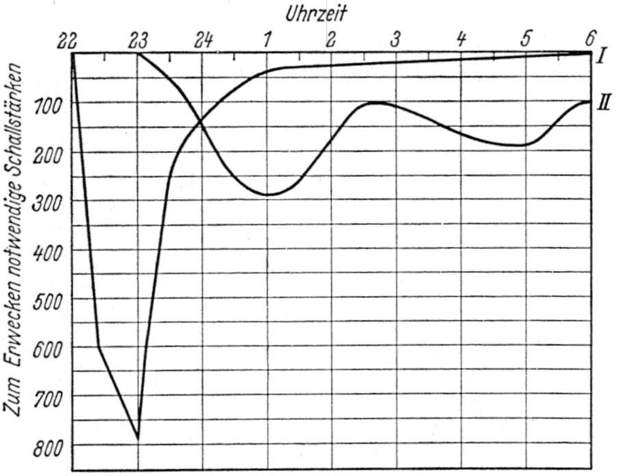

Abb. 252. Kurven der Schlaftiefe. Natürlich ist der Verlauf besonders der Kurve II stark schematisiert; denn sie ist erheblich von psychischen Vorgängen, Zuständen im Verdauungsapparat u. a. abhängig.

tion (mit Ausnahme der Schweißdrüsen) eingeschränkt (auch der Tränendrüsen: „Sandmann"; verminderte Nasensekretion im Schlaf beim Schnupfen!). Ebenso wie im Trainingszustand überwiegt auch im Schlafzustand bei den meisten Organinnervationen durch das vegetative Nervensystem der N. vagus. Das Ziel aller dieser Umstellungen im vegetativen Nervensystem während des Schlafes ist die Verminderung des Tätigkeitsausmaßes der Organe und dadurch eine *Verbesserung der Arbeitsbereitschaft,* m. a. W. der Organismus ist auf Erholung eingestellt.

Mit der Herabsetzung der Erregbarkeit des Gehirns wird auch die des Atemzentrums vermindert, worauf ja schon die Veränderung der Atmung hinweist. Man hat das zur fortlaufenden Messung der Schlaftiefe verwendet. Da die Kohlendioxydspannung des Blutes der Reiz für die rhythmische Tätigkeit des Atemzentrums ist, wird im Schlaf die Kohlendioxydspannung der Alveolarluft erhöht sein. Tatsächlich geht die so gewonnene Kurve der alveolären Kohlendioxydspannung parallel der **Kurve der Schlaftiefe**, wie man sie mit der Stärke nach dosierten Weckreizen erheben kann. Durch diese Methoden hat man verschiedene Schlaftiefenkurven gefunden. Die *„monophasische" Kurve der Schlaftiefe* (Kurve I in Abb. 252) zeigt ein rasches Absinken in der ersten Stunde des Schlafzustandes, in den mitternächtlichen Stunden erreicht der Schlaf seine größte Tiefe, um dann gegen Morgen mehr und mehr abzuflachen. Demgegenüber findet man oft bei Großstadtmenschen, geistigen Arbeitern und nervösen Menschen – wenn wir diese einmal in einer Gruppe zusammenfassen wollen – ein viel geringeres Maximum der Schlaftiefe, das allmählich und viel später erreicht wird; ihm folgt eine Abflachung der Schlaftiefe etwa gegen 3–4 Uhr und eine erneute Zunahme in den späteren Morgenstunden (schlechtes, unruhiges Einschlafen, morgens nicht ausgeschlafen, größte Leistungsfähigkeit in den Nachmittag- und Abendstunden!) (sog. *„biphasischer Schlaftyp"*, Kurve II in Abb. 252). Erholung in Form eines Landaufenthaltes mit körperlicher Betätigung vermag diese Schlafkurve wieder in die „normale" umzuwandeln! Namentlich in höherem Alter findet man einen *„polyphasischen Typ" der Schlaftiefenkurve* mit mehreren Wellen unterschiedlicher Schlaftiefe, oft nahe an der Bewußtseinsschwelle, so daß diese Menschen oft am Morgen angeben, die ganze Nacht nicht geschlafen und jedes Geräusch gehört zu haben.

Mit der Methode der Elektrencephalographie lassen sich heute die verschiedenen Stufen des Schlafes besser erfassen. Wie die Abb. 253 zeigt, ergeben sich recht charakteristische Bilder; mit zunehmender Schlaftiefe sinkt die Frequenz der EEG-Wellen immer mehr unter gleichzeitiger Zunahme der Amplitude ab. (Im Stadium des leichten Schlafes treten außerdem noch charakteristische „Schlafspindeln" mit einer Frequenz von 14/sec auf.)

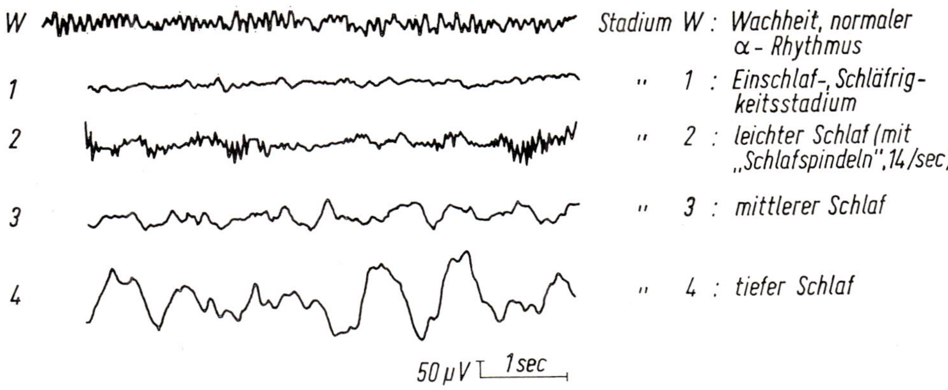

Abb. 253. Das Elektroencephalogramm bei zunehmender Schlaftiefe.

Die weitere elektrencephalographische Untersuchung, verbunden mit gleichzeitigen anderen Registrierungen, hat aber noch weitere, recht überraschende Ergebnisse gebracht. Während eines normalen Nachtschlafes erfolgen etwa vier- bis fünfmal in Abständen von 1–1½ Stunden Schlafstadien von jeweils 10–30 min Dauer, die gegen Morgen hin etwas häufiger und längerdauernd auftreten. Während dieser Phasen finden hinter den geschlossenen Lidern Salven von unregelmäßigen raschen Augenbewegungen statt, die vom Rand der Orbita abgeleitet werden können und den Phasen den besonderen Namen als **REM-Phasen** (**r**apid **e**ye **m**ovement) gegeben haben. Während sich dabei der Körper in Tiefschlaf befindet, ist der Organismus unter der Maske des Tiefschlafs in Wirklichkeit in Aufruhr: im vegetativen System findet man starke Schwankungen von Atmung, Herzfrequenz und Blutdruck, oft im Sinne einer Steigerung, nicht selten aber auch einer Abnahme, außerdem eine Vermehrung der Magensekretion und der Schweißabsonderung und eine starke Blutstauung in den Schwellkörpern von Penis bzw. Clitoris. Obwohl der Muskeltonus, besonders auch der Nackenmuskulatur stark herabgesetzt ist und die Reflexe aufgehoben sind (Tiefschlaf!), treten oft kleine Zuckungen namentlich im Gesicht und an den Händen auf; das EEG zeigt im Gegensatz zu dem äußeren Bild des Tiefschlafs die frequenteren Wellen geringe Amplitude wie bei Schläfrigkeit oder in der Einschlafphase (Stadium 1 in Abb. 253). Man hat daher diese Phasen auch als **paradoxen Schlaf** bezeichnet. Beim Aufwecken oder Erwachen aus diesen paradoxen REM-Phasen werden häufig lebhafte Träume angegeben und recht genau beschrieben, Minuten später sind die meisten Träume bereits „vergessen". Traumerlebnisse werden also offenbar sehr gering gespeichert. Im ganzen nimmt der paradoxe Schlaf also etwa 20% der gesamten Schlafdauer ein, wobei zu berücksichtigen ist, daß im Laufe des Lebens sowohl der Schlafbedarf als auch der prozentuale Anteil des REM-Schlafes abnimmt. Mit den Schlaftiefenkurven nach der Weckreizmethode waren diese Phasen nicht erfaßbar.

Für die Frage nach der Ursache des Einschlafens und nach dem Wesen des Schlafes ist besonders bemerkenswert die Tatsache eines **Regulationszentrums für den Schlaf-Wach-Rhythmus** im Zwischen- und Mittelhirn. Auf ein solches Regulationszentrum weisen auch die Erfahrungen bei der mit Schlafsucht einhergehenden epidemischen Hirnentzündung hin, bei der man an bestimmten Stellen des Gehirns pathologisch-anatomische Veränderungen fand. Am überzeugendsten sind die Versuche, in denen es gelang, bei elektrischer Reizung bestimmter Hirnstellen Tiere in **Schlaf** verfallen zu lassen, wobei sie gleichzeitig die dafür charakteristische Haltung einnahmen (Abb. 256). Es wurde oben schon in anderem Zusammenhang auf die Bedeutung der Retikulärformation für die Aufrechterhaltung des Bewußtseins hingewiesen und gezeigt, daß durch deren Reizung **Weckreaktionen** möglich sind, wobei gleichzeitig der vegetative Tonus im Körper zur Sympathicusseite verschoben wird. Es wurde dabei erwähnt, daß die Retikulärformation auch durch sensible und sensorische Erregungen mitaktiviert wird, ebenso ist das auch von der Hirnrinde selbst aus möglich. So wird verständlich, daß z. B. eine Aktivitätssteigerung der Hirnrinde oder mannigfache sensible oder sensorische Reize den Schlafeintritt zu hemmen vermögen. Dabei wirken sich die einströmenden Erregungen sehr differenziert aus, wie das in der Gewöhnung an das Schlagen der Kirchturmuhr oder an Verkehrslärm zum Ausdruck kommt, während andererseits bereits ein leises Wimmern des Kindes die Mutter weckt. Dieses Schlaf-Wach-Regulationszentrum hat eine eigene *„autonome Rhythmizität"*, die darin zum Ausdruck kommt, daß bei einer Flugzeugreise um die Welt der Rhythmus des alten Standortes zunächst weitgehend beibehalten wird, während bei einer langsam durchgeführten Weltreise der Schlaf-Wach-Rhythmus stark von den äußeren Faktoren beeinflußt wird.

Das vegetative Nervensystem

Bereits die im Schlaf eintretenden Funktionsänderungen der Organe weisen darauf hin, daß wir über ein unwillkürlich sich betätigendes Nervensystem verfügen, das vor allem die Organe der vegetativen Funktionen regulierend beeinflußt. Alle vegetativen Funktionen, die Abb. 254 in einer Übersicht zeigt, funktionieren dabei um so besser, je weniger sie bemerkbar werden und je weniger sie beachtet werden. Man nennt dieses unwillkürlich sich betätigende Nervensystem daher auch **vegetatives oder autonomes Nervensystem.** Zwar stammen seine Nervenfasern auch aus dem Zentralnervensystem, aber sie werden charakteristischerweise durch ein Ganglion unterbrochen, das außerhalb des Zentralnervensystems liegt. Das vegetative Nervensystem besteht aus zwei Hauptteilen, von denen der eine – **Sympathicus** genannt – aus dem Brust- und Lendenmark entspringt; der andere, der **Parasympathicus,** umfaßt einige Hirnnerven (besonders den N. vagus und am Auge den N. oculomotorius) und den N. pelvicus, der den absteigenden Dickdarm, den Enddarm, Blase und Genitalorgane versorgt.

Fast sämtliche Organe unterliegen einer doppelten, antagonistischen Innervation durch Sympathicus und Parasympathicus. So hemmt der Vagus die Tätigkeit des Herzens, während der Sympathicus (N. accelerans) sie fördert (S. 169). Die Darmtätigkeit wird durch den Sympathicus (N. splanchnicus) gehemmt, während sie in den oberen Abschnitten durch den Vagus, in den unteren durch den N. pelvicus gefördert wird (S. 255). Ebenso spannt der Vagus die Bronchialmuskeln an, während der Sympathicus sie zur Erschlaffung bringt. Weiter sahen wir an anderer Stelle, daß Reizung des Sympathicus, wie sie z. B. auch bei Schreck und Aufregung vorliegt, die Zuckerdepots der Leber mobilisiert und als Folge davon Zuckerausscheidung im Harn (Glykosurie) auftritt, auch werden dann die Blutspeicher entleert (s. S. 191, 253). An der Pupille, dem Sehloch des Auges, ist die Wirkung von Sympathicus und Parasympathicus auf zwei verschiedene Muskeln verteilt, der Sympathicus innerviert den Erweiterer der Pupille (M. dilatator iridis), während parasympathische Fasern des N. oculomotorius den Verengerer der Pupille (M. sphincter iridis) versorgen.

Das Experiment ergab, daß eine vollständige operative Entfernung des Sympathicus zwar mit der Lebensfähigkeit vereinbar ist; aber ein solches Tier ist gesteigerten Anforderungen nicht mehr gewachsen, es versagt schon sehr bald bei erhöhter Arbeitsleistung. Das ist nach den oben geschilderten Einwirkungen des Sympathicus auf die Organfunktio-

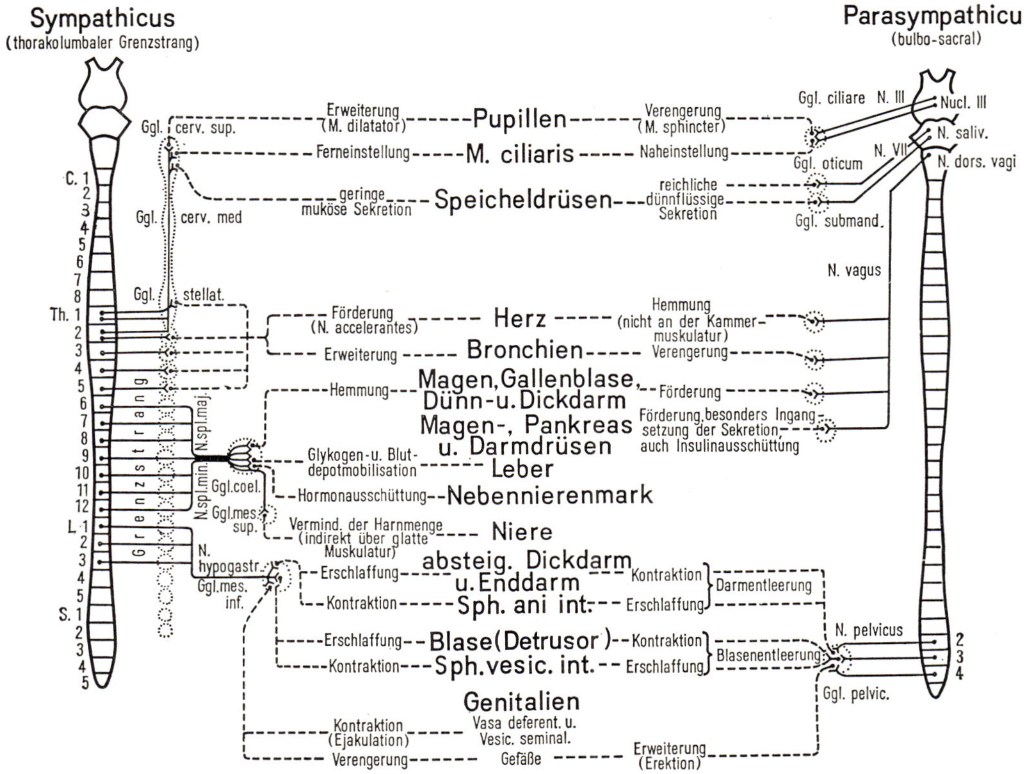

Abb. 254. Übersicht über die funktionelle Gliederung des vegetativen Nervensystems (Orig.).

nen leicht verständlich, sahen wir doch, daß ganz allgemein der Sympathicus im Sinne einer **Leistungserhöhung** („**ergotrop**") wirkt, während der Vagus die Erholungsprozesse fördert („**trophotrope Wirkung**") und damit die **Arbeitsbereitschaft** verbessert (Training, Schlaf!). Daß die Einwirkung dieser Nerven auf ihre Organe über bestimmte „Wirkstoffe" erfolgt, wurde bereits auf S. 170 und 270 besprochen. Für die Vaguswirkung ist die **Überträgersubstanz** das *Azetylcholin,* während an den sympathischen Nervenendigungen *Noradrenalin* freigesetzt wird. Bei starker Sympathicuserregung findet außerdem eine Adrenalinausschüttung aus dem Nebennierenmark in das Blut statt, die alle sympathisch innervierten Organe augenblicklich zur Höchstleistung bringt („**Notfallsfunktion**"). In bezug auf die Freisetzung von Azetylcholin bzw. der Adrenalingruppe spricht man auch von *cholinergischen bzw. adrenergischen Nerven.*

Das Zwischenhirn und die psychosomatischen Beziehungen

Die Zentralstelle aller vegetativen Innervationen, z. B. für Wärmehaushalt, Schweißsekretion, Wasserhaushalt und Kohlenhydratstoffwechsel, liegt in der **Regio hypothalamica.** Auf die Bedeutung dieser Region weisen klinische Beobachtungen hin, die in neuerer Zeit durch tierexperimentelle Befunde eindrucksvoll unterbaut wurden. Es zeigte sich

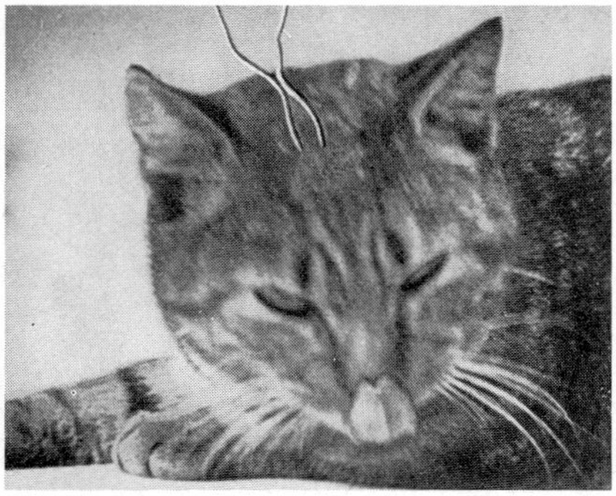

Abb. 255. Lecken als Reizeffekt.

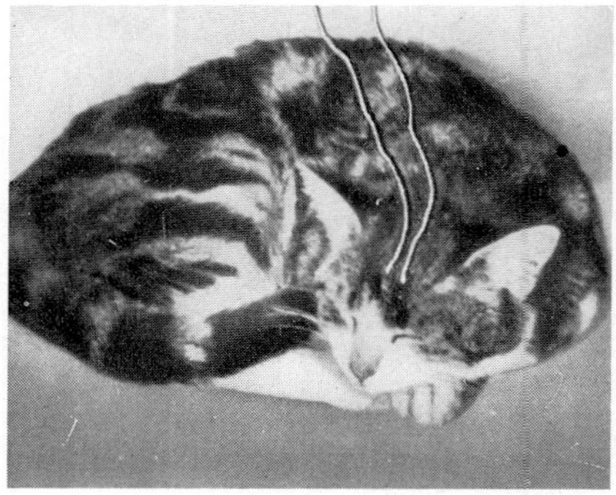

Abb. 256. Schlaf auf Reizung im Thalamus.

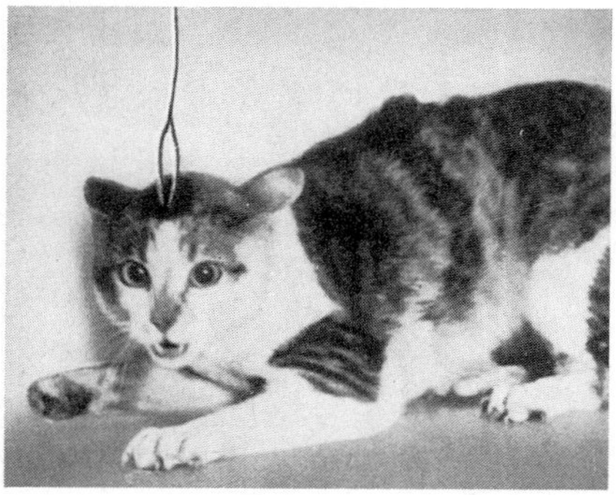

Abb. 257. Wutanfall durch Zwischenhirnreizung.

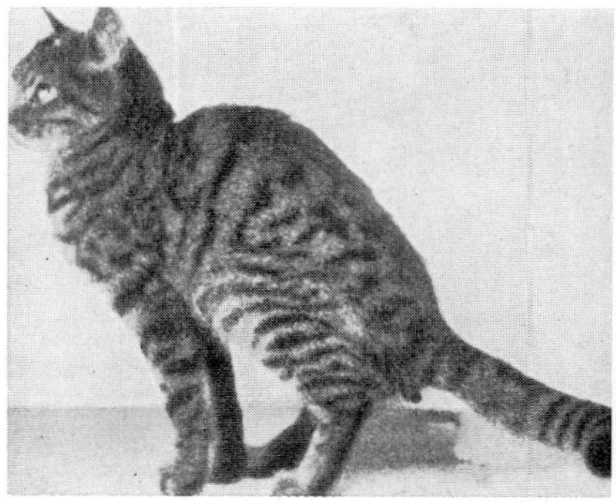

Abb. 258. Defäkation durch Zwischenhirnreizung (Abb. 255–258 nach *W. R. Hess*).

dabei, daß die oben beschriebene Leistungssteigerung der Organfunktionen durch elektrische Reizung im Bereich des Hypothalamus hervorgerufen werden kann, während von bestimmten anderen Stellen des Hypothalamus eine Förderung der Erholungsprozesse ausgeht (Beeinflussungen von *Blutdruck*, *Herzfrequenz* und *Ventilationsgröße*). Mit den Veränderungen im vegetativen System sind häufig solche der extrapyramidalen Motorik verbunden (S. 332). So lassen sich durch elektrische Reizung des Zwischenhirns *Leck- und Kauautomatismen, Rotationsbewegungen bis zum Salto, Niesen, Erbrechen sowie Harn- und Kotentleerungen* hervorrufen (Abb. 255, 258). Die Tiere nehmen dabei die für den betreffenden Vorgang typische Körperstellung ein. Durch elektrische Reizung im Zwischenhirn kann sogar das Gesamtverhalten der Tiere beeinflußt werden. Wie wir bereits auf S. 319 sahen, führt eine Zwischenhirnreizung im Bereich des Thalamus beim Tier zu einer *Aktivitätsdämpfung*, die auch hinsichtlich der Körperhaltung völlig derjenigen im natürlichen Schlaf gleicht (Abb. 256), allerdings darf daraus nicht auf die Existenz eines besonderen „Schlafzentrums" (und eines entsprechenden „Wachzentrums") geschlossen werden (s. dazu S. 319 f.). Aktivitätsverminderungen im Sinne eines Tonusverlustes der gesamten Muskulatur lassen sich außerdem durch elektrische Reizung bestimmter Stellen des Hypothalamus auslösen. Bei elektrischer Reizung anderer Zwischenhirnzonen erhält man andererseits sogar ausgesprochene *Wutanfälle* mit typischer Angriffsstellung, Fauchen, Sträuben der Haare usw. (Abb. 257). Die Bedeutung des Hypothalamus für die *Regulation der Nahrungsaufnahme* zeigt die experimentelle Tatsache, daß es bei Maus und Ratte möglich ist, durch Läsionen in bestimmten Abschnitten des Hypothalamus Freßlust und dadurch Fettsucht zu erzeugen, so daß man dort ein **Sättigungszentrum** annehmen kann. Bei Läsionen in anderen Abschnitten des Hypothalamus vermindern die Versuchtiere die Nahrungsaufnahme. Dies spricht für ein dort lokalisiertes **Freßzentrum.** Das **Zentrum für die Nahrungsaufnahme** besteht also aus einem aktivierenden und einem hemmenden Anteil, und es liegt nahe, dem Sättigungszentrum einen hemmenden Einfluß auf das Freßzentrum zuzuschreiben. Entsprechend scheint es auch ein **Zentrum für die Flüssigkeitsaufnahme** mit einem fördernden und einem hemmenden Anteil zu geben. Durch elektrische Reizung des **Durstzentrums** läßt sich jedenfalls eine erhebliche Wasseraufnahme auslösen, und bei seiner Ausschaltung ergibt sich eine zu geringe Wasseraufnahme bis zur Austrocknung. Daß schließlich im **Hypothalamus** auch die bereits S. 268, 277 erwähnten Faktoren („releasing factors“) freigesetzt werden, die den Vorderlappen der Hypophyse mit ihren Einflüssen auf fast alle innersekretorischen Drüsen aktivieren, und daß die Hypophysenhinterlappenhormone eigentlich Hypothalamushormone sind, sei nochmals vermerkt.

Die **psychosomatischen Beziehungen** zwischen Psyche und Zwischenhirn einerseits und Zwischenhirn und vegetativen Organfunktionen andererseits sind in vielfacher Hinsicht von größter Bedeutung. Der Pfeil 1 in Abb. 259 weist darauf hin, daß Angst, Sorge, Grübeln und andere Bewußtseinsvorgänge zu Schlafstörungen führen. Der fortgesetzt gestörte Schlaf kann dann weitere Veränderungen der vegetativen Regulationen in der Peripherie hervorrufen (Pfeil 2), die klinisch als „vegetative Dystonie“ zusammengefaßt werden. Darunter versteht man Störungen des vegetativen Nervensystems, die sich in feuchten Händen, Kreislauf-, Magen-, Darmstörungen usw. äußern. „Die vegetativ-tonische Innervation der Organe ist in Unordnung geraten.“ Wie die gestrichelte Linie in Abb. 259 andeutet, kann die Psyche auf diesem Wege auch unmittelbar auf die vegetativen Organfunktionen einwirken. So wird verständlich, daß Schreck und Aufregung zu Herzbeschleunigung, Gefäßerweiterung oder -verengerung (fleckige Rötung der Haut!), zu Schweißausbruch, weiten Pupillen und zur Glykosurie führen und der Anblick einer Speise eine Speichelsekretion bewirken kann. Bei manchen Menschen führt bereits eine entsprechende Vorstellung zu einer derartigen scheinbar willkürlichen Betätigung vegetativ innervierter Organe. Umgekehrt können Organerkrankungen (verdorbener Magen, Gallenblasenbeschwerden usw.) Schlafstörungen auslösen (Pfeil 3), psychisch bewirken sie Veränderungen der Stimmung, der Reizbarkeit und des Antriebs (Pfeil 4). „Ein verdorbener Magen ist der Vater des Pessimismus“; der Pfeil 1–2 veranschaulicht die Umkehr-

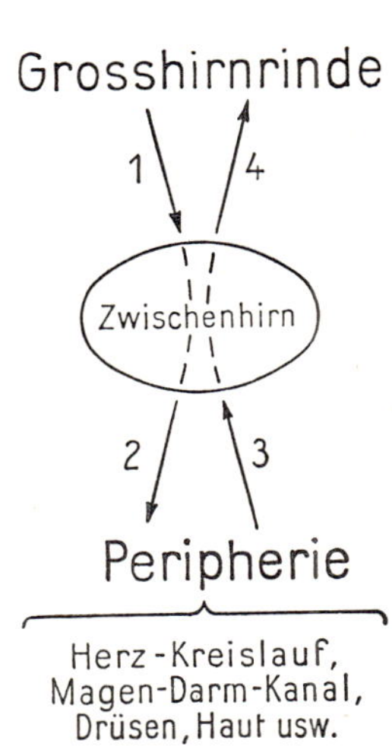

Abb. 259

barkeit dieses Satzes. Bei Infektionen und Fieber können die auftretenden Toxine auch zu Funktionsstörungen des Zwischenhirns selbst mit den gleichen Auswirkungen auf die Psyche führen. Fieberkranke sind besonders licht- und geräuschempfindlich und neigen zur Unzufriedenheit! Kinder mit ihren weniger stark ausgeprägten Hemmungen zeigen das besonders deutlich: bei einem beginnenden Schnupfen werden sie oft „verkehrt“ und ungezogen! Auf Grund der geschilderten Beziehungen des Zwischenhirns zum Großhirn einerseits und zur Körperperipherie andererseits wird so die Beeinflußbarkeit mancher organischer Erkrankungen durch seelische Vorgänge erklärbar. Hier liegt die Grundlage der Psychotherapie (und auch mancher Kurpfuschererfolge!).

Die dargestellten Beziehungen werden noch überzeugender durch die experimentellen Feststellungen *„vegetativer Rindenfelder“*, besonders jenes phylogenetisch älteren Großhirngebietes, das früher als Riechhirn (Rhinencephalon) bezeichnet wurde und heute als **limbischer Cortex** zusammengefaßt wird. Reiz- und Ausschaltungsversuche ergeben eine Beeinflussung aller vegetativ innervierter Organe mit ganz ähnlichen Effekten wie die oben geschilderten Zwischenhirnreizungen (bestimmte motorische Reaktionen mit entsprechender Änderung der Körperstellung und des affektiven Verhaltens, besonders auch angeborene Trieb- und Instinkthandlungen zur Erhaltung des Individuums oder der Art, d. h. Futtersuche und Fortpflanzung). Schließlich gehen vom gesamten limbischen System auch emotionelle Reaktionen wie Wut und Furcht aus. Man kann annehmen, daß die „affektive Tönung“ des Gesamtverhaltens an die Mitwirkung dieser Hirnstrukturen gebunden ist.

Haltung und Bewegungsregelung

Verschiedentlich haben wir in den vorhergehenden Kapiteln gesehen, wie bei der normalen Körperhaltung und ebenso auch bei den natürlichen Bewegungsabläufen (Gehen, Laufen, Springen) ein ungemein verwickeltes Geschehen vorliegt, wie hier nervöse Verknüpfungen (Assoziationen) und Reflexe in fast unübersehbarer Menge ineinandergreifen, sich unterstützen und gegenseitig vertreten. Für die Sicherung dieser wichtigen Funktionen hat die Natur überreich Sorge getragen. Hier sollen zur Vertiefung unseres Einblicks in dieses Geschehen alle jene Faktoren übersichtlich zusammengestellt werden, deren Zusammenwirken bei der **Gleichgewichtshaltung und Bewegungsregelung** eine wesentliche Rolle spielt.

Der Vestibularapparat

Von besonderer Bedeutung für die Gleichgewichtserhaltung ist das **Labyrinth,** das als Teil des Innenohres in der festesten Knochenkapsel des Körpers, dem Felsenbein, eingeschlossen ist. Ein anderer Teil dieses Organs, die Schnecke, ist bekanntlich das Aufnahmeorgan für die Schallwellen und wird uns bei der Besprechung der Physiologie des Hörens noch interessieren. Der Rest wird vom **Vestibularapparat** gebildet, der aus dem Vorhof mit den Maculae staticae und den drei halbzirkelförmigen Kanälen besteht, die rechtwinkelig zueinander angeordnet sind, also in den drei Ebenen des Raumes liegen. Diese knöchernen Bogengänge enthalten häutige Bogengänge, welche sich an einem Ende zu einer Ampulle erweitern. In jeder Ampulle liegt ein feines kammartiges Gebilde, die **Cupula,** die in den mit Endolymphe gefüllten häutigen Bogengang hineinragt und bei

M = *Ohrmuschel*
G = *Äußerer Gehörgang*
T = *Trommelfell*
P = *Paukenhöhle*
H = *Hammer*
A = *Amboß*
S = *Steigbügel*
B = *Bogengänge*
Sch = *Schnecke*
O = *Ohrtrompete*

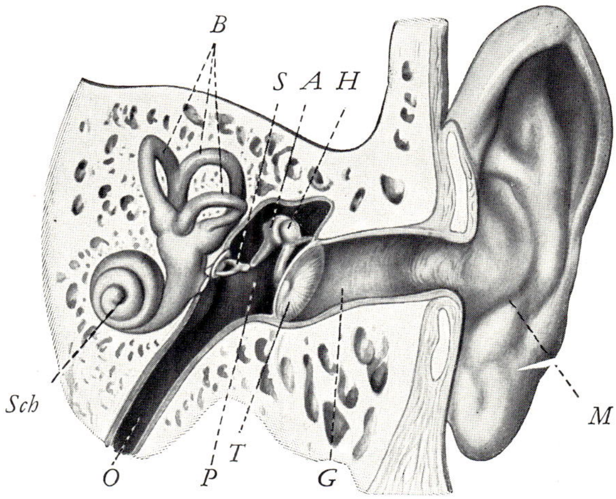

Abb. 260. Die Lagebeziehungen des Vestibularapparates zum Gehörorgan.

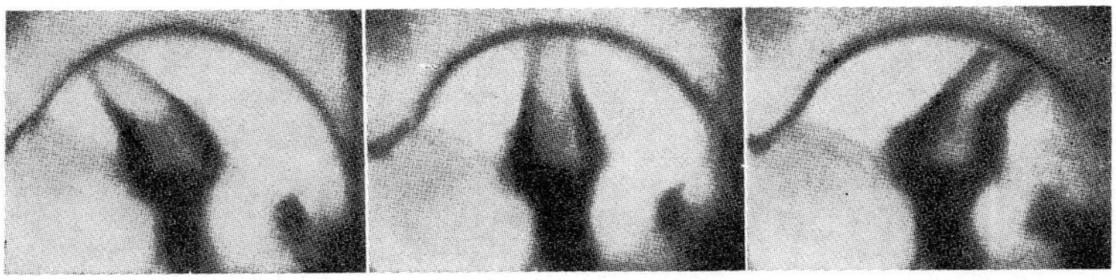

Abb. 261. Mikrokinematographische Aufnahme einer durch Tuscheinjektion sichtbar gemachten Cupula in Ruhe (Mitte) und in Ablenkungsstellungen *(W. Steinhausen).*

Auslenkung aus ihrer Ruhestellung (s. dazu Abb. 261) zur Erregung von Sinneszellen und zu zentripetalen Impulsen des N. vestibularis führt. Die Endolymphe des häutigen Bogenganges bleibt beim Beginn einer Drehbewegung wegen ihrer Trägheit zurück und wird erst allmählich in Bewegung gesetzt. Ebenso wird die Endolymphe beim Anhalten einer Drehbewegung zunächst weiterströmen, während die Wand bereits stillsteht. Die Endolymphe führt also wegen ihrer Trägheit bei **Winkelbeschleunigungen, d. h. bei rotatorischen Beschleunigungen oder Verzögerungen** des Kopfes oder Körpers (also nicht bei Drehungen mit konstanter Geschwindigkeit!) **Strömungen relativ zu den Wänden der Kanäle** aus und erzeugt dadurch **Verbiegungen der Cupula.** Darin haben wir den Reizvorgang zu erblicken, der dann die Entstehung und Weiterleitung von Erregungen in bestimmte Teile des Gehirns veranlaßt. Diese werden z. T. als Sensationen in unser Sinnesleben aufgenommen, z. T. werden sie auf verschiedene Muskelgruppen des Körpers übertragen, deren Spannungszustände sie in gesetzmäßiger Weise verändern. – In den beiden sackartigen Gebilden des **Vorhofs, dem Sacculus und dem Utriculus,** befindet sich je eine Sinnesfläche, die **Macula des Sacculus und die Macula des Utriculus,** deren Sinneshaare in eine gallertige Membran eintauchen, in deren oberflächlicher Schicht eine große Zahl kleiner kristalliner Körperchen aus kohlensaurem Kalk (sog. *Statokonien*) eingelagert sind. (Bei niederen Wirbeltieren befindet sich an Stelle der Statokonienmembran ein relativ großer Statolith, früher Ohrstein oder Otolith genannt.) Da in aufrechter Stellung die Macula des Utriculus nahezu horizontal und die des Sacculus annähernd vertikal steht, wird dann der durch Scherung (d. h. durch die tangentiale Verschiebung der Statokonienmembran zum Sinnesepithel) ausgeübte Reiz beim Sacculus ein Maximum erreichen, während sich der Utriculus in der Nullstellung der Scherung befindet. So ergibt sich eine laufende *Information über den Neigungswinkel des Kopfes zur Richtung der Schwerkraft* und damit die **Perzeption von Lage und Lageänderungen.** Wenn zur Schwerkraft gleichzeitig noch **zusätzliche (lineare oder) Progressivbeschleunigungen** (nach vorn, hinten, links, rechts, oben, unten) einwirken, erhält man die Resultierende nach dem bekannten Parallelogramm der Kräfte. Es entstehen also grundsätzlich **bei allen geradlinigen Beschleunigungen,** zu denen ja auch die auf den Erdmittelpunkt gerichtete Gravitation (Erdanziehungskraft) gehört, durch die Maculae staticae Erregungen des Vestibularnerven, die uns über **Lage** (Liegen, Stehen, Hängen o. dergl.) und **Lageänderungen** orientieren und durch die wir außerdem **zusätzliche Progressivbeschleunigungen** (z. B. auch in der Körperlängsrichtung: „Fallen oder Steigen“) wahrnehmen, denen weitere Sensationen, Tonusänderungen und Reflexe an Muskelgrupppen folgen, die wir nun im einzelnen betrachten.

Eine anschauliche Vorstellung von den durch die **Erdbeschleunigung** ausgelösten Grundreflexen erhält man z. B., wenn man eine Taube in der Hand hält und nach verschiedenen Richtungen hin dreht: auch bei verbundenen Augen bleibt der Kopf möglichst immer aufrecht, als ob er von einem Magneten festgehalten wäre (s. Abb. 262). Biegt man den Kopf der Taube gewaltsam ab, dann richtet er sich nach Freigabe wieder auf. Derartige **„Kopfstellreflexe“** lassen auch eine Katze immer mit den Füßen wieder auf den

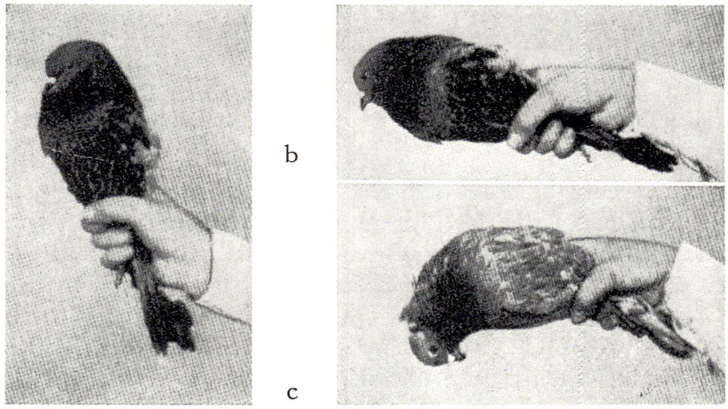

Abb. 262 a und b: Verhalten einer normalen Taube bei Körperbewegungen, c: Verhalten einer labyrinthlosen Taube. (Aus einem Film von *W. Trendelenburg*). Man beachte das Fehlen der kompensatorischen Kopfstellung beim labyrinthlosen Tier.

Boden aufkommen, auch wenn sie mit dem Rücken nach unten herabgeworfen wird. Zuerst dreht sich der Kopf in die normale Lage und der Rumpf folgt ihm rasch nach, wobei dann Reflexe von den Halsmuskeln bei der Drehung des Rumpfes mitwirken (**Halsreflexe**, s. S. 331). Beim Menschen sind solche Erscheinungen unter normalen Umständen wenig ausgeprägt. Auge und Hautsensibiltät sind für diese Funktionen offenbar dann von größerer Bedeutung. An Säuglingen und Kleinkindern, bei denen das Großhirn noch nicht vollständig ausgebildet und das ursprüngliche Reflexgeschehen noch nicht so stark in den Hintergrund gedrängt ist, kann man noch solche Stellreflexe des Kopfes angedeutet sehen.

Die Auswirkungen zusätzlicher Beschleunigungen

Alle zu der dauernd wirkenden Erdbeschleunigung hinzukommenden Beschleunigungen wollen wir **Zusatz- oder Störungsbeschleunigungen** nennen. Es ist dabei für viele Fragen des praktischen Lebens höchst bedeutsam, daß wir keine Rezeptoren für absolute Geschwindigkeiten, sondern nur für Geschwindigkeitsänderungen (Beschleunigungen und Verzögerungen) haben! Das Grundgesetz für die Wirksamkeit all dieser Beschleunigungen ist auch hier, daß sie eine bestimmte Größe, den Schwellenwert, überschreiten müssen, wenn sie Auswirkungen haben sollen. Wenn die zusätzlichen Beschleunigungen einen bestimmten Wert überschreiten, nennen wir sie Störungsbeschleunigungen.

Geradlinigen Störungsbeschleunigungen unterliegen wir sehr oft. Sie treten z. B. auf beim Anfahren und Anhalten eines Zuges, Autos, Lifts, beim Abschießen eines Katapultflugzeugs usw. Die Auswirkungen solcher geradlinigen Beschleunigungen kann man beim plötzlichen Bremsen eines Fahrzeugs beobachten. Infolge der Trägheit droht ein stehender Mensch dabei in Fahrtrichtung umzufallen; Gegenreflexe sind es dann, welche ihm die Gleichgewichtshaltung ermöglichen. Interessant sind auch die bekannten Beobachtungen beim Bremsen oder Anfahren eines Fahrstuhls. Beim Anfahren nach aufwärts knickt man leicht in den Knien ein, glaubt kleiner und schwerer zu werden, während man sich beim Bremsen dieser Bewegung unwillkürlich streckt und zu wachsen glaubt. Bei allen diesen geradlinigen Störungsbeschleunigungen wirken zahlreiche Mechanismen der Gleichgewichtserhaltung zusammen (s. S. 329 f.). Bei manchen Tieren sind die durch das Labyrinth bedingten Reaktionen besonders deutlich ausgeprägt erhalten und gut zu beobachten. Senkt man z. B. eine Taube plötzlich, dann streckt sie die Füße. Man kann solche „Landungsreaktionen“ ausgezeichnet beobachten, wenn sich Schwalben auf Telegraphendrähte oder Möwen auf die Wasseroberfläche niederlassen! Springt ein Hund oder eine Katze zu Boden, so werden vor dem Aufkommen immer die Pfoten gestreckt, so daß die Tiere sich weich auffangen können. Diese Sprungbereitschaft geht nach Ausschaltung der Labyrinthe verloren, die Tiere schlagen dann beim Aufkommen hart auf den Boden auf.

Bei Drehungen (z. B. beim Tanzen, im Karussell, auf dem Drehstuhl) kommen **Winkelbeschleunigungen** vor; außerdem wirkt hier immer die Fliehbeschleunigung, die auf den bekannten, oft in Vergnügungsparks aufgestellten Drehscheiben zum Abschleudern nach der Peripherie führt. Einige Beispiele mögen die Wirkung derartiger Beschleunigungen veranschaulichen. Bei rasch drehenden Bewegungen kann man bekanntlich leicht schwindelig werden. Das äußert sich in eigenartigen Sensationen und in einer Unsicherheit im Stehen, die zum Umfallen führen kann. Wenn man versucht stehenzubleiben, scheint sich alles um einen herum zu drehen, oder man glaubt gar selbst weiter gedreht zu werden. Das sind in erster Linie *Nachwirkungen von Bogengangsreizungen.* Diese Tatsache macht man sich zur Funktionsprüfung dieses Organs zunutze. Dabei verwendet man passive Drehungen auf einem *Drehstuhl.* Wenn man eine Drehung rasch abstoppt – auf das Stoppen kommt es an; denn besonders die Beschleunigung oder Verzögerung wirkt als Reiz! – und läßt dann die Versuchsperson mit geschlossenen Augen stehen, dann schwankt sie und fällt in einer bestimmten Richtung um. Die ausgestreckten Arme weichen in der gleichen Richtung ab, beim Geradeausgehen kommt es zu Gangabweichungen *(„Vorbeigehen“),* bei einem vorgehaltenen Gegenstand zum *„Vorbeizeigen“* und die Augen tanzen pendelnd hin und her (sog. **Nystagmus**). Diese Erscheinungen (**Drehschwindel, Vorbeizeigen und Nystagmus**) verwendet der Arzt zur Prüfung der normalen Funktionstüchtigkeit des Bogengangsapparats und der damit verbundenen Hirnteile.

Eine gleichartige Augenbewegung wie beim Drehnystagmus kann man gut bei Eisenbahnfahrten beobachten. Beim Hinaussehen aus dem fahrenden Zug hält das Auge den gewählten Fixierpunkt möglichst lange fest, bleibt also langsam zurück und schnellt dann ruckartig vor, um sich auf einen neuen Fixierpunkt einzustellen. Die Frequenz wird also einerseits größer bei größerer Fahrtgeschwindigkeit und andererseits geringer, wenn der Fixierpunkt weiter weg gewählt wird. Dieser **Eisenbahnnystagmus** ist, wie die Erklärung zeigt, im wesentlichen ein optisches Phänomen *(optokinetischer Nystagmus),* während der Drehnystagmus rein labyrinthär ausgelöst wird und daher auch bei Behinderung der Sicht, z. B. durch Vorsetzen einer starken Lupe, erhalten bleibt.

Zusammenfassend können wir also sagen, daß uns das Labyrinth normalerweise Empfindungen über Lage und Lageänderungen vermittelt und außerdem bei Geschwindigkeitsänderungen Änderungen des Muskeltonus und Gegenreflexe (besonders an Augen- und Halsmuskeln) bewirkt. Bei stärkerer Reizung kommt es bei Drehbewegungen zu Schwindel und anderen Sensationen (das Gefühl, umzufallen oder weitergedreht zu werden usw.) und zu ruckartigen Augenbewegungen (Nystagmus). Wie unzureichend das Gleichgewichtsorgan bei stärkeren Beanspruchungen ist, zeigt die Tatsache der Unmöglichkeit des Nebelflugs ohne Blindfluggeräte.

Das moderne **Flugzeug** ist jenes Mittel, in dem man alle Störungsbeschleunigungen erleben kann. **Geradlinige** Zusatzbeschleunigungen treten beim Absacken durch Kaltluftströmungen oder beim plötzlichen Auftreiben durch Warmluftströmungen auf, während beim Kurvenflug starke Fliehkräfte (Zentrifugalkräfte) entwickelt werden. Deshalb erfolgt beim Kurvenflug bekanntlich eine Schräglage des Flugzeugs, die sich bei richtig geflogener Kurve aus Schwerkraft und Zentrifugalkraft (Masse · v^2/r) ergibt. Die Resultante aus Schwerkraft und Fliehkraft wirkt dann in der gleichen Richtung auf den Vestibularapparat wie die Schwerkraft allein beim Geradeausflug. Eine Orientierung über das Ausmaß der Schräglage des Flugzeugs ist daher nur durch die Augen möglich, wobei noch dazu leicht der Eindruck entsteht, als ob man selbst in Horizontallage bleibt und der Horizont sich schief stellt. Ähnliche optische Täuschungen treten auch beim Looping auf („als ob die Erde sich wie eine gewaltige Schale dreht“). Auch das plötzliche Aufhören einer Drehbewegung ruft eine Endolymphströmung und damit eine Drehempfindung hervor, auch wenn das

Flugzeug tatsächlich geradeaus fliegt. Diese „Fehlmeldung des Sinnesorgans“ muß durch die optische Orientierung unterdrückt werden. Ganz allgemein ergibt sich also aus der Physiologie des Vestibularapparats, daß die Flug*richtung* nur mit den Augen wahrgenommen wird. Eine Behinderung der Sicht im Nebel- und Wolkenflug macht damit jede Orientierung unmöglich, und gleichzeitig treten eigenartige Sinnestäuschungen auf, die den Flugzeugführer dazu zwingen, auf subjektive Eindrücke beim Steuern ganz zu verzichten und sich nur auf seine Meßinstrumente zu verlassen (Blindflug).

Wiederholte Störungsbeschleunigungen verursachen sowohl im Flugzeug als auch bei der Schiffahrt auf stürmischer See oder in der Eisenbahn noch äußerst unangenehme und peinliche Beschwerden, die unter dem Namen **Luft-, See- oder Eisenbahnkrankheit** *(Verkehrsmittelkrankheiten, Kinetosen)* nur allzu bekannt sind. Sie äußern sich in starker Übelkeit mit oft langandauerndem, erschöpfendem Erbrechen, das unabhängig vom Füllungszustand des Magens ist. Kalter Schweiß tritt auf, Pulsbeschleunigung und Blutdrucksenkung, eine Mattigkeit und Schlappheit ohnegleichen, die bei vollständiger Gleichgültigkeit enden kann. So bedrohlich diese „Nausea“ auch aussehen mag, sie ist niemals gefährlich, weil sie schnell wieder schwindet, sobald man festen Boden unter den Füßen hat. Daß die Hauptursache beim Zustandekommen dieser Erscheinungen in der wiederholten Reizung der Vestibularapparate liegt, geht schon daraus hervor, daß Taubstumme (mit zerstörtem Innenohr) fast immer verschont bleiben. Die Nausea entsteht dadurch, daß die starken wiederholten Erregungen von den vestibulären Zentren des Gehirns auf jene benachbarten Teile übergreifen, welche mit der Tätigkeit des Magen-Darm-Kanals, der Blutgefäße usw. verknüpft sind.

Außer der natürlichen [„adäquaten“] Reizung durch Beschleunigungen lassen sich die Vestibularapparate noch auf künstliche Weise durch **„inadäquate“ Reize** beeinflussen. Spült man einen Gehörgang mit kaltem oder warmem Wasser, dann entstehen gleichfalls vestibuläre Reizerscheinungen, neben Schwindel besonders Nystagmus. Bei Schwimmern mit verletztem Trommelfell kann das natürlich u. U. verhängnisvoll werden. In der medizinischen Diagnostik spielt die **„kalorische Vestibularreaktion“** eine wichtige Rolle, bei der die Strömungen der Endolymphe durch die Temperaturdifferenz zwischen Gehörgang und Innenohr ausgelöst werden. Auch beim Durchleiten von einigen Milliampere Gleichstrom durch den Kopf erfolgt zwangsläufig eine langsame Ablenkung der Augen zur Anode, der dann eine schnelle Rückstellbewegung der Augen in Stromrichtung folgt (**galvanischer Nystagmus**). Unter der Stromwirkung erfolgt auch eine Neigung des Kopfes zur Anode, eventuell sogar ein Schwanken und Fallen des ganzen Körpers zur Anodenseite.

Weitere Einflüsse auf das motorische System

Die oben beschriebenen Zusammenhänge zeigen eindrücklich die große Bedeutung des Labyrinths. Man hat es zumeist als *das* Gleichgewichtsorgan bezeichnet, weil man bei Erkrankungen und im Tierversuch erfahren hat, daß es Schwindel und Gleichgewichtsstörungen zu verursachen vermag. Aber auch bei zerstörten Labyrinthen, z. B. bei Taubstummen, ist noch eine Gleichgewichtsregelung vorhanden und eine weitgehend freie Bewegung möglich; dann greifen andere Vorrichtungen ein, die auch beim Gesunden schon alle normalerweise mitwirken. Deshalb können Taubstumme entgegen vielen früheren Beobachtungen zwar etwas langsamer als gewöhnlich, aber doch vollkommen schwimmen lernen und sich im Wasser auch bei geschlossenen Augen gut orientieren. Das Verhalten im Wasser ist deshalb von besonderer Bedeutung, weil hier der einseitige Druck auf die Fußsohlen, auf die Wirbelsäule bzw. auf die Sitz- oder Liegefläche ganz wegfällt. Der Zug der Eingeweide an den Aufhängebändern und manche andere Vorrichtungen spielen eben hier auch noch eine sehr wesentliche Rolle. Die Bedeutung der **Haut- und Tiefensensibilität** für Körperhaltung und -bewegung haben wir in früheren Kapiteln schon ausführlich kennengelernt (s. S. 301, 305 ff., Tabes!). Besonders die Empfindungsorgane in Muskeln, Sehnen und Gelenken geben uns Nachricht über Lage und Bewegung der Glieder und über die Kräfte, die in ihnen entwickelt werden.

Auch beim labyrinthlosen Tier wird der Spannungszustand der Körpermuskeln noch

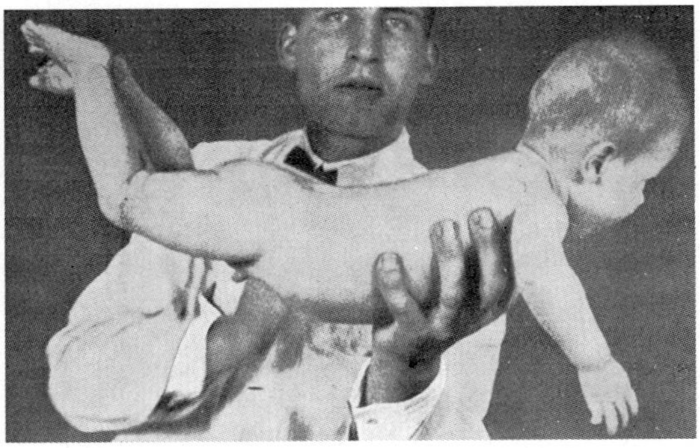

Abb. 263a: Das Kind liegt mit dem Brustkorb auf der Hand des Untersuchers. Kopf und Beine werden gehoben, der Rücken durchgebogen.

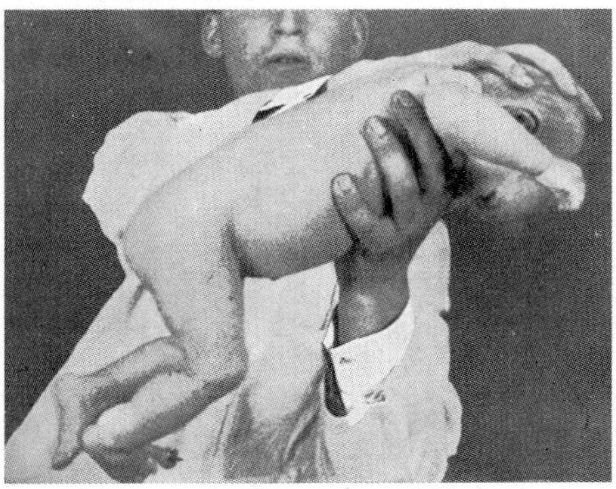

Abb. 263b: Nach Herabdrücken des Kopfes fallen die Beine herab, die Wirbelsäule wird konvex *(Schaltenbrand)*.

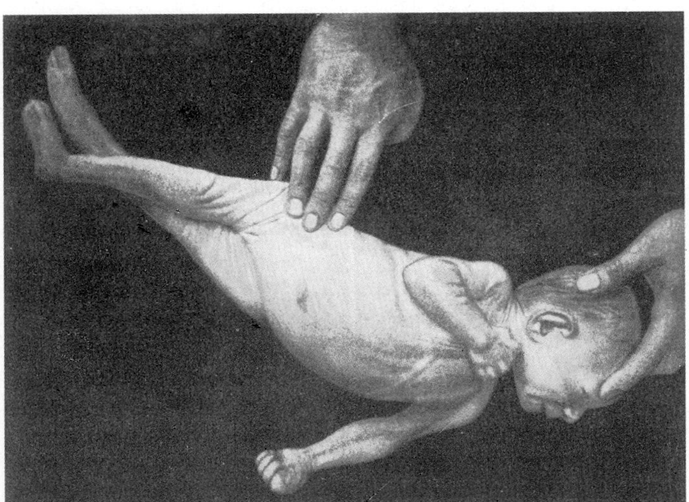

Abb. 264. Nackenreflex bei einem Neugeborenen (durch Drehen des Kopfes Strecken der Extremitäten auf der Seite des Kinns, Beugung auf der Gegenseite) *(Magnus und de Kleijn)*.

in gesetzmäßiger Weise geregelt, und zwar spielen hier **Halsreflexe** eine bedeutsame Rolle. Wenn man den Kopf einer Katze hebt, streckt sie ihre Vorderpfoten. Wird bei einem in Bauchlage befindlichen Säugling der Kopf angehoben, so kommt bei gestreckten Beinen eine Kreuzhohlstellung zustande, neigt man den Kopf nach unten, dann fallen die Beine schlaff herab (s. Abb. 263). Diese Beispiele zeigen, wie durch die sensiblen Empfänger der Halsmuskeln über das Halsmark (Halsreflexe) der Spannungs- und Kontraktionszustand der Muskeln von Rumpf und Extremitäten beeinflußt wird; sie spielen bei der Gleichgewichtshaltung und Bewegungsregelung ebenfalls eine große Rolle (s. Abb. 264).

Schließlich wirkt auch das **Kleinhirn** noch an der zweckmäßigen Zusammenarbeit der Muskeln hervorragend mit; Verletzungen und Erkrankungen dieses Organs sind oft mit schweren Gleichgewichts- und Bewegungsstörungen verbunden. Bei den Schwimm- und Flugtieren findet man dementsprechend auch ein besonders stark entwickeltes Kleinhirn. Seine eigentliche Bedeutung liegt aber darin, daß es einen ausgedehnten *sensomotorischen Regulationsapparat* darstellt, da es Impulse von fast allen Rezeptoren im Organismus, auch von Labyrinth, Auge und Ohr, erhält und durch seine efferenten Bahnen Einwirkungsmöglichkeit auf alle Erregungen hat, die auf den motorischen Bahnen das Gehirn verlassen; so wirkt es kontrollierend und korrigierend auf Einsatz und Ablauf der Bewegungen, besonders auf das zeitlich richtige Zusammenspiel von Agonisten und Antagonisten.

In allen bisherigen Versuchen haben wir das **Sehorgan** nicht berücksichtigt. Daß dieses Organ ganz besonders an der Gleichgewichtsregelung beteiligt ist, zeigt ja schon die Tat-

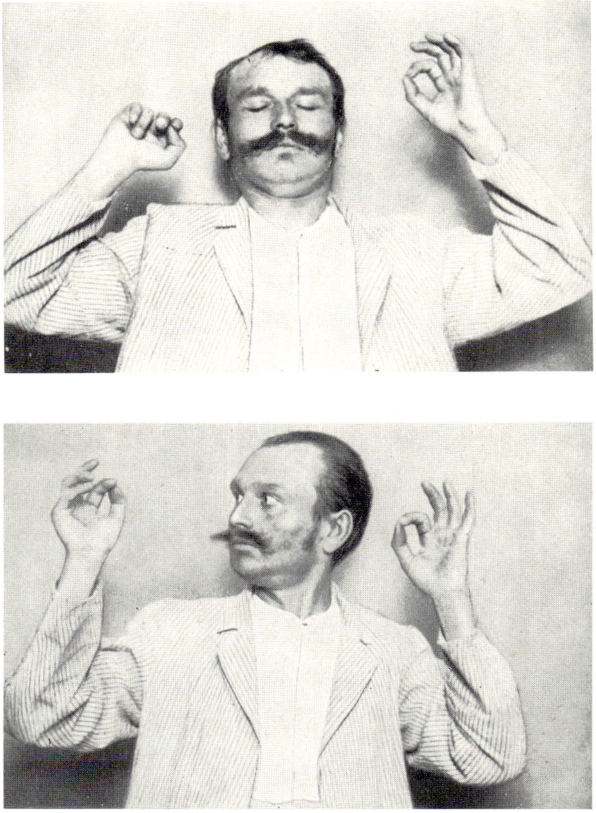

Abb. 265. Fall eines Patienten mit Stichverletzung im Halsmark und Verlust der gesamten Empfindlichkeit des rechten Arms. Eine bestimmte Stellung von Arm und Hand kann nur durch gleichzeitige optische Kontrolle aufrechterhalten werden *(Strümpell)*.

sache, daß man beim Stand mit geschlossenen Füßen und bei geschlossenen Augen viel unsicherer steht als bei offenen Augen, und daß dann die auch sonst nie vermeidbaren geringen Körperschwankungen wesentlich vergrößert werden (s. auch Abb. 265). Fehlt noch die Sensibilität der Füße bzw. die Tiefensensibilität, so kommt es bei geschlossenen Augen direkt zum Schwanken und Umfallen (s. S. 306).

Die besondere Bedeutung des Auges für das Gleichgewicht besteht außerdem in der Aufnahme von Bewegungsreizen. Sieht man von einer Brücke auf das strömende Wasser, dann glaubt man häufig, das Wasser stände ruhig und man führe selbst mit der Brücke dem Strom entgegen! Wenn man in der Nacht einen vorbeifahrenden Eisenbahnzug mit erleuchteten Fenstern betrachtet, dann gerät man leicht ins Schwanken und wird schwindelig! Die Untersuchung solcher Beobachtungen unter experimentellen Bedingungen ergibt, daß durch **bewegte optische Muster** in ganz gleicher Weise Bewegungsempfindungen, Schwindel, Gleichgewichtsstörungen, ja sogar Nausea hervorgerufen werden können wie durch Reizungen des Vestibularapparats. (Schwindel beruht ganz allgemein auf einer Diskrepanz zwischen Labyrinth- und anderen Lageempfindungen.)

Das zweckdienliche Zusammenwirken aller besprochenen Einzelvorrichtungen, die der Gleichgewichtserhaltung und der Bewegung dienen, wird vom Gehirn geregelt. Maßgebend dafür ist nicht allein die Pyramidenbahn, die von der vorderen Zentralwindung der Hirnrinde ausgeht und über die die Erregungen bei Willkürbewegungen ablaufen, sondern vor allem ein weiteres motorisches System, das seinen Ausgangspunkt in den sog. **Stammganglien** des Endhirns und in einigen Kerngebieten des Hirnstamms hat und über besondere Bahnen zum Rückenmark führt. Dieses System faßt man deshalb unter dem Namen **extrapyramidal-motorisches System** zusammen. Es verfügt sowohl über bahnende als auch über hemmende Anteile, welche die bei jeder Willkürbewegung unwillkürlich ablaufenden Mitbewegungen regulieren. Bei jeder Willkürbewegung wird also das extrapyramidale System mitaktiviert. Erst das geordnete Zusammenspiel von pyramidalen und extrapyramidalen Erregungen gewährleistet die feine Abstufung der Muskelbewegung, wie sie z. B. bei einer Greifbewegung vorliegt. Je mehr eine Willkürbewegung eingeübt wird, desto rascher und zielgerichteter pflegt sie zu verlaufen. Das hat seinen Grund darin, daß dabei zunehmend das extrapyramidale System beteiligt wird. In besonderem Maße trifft das für alle fast automatisch ablaufenden Bewegungen zu (z. B. Schreibmaschineschreiben!). Es ist einleuchtend, daß die Funktion des extrapyramidal-motorischen Systems für das sportliche Training und für arbeitsphysiologische Fragen von besonderer Bedeutung ist. Dementsprechend kommt es auch bei Erkrankungen des extrapyramidalen Systems zu mannigfaltigen Bewegungsstörungen. Einmal tritt z. B. eine mimische Starre ein, wodurch das Gesicht wie eine Maske aussieht und alle Ausdrucksbewegungen verlorengegangen sind, auch das Mitpendeln der Arme beim Gehen entfällt. Zur Bewegungsarmut gesellt sich eine Steigerung des Muskeltonus; ein anderes Mal zeigen sich unzweckmäßige und übermäßige Bewegungen wie Zittern, Grimassieren, andauerndes Schütteln usw., die mit einer Verminderung des Muskeltonus einhergehen. Auch die eigenartigen Bewegungen des Neugeborenen, dessen Hirnrinde erst nach der Geburt ausreift, sind überwiegend solche nichtzielgerichteten Stammganglienbewegungen, die besonders durch Hunger und Kälte ausgelöst werden.

Die Gesamtheit der durch Haut, Muskeln, Sehnen, Gelenke und Labyrinth vermittelten Empfindungen gibt uns Nachricht über Lage und Bewegung der Glieder und über die Kräfte, die in ihnen entwickelt werden. Die dadurch ausgelösten reflektorischen Tonusänderungen der Muskulatur weben sich unbewußt in die von der Pyramidenbahn durch Willkürimpulse veranlaßten Muskelkontraktionen. Darum ist verständlich, daß eine sportliche Bewegung nicht allein durch Anweisungen und Willkürinnervation erlernt werden kann, sondern vor allem auf indirektem Wege durch Vorbild und Übung.

Allgemeine Sinnesphysiologie und Niedere Sinne

Im Experiment haben wir bisher überwiegend elektrische Reize zur Auslösung eines Erregungsvorganges angewandt. Deren Gesetzmäßigkeiten wurden S. 278 f. erörtert. Die *natürlichen* Reize, die aus der Umwelt auf den Organismus einwirken, sind jedoch anderer Art. Bei der Besprechung der Reflexe sahen wir bereits, daß eine den Reflexbogen durchlaufende Erregung auf mannigfaltige Art ausgelöst werden kann, z. B. durch Berührungs- oder Schmerzreize, durch chemische Reize, durch Dehnungsreize usw. In entsprechender Weise wirken auf das Auge der Lichtreiz und auf das Gehörorgan der Schallreiz. Daraus ersehen wir, daß die einzelnen Reizempfänger des Körpers, die wir **Rezeptoren** nennen wollen, ganz bevorzugt jeweils nur auf eine bestimmte Reizart ansprechen, die wir als den **adäquaten Reiz** bezeichnen. (Zwar kann man z. B. auch durch einen Schlag auf das Auge Licht- und Farbempfindungen hervorrufen, jedoch fehlt diesen Empfindungen jeglicher feinere Qualitätswert; wir bezeichnen derartige Reize daher als inadäquate Reize, die für unsere weitere Betrachtung außer acht bleiben können.) Der adäquate Reiz ist also der für einen bestimmten Rezeptor zuständige Reiz. Dieser Reiz löst in der dem Rezeptor zugehörigen Nervenfaser Erregungen aus, deren Natur, wie wir früher schon sahen, elektrischer Art ist. Es muß also im Rezeptor der natürliche Reiz in einen elektrischen Impuls umgewandelt werden, d. h. hier liegt eine **Energieumformung** vor, wie sie aus der Technik bei Mikrophonen, Photoelementen usw. bekannt ist. Wenn auch bei den meisten Energieumformern oder Rezeptoren dieser Art eine bestimmte anatomische Struktur vorliegt, können wir über das Wesen dieser Energieumformung noch sehr wenig aussagen. Jedenfalls treten als Folge der Reizung des Rezeptors im zugehörigen Nerven **Salven von Aktionspotentialen** auf. Deren Frequenz hängt teils von der absoluten Intensität des Reizes ab, teils aber auch von der Änderung der Intensität in der Zeit (oder m. a. W. von der Steilheit des Reizvorgangs). Aus diesem Grunde kommt es im Beginn einer Reizung häufig zu einer überschießenden Reaktion in der Frequenz der Rezeptorenentladungen und damit auch in der Stärke der ausgelösten Empfindung. Diese überschießende Reaktion bildet sich dann auf einen mehr oder weniger großen Restbetrag zurück, wenn der Reiz seine endgültige konstante Größe erreicht hat. Daraus erklärt sich das Phänomen der **Adaptation.** Wir verstehen darunter die Tatsache, daß bei einer längeren Einwirkung eines Reizes die Entladungsfrequenz des Rezeptors und auch die Intensität der Empfindung allmählich nachlassen.

Das sei am Verhalten der nervösen Temperaturempfänger der Haut, den Thermorezeptoren, deutlich gemacht. In Abb. 266 wird je ein Temperaturempfänger der Zunge einem Temperatursprung von 40° auf 20° C und von 24° auf 20° C ausgesetzt. Wie die Abb. 266 zeigt, ist die Entladungsfrequenz des Rezeptors je nach der *Steilheit der Temperaturänderung* sehr verschieden, um sich bei konstanter Endtemperatur schließlich einem gleich hohen Wert zu nähern; also auch bei konstanter Temperatur senden die Rezeptoren ständig Impulse aus, deren Frequenz von der *tatsächlichen Temperatur* abhängt. Entsprechend verhält sich die dadurch ausgelöste Empfindung. Taucht man z. B. eine Hand bei niedriger Außentemperatur plötzlich in Wasser von etwa 45° C, so wird dieses zunächst als „heiß" empfunden. Bei längerer Verweildauer bildet sich die Empfindung „heiß" allmählich zu dem Eindruck „lau" zurück, auch wenn die Wassertemperatur konstant bleibt. Eine solche Anpassung bezeichnen wir, wie bereits oben erwähnt, als Adaptation.

Das Ausmaß der Adaptation weist bei den einzelnen Rezeptoren erhebliche Unterschiede auf. Wie uns die tägliche Erfahrung lehrt, passen sich die Druckempfänger der

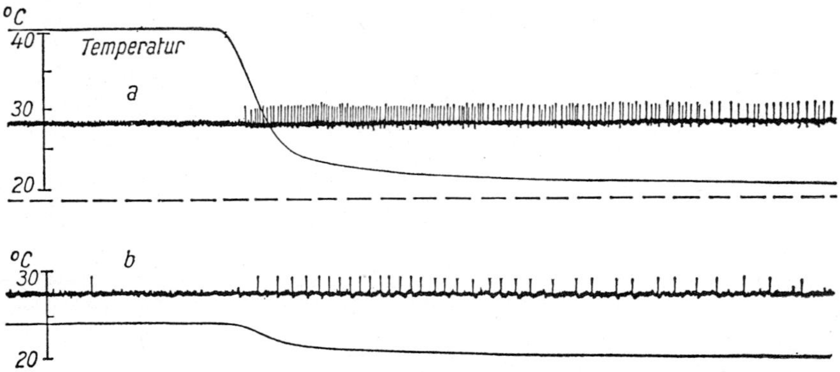

Abb. 266. Spezifische Kälteimpulse einer Einzelfaserpräparation aus dem N. lingualis der Katze bei Temperatursprüngen an der Zungenoberfläche. a) Kältesprung 40–20°C; b) Kältesprung 24–20°C; Zeitmarken 0,1 sec *(Hensel)*.

Haut mit großer Geschwindigkeit an, und die Intensität der Empfindung sinkt dabei auf nahezu Null ab (das Gewicht der Kleidung wird kaum als Druck empfunden!). Schmerzreize adaptieren dagegen kaum (tagelang anhaltende Zahnschmerzen!).

Wenn wir die sog. **Niederen Sinne** den höheren Sinnesorganen, dem Auge und dem Ohr, gegenüberstellen, so hat das seinen Grund lediglich in der besonderen Differenziertheit und Mannigfaltigkeit der optischen und akustischen Empfindungen. Grundsätzlich haben alle Sinnesorgane das Gemeinsame, daß einem Rezeptor unter Vermittlung nervöser Bahnen ein Projektionsfeld des Großhirns zugeordnet ist. Derartige Rezeptoren finden sich nicht nur bei den klassischen „fünf Sinnen", dem Auge, Ohr, Geruch, Geschmack und Getast. Wir wissen heute, daß wir weit mehr *spezifische Sinnesorgane* zu unterscheiden haben, von denen uns ein großer Teil bereits in der bisherigen Betrachtung begegnet ist, z. B. auch den Temperatursinn und den Schmerzsinn. Die Tiefensensibilität, besonders die sensible Versorgung des Muskels, erkannten wir als bedeutsam für die Auslösung von Eigenreflexen und für die Haltung und Bewegungsregelung, in der älteren Bezeichnung stellte das den Kraftsinn des Muskels dar. Zu den echten Sinnen gehört auch der beim Vestibularapparat behandelte Gleichgewichtssinn, dessen Rezeptoren ebenfalls dort aufgewiesen wurden. Daß all diesen verschiedenen Sinnesempfindungungen bestimmte Rezeptoren zugeordnet sind, wird auch bei der Hautsensibilität deutlich; denn dort finden sich im Experiment genau lokalisierbare und an einzelnen Hautstellen verschieden dicht verteilte *Kaltpunkte, Warmpunkte, Druckpunkte und Schmerzpunkte.* Eine Zuordnung der einzelnen Empfängerorgane zu bestimmten anatomischen Strukturen der Nervenendigungen in der Haut ist noch nicht mit völliger Sicherheit möglich.

Eine Sonderstellung nehmen noch die sog. chemischen Sinne ein, der Geruchs- und Geschmackssinn. Die Rezeptoren des **Geruchssinns** befinden sich in der Regio olfactoria der oberen Nasenmuschel, also sozusagen in einer Sackgasse; daher begünstigt Schnüffeln die Geruchswahrnehmung, da die Rezeptoren durch *gasförmige* Stoffe erregt werden. Für manche chemische Stoffe (Merkaptan und Schwefelwasserstoff) besteht eine ganz außerordentlich hohe Empfindlichkeit, wie überhaupt der Geruchssinn mit großer Präzision arbeitet, tausende verschiedene Gerüche sind unterscheidbar und auch, da jeder Geruch äußerst gut im Gedächtnis haftet, wieder erkennbar, nur – die Beschreibung der verschiedenen Gerüche ist äußerst unvollkommen und nur grob und unbestimmt möglich; infolgedessen gibt es auch keine differenzierte Einteilung der verschiedenen Gerüche. Bemerkenswert ist schließlich noch, daß die Geruchsrezeptoren bekanntlich die Fähigkeit einer besonders raschen Adaptation aufweisen. – Beim **Geschmackssinn** lassen sich trotz der Fülle der Geschmacksempfindungen nur wenige reine Geschmacksqualitäten unterscheiden (süß, sauer, salzig, bitter). Süß und Salzig werden hauptsächlich an der Zungenspitze empfunden, Saures an den Seiten und Bitteres am Zungengrund. Die Rezeptoren liegen in den Geschmacksknospen der Zunge, denen die Reizstoffe in *gelöster* Form dargeboten werden müssen. Feste Stoffe schmecken wir daher erst, wenn sich ein Teil davon aufgelöst hat; ohne die Mitwirkung des Speichels wäre alles Feste für uns ohne jeden Geschmack! Geruchswahrnehmungen sind maßgeblich an den Geschmacksempfindungen mitbeteiligt (bei verschlossener Nase sind ein Stück roher Kartoffel und ein Stück Zwiebel geschmacklich nicht voneinander zu unterscheiden!). Gerade die chemischen Sinne haben sich als besonders bedeutsam für die Heranbildung bedingter Verdauungsreflexe erwiesen.

Das Sehen

Der adäquate (d. h. zuständige) Reiz für unser optisches Sinnesorgan sind die **Lichtstrahlen;** zwar vermögen auch inadäquate Reize wie ein Schlag aufs Auge eine elektrische Reizung usw. an unserem optischen Sinnesorgan Licht- und Farbempfindungen hervorzurufen, jedoch fehlt diesen jeder feinere Qualitätswert. Es ist nur ein kleiner Frequenzbereich der *elektromagnetischen Wellen,* der als Lichtstrahlen den adäquaten Reiz für unser Sehorgan darstellt (Abb. 267), nämlich der Bereich mit einer Wellenlänge von 0,0004–0,0008 mm [400–800 mμ oder Nanometer (nm)]. An den langwelligen, rot aussehenden Bereich schließen sich die ultraroten und Wärmestrahlen an, an den kurzwelligen, blau aussehenden Bereich die ultravioletten Strahlen mit ihrer Eigenschaft, Pigmentbildung in der Haut zu veranlassen und aus dem Ergosterin das Vitamin D_2 zu bilden (s. S. 244). Von noch kürzerer Wellenlänge sind die Röntgenstrahlen und die γ-Strahlen, während die längsten Wellen in der drahtlosen Telegraphie verwandt werden (s. Abb. 267).

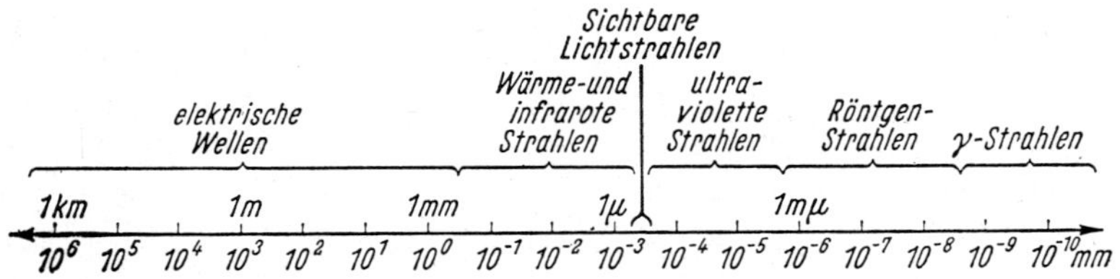

Abb. 267. Die Lichtstrahlen und der Wellenbereich der elektromagnetischen Wellen.

Der dioptrische Apparat

Auch an den höher entwickelten Sinnesorganen läßt sich unsere grundsätzliche Betrachtungsweise durchführen, die vom Reiz und seiner Verarbeitung ausgeht und über den Erregungsvorgang bis zur Reaktion am Erfolgsorgan, der Empfindung, hinführt. Gerade am Auge wird das besonders deutlich; denn wir haben hier der Netzhaut, in der der äußere physikalische Vorgang des Reizes in den biologischen der Erregung umgewandelt wird, einen sog. **dioptrischen Apparat** vorgelagert, der der Weiterleitung des Reizes bis zur Netzhaut dient. Was sich hier abspielt, gehört also noch in den Bereich der Reizzuleitung. Bis dahin können wir dementsprechend das Auge zunächst als einen rein physikalischen Apparat betrachten. Dieser vorgelagerte dioptrische Apparat, der sich aus Hornhaut, Kammerwasser, Linse und Glaskörper zusammensetzt, hat in der Tat die Aufgabe, ein tatsächliches, umgekehrtes Bild auf der Netzhaut zu entwerfen, genauso wie das auf der Mattscheibe eines fotografischen Apparates zu beobachten ist (s. Abb. 268).

Hornhaut, Linse und Glaskörper müssen aus optischen Gründen durchsichtig sein, sie haben daher keine Versorgung mit Blutgefäßen, werden also durch Stoffdiffusion ernährt, was wiederum eine vita minima, einen sehr geringen Stoffwechsel, zur Voraussetzung hat. Aus diesem Grunde sind Hornhautübertragungen auch besonders erfolgreich geworden. Reste der embryonalen Blutgefäßversorgung bedingen kleinste Glaskörpertrübungen, die

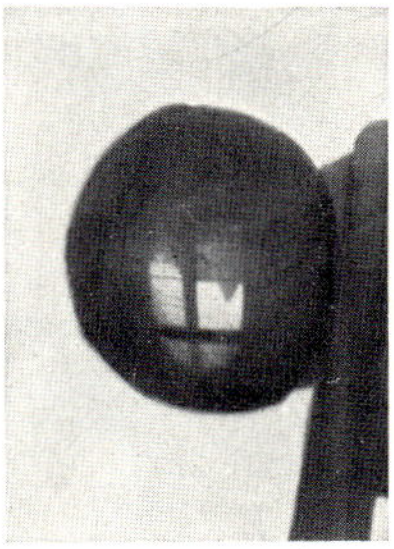

Abb. 268: Herausgenommenes Kaninchenauge, mit Pinzette gegen ein Fenster gehalten. Fotografische Aufnahme des auf der Netzhaut des Auges entstehenden umgekehrten scharfen Bildes.

beim Betrachten gleichmäßig heller Flächen als „fliegende Mücken“ (sog. mouches volantes) bemerkbar werden, die bei ruckartigen Augenbewegungen flottieren.

Bis in die Einzelheiten der mathematisch-physikalischen Berechnung lassen sich die Wege der Lichtstrahlen im Auge verfolgen; wie bei einer Sammellinse können wir die **Gesamtbrechkraft des Auges** aus der Brennweite berechnen und angeben. Sie beträgt für das normale, ruhende Auge 58 Dioptrien (Brechkrafteinheit oder dptr = 1 : Brennweite in m). Krümmungsradien, Brechkraft und Abstand der einzelnen Medien sind einander so zugeordnet, daß ein **scharfes Bild auf der Netzhaut** des Auges entworfen wird.

Die Pupille

Zwei Organe im Auge erheben diese dioptrische Anordnung über einen physikalischen Apparat zu einem lebendigen Organ. Das ist einmal die Pupille und zweitens der Vorgang der Akkommodation. Das Sehloch, die **Pupille**, wird gebildet von den Rändern der Iris, deren zirkulär und radiär gestellten Muskeln sie zu verengern oder zu erweitern vermögen. Ihre Funktion ist die der Blende im fotografischen Apparat, d. h. sie bewirkt die Regulierung der Menge des einfallenden Lichtes und die Erhöhung der Schärfe wie der Tiefenschärfe der Abbildung. Der Lichteinfall ins Auge und die dadurch bewirkte automatische Weitenänderung der Pupille ist ein besonders deutliches Beispiel für einen Reflexvorgang bzw. für einen Reglermechanismus, der die Aufgabe hat, die mittlere Beleuchtungsstärke auf der Netzhaut konstant zu halten.

Den Zustand einer engen Pupille findet man bei alten Leuten wegen der Sklerose der radiär gestellten Arterien, beim Wegfall der sensiblen Reize in Schlaf und Narkose und schließlich unter Morphium („stecknadelkopfgroße“ Pupillen des Morphinisten!). Eine weite Pupille ergeben sensible Reize, Schreck, Schmerz, psychische Erregung (sympathische Innervation!) (s. S. 320 und Abb. 254).

Die Akkommodation

Auch der Vorgang der **Akkommodation** auf die Nähe, also der Naheinstellung des Auges, dient einer Funktion, die wir am Fotoapparat nur durch besondere Handgriffe vornehmen können[1]). Für Nahaufnahmen müssen wir bei diesem bekanntlich die Linse

---

[1]) Genau genommen muß man eine Ferneinstellung und eine Naheinstellung des Auges unterscheiden (Abb. 254). Im Folgenden wird unter Akkommodation die Naheinstellung des Auges verstanden, die der bedeutsamere Vorgang ist.

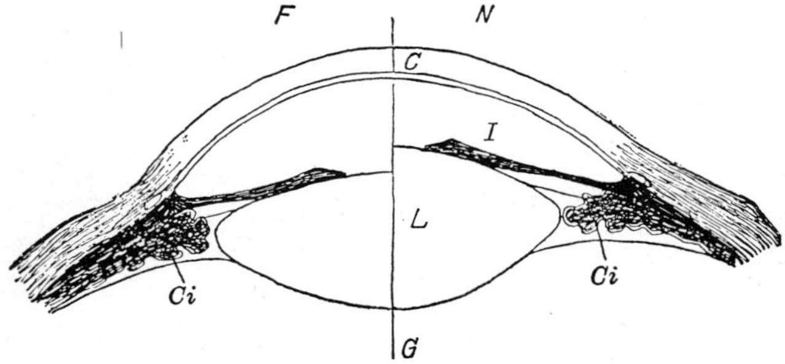

Abb. 269. Die Akkommodation im menschlichen Auge (nach *Helmholtz*). Links Einstellung in die Ferne *(F)*; rechts Nahakkommodation, Einstellung in die Nähe *(N)*; *C* = Cornea (Hornhaut); *L* = Linse; *G* = Glaskörper; *Ci* = Processus ciliaris (Ziliarkörper mit Ziliarmuskel).

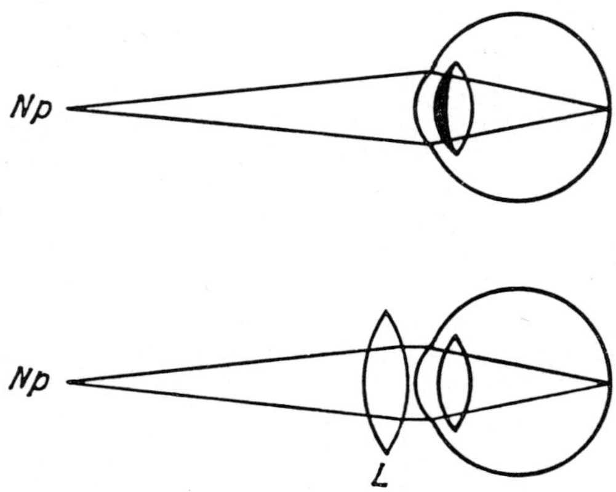

Abb. 270. Oben: Das Auge akkommodiert maximal auf den Nahpunkt *Np* durch Formänderung der Linse im Auge; unten: Das auf die Ferne eingestellte Auge wird durch die Vorsatzlinse *L* auf *Np* eingestellt. Zwischen Vorsatzlinse und Auge verläuft der Strahlengang parallel, da *Np* der Brennpunkt der Vorsatzlinse ist. Die Dioptrienzahl der Vorsatzlinse *L* gibt also die Akkommodationskraft an. Die Brennweite von *L* ist der Nahpunktabstand. – Bei fehlender Fähigkeit zur Nahakkommodation (z. B. in hohem Alter) wird entsprechend ein Leseglas vorgesetzt, das aus der Leseentfernung kommende Strahlen parallel auf das Auge fallen läßt, so daß diese auf der Netzhaut vereinigt werden und so ein scharfes Bild auf der Netzhaut entsteht.

vorschieben, genauso wie das im Tierreich auch die Amphibien tun. (Daß übrigens Fische bei der Akkommodation einen Musculus *re*tractor lentis innervieren, ist aus ihrer Umwelt verständlich: für sie bedeutet Akkommodation Ferneinstellung, da sie mit ihrem Auge gewöhnlich auf die Nähe eingestellt sind.) Dieses Prinzip der **Ortsänderung der Linse** finden wir in der aufsteigenden Tierreihe eigenartigerweise aufgegeben; an seine Stelle tritt beim Säuger die **Formänderung der Linse:** sie wird durch Innervierung eines im Auge selbst gelegenen Muskels, des Ziliarmuskels, kugeliger (s. Abb. 269) und gewinnt dadurch an Brechkraft. Die Linse wird also beim Sehen in die Ferne dauernd angespannt; erst bei der Kontraktion des Ziliarmuskels vermag sie in ihre elastische Ruhelage übergehen und wird dabei besonders an ihrer Vorderfläche stärker gekrümmt. Daraus ergibt sich, daß wir zwei hintereinander gelegene Punkte nicht gleichzeitig scharf sehen können, sondern immer nur jeweils auf einen von diesen akkommodieren. Für das normale (emmetrope) Auge liegt der **Fernpunkt,** d. h. der Punkt, den wir bei Ferneinstellung des Auges scharf sehen können, in der Unendlichkeit; der **Nahpunkt,** d. h. der Punkt, der bei maximaler Naheinstellung noch scharf gesehen werden kann, liegt für den 20jährigen 10 cm vor dem Auge. Die zusätzliche Brechkraft, die das Auge zu seinen normalen 58 dptr durch Naheinstellung dazugewinnen kann, ergibt sich aus der Entfernung des Nahpunktes (Abb. 270). Je näher der Nahpunkt am Auge liegt, desto größer ist die maximal mögliche **Akkommodationskraft** (Akkommodationskraft in dptr = 1 : Nahpunktabstand in m). Bekanntlich nimmt die Akkommodationsfähigkeit im Laufe des Alters infolge Elastizitätsverlustes der Linse mehr und mehr ab, der „Nahpunkt“ rückt immer ferner (Weiterabhalten der Zeitung!), und mit zunehmendem Alter muß immer mehr von dieser zusätzlichen Dioptrienzahl der Akkommodation durch eine außen vor das Auge gesetzte Sammellinse, die sog. *Lesebrille,* ersetzt werden, deren Brennweite bei völliger Akkommodationslosigkeit die bequeme Leseentfernung von 25–33 cm sein soll, also ist eine Lesebrille von 3–4 dptr zweckmäßig **(Alterssichtigkeit oder Presbyopie).**

Die Refraktionsanomalien

Als Störungen im dioptrischen Apparat des Auges finden wir bekanntlich die Kurz- und Weitsichtigkeit sehr verbreitet. Bei der **Kurzsichtigkeit (Myopie)** ist die Brechkraft des Auges zu groß bzw. das Auge selbst zu lang; parallele (d. h. aus der Unendlichkeit kommende) Strahlen werden deshalb schon *vor* der Netzhaut vereinigt. Je nach der Stärke dieser „Refraktionsanomalie“ werden deshalb Zerstreuungsgläser vor das Auge gesetzt, bis das scharfe Bild gerade wieder auf der Netzhaut liegt (s. Abb. 271).

Der umgekehrte Fall liegt bei der **Weitsichtigkeit (Hyperopie)** vor. Die Brechkraft des Auges ist zu gering bzw. der Augapfel zu kurz, der Brennpunkt parallel auftreffender

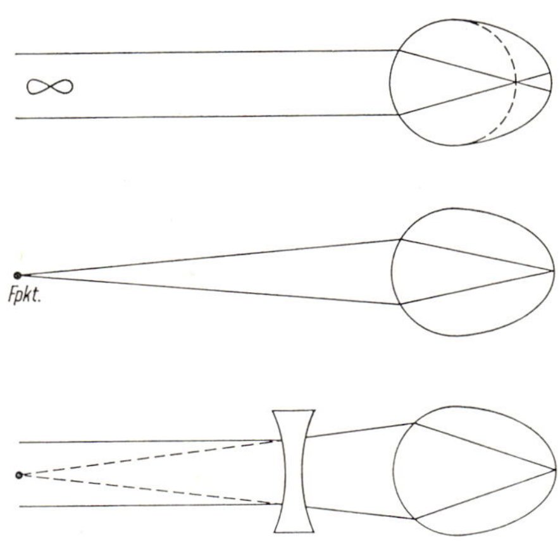

Abb. 271. **Kurzsichtigkeit**

a) Das kurzsichtige (myope) Auge vereinigt wegen des zu langen Bulbus parallele, d. h. aus der Unendlichkeit auffallende Strahlen vor der Netzhaut (bei normaler Bulbuslänge [gestrichelt] würden diese auf der Netzhaut vereinigt werden).
b) Wegen der zu großen Brechkraft werden auf der Netzhaut des myopen Auges Strahlen vereinigt, die aus einem in der Nähe gelegenen Punkt herkommen, d. h. der Betreffende ist „kurzsichtig“, m. a. W., der Fernpunkt (Fpkt) des myopen Auges liegt um so näher am Auge, je stärker die Myopie ist.
c) Das Zerstreuungsglas macht aus der Unendlichkeit kommende, d. h. parallele Strahlen so divergent, als ob sie aus dem Fernpunkt des myopen Auges kämen; dann vermag das myope Auge sie auf der Netzhaut zu vereinigen und auch in der Ferne scharf zu sehen.

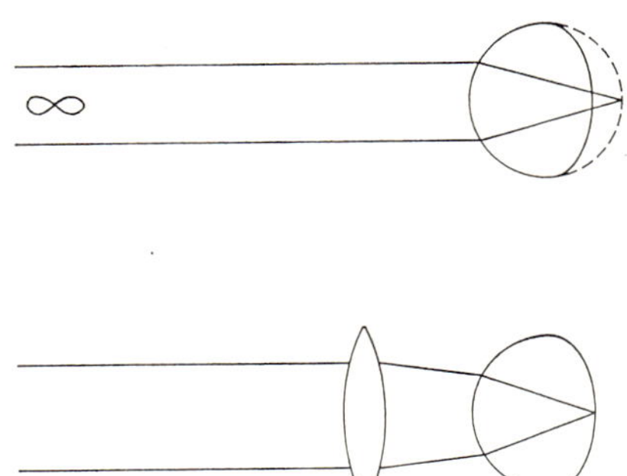

Abb. 272. **Weitsichtigkeit**

a) Bei dem zu kurzen Bulbus des hyperopen (weitsichtigen) Auges werden die aus der Unendlichkeit kommenden, parallelen Strahlen hinter der Netzhaut vereinigt. Die Brechkraft des Auges ist zu gering.
b) Deshalb wird die zu geringe Brechkraft des Auges durch ein Sammelglas aufgefüllt, so daß der Vereinigungspunkt paralleler Strahlen auf der Netzhaut des zu kurzen Bulbus liegt.

Strahlen liegt *hinter* der Netzhaut. Durch zusätzliches Tragen von Sammelgläsern wird die zu geringe Brechkraft des Auges aufgefüllt und damit wieder ein scharfes Sehen ermöglicht (s. Abb. 272). Da wir im Vorgang der Akkommodation die Möglichkeit haben, nach Bedarf eine Erhöhung der Brechkraft des Auges vorzunehmen, kann namentlich in der Jugend ein Teil der Akkommodationsbrechkraft zum Ausgleich der Weitsichtigkeit herangezogen werden, natürlich mit zunehmendem Alter mehr und mehr auf Kosten des Nahsehens. – Neugeborene sind fast stets weitsichtig, bei einem Teil der Menschen bleibt der Augapfel relativ zu kurz, bei etwa 30% wächst er bis zur normalen Länge, sie werden „emmetrop" und bei etwa 10–20% entwickelt sich durch ein übermäßiges Längenwachstums des Augapfels eine Myopie.

Als weitere Störung im dioptrischen Apparat ist noch der **Astigmatismus** zu erwähnen, bei dem die Hornhaut horizontal und vertikal eine verschieden starke Krümmung aufweist. Schon normalerweise ist gewöhnlich der horizontale Hornhautmeridian etwas schwächer gekrümmt als der senkrechte, so daß das Auge in beiden Ebenen eine etwas verschiedene Brechkraft hat. Bei höheren Graden des Astigmatismus muß man daher Gläser verordnen, die nur in einer der beiden Ebenen sammeln oder zerstreuen. Gläser mit solchen Eigenschaften stellen die **Zylindergläser** dar. – Beim **Astigmatismus irregularis** ist die Hornhautoberfläche mehr oder weniger unregelmäßig. Das von einem solchen Auge entworfene Bild ist infolgedessen – wie auch beim Tränenfluß über die Cornea – verzerrt. Ein derartiger Astigmatismus kann mit einer auf das Auge direkt aufgesetzten **Kontaktschale** (aus Kunststoff) korrigiert werden; sie schwimmt auf der Hornhaut und haftet durch die Tränenflüssigkeit, die einen Flüssigkeitsfilm zwischen Kontaktlinse und Hornhaut bildet. Entsprechend geschliffene Kontaktlinsen werden auch zur Vermeidung der sichtbaren Brille bei der Myopie und der Hyperopie verwandt.

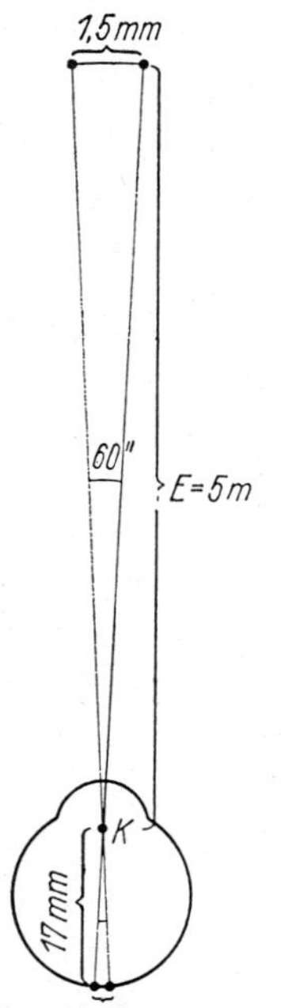

Abb. 273

Die Sehschärfe

Die Abweichungen des Strahlengangs im Auge (Refraktionsanomalien) müssen also durch entsprechende Korrektionsgläser (Brillen) ausgeglichen werden, damit der Betreffende in den vollen Genuß seiner **Sehschärfe** kommt. Die Sehschärfe selbst ist eine Leistung der Netzhaut des Auges; denn unter Sehschärfe verstehen wir das Vermögen, zwei nebeneinanderliegende Punkte, die in einem bestimmten Abstand dem Auge dargeboten werden, noch getrennt wahrzunehmen. Die Grenze dieser Unterscheidungsfähigkeit, das *„Auflösungsvermögen des Auges"*, ist dann gegeben, wenn diese beiden Punkte unter einem Winkel von **60 Winkelsekunden oder 1 Winkelminute** zum Auge liegen (Abb. 273). Dann entspricht die Bilddistanz auf der Netzhaut etwa der Größe von 3 Zapfen. Dieser Wert von einer Winkelminute gilt für die Stelle des schärfsten Sehens, die Netzhautgrube oder Fovea centralis. Hier ist die Sehschärfe deshalb am größten, weil sich hier die feinsten Zapfen befinden. Fixieren eines Punktes bedeutet daher seine Abbildung auf der Fovea. In der peripheren Netzhaut mit ihren gröberen und weniger zahlreichen Zapfen liegt dementsprechend eine sehr viel geringere Sehschärfe vor.

Das Farbensehen und die Farbensinnstörungen

Nicht das scharfe Sehen allein ist es, das uns die Leistungen dieses Organs bewundern läßt. Die farbige Freudigkeit der Welt würde in Nichts versinken, wenn wir – wie der Totalfarbenblinde – nur Wahrnehmungen in Schwarz-Weiß wie auf einer fotografischen Platte hätten. Die Leistung des **Farbensehens,** die unser Auge nur im Tagessehen ausübt, ist überwiegend an die Zapfen der Netzhaut gebunden, während bei der Dämmerung ein anderer Apparat, die Stäbchen in der Netzhaut, im wesentlichen die Sehfunktion übernimmt. Dadurch, daß wir Farbenmischungen im Selbstversuch vornehmen, d. h. also Licht verschiedener Wellenlängen gleichzeitig (oder am Farbenkreisel genügend schnell nacheinander) auf die Netzhaut unseres Auges wirken lassen (sog. **additive Farbenmischung**), können wir feststellen, daß die Gesamtheit der farbigen Empfindungen hervorgerufen werden kann, wenn nur drei Farben: **Rot, Grün und Blau** zur Verfügung stehen[1]). Wenn wir diese drei Farben in Dreiecksform anordnen, so können wir danach voraussagen, daß wir je nach den Mengenverhältnissen immer die auf der gleichen Seite dazwischenliegende Farbempfindung durch Farbenmischung erzeugen können (siehe Abb. 274). Bei Mischung aller drei Farben (also gewissermaßen im Schwerpunkt dieses Farbendreiecks) erhalten wir Weiß; ebenso kann auch durch Mischung von zwei gegenüberliegenden Farben des Farbendreiecks bei entsprechenden Mengenverhältnissen eine Weißempfindung hervorgerufen werden. Solche sich zu Weiß ergänzenden Farben nennt man *Komplementärfarben.* Diese Feststellungen führen zu der *Helmholtz*schen **Theorie des Farbensehens.** Wenn nur drei Farben notwendig sind, um uns im Versuch die Vielfalt der Farbempfindungen zu erzeugen, wird auch die Netzhaut des Auges im ganzen nur **drei farbempfindliche Komponenten** haben: **je eine rot-, grün- und blauempfindliche,** die in jeweils wechselndem Maße erregt werden, d. h. das normale Auge können wir als ein **trichromatisches System** auffassen (Abb. 275). Entsprechend diesen Vorstellungen kennen wir Unterwertigkeiten des farbempfindlichen Apparates, die sog. **Anomalien,** die meist in einer **Rotschwäche oder Grünschwäche** bestehen. Neben diesen Anomalien kommt ebenfalls recht häufig die **Rot- und Grünblindheit (Anopie)** vor, bei der also von den Farben des Spektrums nur Gelb und Blau gesehen werden. Fast 10% aller Männer weisen Farbensinnstörungen auf, 3–4% sind rotgrünblind.

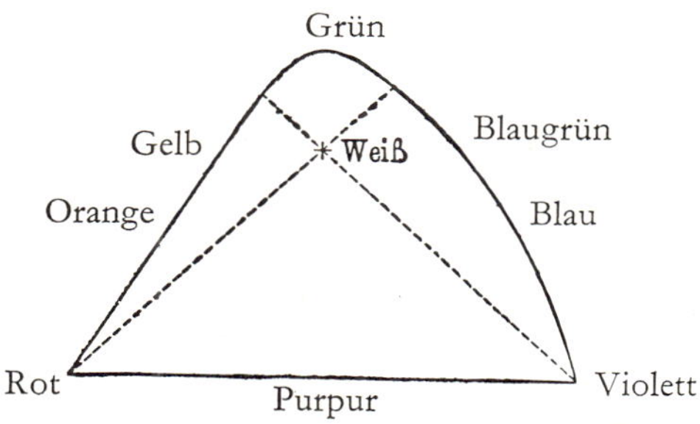

Abb. 274. Farbendreieck (Nach *v. Kries*).

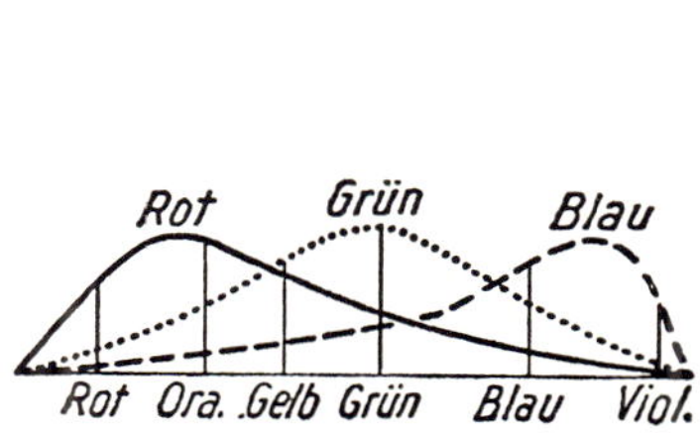

Abb. 275. Schema der Dreikomponentenlehre des Farbensehens.

---

[1]) Die Farbenmischungen des Malers, bei der z. B. die Mischung von Gelb und Blau Grün ergibt, folgen ganz anderen Gesetzen; hierbei handelt es sich um rein physikalische Absorptionsvorgänge; denn sowohl Gelb als auch Blau lassen von dem Licht eines Spektrums beide auch Grün durch, und darum ergibt sich bei dieser sog. **subtraktiven Farbenmischung** in dem angeführten Beispiel die Farbe Grün.

Erkannt werden die Farbensinngestörten am sichersten dadurch, daß man sie an besonderen Apparaten (**Anomaloskop**) Rot und Grün mischen läßt. Bei einem ganz bestimmten Mengenverhältnis wird der Normale eine Gleichheit mit Gelb finden; der Rotschwache (Protanomalie) wird zu viel Rot, der Grünschwache (Deuteranomalie) zu viel Grün einstellen, und der Rotgrünblinde wird bei jedem Mischungsverhältnis eine Gleichheit mit Gelb angeben können, also z. B. auch Rot und Gelb bei einer bestimmten Helligkeit des Gelb als gleich einstellen, was weder der Normale noch der Anomale tun würde. Daß den Farbensinnstörungen eine große praktische Bedeutung zukommt (Eisenbahn- und Schiffsdienst, Verkehrsampeln, Fliegereignungsprüfung), ist bekannt. Eigenartigerweise vererben sich diese Farbensinnstörungen – übrigens in der gleichen Weise wie die früher (S. 199) erwähnte Hämophilie – derart, daß die Frauen die Überträger (Konduktoren) darstellen und deren männliche Nachkommen die Störung aufweisen. Damit eine Frau farbenblind ist – wie die genannten Störungen nicht ganz richtig oft bezeichnet werden –, ist es nach den Gesetzen einer solchen sog. **geschlechtsgebunden-rezessiven Vererbung** notwendig, daß der Vater farbensinngestört und die Mutter zugleich Überträgerin ist. Infolgedessen findet man Farbensinnstörungen bei Frauen nur mit einer Häufigkeit von etwa 1%.

Den paarweisen Ausfall der Rot- und Grünempfindung bei erhaltenem Gelb- und Blausehen[1]) macht uns eine andere Theorie des Farbensehens verständlich. Wenn wir nämlich nicht von der Farbenmischung, also vom Reiz ausgehen, sondern die Vielfalt der Farben einmal von der Seite der Empfindung aus betrachten, so können wir die Gesamtheit dieser Farbenempfindungen in einem sog. **Farbenkreis** anordnen, da wir von Rot zu Gelb, von Gelb zu Grün, von Grün zu Blau, von Blau zu Rot mit den entsprechenden Übergangsfarben einen sich schließenden Kreis der Farbempfindungen vor uns haben, in dem jede Farbe der benachbarten verwandt ist, aber die gegenüberstehenden sich für die Empfindung ausschließen. Wir können uns keine Farbe vorstellen, die gleichzeitig rot- und grünähnlich oder die gleichzeitig gelb- und blauähnlich ist. Darum nimmt man nach der von *Hering* stammenden **Theorie der Gegenfarben** neben einer Weißsubstanz eine rotgrünempfindliche und eine gelbblauempfindliche Substanz an, die immer nur jeweils in dem einen Sinn erregt werden kann (Abb. 276, 277).

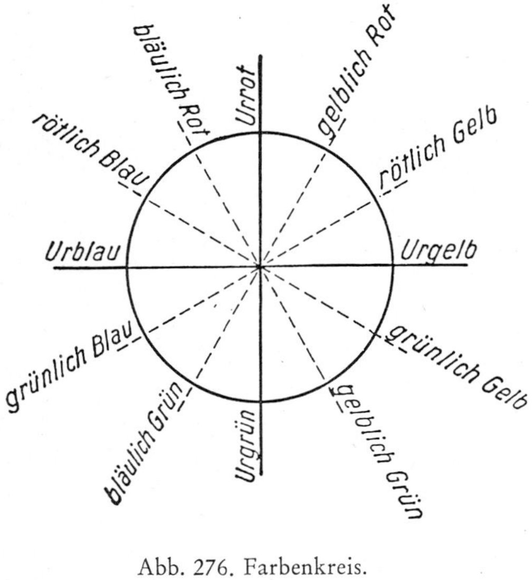

Abb. 276. Farbenkreis.

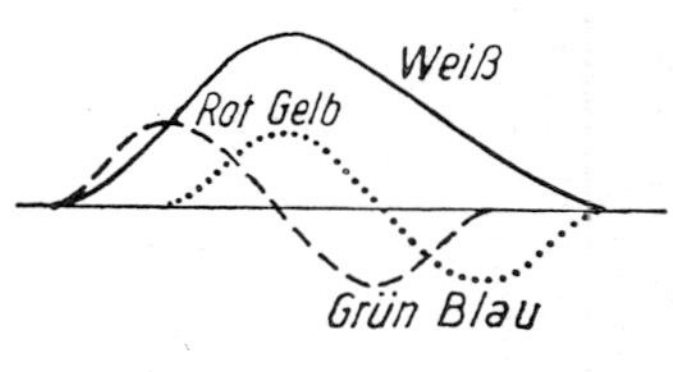

Abb. 277. Schema zur Theorie der Gegenfarben.

---

[1]) Sehr selten kommt auch eine entsprechende Gelbblaublindheit vor.

Das eigenartige Phänomen der **Nachbilder** fügt sich in diese Betrachtungsweise ein, da das Kontrastphänomen stets in der Gegenfarbe erscheint. Man kann sich leicht davon überzeugen, wenn man eine Zeitlang z. B. ein rotes Kreuz fixiert und danach gegen einen grauen Hintergrund blickt: nach kurzer Zeit erscheint das Kreuz in der Gegenfarbe, also in diesem Fall grün. Hier liegt also ein zeitliches Nacheinander vor, indem die erregte Netzhautstelle nach der Reizung in die gegensinnige Empfindung umschlägt (**Sukzessivkontrast**) (Abb. 278). Daß durch einen Reiz auch die örtliche Nachbarschaft eines erregten Netzhautbezirks gleichzeitig verändert werden kann, zeigt uns das Phänomen, daß unter bestimmten Beleuchtungsbedingungen Schatten nicht schwarz, sondern farbig erscheinen (blaue Schatten bei Gletscherwanderung als Gegenfarbe zum gelben Sonnenlicht!), wie überhaupt alle Farben erst durch Kontrast in ihrer vollen Farbigkeit (Sättigung) wahrgenommen werden (**Simultankontrast**) (s. dazu Abb. 285 g und 279).

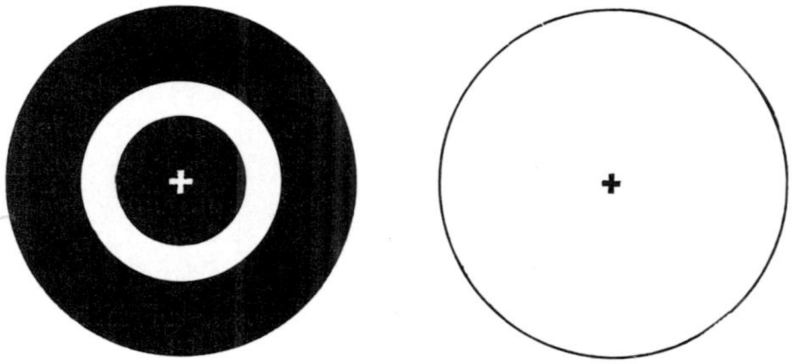

a b

Abb. 278. Man fixiere das weiße Kreuz in a etwa 1/2 Minute und blicke dann auf das schwarze Kreuz in b. Die Abbildung a erscheint als Sukzessivkontrast.

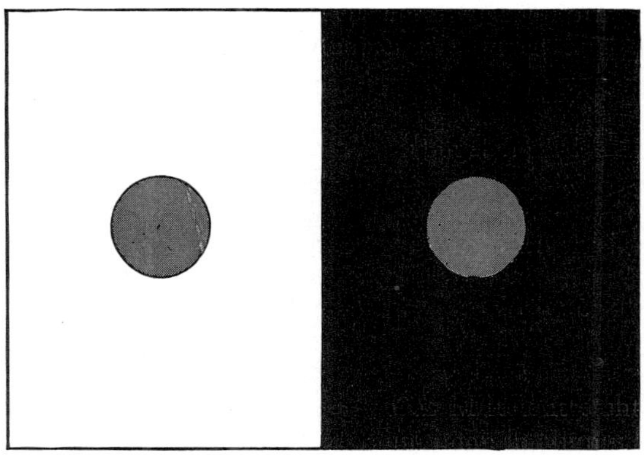

Abb. 279. Die kreisrunden Innenfelder erscheinen um so heller, je dunkler die Umgebung ist. In Wirklichkeit sind sie gleich grau, wovon man sich durch Abdecken der Umgebung überzeugen kann.

Das Nachtsehen

Alle Farbempfindungen fallen im **Nachtsehen** fort, weil beim Nachtsehen die Sehfunktion überwiegend von den Stäbchen der Netzhaut übernommen wird (**Duplizitätstheorie**). Tatsächlich ist auch die Netzhaut von Nachttieren stäbchenreicher, während Tagtiere eine zapfenreiche Netzhaut aufweisen. Daß nur Stäbchen und Zapfen der Netzhaut die eigentlichen Sehelemente sind, zeigt die Tatsache des **blinden Flecks**, d. i. die Eintrittsstelle des Sehnerven, die nur aus Nervenfasern besteht. Bei Abbildung auf dieser Stelle erfolgt keine Wahrnehmung (z. B. verschwindet in Abb. 280 beim Fixieren des Kreuzes aus 20–30 cm Entfernung mit dem rechten Auge bei verdecktem linken Auge die große weiße Scheibe, weil sie dann gerade auf der Sehnerveneintrittsstelle abgebildet wird).

Abb. 280. Figur zum Nachweis des blinden Flecks (Anleitung im Text).

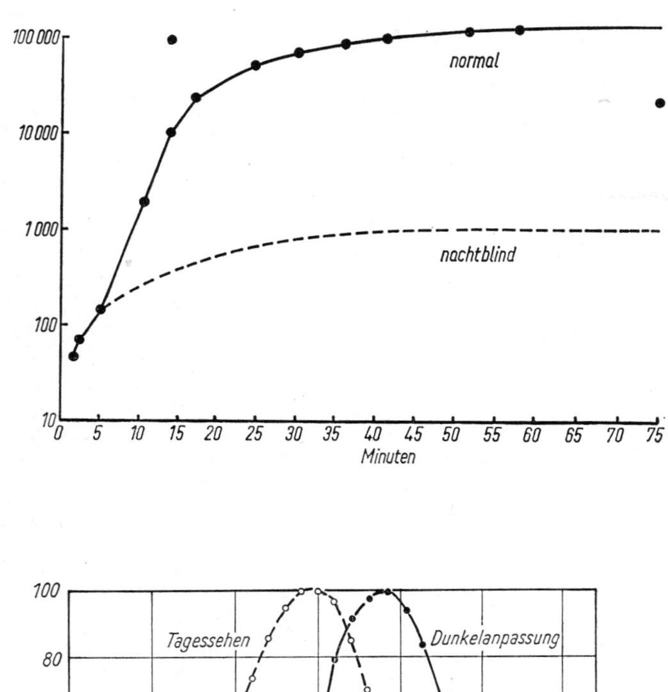

Abb. 281. Verlauf der Dunkeladaptation beim Normalen (ausgezogene Kurve) und beim Nachtblinden (gestrichelte Kurve).
Ordinate: Empfindlichkeit (Kehrwerte der Schwellenreize) im logarithmischen Maßstab.
Die beiden Punkte außerhalb der Kurve zeigen die individuelle Streubreite des Adaptationsverlaufs; es kann bereits nach ca. 15 min eine 100 000fache Empfindlichkeitssteigerung vorliegen (Punkt oben links), andererseits kann erst nach 75 min eine 20 000fache Empfindlichkeit erreicht werden (Punkt rechts).

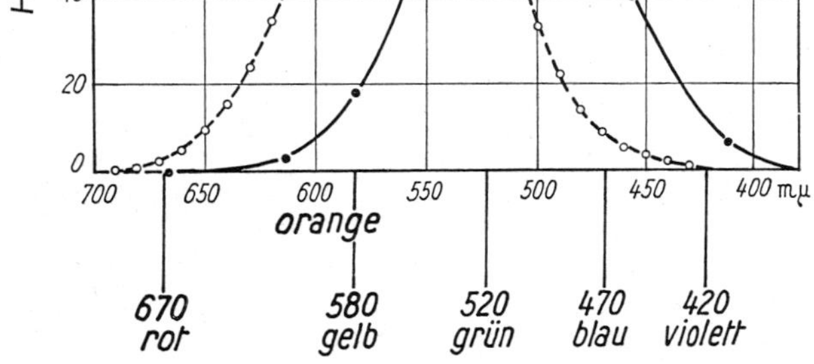

Abb. 282. Helligkeit der Farben im Tages- und Dämmersehen. o-- o Tageswerte, —— Dämmerwerte.

An der Stelle des schärfsten Sehens, der Netzhautgrube (Fovea), fehlen die Stäbchen gänzlich, und darum erlischt mit zunehmender Dämmerung die Möglichkeit des Fixierens (Zielen!). Daß dieser Stäbchenapparat viel träger reagiert als der Zapfenapparat, zeigt uns die sehr langsame Steigerung der Empfindlichkeit des Auges in der Dämmerung (**Dunkeladaptation**), die erst nach etwa ¾ Stunde ihr Maximum erreicht. Sie steigt in dieser Zeit bis auf das 100 000fache des Anfangswertes (s. Abb. 281). Da der Begriff Empfindlichkeit bei einem Sinnesorgan dem Begriff der Erregbarkeit an Herz, Nerv und Muskel entspricht (s. S. 172, 283), können wir die Empfindlichkeitssteigerung des Auges in der Dämmerung, die Adaptationskurve, zahlenmäßig dadurch ermitteln, daß wir fortlaufend in der Dunkelheit den Schwellenreiz für das Auge, also die gerade eben erkennbare Lichtintensität, ermitteln (Adaptometer). Die größere Trägheit der Netzhaut in der Dämmerung gestattet z. B. bei Filmvorführungen, schon bei einer Bildfolge von etwa 20 Bildern in der Sekunde ein flimmerfreies Bild zu erhalten, während im Tagessehen etwa 60 Bilder je Sekunde notwendig sind (**Verschmelzungsfrequenz**). Die im Dunkeln vorhandene gänzlich andere Sehweise kommt auch in der Helligkeit der Farben zum Ausdruck. Beim Stäbchensehen liegt die hellste Stelle des Spektrums nicht mehr im Gelb, sondern mehr zum Grün hin (Abb. 282). Auch Rot und Blau vertauschen in der Dämmerung ihre Helligkeitswerte, das Blau wird deutlich leuchtender, während das Rot dunkler und stumpfer aussieht als beim Tagessehen (sog. **Purkinjesches Phänomen**). Daß dabei noch eine gewisse Farbwahrnehmung erfolgt, liegt daran, daß in einem weiten Übergangsbereich der Dämmerung beide Sehelemente tätig sind (Farbfilm!).

Auf S. 241 wurde bereits erwähnt, daß als frühes Zeichen eines Mangels an Vitamin A **Nachtblindheit** auftritt, was damit zusammenhängt, daß der **Sehpurpur (Rhodopsin)** enge Beziehungen zum Vitamin A aufweist. Der Sehpurpur ist ein lichtempfindlicher roter Farbstoff in den Stäbchenaußengliedern der Netzhaut, der durch Belichtung über Sehgelb zu Sehweiß umgewandelt wird und in der Dunkelheit wieder zu Sehpurpur regeneriert. Die zunehmende Anpassung des Auges an die Dämmerung hängt mit diesen photochemischen Vorgängen der Regeneration des Sehpurpurs zusammen, wobei mit der Nahrung zugeführtes Vitamin A durch Ankoppelung an einen Eiweißträger zu Rhodopsin wird. Damit wird verständlich, daß bei Vitamin-A-Mangel in der Nahrung (besonders bei fettarmer Ernährung!) oder bei ungenügender Resorption infolge von Darmerkrankungen oder bei ungenügender Speicherung infolge von Lebererkrankungen die Adaptationsfähigkeit des Auges leidet (Nachtblindheit) (s. Abb. 281).

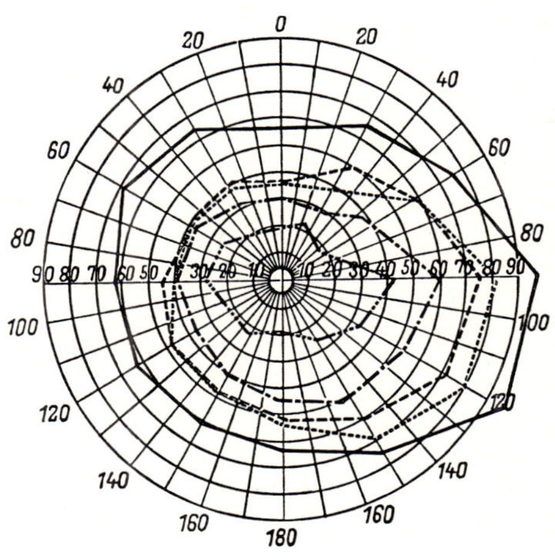

Abb. 283. Grenzen des Gesichtsfeldes für die einzelnen Farben
——— Schwarz-weiß-Wahrnehmung,
.... gelb, - - - - - blau,
— - — - — rot, — - - - — - - - grün.

Das Gesichtsfeld

Die Summe der Gegenstände, die man bei ruhendem Auge und bei fixiertem Kopf überblicken kann, nennen wir das **Gesichtsfeld.** Seine Umgrenzung ist durch Nase, Backen und Augenhöhle gegeben, darum dehnt es sich schläfenwärts weiter aus als nasalwärts. Der oben erwähnte blinde Fleck stellt ein natürlicherweise vorhandenes „Loch im Gesichtsfeld", ein sog. **Skotom,** dar. Die äußersten Bezirke der Netzhaut sind nur schwarz-weiß-empfindlich, weiter innen tritt dann die Gelb-Blau-Wahrnehmung hinzu und noch weiter innen erst die Rot-Grün-Empfindlichkeit (Abb. 283).

Das räumliche Sehen

Die doppelte Anlage unseres Sehorgans hat ihre ganz besondere Bedeutung; denn sie vermittelt uns das **räumliche Sehen,** obwohl ja die Netzhaut jedes Auges dem optischen Sensorium nur je ein flächenhaftes Bild vermittelt. Erst 1838 ist von *Wheatstone* die Erkenntnis begründet worden, daß das Raumsehen bei der Betrachtung eines räumlich ausgedehnten Körpers aus der Tatsache der beiden flächenhaften, voneinander etwas verschiedenen Netzhautbilder herzuleiten ist. Den Beweis dafür gab er im **Stereoskop,** bei dem zwei verschiedene flächenhafte Bilder, die gesondert jedem Auge dargeboten werden, wieder zu einem räumlich erscheinenden Bilde vereinigt werden. Deshalb können wir auch eine größere Tiefensehschärfe durch künstliche Vergrößerung des Augenabstandes bewirken, wie man das z. B. durch geeignete Spiegelkombinationen (Abb. 284) erreichen kann (sog. **Telestereoskop,** Anwendung beim Scherenfernrohr). Wie wichtig für viele Leistungen des praktischen Lebens die Tiefensehschärfe auf Grund des binokularen Sehaktes ist, würde uns sofort ein Versuch ergeben, dieselbe Leistung mit einem verbundenen Auge auszuführen! Das betrifft ganz besonders den Entfernungsbereich, der wenige Meter vor den Augen liegt. Die Einengung des Gesichtsfelds ist dabei nicht so wesentlich wie das Fehlen einer sicheren Tiefendeutung. Besonders bei Schielstellungen oder einer verschieden starken Kurzsichtigkeit beider Augen wird unbewußt oft ein Auge bevorzugt, und die Wahrnehmungen des anderen Auges werden unterdrückt, die Fähigkeit zum binokularen Sehen geht unmerklich verloren (ebenso bei vielem Mikroskopieren!) und führt namentlich bei bestimmten Sportarten (Ballspiele, Springen usw.) zu einem Versagen aus physiologischer Ursache, die vom Pädagogen erkannt werden muß; denn die Hilfsmittel der

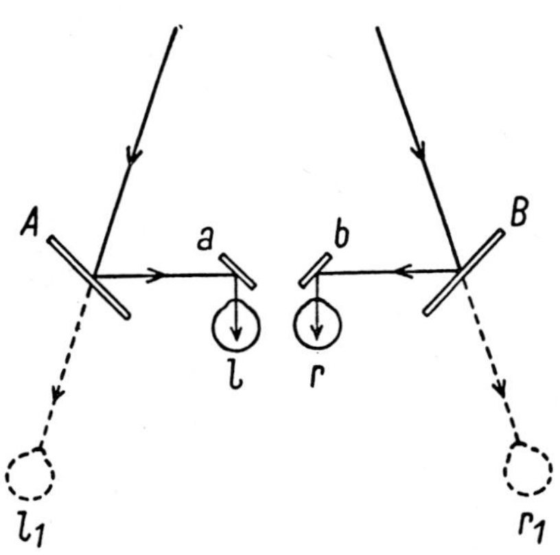

Abb. 284. Telestereoskop.

monokularen Entfernungswahrnehmung, deren sich auch Bild und Film nur bedienen (scheinbare Größe, Linienüberschneidung besonders bei Standortwechsel, perspektivische Verkürzung, Verteilung von Licht und Schatten usw.), können zu Täuschungen Anlaß geben und stehen nicht immer zur Verfügung. Allerdings kann bei fehlendem binokularem Sehakt die Verwertung der monokularen Hilfsmittel zur Tiefenwahrnehmung sehr weitgehend als Ersatz ausgebildet werden; bei größeren Entfernungen spielen sie sogar die maßgebliche Rolle.

In einfacher Weise kann man eine Prüfung auf einen gut funktionierenden binokularen Sehakt durch folgenden Versuch vornehmen: Betrachten wir ein dünnes Holzstäbchen (z. B. ein Streichholz) in etwa 25 cm Abstand, ein anderes in etwa 40 cm Abstand von den Augen und fixieren eines von beiden, so erscheint das nicht fixierte jeweils doppelt. Zur Kontrolle können wir noch feststellen, daß bei Verdecken des rechten Auges das rechte Doppelbild verschwindet, wenn das näher gelegene Stäbchen fixiert wird. Wenn man umgekehrt das entferntere Stäbchen fixiert, das näher gelegene also doppelt gesehen wird, verschwindet beim Zudecken des rechten Auges das linke Doppelbild (**gekreuzte bzw. gleichseitige Doppelbilder**).

Das Bewegungssehen

Da für unser optisches Sensorium die Abbildung bzw. der Vorgang auf der Netzhaut maßgebend ist, gehen wir bei allen Definitionen in der physiologischen Optik von dem Netzhautbild aus (Sehschärfe, Farbenmischung, doppelte oder unscharfe Wahrnehmung!). Nur für das Bewegungssehen liegen die Verhältnisse komplizierter; denn eine Bewegungswahrnehmung erfolgt innerhalb bestimmter Geschwindigkeitsgrenzen (Stundenzeiger der Uhr, Kreisel!) einerseits dann, wenn bei unbewegtem Auge das Netzhautbild infolge der Bewegung des Gegenstandes wandert, aber auch dann, wenn wir einen bewegten Gegenstand fixieren und ihm mit dem Auge folgen. Es handelt sich offenbar um bestimmte festgelegte Beziehungen zwischen Verschiebungen der Netzhautbilder einerseits und Augenbewegungen andererseits. Die Kompliziertheit dieser Gesetzmäßigkeiten wird dadurch deutlich, daß eine Augenbewegung bei ruhendem Gegenstand trotz der Verschiebung des Netzhautbildes nicht zu einer Bewegungswahrnehmung führt.

Optische Täuschungen

Unterschiede zwischen Wahrnehmung und Wirklichkeit ergaben sich schon verschiedentlich in unserer Betrachtung. *Geometrisch-optische Täuschungen* beruhen auf Über- bzw. Unterschätzungen: geteilte Flächen, Strecken oder Winkel erscheinen größer, spitze Winkel werden überschätzt usw. Abb. 285 gibt einige Beispiele über optische Täuschungen verschiedener Art. Auch sind *Umdeutungen* möglich. So handelt es sich in Abb. 285 l um das Bild einer Vase, besonders beim Zudecken der unteren horizontalen Linie wird das Profil zweier Gesichter erkennbar!

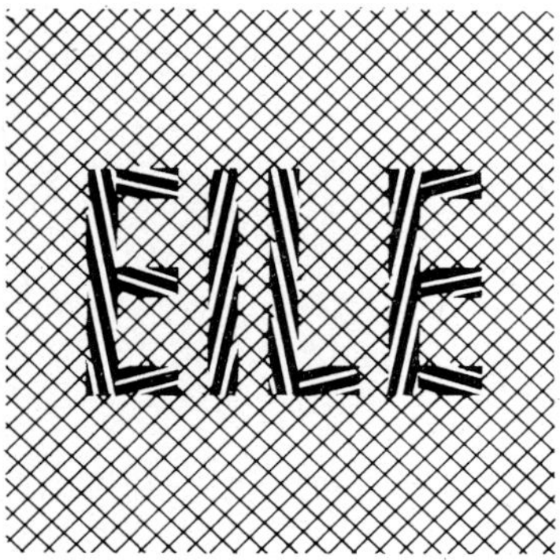

a

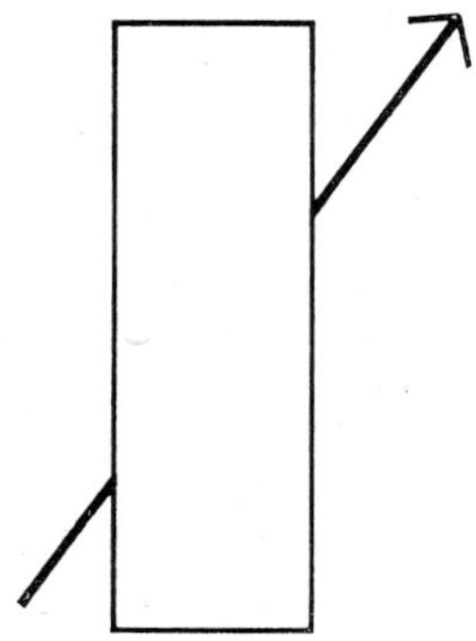

b

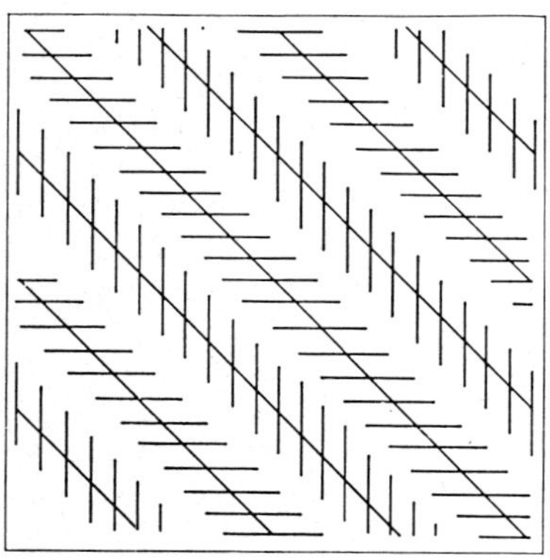

c

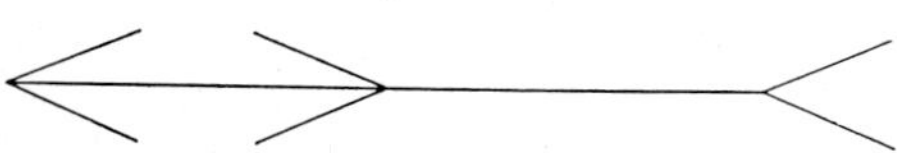

d

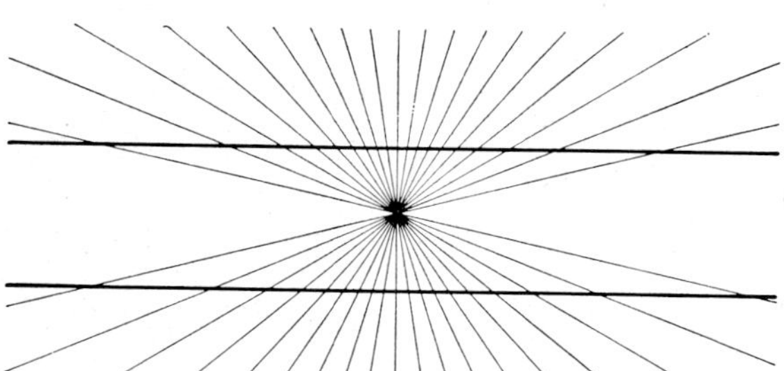

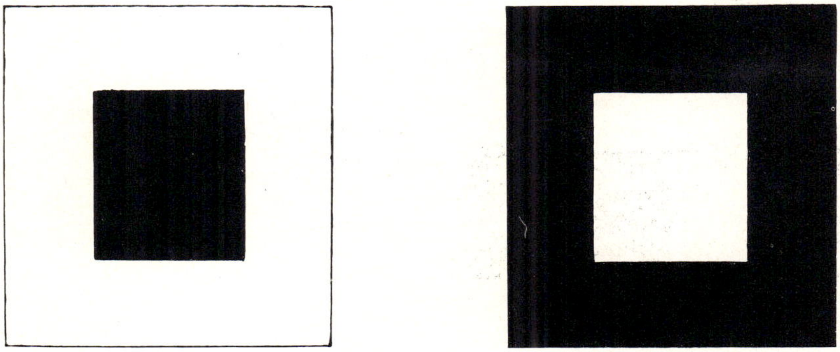

f

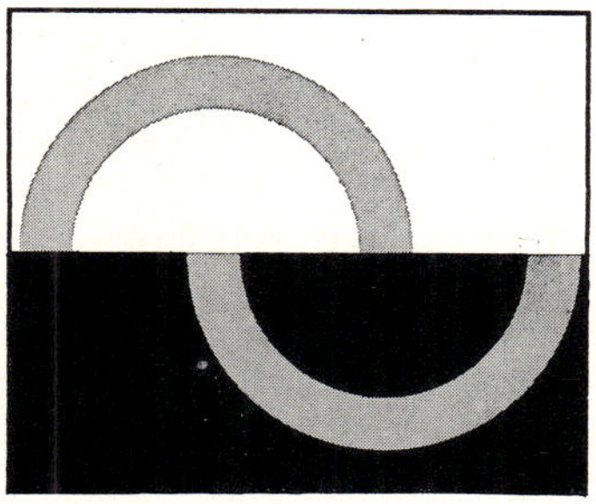

g

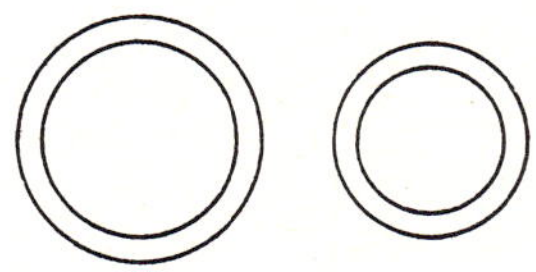

h

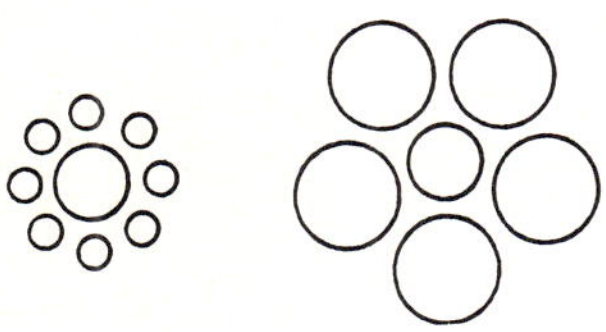

i

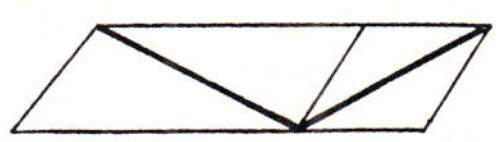

k

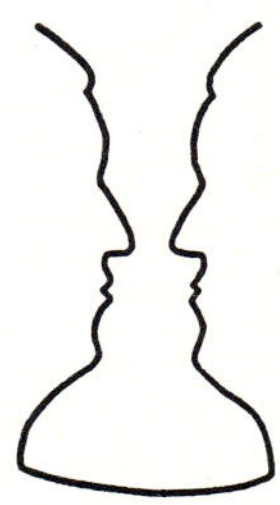

l

Abb. 285. a) die Buchstaben des Wortes „Eile“ stehen in Wirklichkeit senkrecht!
b) der Pfeil scheint beim Durchqueren des Rechtecks nach oben gewandert zu sein,
c) die Parallelen scheinen schief zueinander zu stehen,
d) die linke Strecke erscheint kürzer als die gleichlange rechte Strecke,
e) durch die Spinne scheinen sich die beiden Querlinien nach oben und unten zu wölben,
f) die weiße Innenfläche erscheint größer als die schwarze Innenfläche (schwarze Kleider machen schlanker, helle Kleider „mehr vollschlank“!)
g) der obere Halbkreis erscheint dunkler als der untere, in Wirklichkeit sind sie gleich grau!
h) der innere, größer erscheinende Kreis der linken Figur ist gleich groß wie der äußere Kreis der rechten Figur,
i) die beiden zentralen Kreise sind gleich groß!
k) die beiden dicker gezeichneten Diagonalen sind gleich lang!
l) Bild einer Vase oder des Profils zweier Gesichter.

Das Hören

Schallreize (Ton, Klang, Geräusch)

Der adäquate Reiz für unser Gehörorgan ist der **Schall** (Schallschwingung, Schallwelle). Darunter verstehen wir mechanische Schwingungsvorgänge, die sich in elastischen Medien abspielen und einen Frequenzbereich von etwa 20 bis 20 000 Schwingungen in der Sekunde umfassen. Je nach dem Medium, in dem sich die Schwingungen ausbreiten, sprechen wir von Luftschall, Körperschall oder Flüssigkeitsschall. Im Gegensatz zu den Lichtwellen sind also die Schallwellen an Materie gebunden. (Das Vakuum ist schall-leer!)

Das Grundelement aller Schallschwingungen ist die sinusförmige Schallschwingung. Sie ruft eine Hörempfindung hervor, die man als **Ton** bezeichnet. Zu den Tonerzeugern gehört die Stimmgabel. Eine schwingende Stimmgabelzinke erzeugt Verdichtungen und Verdünnungen der Luft, die sich als Druckwellen mit einer Geschwindigkeit von 340 m/sec fortpflanzen (Abb. 286).

Zwei Töne können sich voneinander in ihrer Stärke und in ihrer Höhe unterscheiden. Maßgebend für die Stärke der Tonempfindung ist die Amplitude der Druckschwankung, der sogenannte **Schalldruck.** Er wird in dyn/cm² oder Mikro-Bar (μb) angegeben oder in einer handlichen Skala in Dezibel (dB) (s. Abb. 288)[1]. Maßgenbend für die **Tonhöhe** ist die Schwingungszahl in der Sekunde, also die Frequenz. Sie wird nach dem Entdecker der elektromagnetischen Rundfunkwellen in Hertz (Hz) angegeben.

Während die Stimmgabel reine Sinusschwingungen, also Töne, abstrahlt, erzeugen fast sämtliche Musikinstrumente **Klänge.** Ein Klang hat mit einem Ton zwei Gemeinsamkeiten, er kann einerseits laut und leise sein, er kann andererseits hoch und tief klingen. Er unterscheidet sich aber vom Ton grundsätzlich durch seine Klangfarbe. Klänge mit

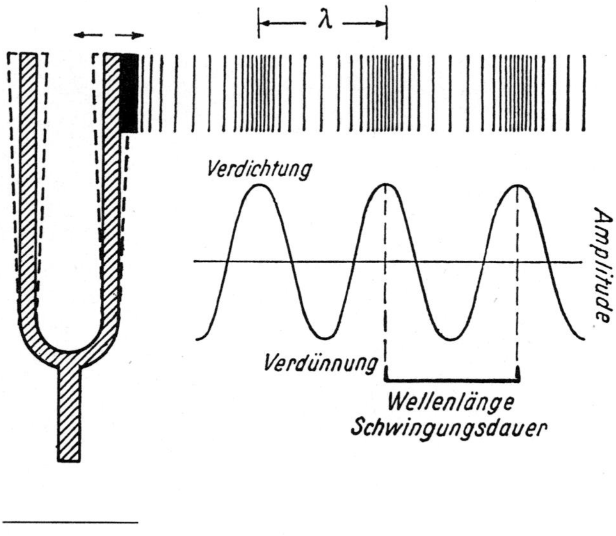

Abb. 286. Entstehung einer Schallwelle.

[1]) 1 Bar (= 1000 mb = 10^6 μb = 10^6 dyn/cm²) entspricht fast genau dem Atmosphärendruck in Meereshöhe von 760 mm Hg (oder 760 Torr) (vgl. S. 207 und Anm.).

Tab. 1. Beispiel für das Tonfrequenzspektrum eines Klanges

Grund-schwingung	Harmon. Oberschwingungen		
200	400	600	800 Hz
Tonhöhe	Klangfarbe		

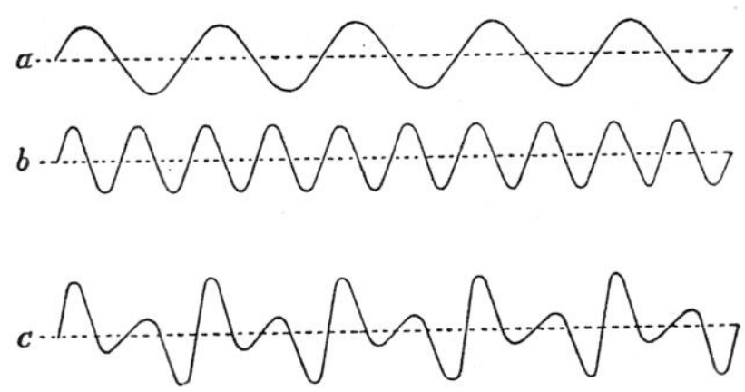

Abb. 287 a und b: Zwei Töne (Sinusschwingungen) gleicher Amplitude und verschiedener Frequenz. c: Klangkurve, die sich aus den beiden Tönen a und b zusammensetzt.

schwach ausgeprägter Klangfarbe klingen weich (Flöte), Klänge mit stark ausgeprägter Klangfarbe klingen scharf, schrill oder schmetternd (Trompete). Physikalisch gesehen ist der Klang ein Schwingungsgemisch. Er setzt sich zusammen aus einer sinusförmigen Grundschwingung, deren Frequenz die Tonhöhe bestimmt, und einer Reihe ebenfalls sinusförmiger Oberschwingungen, die in einem ganzzahligen (= harmonischen) Frequenzverhältnis zur Grundschwingung stehen und für die Klangfarbe verantwortlich sind (Tab. 1 und Abb. 287).

Auch das **Geräusch** ist ein Gemisch von Sinusschwingungen. Es unterscheidet sich aber vom Klang dadurch, daß die einzelnen Teilschwingungen, aus denen sich das Gemisch zusammensetzt, in einem völlig regellosen, also nicht harmonischen Frequenzverhältnis zueinander stehen. Ein sehr kurzes Geräusch, das leise ist, nennt man Knack; ist es laut, so spricht man von einem Knall. Einförmige Dauergeräusche bezeichnet man als Rauschen.

Die Hörfläche

Töne führen nur dann zu einer Tonempfindung, wenn ihre Druckamplitude die Hörschwelle erreicht oder überschreitet. Die Hörschwelle wird angegeben durch den Schalldruck, der erforderlich ist, um gerade eben eine Hörempfindung auszulösen. Dieser **Schwellenschalldruck** erreicht beim Menschen im mittleren Tonfrequenzbereich zwischen 1000 und 6000 Hz ein Minimum und steigt nach den hohen und niedrigen Frequenzen hin steil an. Die Schwellenempfindlichkeit des Ohres ist also im mittleren Tonfrequenzbereich am größten. Bei einer graphischen Darstellung des Schwellenschalldrucks in Abhängigkeit von der Frequenz erhält man die **Hörschwellenkurve.** Sie begrenzt von unten her die in Abb. 286 wiedergegebene Hörfläche. Den oberen Abschluß bilden unangenehme Empfindungen im Ohr, die bei sehr hohen Schalldruckwerten aufzutreten pflegen (**Fühlgrenze,** *„Schmerzschwelle"*).

Die Empfindlichkeit unseres Gehörs für höhere Frequenzen wird mit zunehmendem Alter geringer (**Presbyakusis**). So fallen ältere Menschen oft dadurch auf, daß sie höherfrequente Geräusche wie z. B. das Zirpen einer Grille oder das Sirren der Mücke nicht mehr wahrnehmen.

In den Abb. 288 und 289 hat der 1000-Hz-Ton einen Schwellenschalldruck von 0,0002 μbar (oder $2 \cdot 10^{-4}$ μbar)[1]); diesen Wert setzt man in der handlicheren Dezibelskala =

[1]) Ein μbar (Mikrobar) ist 1 Millionstel Bar (s. Anm. S. 350).

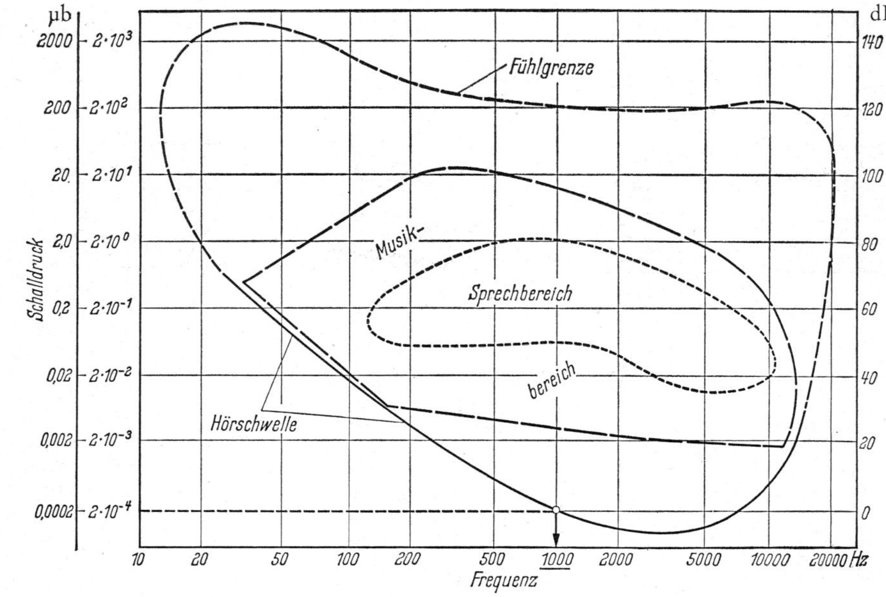

Abb. 288. Die Hörfläche. Abszisse: Die Schallfrequenz in Hertz, Ordinate: Schalldruck in µbar (links) oder in Dezibel (dB) (rechts).

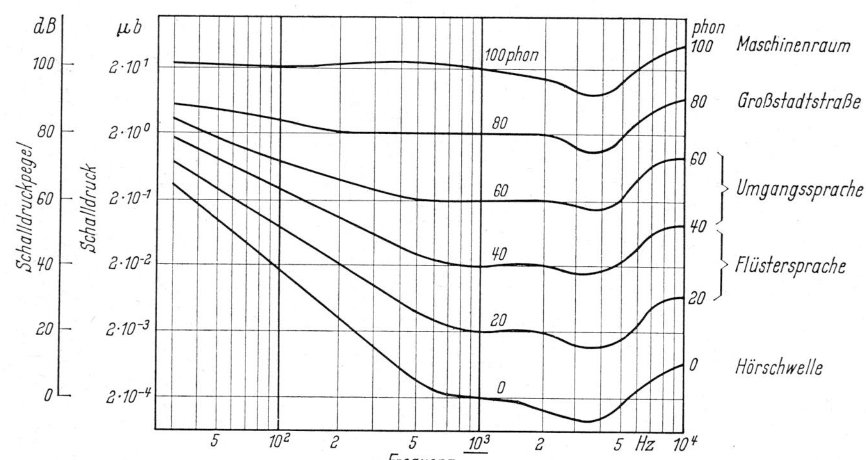

Abb. 289. Kurven gleicher Lautstärke („Isophone"). Die Lautstärke eines Tones in phon entspricht dem Dezibelwert eines 1000-Hz-Tones („Normalton"), der gleich laut klingt.

0 dB. Da alle auf der Hörschwellenkurve liegenden Töne gleich laut klingen wie der 1000-Hz-Ton von 0 dB, kann man auch sagen, daß *alle* Töne der Hörschwellenkurve

0 phon haben[1]). Entsprechend haben *alle* Töne, die gleich laut klingen wie ein 1000-Hz-Ton von 60 dB, eine Lautstärke von 60 phon. In Abb. 287 sind die so gewonnenen **Kurven gleicher Lautstärke** wiedergegeben („Isophone“). In dieser Einheit **phon** wird eine Lautstärkeempfindung mit technischen Geräten gemessen, wenn ein Schallvorgang, z. B. Verkehrslärm, unter Berücksichtigung der Frequenzabhängigkeit des Gehörs zahlenmäßig erfaßt werden soll. Wie die Abb. 289 zeigt, wird die Frequenzabhängigkeit mit wachsendem Schalldruck wesentlich geringer, d. h. die Kurven gleicher Lautstärke verlaufen bei größeren Schalldrucken flacher als im Hörschwellenbereich.

Der Schalleitungsapparat

Zur Übertragung des Luftschalls auf das Innenohr dient der **Schalleitungsapparat** (Ohrmuschel, äußerer Gehörgang, Trommelfell, Gehörknöchelkette) (Abb. 290). Die auf das Ohr fallenden Schallwellen werden von der Ohrmuschel gesammelt und in den äußeren Gehörgang gelenkt. Das **Trommelfell**, die Trennmembran zwischen äußerem Ohr und Mittelohr, hat eine trichterförmige, nach innen gewölbte Gestalt und ist in seinem oberen Teil mit dem Hammergriff fest verwachsen. Es wird durch die tonfrequenten Luftdruckschwankungen im äußeren Gehörgang in erzwungene Schwingungen versetzt.

Von den drei **Gehörknöchelchen**, Hammer, Amboß und Steigbügel, hat nur der Amboß mit seinem kurzen Fortsatz eine gelenkige Lagerung an der Paukenhöhlenwand,

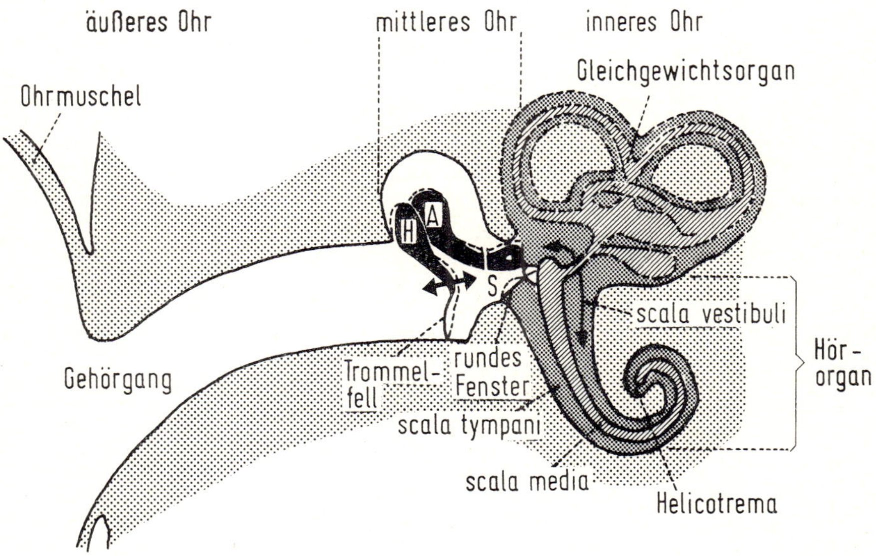

Abb. 290. Schematische Darstellung von äußerem, mittleren und inneren Ohr. H = Hammer, A = Amboß, S = Steigbügel. Der Pfeil am Trommelfell gibt die Schwingungsrichtung des Trommelfells bei Beschallung an, die gestrichelten Konturen von H, A und S die eine Extremlage, die die Gehörknöchelchen bei Beschallung annehmen können.

[1]) Genau genommen liegt nach neueren Untersuchungen die Hörschwelle für den 1000-Hz-Ton nicht bei $2 \cdot 10^{-4}$ μb, sondern ein wenig höher (4 phon).

während der Hammer lediglich durch mehrere Bänder, durch seine feste Verbindung mit dem Trommelfell und schließlich durch den M. tensor tympani in seiner Lage gehalten wird. Die Drehachse, um die Hammer und Amboß gemeinsam schwingen, geht durch die Schwerpunkte der beiden Knöchelchen (Abb. 291). Der Steigbügel, das letzte Glied der Kette, ist einerseits mit dem langen Amboßschenkel durch sein Köpfchen gelenkig verbunden, andererseits mit seiner Fußplatte durch ein Ringband im ovalen Fenster elastisch fixiert. Um den Bewegungen der Steigbügelfußplatte folgen zu können, muß die praktisch inkompressible Perilymphe eine Ausweichmöglichkeit haben. Eine solche Ausweichstelle ist die Membran des runden Fensters, die sich bei einer Einwärtsbewegung der Steigbügelfußplatte nach außen, bei einer Auswärtsbewegung nach innen wölbt. Der **Schalleitungsapparat** hat in erster Linie die Aufgabe, den Übergang des Luftschalls im äußeren Gehörgang auf die Flüssigkeit im Schneckeninneren zu erleichtern, weil dabei eine etwa zwanzigfache Steigerung der Druckamplitude der Schallschwingungen erfolgt; denn die Trommelfellfläche ist wesentlich größer als die Steigbügelplatte.

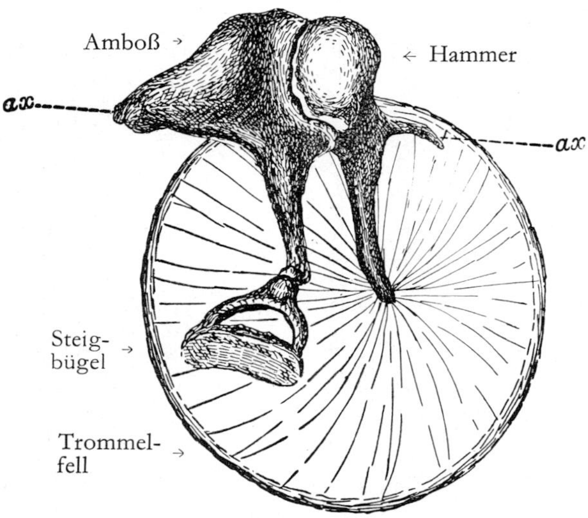

Abb. 291. Hammer, Amboß und Steigbügel mit dem Trommelfell vom Mittelohr aus gesehen (ax = Drehachse, um die sich die Gehörknöchelchenkette bewegt).

Das Mittelohr steht durch die **Ohrtrompete** (Tuba *Eustachii*) mit dem Nasenrachenraum in Verbindung. Sie ist gewöhnlich durch Aneinanderliegen ihrer mit Flimmerepithel ausgekleideten Wände verschlossen, öffnet sich aber bei jedem Schluckakt. Die beim raschen Aufstieg in größere Höhen auftretenden Luftdruckdifferenzen zwischen Mittelohr und Außenluft lassen sich daher durch fortwährendes Schlucken oder Gähnen ausgleichen. Wenn sich bei einem Tubenkatarrh die verklebte Ohrtrompete nicht mehr öffnet, wird die eingeschlossene Luft allmählich aufgesogen; infolgedessen wird das Trommelfell einwärts gezogen und schmerzhaft gespannt. Gleichzeitig verschlechtert sich die Schallübertragung auf das Innenohr („Schalleitungsschwerhörigkeit").

Die Vorgänge in der Schnecke

Der Vergleich mit dem Sehorgan zeigt uns eine grundsätzliche Überlegenheit des Gehörorgans: Es vermag Klänge und Geräusche auf ihre Zusammensetzung zu analysieren,

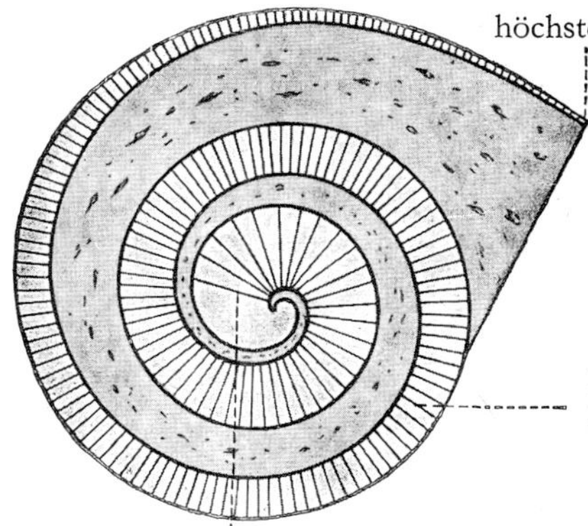

Abb. 292. Schema der spiralig angeordneten Basilarmembran mit ihren an der Basis schmalen, an der Spitze breiten radiär gestellten Fasern.

während wir bei einem Farbeindruck, z. B. Gelb, nicht mehr entscheiden können, ob es sich um ein „monochromatisches" Licht von nur einer bestimmten Wellenlänge handelt oder ob dieses Gelb durch Farbmischung (Rot + Grün) entstanden ist. Diese Fähigkeit des Gehörorgans weist auf einen Apparat im inneren Ohr hin, der imstande ist, tonfrequente Schwingungsgemische, also Klänge und Geräusche, auf physikalischem Wege in ihre Grundelemente, in einfache Sinusschwingungen, zu zerlegen. Nach der **Helmholtzschen Theorie des Hörens** bilden die Querfasern der Basilarmembran einen **Resonatorensatz,** der den gesamten Tonfrequenzbereich umfaßt. Die Querfasern sind dabei ähnlich wie die Saiten eines Klaviers angeordnet. An der Schneckenbasis ist die Basilarmembran schmal, und die Querfasern sind nach der *Helmholtz*schen Auffassung stark gespannt und besitzen daher eine hohe Eigenfrequenz. Nach der Schneckenspitze zu wird die Membran breiter und nachgiebiger; die Eigenfrequenz der Querfasern wird daher progressiv kleiner (Abb. 292). Jedem Ton, der auf das Ohr fällt, ist mithin eine bestimmte Fasergruppe zugeordnet. Hohe Töne versetzen die hochabgestimmten, steigbügelnahen Membranzonen in Resonanzschwingungen, tiefe Töne die tiefabgestimmten, spitzennahen Membranbezirke. Ein Klang zerfällt so automatisch in seine Teilschwingungen: Die Grundschwingung hat ihre Erregungszone am weitesten spitzenwärts, die Oberschwingungen verteilen sich auf die zur Basis hin gelegenen Membranabschnitte. Bei der *Helmholtz*schen Theorie liegen also zwei Prinzipien vor, das **Einortsprinzip,** das jedem Ton eine bestimmte Membranzone zuordnet, und das **Resonanzprinzip,** das die räumliche Verteilung der Tonfrequenzen aus der verschiedenen Eigenfrequenz der Querfasern physikalisch erklärt.

Unter dem Mikroskop konnte *v. Békésy* durch direkte Beobachtung der natürlichen Schneckentrennwand experimentell zeigen, daß es *nicht* zu Resonanzschwingungen örtlich begrenzter Querfasergruppen der Basilarmembran kommt, wenn eine tonfrequente Anregung der Steigbügelfußplatte stattfindet. Die Schwingungen der Steigbügelfußplatte erzeugen Volumenverschiebungen am ovalen und runden Fenster (s. o.), dabei erfolgen Auslenkungen der Skalentrennwand im stapesnahen Teil der Cochlea. Dadurch werden nach *v. Békésy* Schwingungen ausgelöst, die sich wie die „Wogen eines Kornfeldes" verhältnismäßig langsam die Trennwand entlang zum Helicotrema fortpflanzen. In Abb. 293 ist eine solche „Wanderwelle" der Basilarmembran wiedergegeben. Wie man sieht, werden die Wellenlängen zum Helicotrema zu immer kürzer und die Amplitude der Welle nimmt zu, erreicht einen Gipfel und fällt dann an einer bestimmten Stelle ab. Der Ort des Amplitudengipfels auf der Basilarmembran und des darauf folgenden steilen Abbruchs der Welle ist frequenzabhängig. Jedenfalls liegt das Amplitudenmaximum (im Sinne des Einortprinzips) bei hohen Frequenzen in Steigbügelnähe, bei niedrigen Frequenzen in Helicotrema-

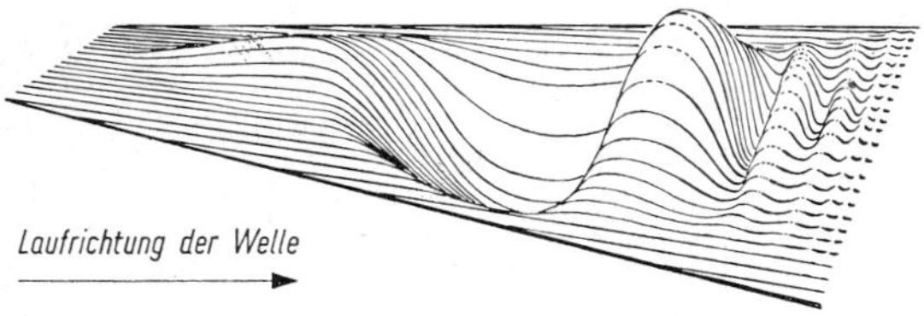

Abb. 293. *Räumliches Bild eines Schwingungszustandes der Skalentrennwand.* Die Welle läuft von links nach rechts (nach TONNDORF).

nähe. Die geschilderten Bewegungen, die die Skalentrennwand und damit auch die Basilarmembran ausführen, wenn Wanderwellen die Trennwand entlanglaufen, führen zu Erregungen der Hörnerven unter Vermittlung der Sinneszellen des *Corti*schen Organs. Die Sinneshärchen (Zilien) der Haarzellen werden abgeschert (verbogen), wenn sich die Deckmembran (Tectorialmembran) gegen die Basilarmembran verschiebt, was für die Rezeptorzellen – ähnlich wie beim Vestibularapparat – den adäquaten Reiz darstellt.

Beim **Hören der eigenen Stimme** gelangen die Schallschwingungen nicht nur als Luftschall über den Schalleitungsapparat, sondern auch direkt als Körperschall über die Schädelknochen an das Innenohr. Durch die Beimischung des Knochenschalls zum Luftschall wird der Gehörseindruck so erheblich verändert, daß man nach Ausschaltung der Knochenleitung (z. B. bei einer Schallplattenwiedergabe) die eigene Stimme kaum noch wiedererkennt.

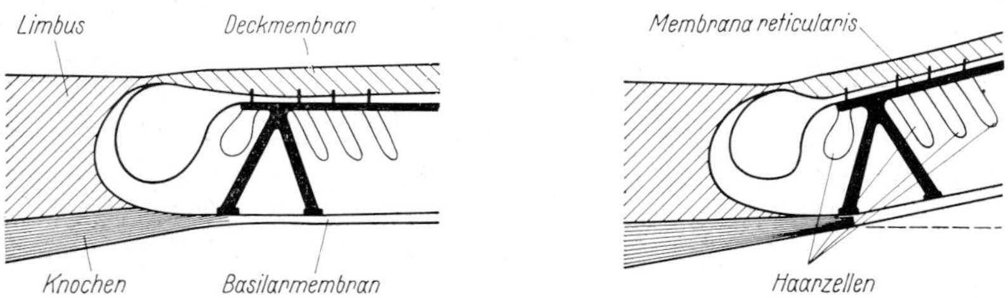

Abb. 294. Bei Bewegungen des Cortischen Organs und der Deckmembran werden die Sinneshärchen der äußeren und inneren Haarzellen verbogen (nach H. DAVIS).

Das Richtungshören

Von großer Bedeutung ist beim Gehörorgan die Tatsache seiner doppelten Anlage. So wie der binokulare Sehakt dem Raumsehen dient, steht das binaurale (binotische) Hören im Dienste des **Richtungshörens.** Eine Schallquelle läßt sich bekanntlich ziemlich genau lokalisieren. Den Weg zur Erklärung dafür haben uns hauptsächlich praktische Erfahrungen im ersten Weltkrieg gewiesen (Horchgeräte). So wie es möglich ist, durch Vergrößerung des Augenabstands die Leistung des Raumsehens zu erhöhen (S. 346), ist das in gleicher Weise auch für die Lokalisation einer Schallquelle, z. B. eines feuernden Geschützes, durch Verlängerung der Gehörgänge ausgenutzt worden, indem man etwa 1 m lange Rohre seitlich dicht an die Ohrmuscheln ansetzt. Wenn ein Schall von einer Seite aus auftrifft, ist dadurch die **Zeitdifferenz** zwischen dem Eintreffen auf beiden Ohren erheblich vergrößert. Das führt zu der Feststellung, daß unser Gehörorgan ein

Kurzzeitmesser von erstaunlicher Präzision ist. Liegt eine **Schallquelle** genau in der Medianebene vor uns, so trifft der Schall beide Ohren gleichzeitig. Durch Anwendung dieses Prinzips von zwei verschiedenen Standorten aus ist damit auch die Möglichkeit der *Orts*bestimmung einer Schallquelle gegeben (Geschütze, U-Boote). Das kleinste Zeitintervall, das bei **Seitwärtswandern** der Schallquelle noch erkannt werden kann, beträgt $^1/_{30\,000}$ sec (= 1 cm Wegunterschied bei der Schallgeschwindigkeit von 340 m/sec in Luft), das größte, bei dem die Schallquelle in 90° seitlich steht, beträgt $^1/_{1600}$ sec. Zwischen diesen beiden Werten liegen also alle vorkommenden Möglichkeiten. Man kann das experimentell sehr überzeugend zeigen, wenn man auf elektrischem Weg an beiden Ohren durch angelegte Kopfhörer je einen Knack nacheinander in zeitlich kurzem Abstand erzeugt: Es erfolgt die Angabe über die Lokalisation *eines* Schalles in einer der Zeitdifferenz entsprechenden Richtung! Der durch die Schattenwirkung des Kopfes bei seitlichem Schalleinfall zustande kommende **Intensitätsunterschied** zwischen rechtem und linkem Ohr spielt für die Richtungsempfindlichkeit bei höheren Frequenzen ebenfalls eine Rolle. Schließlich erleichtert der Schalltrichter der Ohrmuscheln die an sich schwierige Unterscheidung, ob ein Schall von vorn oder von hinter kommt. Bei der „sterophonischen“ Musikwiedergabe wird die Richtungsempfindung für den Standort der einzelnen Instrumente durch Intensitätsunterschiede der elektronischen Schallquellen (Lautsprecher) hervorgerufen.

Die Stimme und Sprache

Bei der Betrachtung der Hirnrinde haben wir die Bedeutung des motorischen und sensorischen Sprechzentrums bereits kennengelernt und gesehen, wie verwickelt allein von der Seite der Gehirnvorgänge aus betrachtet der Vorgang des Sprechens ist. Hier seien kurz noch die Grundlagen der **Stimmphysiologie** abgehandelt. Durch den von der Lunge herkommenden Luftstrom werden bekanntlich die Stimmlippen angeblasen und in tonfrequente Schwingungen versetzt (Abb. 296); die Stimmlippen schwingen dabei vorwiegend senkrecht zur Richtung des Luftstroms. Stärke des Luftstroms und Spannung der Stimmlippen, die wir durch Muskeltätigkeit willkürlich ändern können, bestimmen Schwingungsamplitude und Schwingungsfrequenz und damit Tonstärke und Tonhöhe. – Bei der **Bruststimme** ist die Stimmritze lang und eng, so daß vor allem die Luft unterhalb des Kehlkopfs im Thoraxraum in Mitschwingung gerät. Bei der **Kopfstimme** schwingen nur die inneren Ränder der Stimmbänder, gleichzeitig sind die vorderen zwei Drittel der Stimmritze leicht geöffnet, daher erschöpft sich der Luftvorrat hierbei leichter als bei der Bruststimme. Bei der **Flüsterstimme** ist schließlich die ganze Stimmritze weit offen, die vorbeistreichende Luft regt die Stimmbänder daher nur leise an.

Die vom Stimmorgan erzeugten Klangschwingungen treffen nun auf die Hohlräume des Rachens, des Mundes und der Nase. In diesem sog. **Ansatzraum,** dessen Form durch seine beweglichen Teile (Unterkiefer, Zunge, Lippen, Gaumen) stark wandlungsfähig ist, werden bestimmte Frequenzgebiete des Stimmklangs durch Resonanz verstärkt. Diese Resonanzstellen verleihen dem Stimmklang seinen jeweiligen Vokalcharakter. Sie werden *Formanten* genannt. **Die Stimmlippen bestimmen also Tonhöhe und Stärke des Stimmklangs, der Ansatzraum den Vokalcharakter.** Sonst wäre es ja auch nicht möglich, verschiedene Vokale bei einer beliebigen Tonhöhe und Stärke zu singen! (s. Abb. 297). Von der Ruhestellung der Mundhöhle ausgehend, kommen wir, wovon man sich leicht an sich selbst überzeugen kann, beim Mundöffnen zur A-Stellung, von der aus wir leicht überleiten können in die für Ä-E-I-(CH) bzw. in die für A-Å-O-U-(W) charakteristische Stellung! Tatsächlich treten bei der Analyse von Klangkurven des in beliebiger Tonhöhe und Lautstärke gesungenen Vokals A immer am stärksten Schwingungen von etwa 800 Hz hervor, weil sie durch Resonanz in der Mundhöhle besonders verstärkt werden; denn die für A charakteristische Stellung der Mundhöhle hat ihren **Resonanz(Formant-)bereich** um 800 Hz (Abb. 298). – Das Frequenzspektrum der menschlichen Sprache liegt etwa

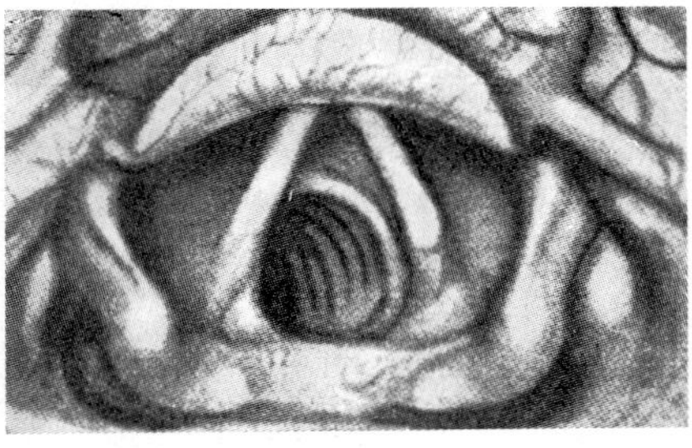

Abb. 295. Glottis respiratoria.

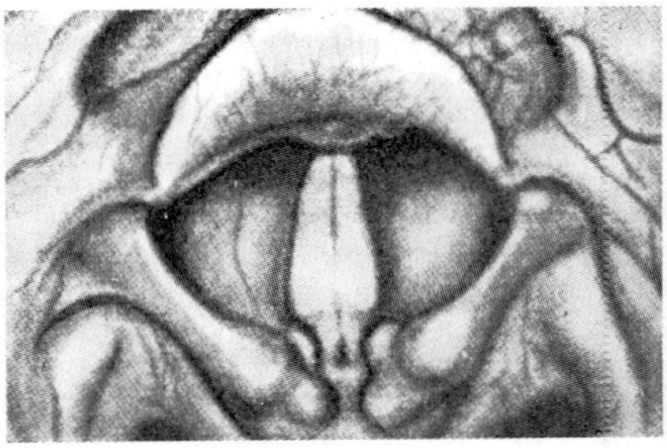

Abb. 296. Glottis phonatoria.

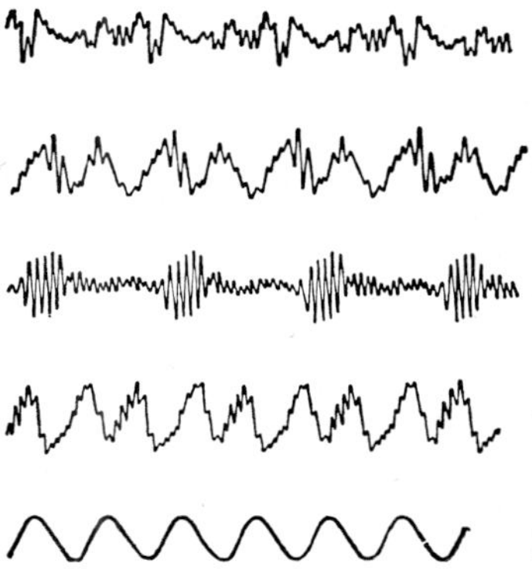

Abb. 297. Vokalkurven.

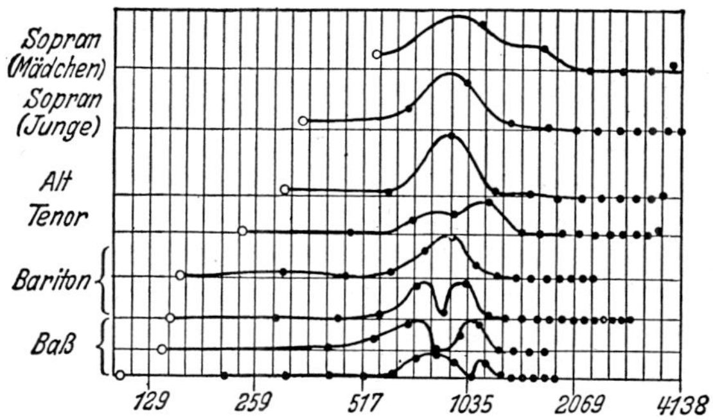

Abb. 298. Formantbereich des Vokals A in verschiedenen Tonlagen. Der kleine Kreis am Anfang der Kurven bezeichnet die Lage des Grundtons, die übrigen Punkte die Lage der verschiedenen Teiltöne. Abszisse: Schwingungsfrequenz, Ordinate: Schwingungsenergie (nach *Wagner*).

zwischen 100–10 000 Hz (s. Abb. 288, Hörfläche). Frauen und Kinder haben dabei wegen des kleiner gebauten Kehlkopfes eine etwas höhere Stimmlage (Lage des Grundtons) als Männer (s. Abb. 298). Zur sicheren Sprachverständlichkeit sind als Grenzfrequenzen 300–3000 Hz erforderlich, was beim Bau von Telefonen und Hörhilfen berücksichtigt wird. Da die Rundfunkapparate früher nur bis etwa 4000 Hz übertrugen, wurde damals die Sprache nicht vollkommen wiedergegeben; besonders litten bestimmte Laute mit Geräuschcharakter (Konsonanten), die höhere Teiltöne aufweisen, namentlich ch, sch, f, z, s. Unter 3000 Hz würde rasch ein noch stärkerer Verfall der Sprachwiedergabe eintreten, wie das an den ersten Lautsprechern noch deutlich zu beobachten war.

Schlußbetrachtung

Überblicken wir noch einmal abschließend die mannigfaltigen Leistungen des menschlichen Organismus, so zeigt uns unsere Betrachtung, daß wir nur über eine Analyse, durch ein Studium der Funktionen der einzelnen Organsysteme, zur tieferen Erkenntnis des biologischen Geschehens im Menschen kommen können. Immer wieder drängte sich dabei in unserer Betrachtung gleichzeitig die Tatsache auf, in welch enger Verknüpfung die einzelnen Organsysteme zueinander stehen und wie die Funktionen der Teile untergeordnet sind der Funktion des Gesamtorganismus als einer Einheit. So wie Zelle, Gewebe und Organe für sich betrachtet (namentlich im Experiment am herausgelösten, „überlebenden" Teil) „autonom" sind und bestimmte regelmäßige Gesetzmäßigkeiten in ihrem Verhalten aufweisen, ebenso sehr sind die Zelle im Gewebsverband, das Gewebe im Organverband und das Organ im Verband des Organismus „hyponom", sie haben sich der Funktion der höheren Einheit jeweils unterzuordnen, so wie auch die Einheit des Organismus, das Individuum, hyponom in bezug auf seine höhere Einheit (Familie, Volk und Staat) wird.

Wenn wir abschließend die Frage aufwerfen, inwieweit die Gesamtheit des *physischen* Geschehens im Organismus auf Gesetze der Physik und Chemie, also auf Vorgänge, wie sie auch in der unbelebten Welt vorliegen, zurückgeführt werden kann, so ergibt sich aus unserer Betrachtung deutlich, daß wir bei manchen grundsätzlichen und entscheidenden Fragen der Physiologie noch vor undurchdringlichen Rätseln stehen, die nur dem, der über die Dinge nicht nachdenkt, so „selbstverständlich" erscheinen, z. B. wie und warum sich eigentlich ein Muskel zusammenzieht, ohne den uns keine Bewegung möglich wäre, was eigentlich in der Netzhaut unseres Auges vor sich geht, wie eine Drüse ihr spezifisches Sekret bildet und absondert, ohne das wir den Bestand unseres Körpers auch nicht einen Tag aufrechterhalten könnten. Die Geschichte der Physiologie hat zur Genüge bewiesen, daß es berechtigt ist, auch an diese schwierigsten und interessantesten Fragen in der Hoffnung auf ihre Lösbarkeit mit den Methoden der Physik und Chemie heranzugehen. Der Versuch, auf solchen „Lücken" der Erkenntnis eine vitalistische Auffassung des Organismus im historischen Sinne, die Annahme einer besonderen vitalen Energieform, der „Lebenskraft", aufzubauen, wird immer eine schwache Position sein, die mit der Zunahme der Forschungsergebnisse immer mehr an Boden verlieren muß. Wenn es einmal möglich sein sollte, alle diese Erscheinungen auf Gesetze der unbelebten Welt zurückzuführen, bleibt dann als eigentliches „Wunder des Lebendigen" die Gegebenheit der Zuordnung der Teile zum Ganzen der Gestalt und die Zusammenordnung der physikalischen und chemischen Vorgänge zur Funktion des Organismus als einer organisierten Einheit.

Aus dieser Einsicht über die durchgehende Kausalität im physischen Geschehen und der Zusammenordnung der kausal geordneten Vorgänge zu funktionalen Einheiten entsteht das naturwissenschaftliche *Weltbild*, das auf den durch Beobachtung und Experiment vermittelten *Erkenntnissen* begründet ist. *Weltanschauung* dagegen ist das Bemühen des Menschen, darüber hinaus seiner so gegebenen Existenz eine *Sinndeutung* von einem letzten, in sich ruhenden Wert aus zu geben. Darum hat das Weltbild seine Wurzeln in der naturwissenschaftlichen Erkenntnis, die Weltanschauung in jener letzten Wertgebundenheit, die wir Glauben nennen.

Sachverzeichnis

C

D

E

F

G

H

O

Q

R

W